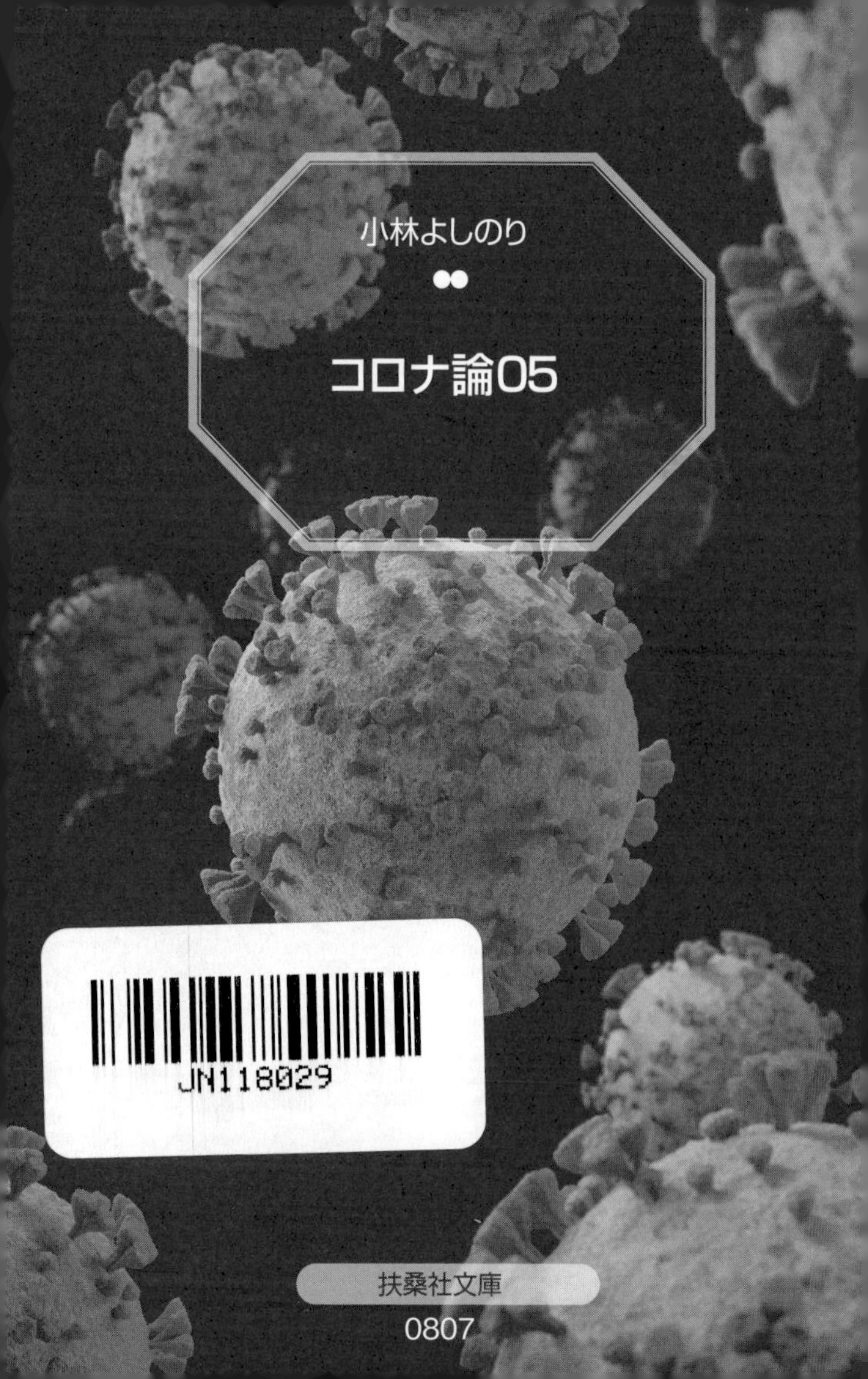

小林よしのり

コロナ論05

扶桑社文庫
0807

まえがき

「免疫の軍事訓練」

　これがすべての解である。

　人間は何兆ものウイルスの海を泳いでいるようなものだ。口や鼻から常にウイルスは侵入し、人間の側も膨大な量の自然免疫で迎撃している。

　ただちに樹状《じゅじょう》細胞は必要な獲得免疫を動員して、感染した細胞を丸ごと破壊する攻撃も行なっている。

　それはあたかも日本の領空・領海を侵犯する外国の戦闘機や戦艦と、日本の防衛システムとの攻防戦のようなもので、自衛隊は常に緊急出動をして、訓練しておかねばならない。

　人間の免疫も軍事訓練をしておかなければ、緊急時に速やかに立ち上がって、ウイルスを迎撃することができないのだ。

　人間は感染対策をやり過ぎてデオドラントな身体に成り果てると、逆にあらゆるウイルスや雑菌に感染しやすくなる。

　子供が年に5〜6回風邪をひいて鼻水垂らして回復するように、大人も他人との交流の中で、頻繁に何らかのウイルスに曝露《ばくろ》し、時には感染して、自前の免疫を訓練しておかねばならない。

インフルエンザは高熱が出て嫌いだが、数年に一度は罹《かか》ることを覚悟しておく必要がある。インフルエンザに罹ると、わしは必ず喘息を併発して数週間も苦しむことになるのだが、ワクチンを打たずに真っ向勝負をすることにしている。

今のところ「全勝」しているが、いつか自分の免疫ごと老いていって、「インフルエンザは老人の『最後の命の灯火《ともしび》』を消す病気」という有名な言葉通りの結末を迎えるのかもしれない。老いることも死ぬことも避けられないゆえに。

したがって、スーパーコンピュータ「富岳」のシミュレーションは成り立たない。マネキンに向かって猛烈に飛沫を吹きかけても、マネキンは免疫系を持たないし、細胞もないから絶対に感染もしない。あんな空疎な実験はない。

現代科学の最先端のはずのコンピュータが、江戸時代の「アマビエの札＝マスク」という迷信をねつ造し、専門家が「マスクはパンツ」という妄言を布教したのだから笑い話である。

新型コロナウイルスは飛沫感染でも空気感染でもなく、糞口感染であり手指感染なのだから、マスクも人流制限も意味はない。

若者がマスクを外して、ポップコーンを食べれば感染するし、老人が甘納豆を食べれば手指から感染する。女性はリップや口紅を塗れば感染する。何より老若男女がスマホを触りまくる時代だから、家庭内に閉じ籠っていても感染するときは感染するのだ。

だが、それで免疫の軍事訓練になればいいじゃないか。バカバカしい感染対策や自粛をやめて、自由に活動して、免疫を鍛えることこそが科学なのだ。

0・1㎛《マイクロメートル》のウイルスから逃げるために、免疫の弱体化を目指すことが、いかに非科学的な愚行なのか理解しなければならない。でなければ、日本人はこのインフォデミック（誤情報によるパニック）から何も学べなかったことになるだろう。

いつか、本物のパンデミックが襲来したときのために本書を未来に残したい。

令和4年2月12日　　小林よしのり

カバーデザイン
小田光美［Office Maple］

本文デザイン
松坂 健［TwoThree］

構成
岸端みな［よしりん企画］

作画
広井英雄・岡田征司・宇都聡一・時浦 兼［よしりん企画］

編集
山﨑 元［扶桑社］

カバー写真
sdecoret（Sébastien Decoret）

ゴーマニズム宣言SPECIAL
コロナ論05
【目次】

まえがき……2
コロナ君のわるものずかん……9
第1章　デマもある民主主義がいい……25
コロナデマの大行進！01（2021年10月5日配信／「小林よしのりライジング」Vol.412より）……33
第2章　糞口感染と空気感染……45
第3章　ワクチン猛毒説はトンデモか？……55
第4章　ワクチン接種に「選択の自由」はあるか？……65
闘論席　日本人の集団主義と沈没船のエスニックジョーク（『週刊エコノミスト』2021年12月14日号）……73
第5章　副反応の苛烈な実態……75
【特別対談】九州大学大学院 比較社会文化研究院教授　施 光恒×小林よしのり
同調圧力という「悪」と規範遵守という「善」──コロナ禍で見えた日本人の肖像……83
第6章　ワクチン安心安全説こそデマである！……115
コロナデマの大行進！02（2021年10月12日配信／「小林よしのりライジング」Vol.438より）……123
第7章　宮坂昌之、権威崩壊……135
第8章　心筋症、人体実験の証明……145
【特別寄稿】ワクチン薬害被害者の声と、ワクチン推進派の言説　泉美木蘭（2022年1月11日配信／「小林よしのりライジング」Vol.422「トンデモ見聞録」より加筆修正）……153

忽那賢志という卑屈な医者（2022年1月18日配信／「小林よしのりライジング」Vol.423より……165
第9章　ファクターXとオミクロン株……179
第10章　子供の接種を止めろ！……189
【特別寄稿】　3人の米国医師からの声明
～mRNAワクチンから子供たちの未来を守れ　泉美木蘭
（2021年11月23日配信／「小林よしのりライジング」Vol.417「トンデモ見聞録」より加筆修正）……197
商売を利するから反論しない？
（2021年12月7日配信／「小林よしのりライジング」Vol.418より）……207
第11章　製薬会社の闇1……219
第12章　製薬会社の闇2……229
【特別寄稿】　嘘・大げさ・まぎらわしい！　mRNAワクチンは誇大広告です　泉美木蘭
（2022年1月25日配信／「小林よしのりライジング」Vol.424「トンデモ見聞録」より加筆修正）……237
最終章　なんてったってスマホ……247
読者からの副反応報告……261
『ゴーマニズム宣言』執筆開始30周年　ビギナーズ・ブックガイド……275
あとがき……289
解説　全国紙・地方紙計2712万部に私が「意見広告」を連投した理由。
株式会社ゆうネット代表取締役　堤　猛……295
初出一覧……310

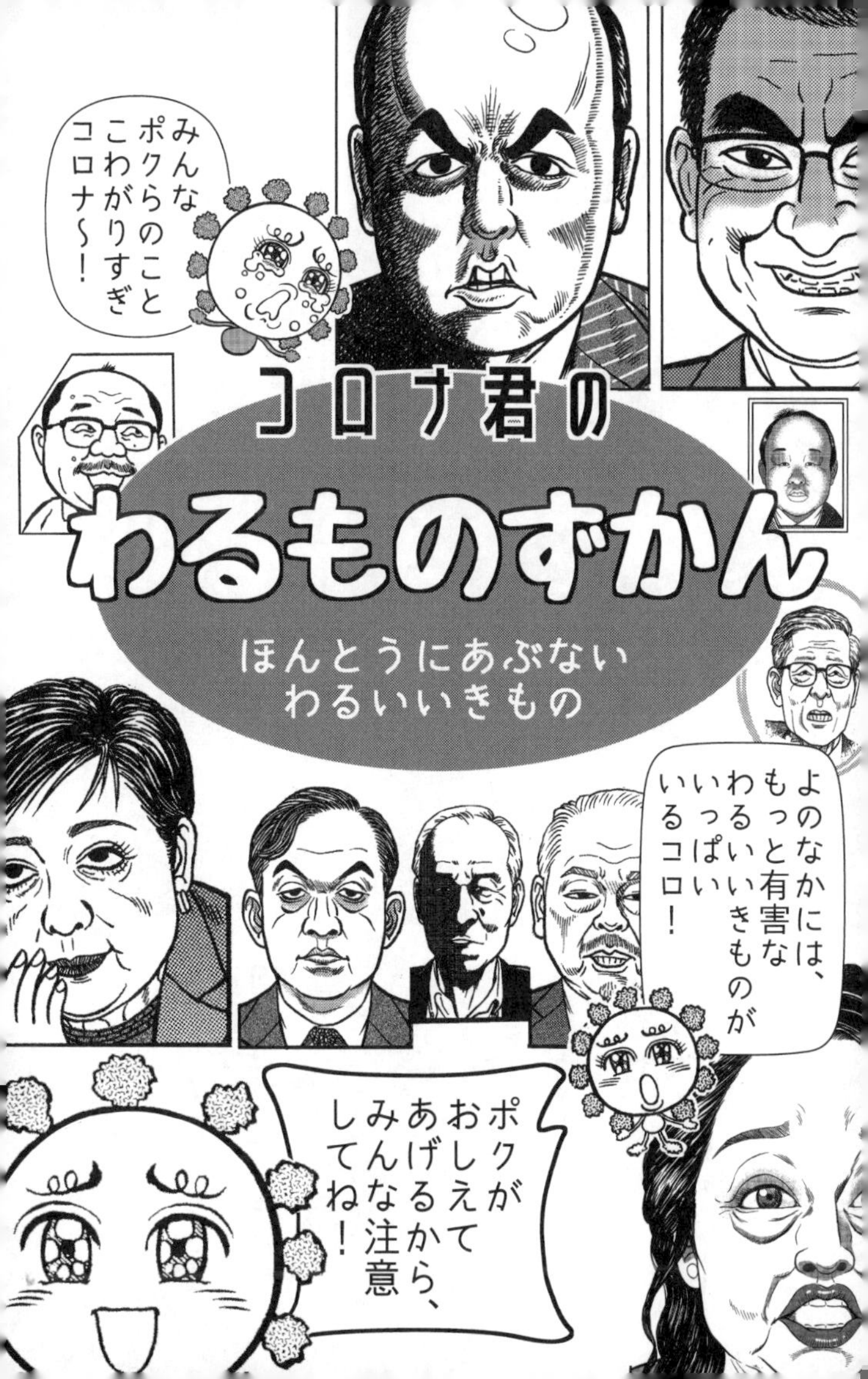
みんなポクらのことこわがりすぎコロナ〜！
コロナ君の
わるものずかん
ほんとうにあぶない
わるいいきもの
よのなかには、もっと有害なわるいいきものがいっぱいいるコロ！
ポクがおしえてあげるから、みんな注意してね！

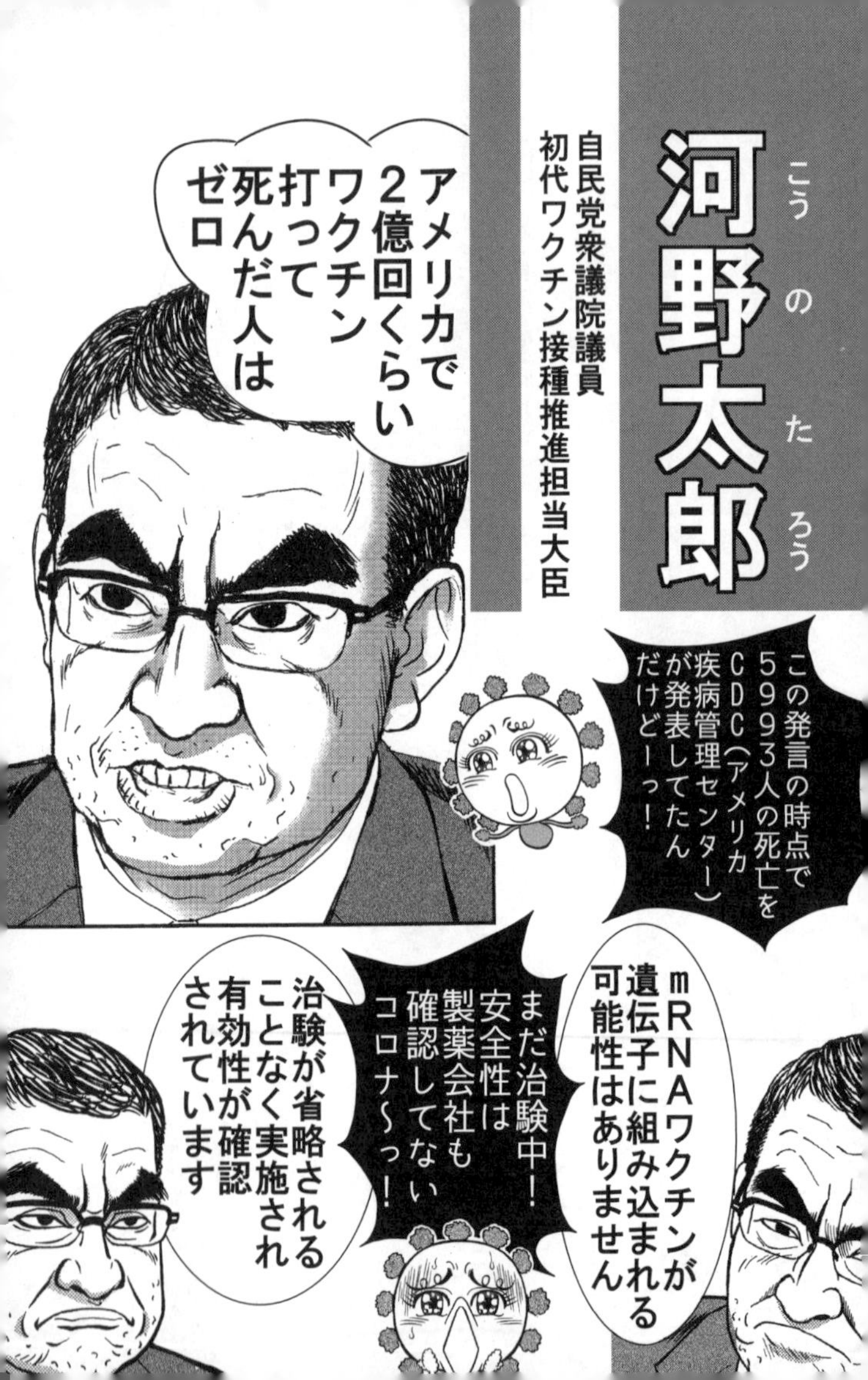
河《こう》野《の》太《た》郎《ろう》
自民党衆議院議員
初代ワクチン接種推進担当大臣
アメリカで2億回くらいワクチン打って死んだ人はゼロ
この発言の時点で5993人の死亡をCDC（アメリカ疾病管理センター）が発表してたんだけどーっ！
mRNAワクチンが遺伝子に組み込まれる可能性はありません
まだ治験中！安全性は製薬会社も確認してないコロナ〜っ！
治験が省略されることなく実施され有効性が確認されています

父親をはるかに超えた
二代目売国政治家

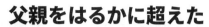

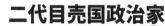

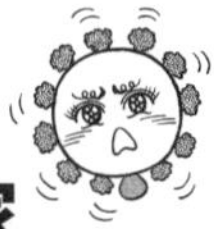

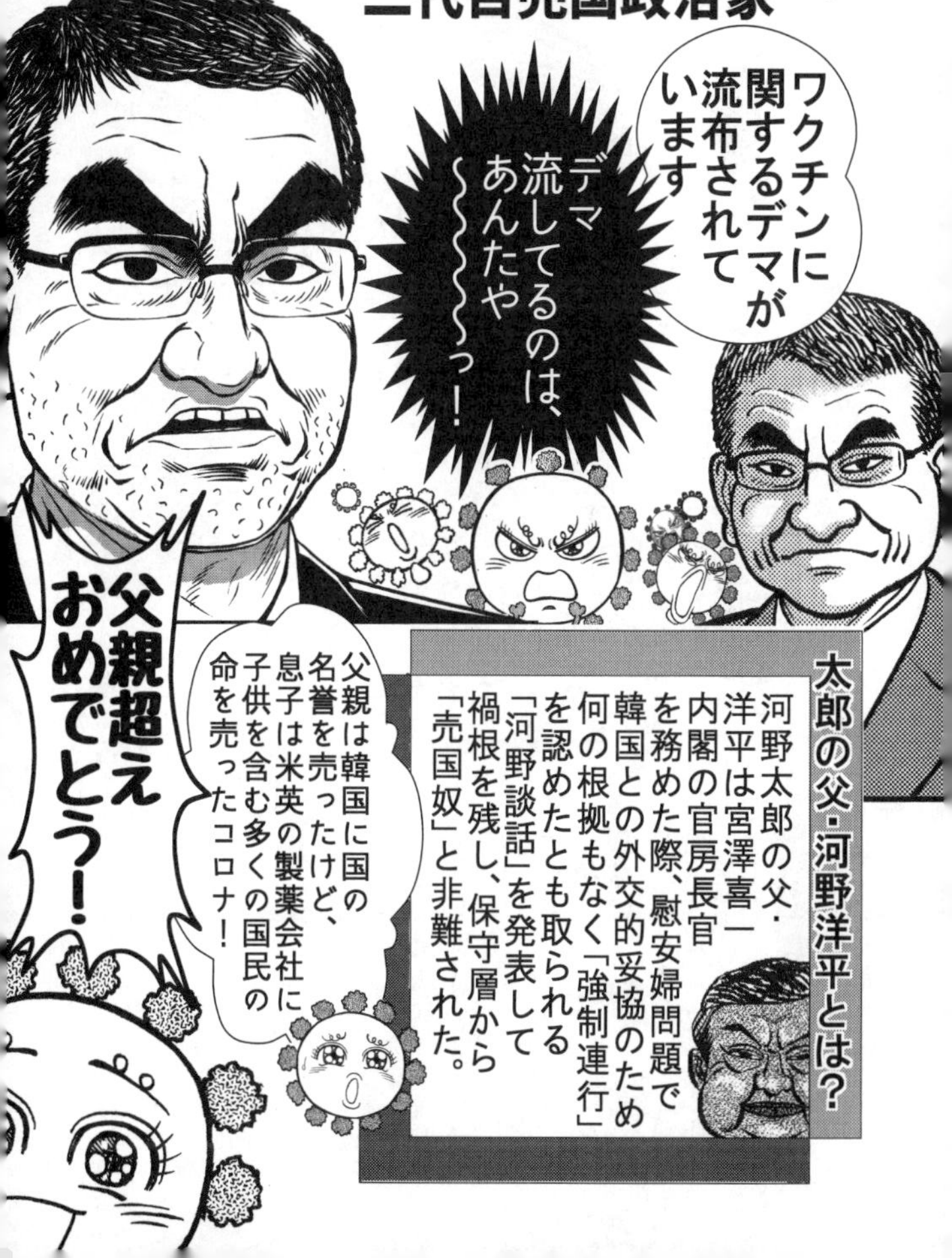
ワクチンに関するデマが流布されています
デマ流してるのは、あんたや〜〜〜〜っ!

太郎の父・河野洋平とは?

河野太郎の父・洋平は宮澤喜一内閣の官房長官を務めた際、慰安婦問題で韓国との外交的妥協のため何の根拠もなく「強制連行」を認めたとも取られる「河野談話」を発表して禍根を残し、保守層から「売国奴」と非難された。

父親は韓国に国の名誉を売ったけど、息子は米英の製薬会社に子供を含む多くの国民の命を売ったコロナ!

父親超えおめでとう!

尾身《おみ》茂《しげる》

政府新型コロナ対策分科会会長

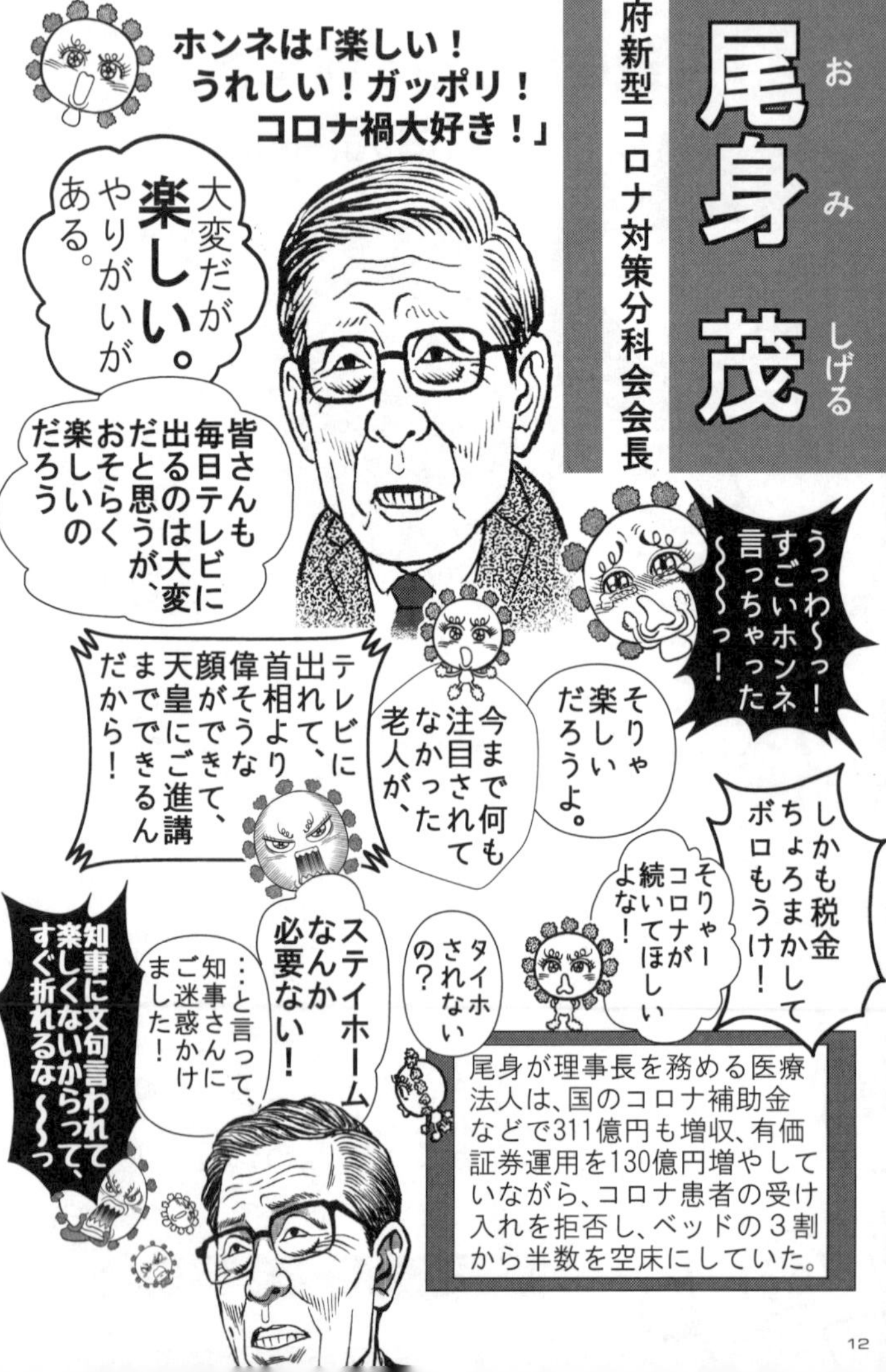
ホンネは「楽しい！うれしい！ガッポリ！コロナ禍大好き！」

大変だが楽しい。やりがいがある。

皆さんも毎日テレビに出るのは大変だと思うが、おそらく楽しいのだろう
うっわ〜っ！すごいホンネ言っちゃった〜〜〜っ！

そりゃ楽しいだろうよ。

今まで何も注目されてなかった老人が、
テレビに出れて、首相より偉そうな顔ができて、天皇にご進講までできるんだから！

しかも税金ちょろまかしてボロもうけ！

そりゃーコロナが続いてほしいよな！

タイホされないの？

ステイホームなんか必要ない！

…と言って、知事さんにご迷惑かけました！

知事に文句言われて楽しくないからって、すぐ折れるな〜〜っ
尾身が理事長を務める医療法人は、国のコロナ補助金などで311億円も増収、有価証券運用を130億円増やしていながら、コロナ患者の受け入れを拒否し、ベッドの３割から半数を空床にしていた。

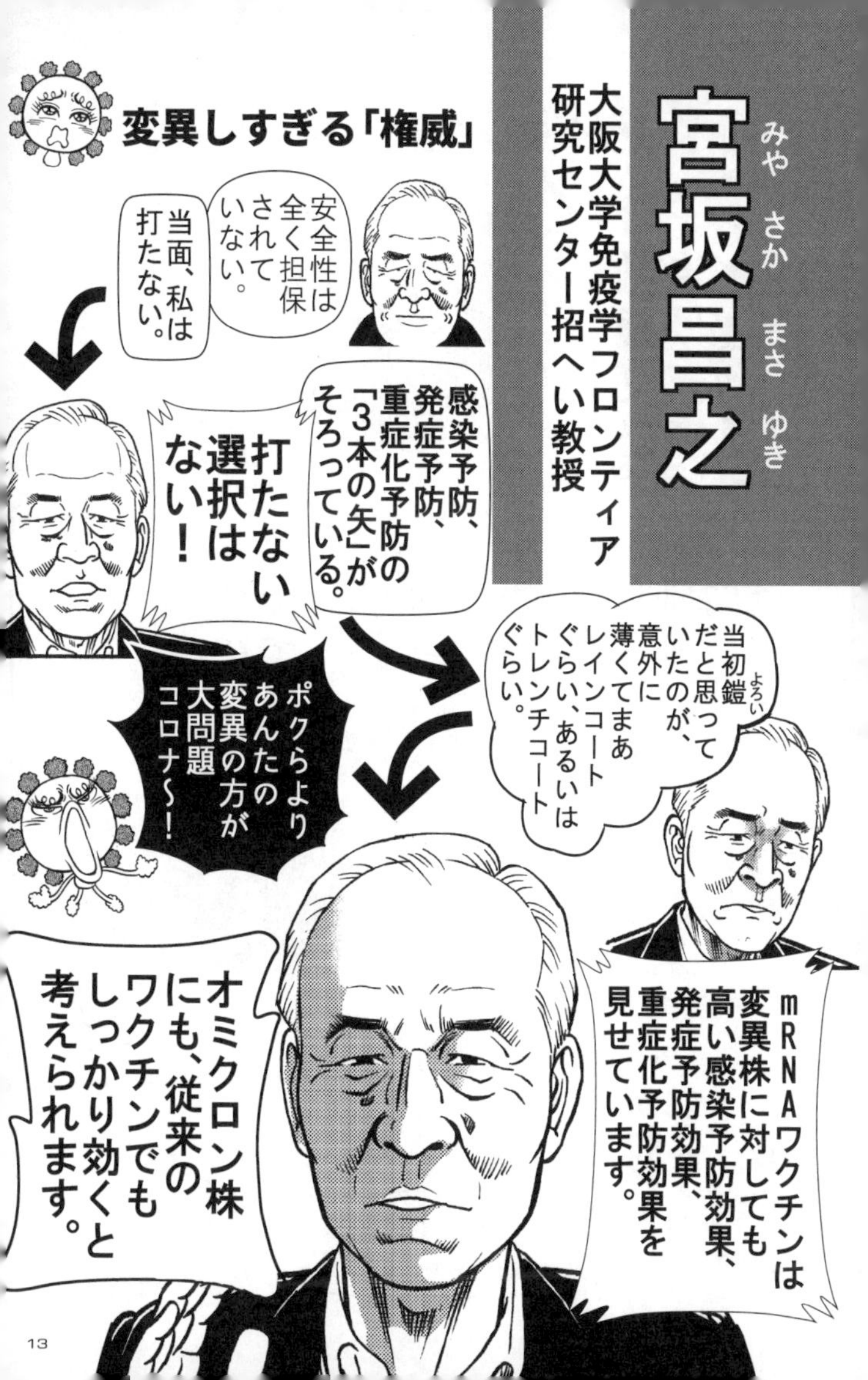
宮《みや》坂《さか》昌《まさ》之《ゆき》
大阪大学免疫学フロンティア研究センター招へい教授
変異しすぎる「権威」

安全性は全く担保されていない。

当面、私は打たない。

感染予防、発症予防、重症化予防の「3本の矢」がそろっている。

打たない選択はない！

当初鎧《よろい》だと思っていたのが、意外に薄くてまぁレインコートぐらい、あるいはトレンチコートぐらい。

ボクらよりあんたの変異の方が大問題コロナ〜！

mRNAワクチンは変異株に対しても高い感染予防効果、発症予防効果、重症化予防効果を見せています。

オミクロン株にも、従来のワクチンでもしっかり効くと考えられます。

山《やま》中《なか》伸《しん》弥《や》

京都大学iPS細胞研究所所長

「ワクチン安全」を説く ノーベル賞学者の「死んだ鯖の眼」

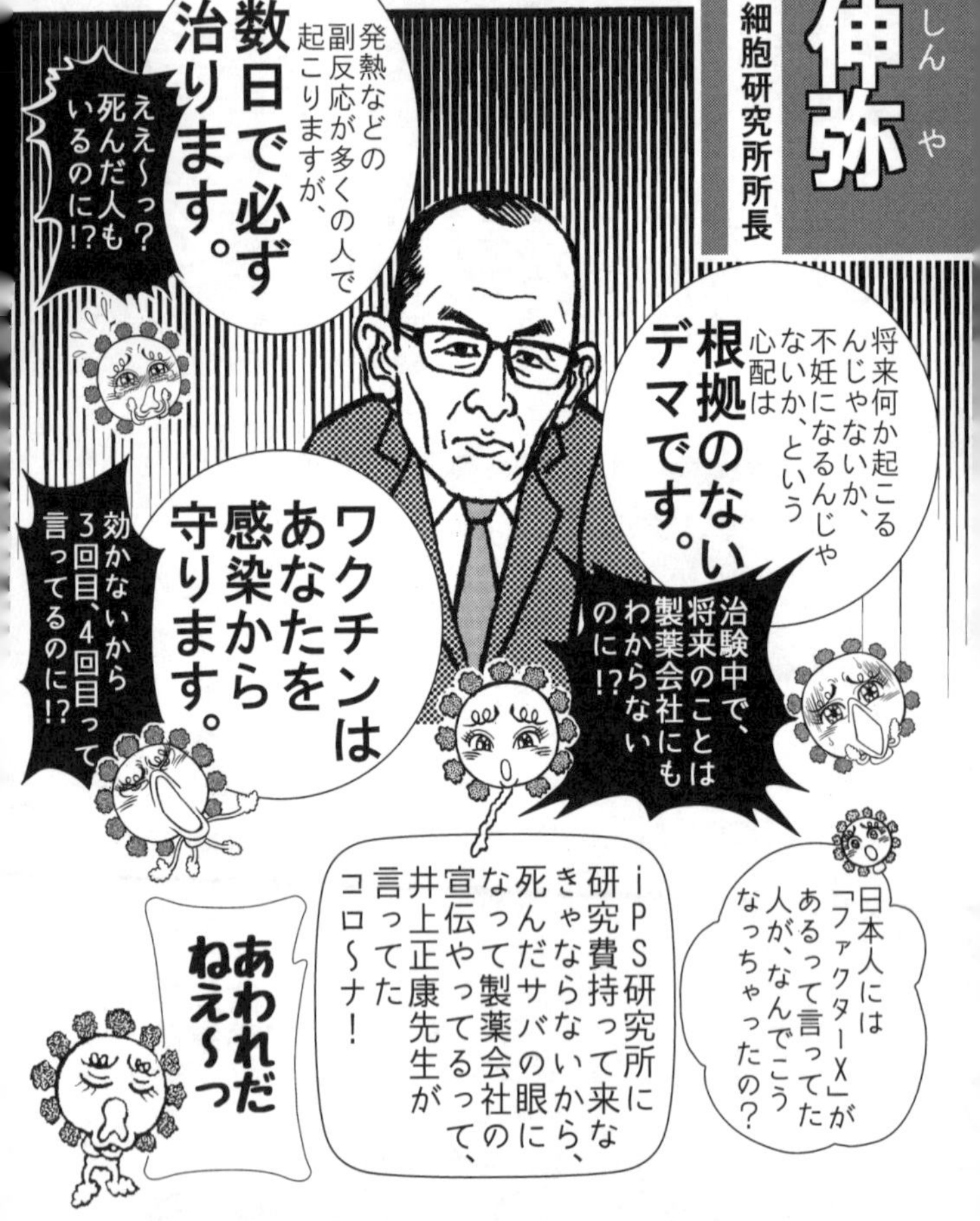
発熱などの副反応が多くの人で起こりますが、数日で必ず治ります。

ええ〜っ？死んだ人もいるのに!?

将来何か起こるんじゃないか、不妊になるんじゃないか、という心配は根拠のないデマです。

治験中で、将来のことは製薬会社にもわからないのに!?

ワクチンはあなたを感染から守ります。

効かないから3回目、4回目って言ってるのに!?

日本人には「ファクターX」があるって言ってた人が、なんでこうなっちゃったの？

iPS研究所に研究費持って来なきゃならないから、死んだサバの眼になって製薬会社の宣伝やってるって、井上正康先生が言ってたコロ〜ナ！

あわれだねえ〜っ

二木《にき》芳《よし》人《ひと》

昭和大学客員教授

ワクチン評価豹変の理由は？

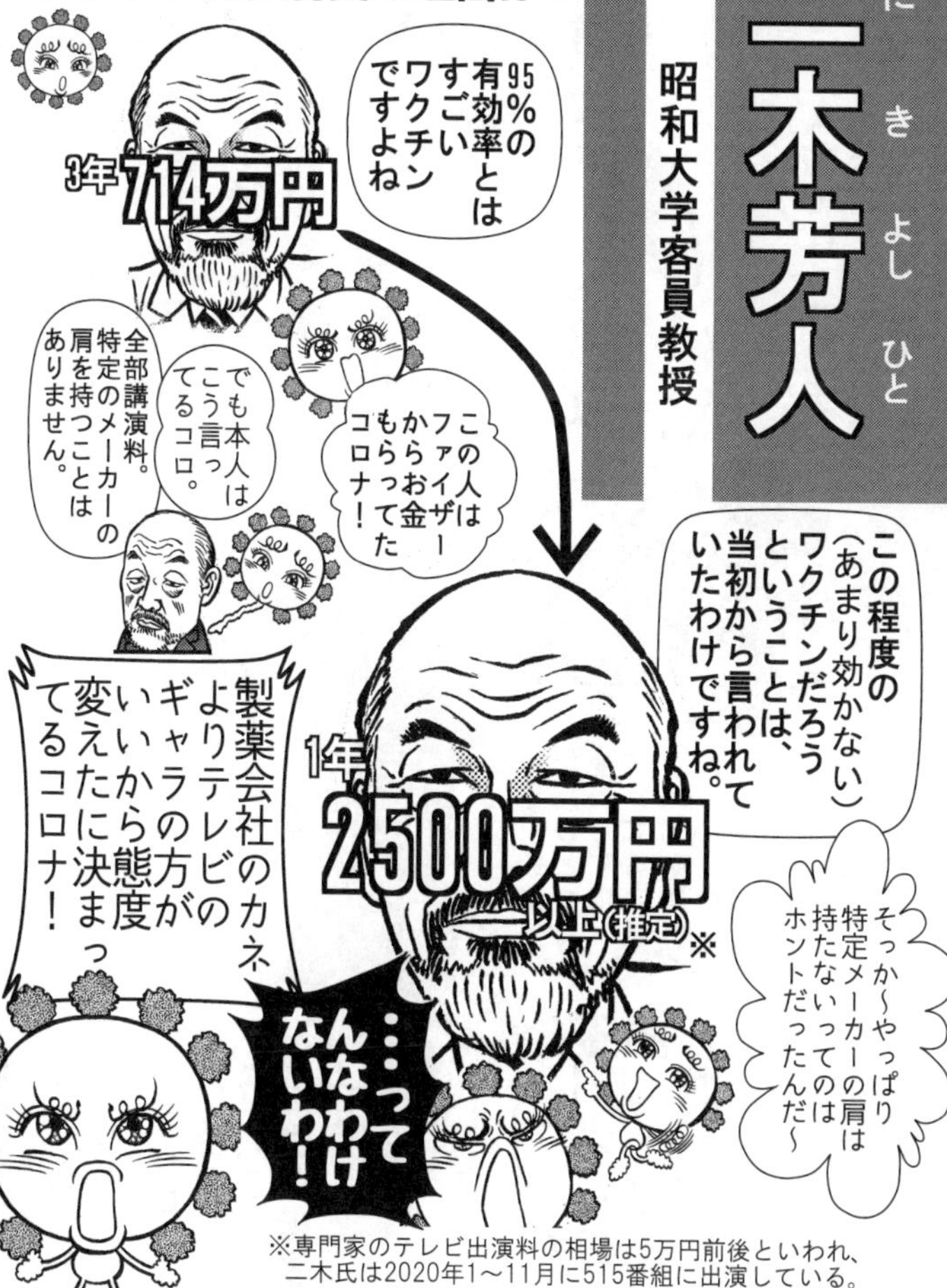

95%の有効率とはすごいワクチンですよね
3年714万円
この人はファイザーからお金もらってたコロナ！
でも本人はこう言ってるコロ。
全部講演料。特定のメーカーの肩を持つことはありません。
この程度の（あまり効かない）ワクチンだろうということは、当初から言われていたわけですね。
1年2500万円以上（推定）※
そっか〜やっぱり特定メーカーの肩は持たないってのはホントだったんだ〜
製薬会社のカネよりテレビのギャラの方がいいから態度変えたに決まってるコロナ！
……ってなわけないわ！

※専門家のテレビ出演料の相場は5万円前後といわれ、二木氏は2020年1〜11月に515番組に出演している。

北《きた》村《むら》義《よし》浩《ひろ》

日本医科大学特任教授

テレビに出るためなら何でも言う煽り医者

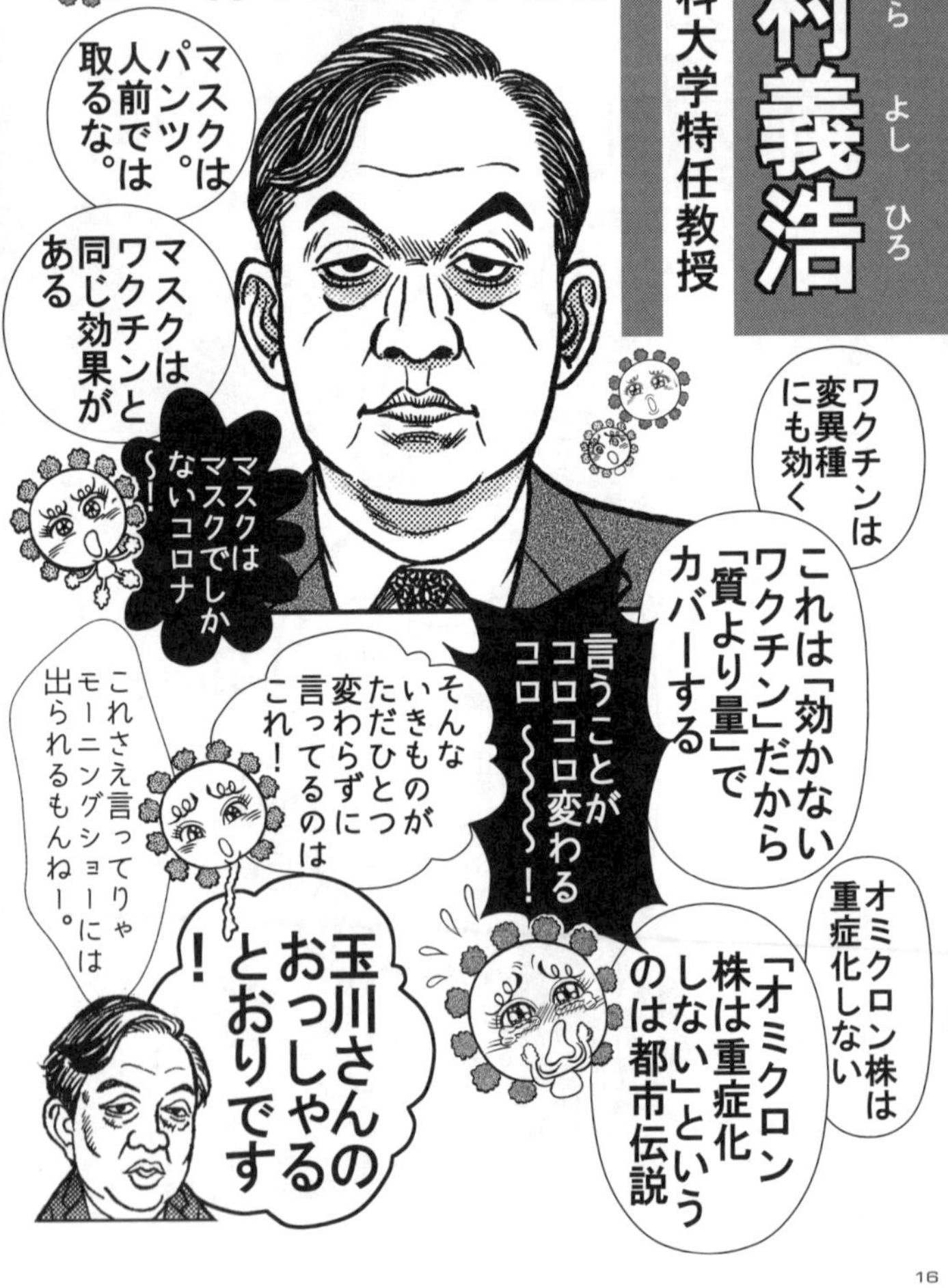
ワクチンは変異種にも効く
これは「効かないワクチン」だから「質より量」でカバーする
マスクはパンツ。人前では取るな。
マスクはワクチンと同じ効果がある
マスクはマスクでしかないコロナ〜！
言うことがコロコロ変わるコロ〜〜〜〜！
オミクロン株は重症化しない
「オミクロン株は重症化しない」というのは都市伝説
そんないきものがただひとつ変わらずに言ってるのはこれ！
玉川さんのおっしゃるとおりです！
これさえ言ってりゃモーニングショーには出られるもんねー。

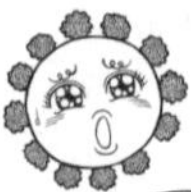

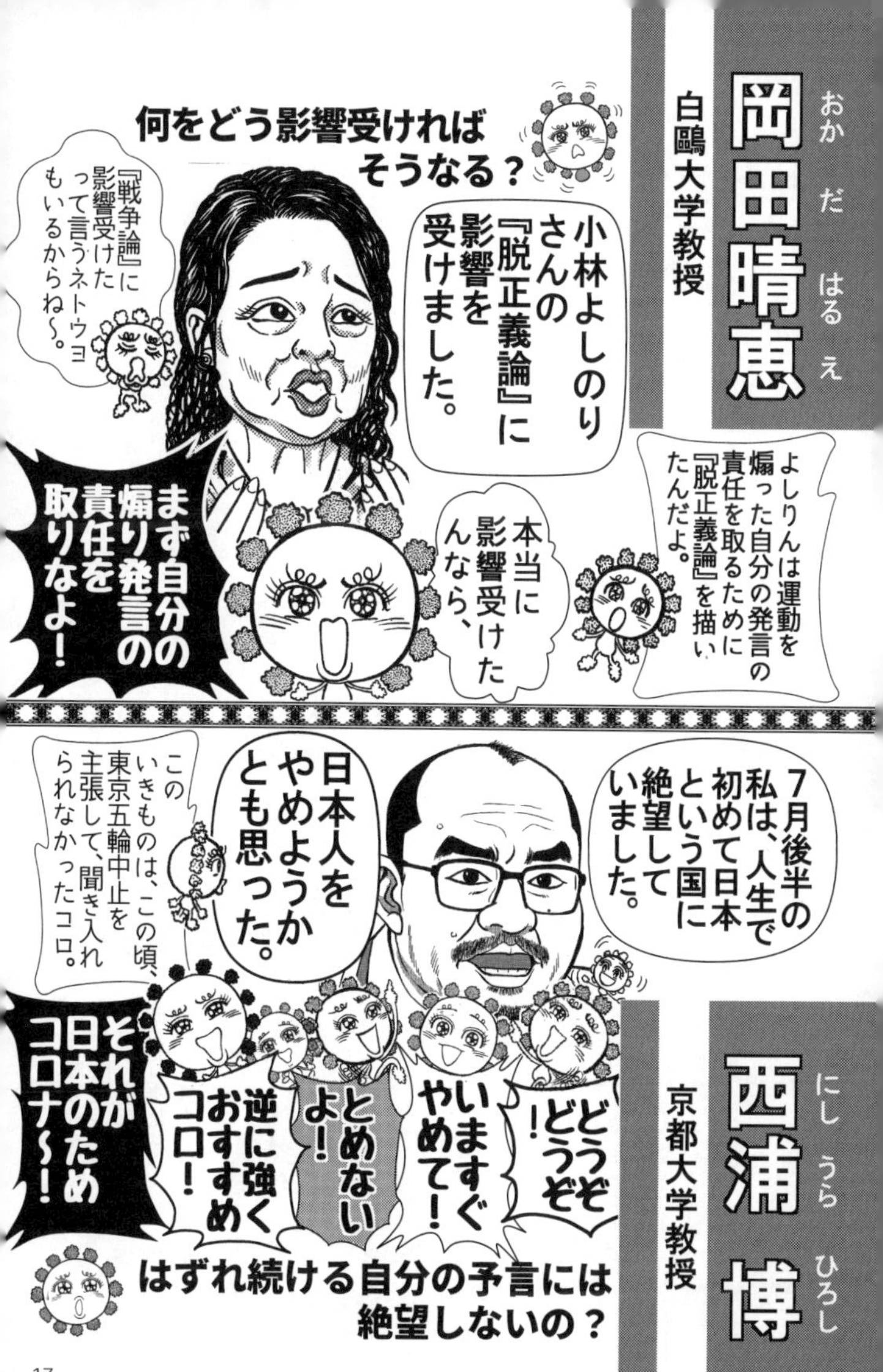
岡田《おかだ》晴恵《はるえ》
白鷗大学教授
何をどう影響受ければそうなる？
小林よしのりさんの『脱正義論』に影響を受けました。
『戦争論』に影響受けたって言うネトウヨもいるからね〜。
よしりんは運動を煽った自分の発言の責任を取るために『脱正義論』を描いたんだよ。
本当に影響受けたんなら、
まず自分の煽り発言の責任を取りなよ！
西浦《にしうら》博《ひろし》
京都大学教授
7月後半の私は、人生で初めて日本という国に絶望していました。
日本人をやめようかとも思った。
このいきものは、この頃、東京五輪中止を主張して、聞き入れられなかったコロ。
どうぞどうぞ！
いますぐやめて！
とめないよ！
逆に強くおすすめコロ！
それが日本のためコロナ〜！
はずれ続ける自分の予言には絶望しないの？

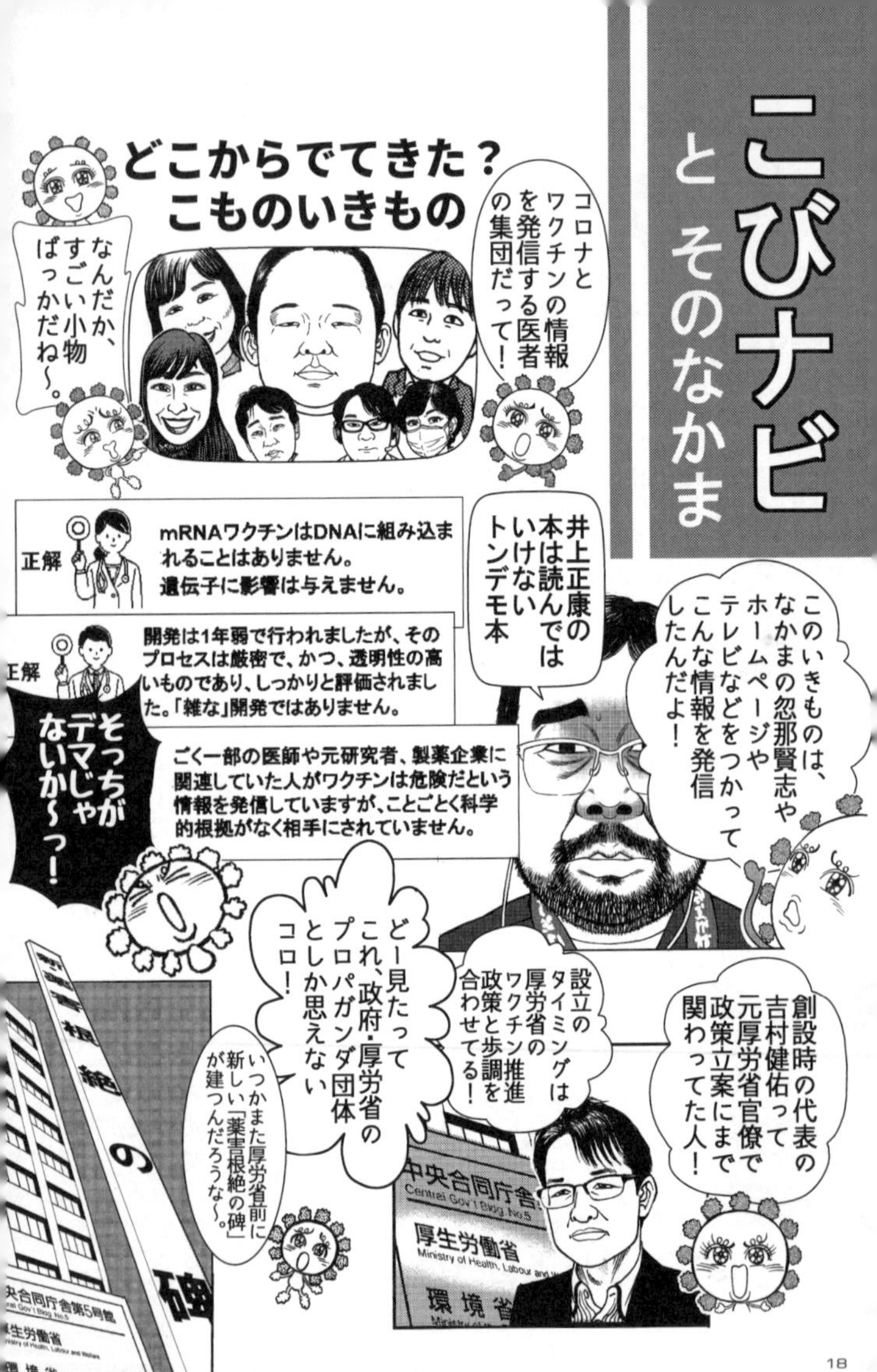
こびナビとそのなかま
どこからでてきた？
こもののいきもの
コロナとワクチンの情報を発信する医者の集団だって！
なんだか、すごい小物ばっかだね〜。
井上正康の本は読んではいけないトンデモ本
このいきものは、なかまの忽那賢志やホームページやテレビなどをつかってこんな情報を発信したんだよ！
正解
mRNAワクチンはDNAに組み込まれることはありません。遺伝子に影響は与えません。
正解
開発は1年弱で行われましたが、そのプロセスは厳密で、かつ、透明性の高いものであり、しっかりと評価されました。「雑な」開発ではありません。
そっちがデマじゃないか〜っ！
ごく一部の医師や元研究者、製薬企業に関連していた人がワクチンは危険だという情報を発信していますが、ことごとく科学的根拠がなく相手にされていません。
創設時の代表の吉村健佑って元厚労省官僚で政策立案にまで関わってた人！
設立のタイミングは厚労省のワクチン推進政策と歩調を合わせてる！
どー見たってこれ、政府・厚労省のプロパガンダ団体としか思えないコロ！
いつかまた厚労省前に新しい「薬害根絶の碑」が建つんだろうな〜。
中央合同庁舎
厚生労働省
Ministry of Health, Labour and
環境省
の
碑
央合同庁舎第5号館
生労働省
環境省

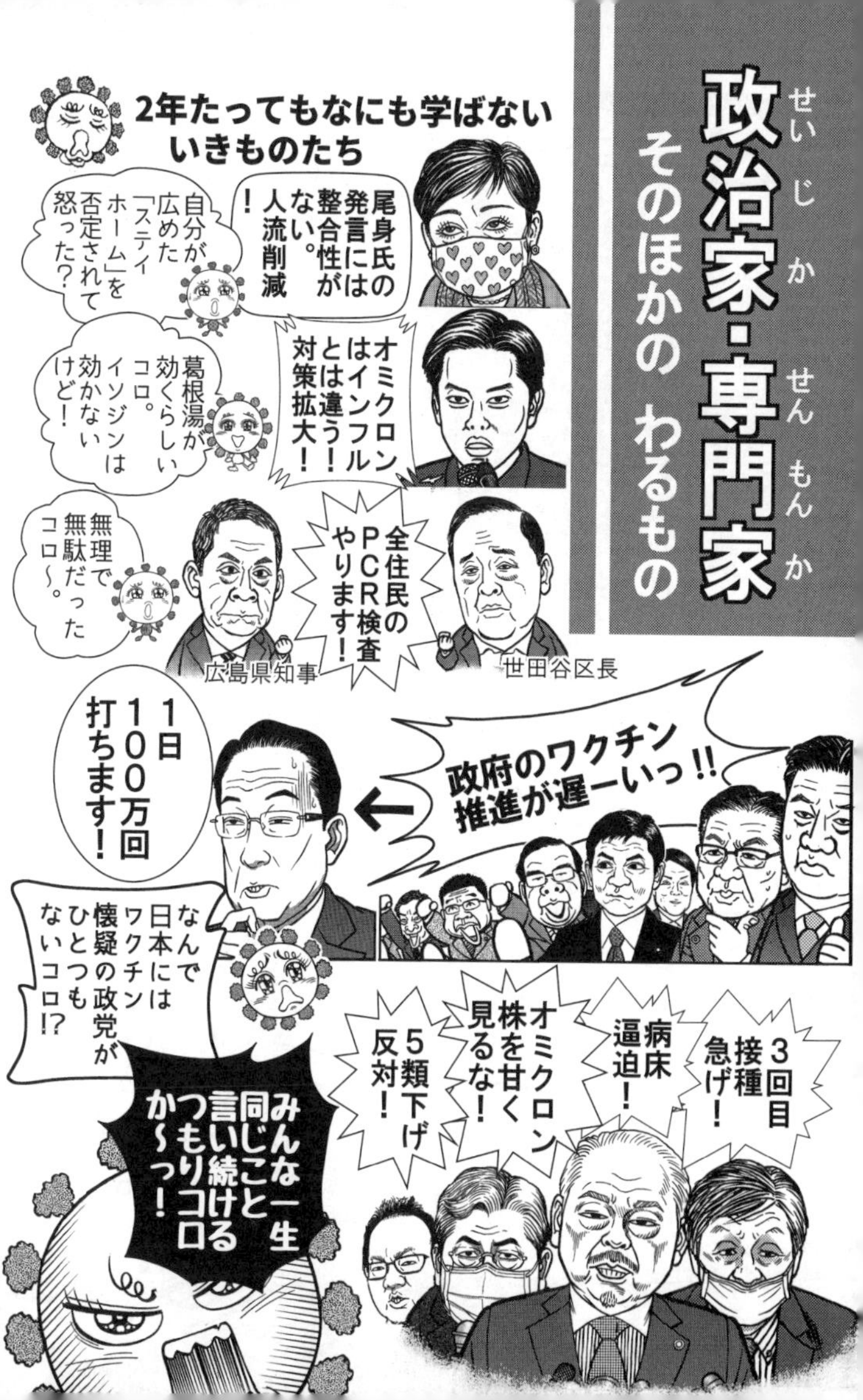
政治家《せいじか》・専門家《せんもんか》
そのほかの　わるもの
2年たってもなにも学ばないいきものたち
尾身氏の発言には整合性がない。人流削減！
自分が広めた「ステイホーム」を否定されて怒った？
オミクロンはインフルとは違う！対策拡大！
葛根湯が効くらしいコロ。イソジンは効かないけど！
全住民のPCR検査やります！
世田谷区長
広島県知事
無理で無駄だったコロ～。
政府のワクチン推進が遅ーいっ!!
1日100万回打ちます！
なんで日本にはワクチン懐疑の政党がひとつもないコロ!?
3回目接種急げ！
病床逼迫！
オミクロン株を甘く見るな！
5類下げ反対！
みんな一生同じこと言い続けるつもりコロか～っ！

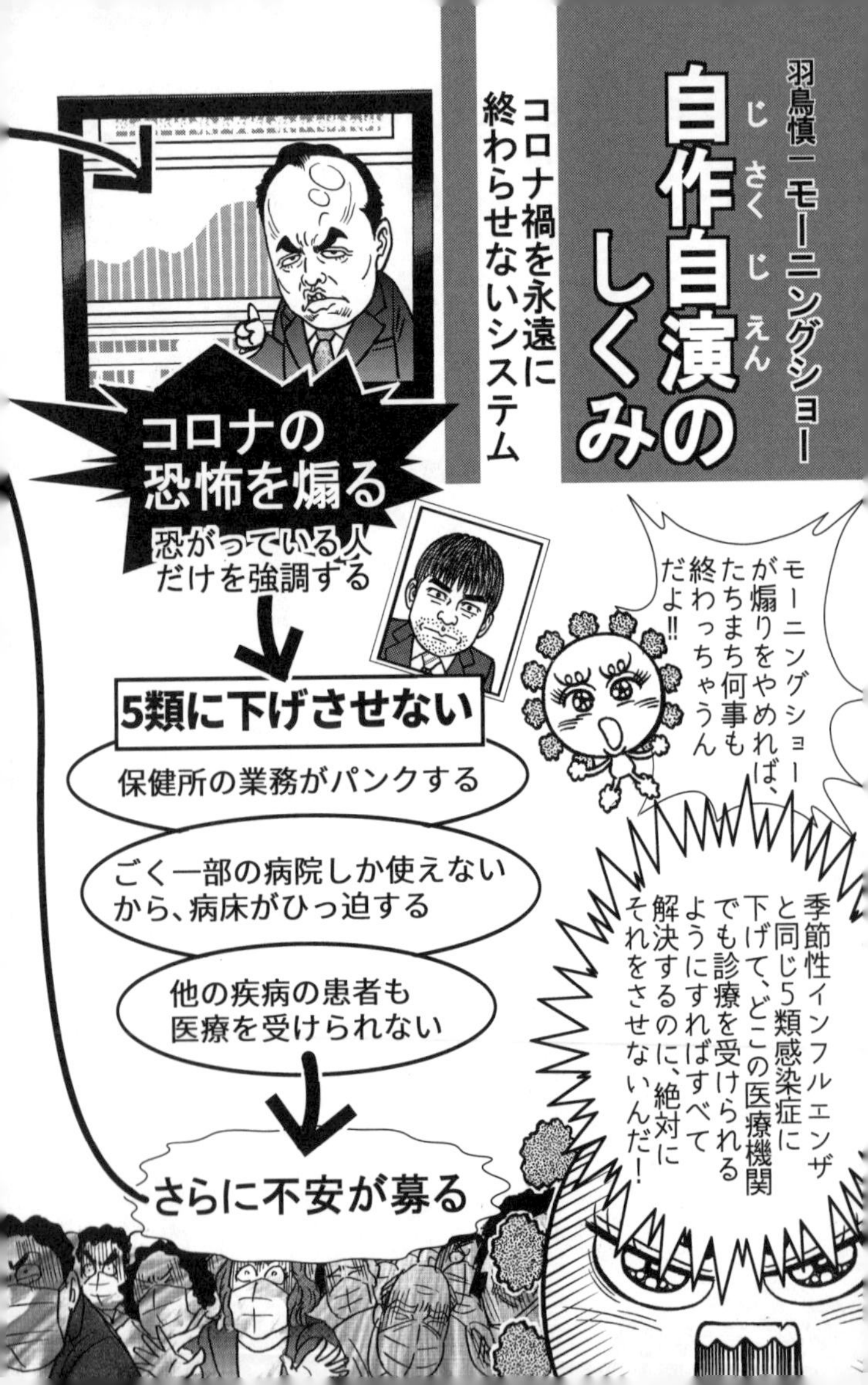
羽鳥慎一モーニングショー
自《じ》作《さく》自《じ》演《えん》のしくみ
コロナ禍を永遠に終わらせないシステム
コロナの恐怖を煽る
恐がっている人だけを強調する
5類に下げさせない
保健所の業務がパンクする
ごく一部の病院しか使えないから、病床がひっ迫する
他の疾病の患者も医療を受けられない
さらに不安が募る
モーニングショーが煽りをやめれば、たちまち何事も終わっちゃうんだよ!!
季節性インフルエンザと同じ5類感染症に下げて、どこの医療機関でも診療を受けられるようにすればすべて解決するのに、絶対にそれをさせないんだ!

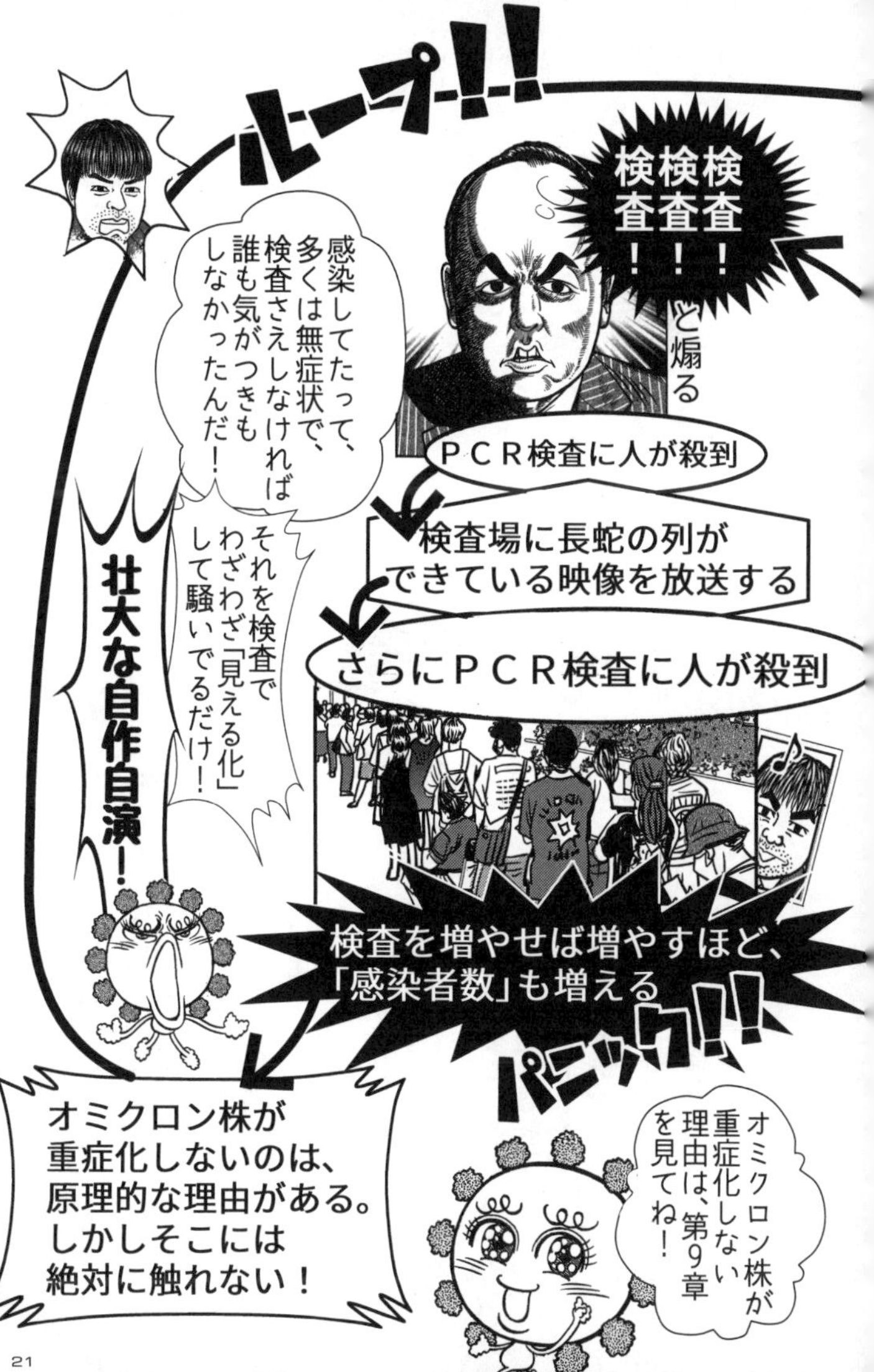
ループ!!
検検検査査査!!!
と煽る
PCR検査に人が殺到
検査場に長蛇の列ができている映像を放送する
さらにPCR検査に人が殺到
感染してたって、多くは無症状で、検査さえしなければ誰も気がつきもしなかったんだ!
それを検査でわざわざ「見える化」して騒いでるだけ!
壮大な自作自演!
検査を増やせば増やすほど、「感染者数」も増える
パニック!!
オミクロン株が重症化しないのは、原理的な理由がある。しかしそこには絶対に触れない!
オミクロン株が重症化しない理由は、第9章を見てね!

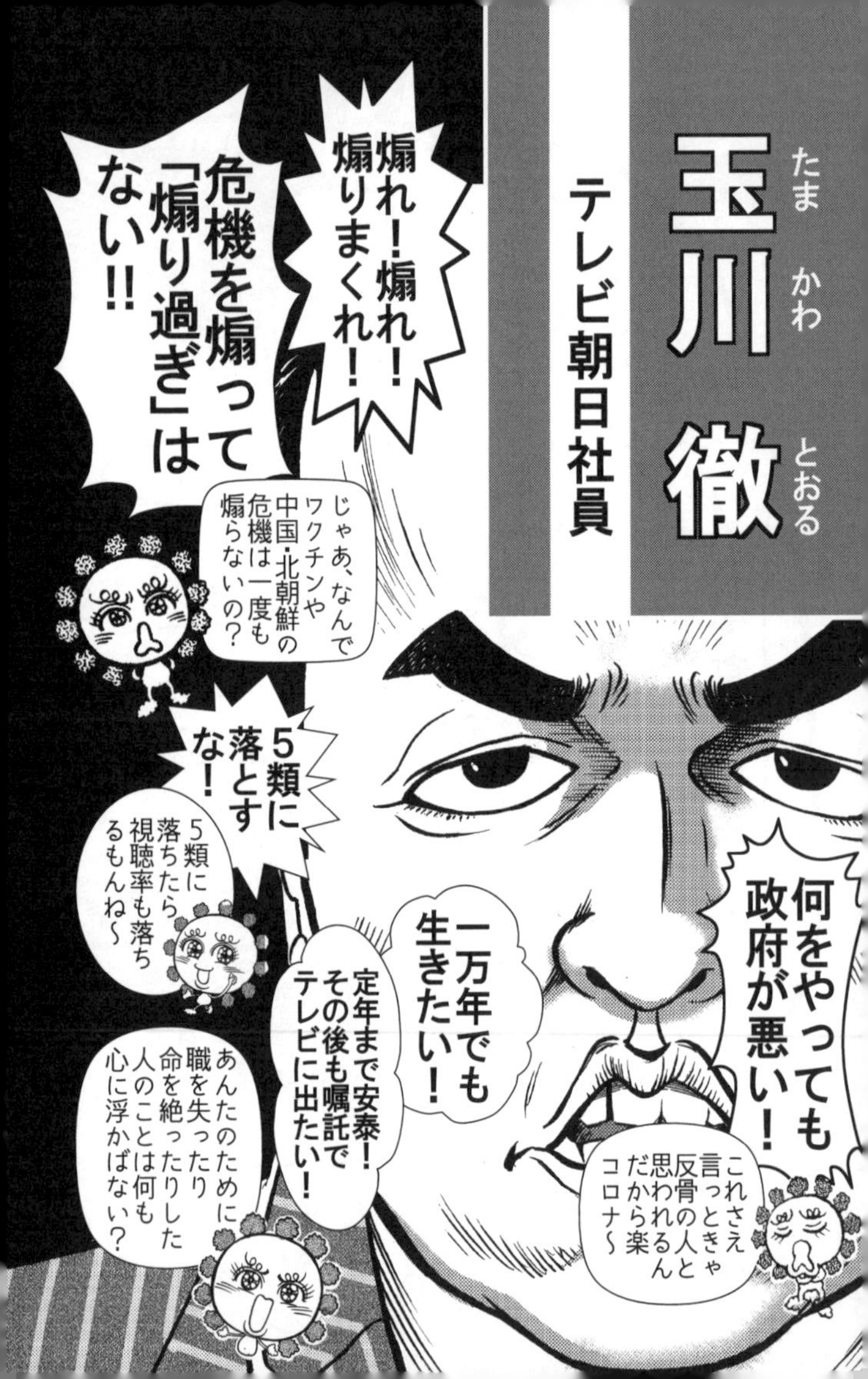
玉《たま》川《かわ》徹《とおる》
テレビ朝日社員
煽れ！煽れ！煽りまくれ！
危機を煽って「煽り過ぎ」はない!!
じゃあ、なんでワクチンや中国・北朝鮮の危機は一度も煽らないの？
5類に落とすな！
5類に落ちたら視聴率も落ちるもんね～
何をやっても政府が悪い！
一万年でも生きたい！
定年まで安泰！その後も嘱託でテレビに出たい！
あんたのために職を失ったり命を絶ったりした人のことは何も心に浮かばない？
これさえ言っときゃ反骨の人と思われるんだから楽コロナ～

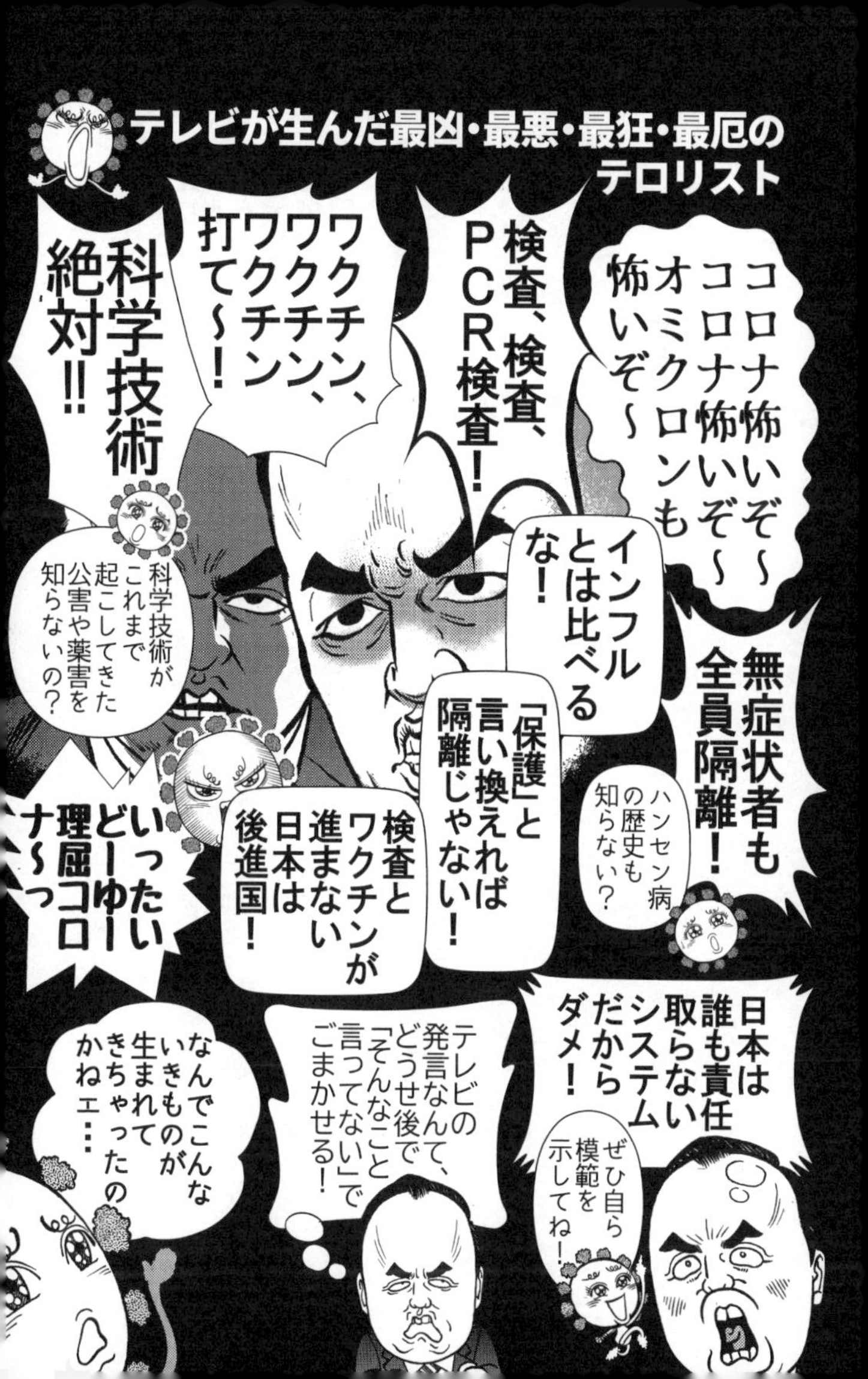
テレビが生んだ最凶・最悪・最狂・最厄のテロリスト
コロナ怖いぞ〜コロナ怖いぞ〜オミクロンも怖いぞ〜
検査、検査、PCR検査！
ワクチン、ワクチン、ワクチン打て〜！
科学技術絶対!!
インフルとは比べるな！
無症状者も全員隔離！
ハンセン病の歴史も知らない？
「保護」と言い換えれば隔離じゃない！
検査とワクチンが進まない日本は後進国！
科学技術がこれまで起こしてきた公害や薬害を知らないの？
いったいどーゆー理屈コロナ〜っ
日本は誰も責任取らないシステムだからダメ！
ぜひ自ら模範を示してね！
テレビの発言なんて、どうせ後で「そんなこと言ってない」でごまかせる！
なんでこんないきものが生まれてきちゃったのかねェ…

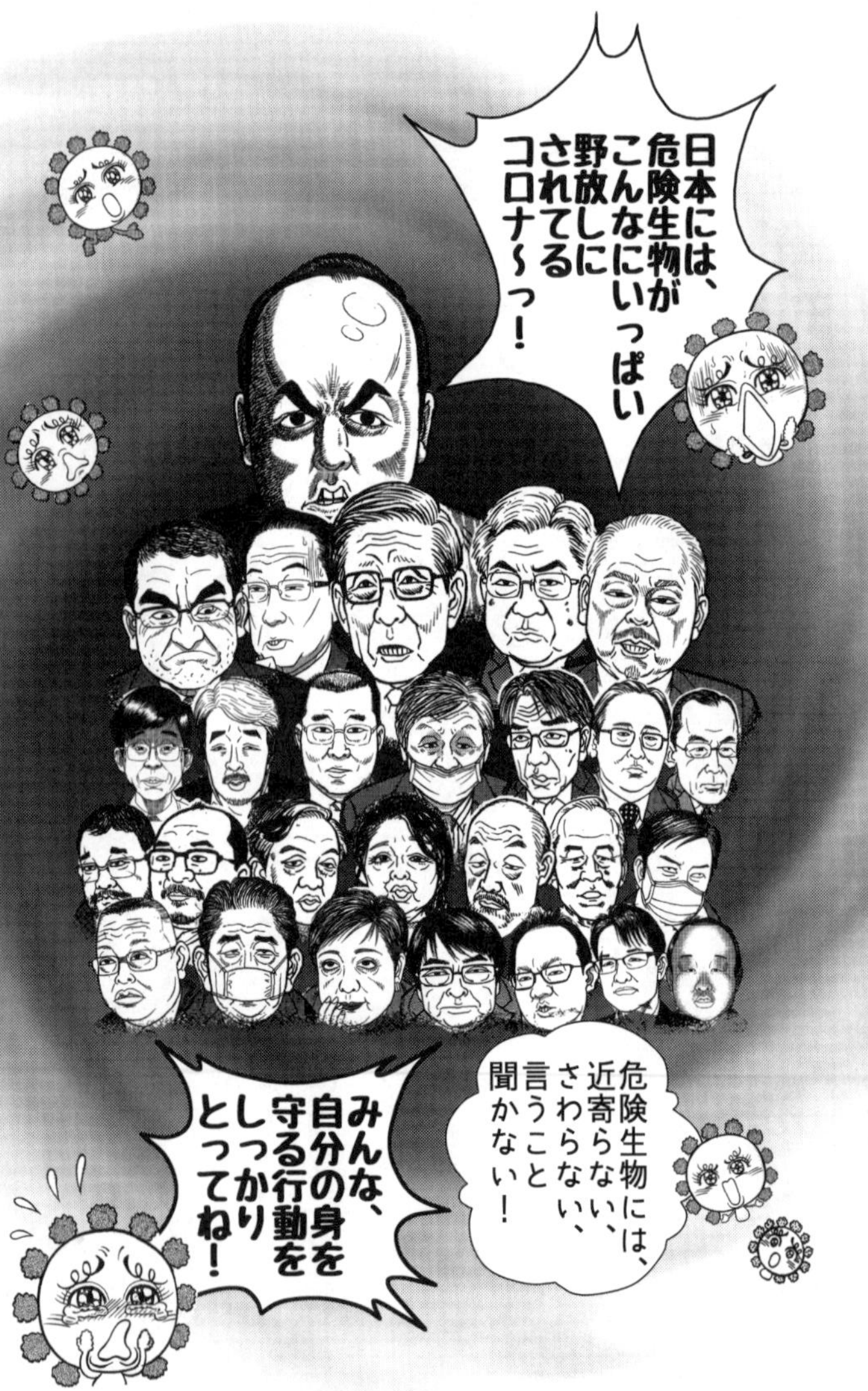
日本には、危険生物がこんなにいっぱい野放しにされてるコロナ～っ！
危険生物には、近寄らない、さわらない、言うこと聞かない！
みんな、自分の身を守る行動をしっかりとってね！

ゴーマニズム宣言 SPECIAL

コロナ論05

第1章 ｜ デマもある民主主義がいい

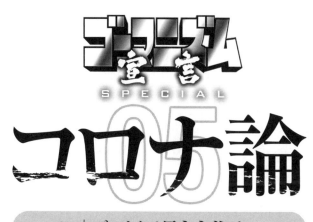

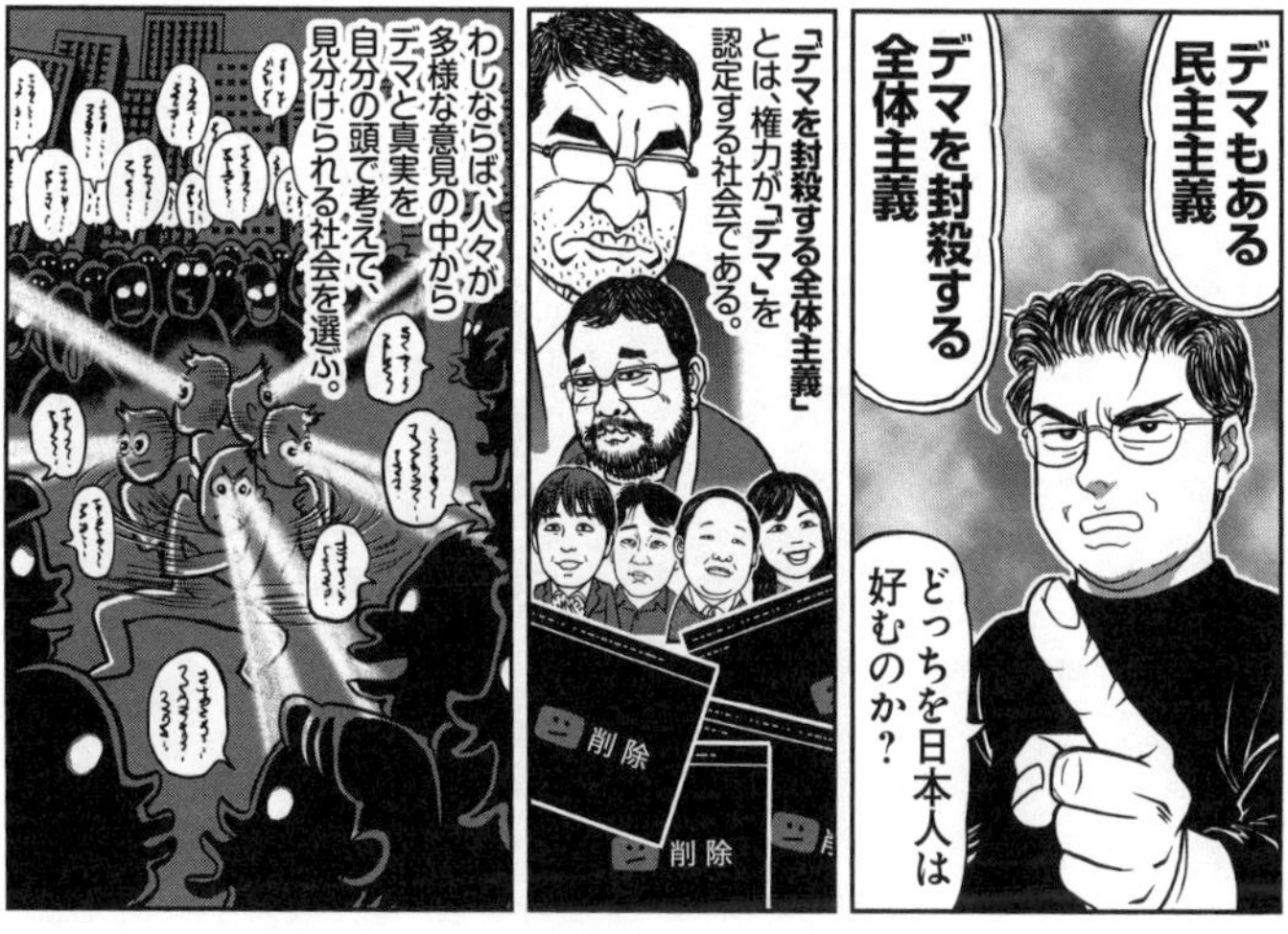
デマもある民主主義
デマを封殺する全体主義
どっちを日本人は好むのか？
「デマを封殺する全体主義」とは、権力が「デマ」を認定する社会である。
削除
削除
わしならば、人々が多様な意見の中からデマと真実を自分の頭で考えて、見分けられる社会を選ぶ。

『コロナとワクチンの全貌』(小学館新書)大絶賛発売中!予測を外しまくった挙句に第5波ピークアウトの理由をまだ説明できない「専門家」は、完全に信頼を失い、もはや嘲笑されるしかない粗大ゴミと化した。では信頼できる言説はどこにある?ここにある!「そうだったのか!」「初めて納得行った!」の声続々!2時間でモヤモヤが吹っ飛ぶ、最高に爽快な1冊!!

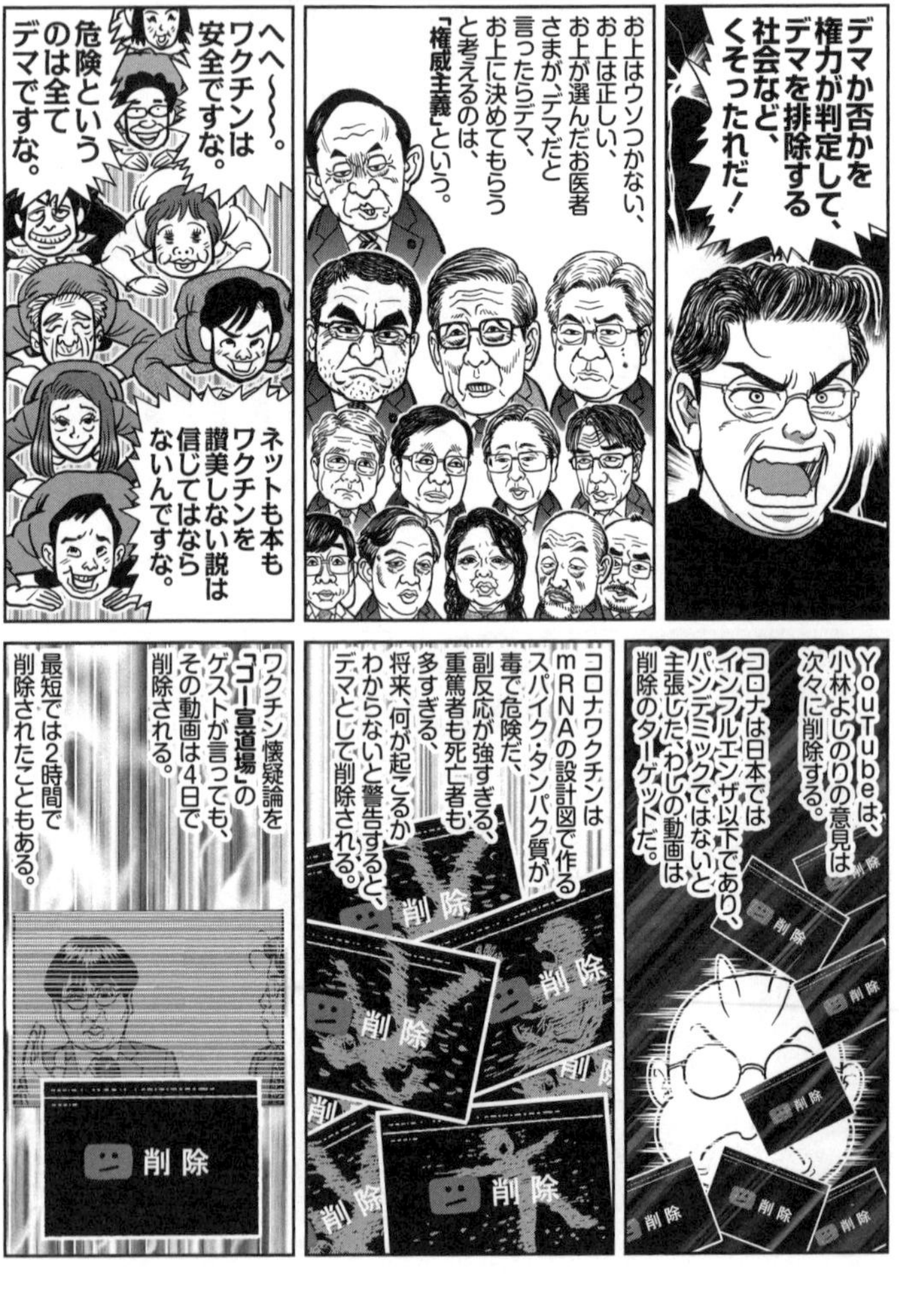
デマか否かを権力が判定して、デマを排除する社会など、くそったれだ!

お上はウソつかない、お上は正しい、お上が選んだお医者さまが、デマだと言ったらデマ、お上に決めてもらうと考えるのは、「権威主義」という。

へへ〜〜〜。ワクチンは安全ですな。危険というのは全てデマですな。

ネットも本もワクチンを讃美しない説は信じてはならないんですな。

YouTubeは、小林よしのりの意見は次々に削除する。

コロナは日本ではインフルエンザ以下であり、パンデミックではないと主張した、わしの動画は削除のターゲットだ。

削除
コロナワクチンはmRNAの設計図で作るスパイク・タンパク質が毒で危険だ、副反応が強すぎる、重篤者も死亡者も多すぎる、将来、何が起こるかわからないと警告すると、デマとして削除される。

削除
ワクチン懐疑論を「ゴー宣道場」のゲストが言っても、その動画は4日で削除される。

最短では2時間で削除されたこともある。

削除

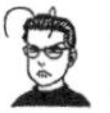

反コロナワクチンの言説をネットから排除する国家権力の意思は「憲法違反」だと思う。「公共の福祉」に反しているのは治験中のワクチンを低年齢層にまで打たせようとする国家権力の方だ！

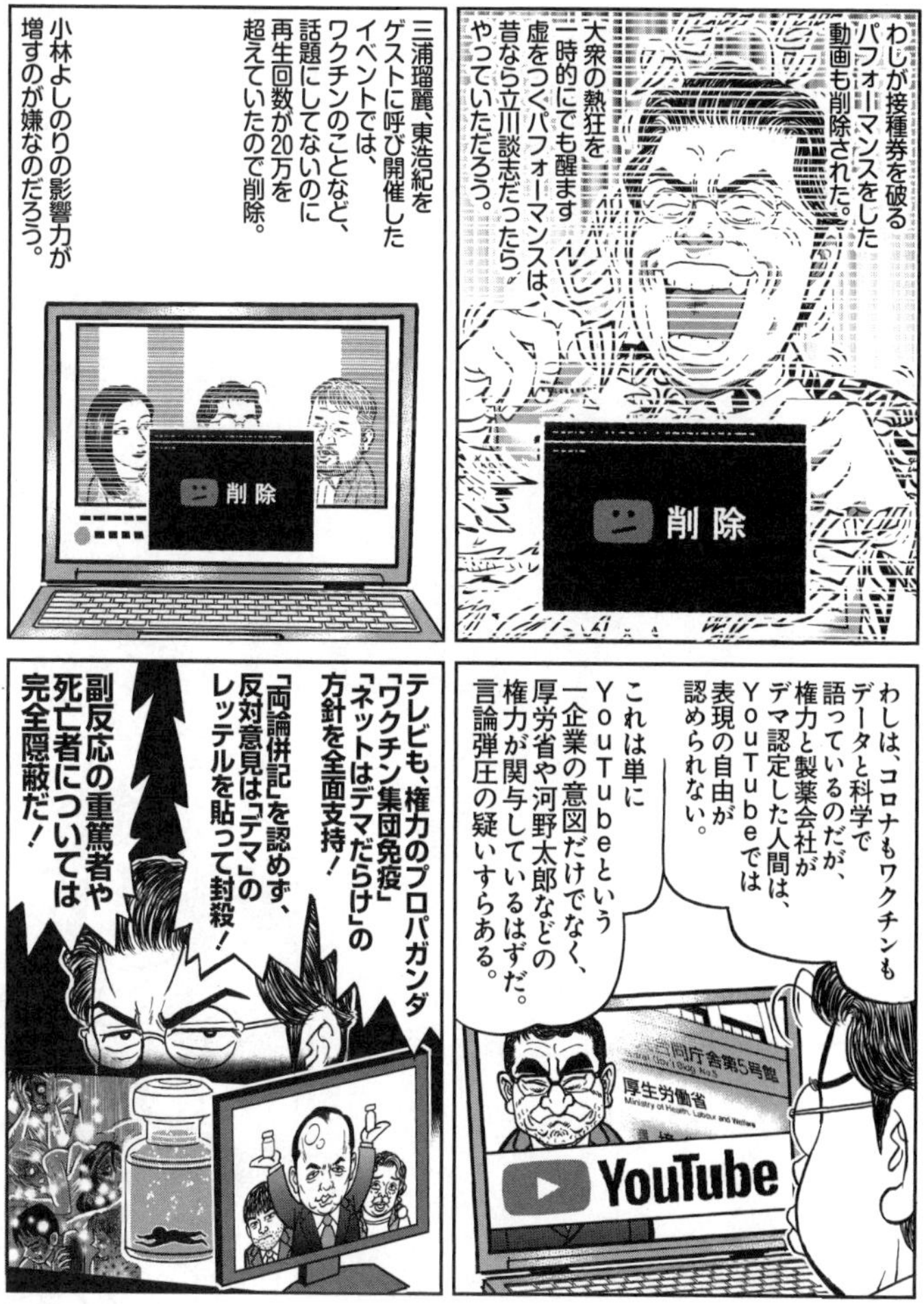
わしが接種券を破るパフォーマンスをした動画も削除された。
大衆の熱狂を一時的にでも醒ます虚をつくパフォーマンスは、昔なら立川談志だったらやっていただろう。
削除
三浦瑠麗、東浩紀をゲストに呼び開催したイベントでは、ワクチンのことなど、話題にしてないのに再生回数が20万を超えていたので削除。
小林よしのりの影響力が増すのが嫌なのだろう。
削除
わしは、コロナもワクチンもデータと科学で語っているのだが、権力と製薬会社がデマ認定した人間は、YouTubeでは表現の自由が認められない。
これは単にYouTubeという一企業の意図だけでなく、厚労省や河野太郎などの権力が関与しているはずだ。言論弾圧の疑いすらある。
厚生労働省
Ministry of Health, Labour and Welfare
YouTube
テレビも、権力のプロパガンダ「ワクチン集団免疫」「ネットはデマだらけ」の方針を全面支持！
「両論併記」を認めず、反対意見は「デマ」のレッテルを貼って封殺！
副反応の重篤者や死亡者については完全隠蔽だ！

眞子さまと小室圭氏をバッシングした者は、決して「国民」ではない！反論権のない人に対して集団でイジメを行った醜悪、極まりない者たちの名とその所業は、必ず記録に残す！一貫して眞子さま・小室氏を擁護してきたのはブログマガジン小林よしのりライジング！皇室でもコロナでも、どんなに少数派になろうと正しいことを言い続けたのはライジング。毎週火曜配信！

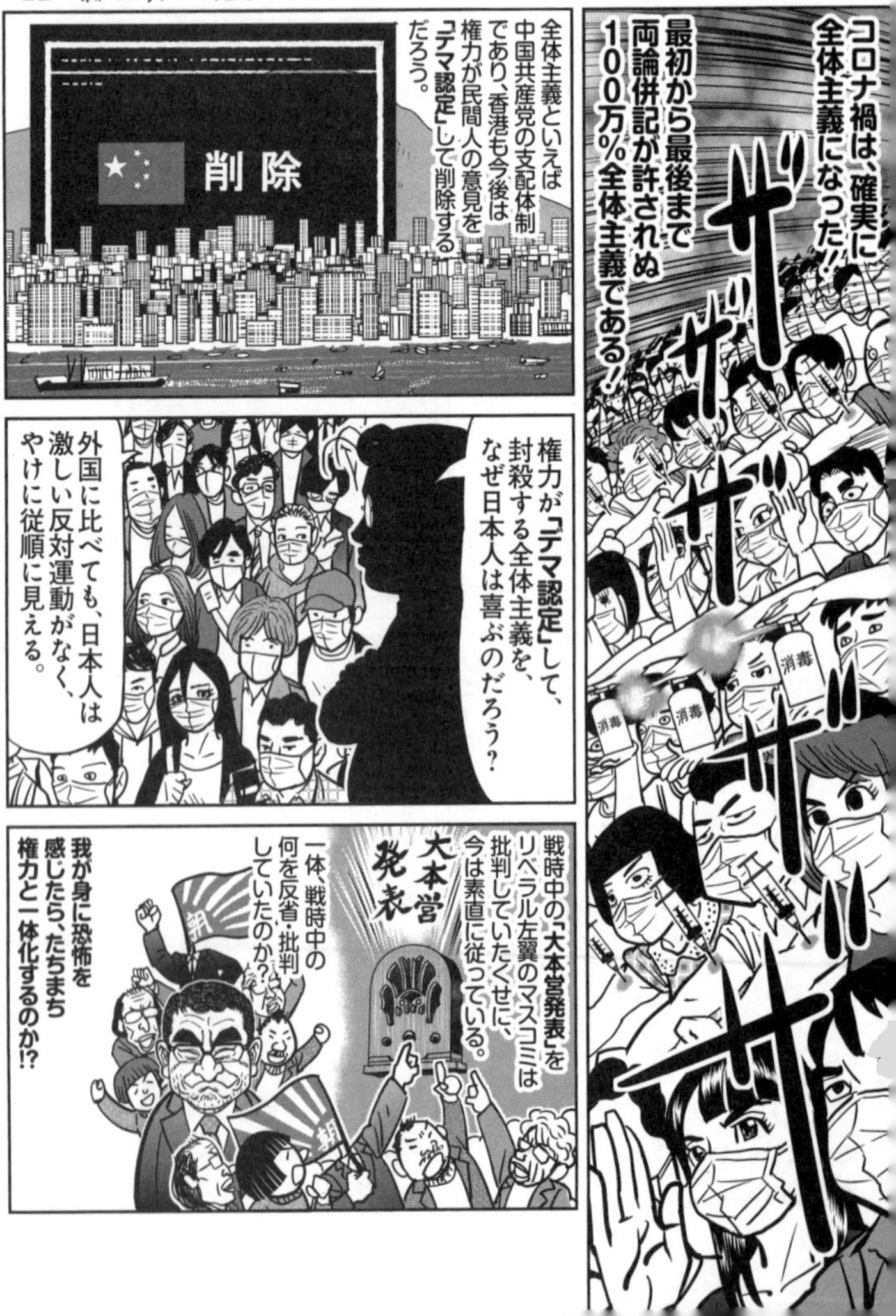
コロナ禍は、確実に全体主義になった!!
最初から最後まで両論併記が許されぬ100万%全体主義である!
ザザザザザザ
消毒
消毒
消毒
全体主義といえば中国共産党の支配体制であり、香港も今後は権力が民間人の意見を「デマ認定」して削除するだろう。
削除
権力が「デマ認定」して、封殺する全体主義を、なぜ日本人は喜ぶのだろう？
外国に比べても、激しい反対運動がなく、日本人はやけに従順に見える。
戦時中の「大本営発表」をリベラル左翼のマスコミは批判していたくせに、今は素直に従っている。
大本営発表
一体、戦時中の何を反省・批判していたのか？
我が身に恐怖を感じたら、たちまち権力と一体化するのか!?
朝
朝

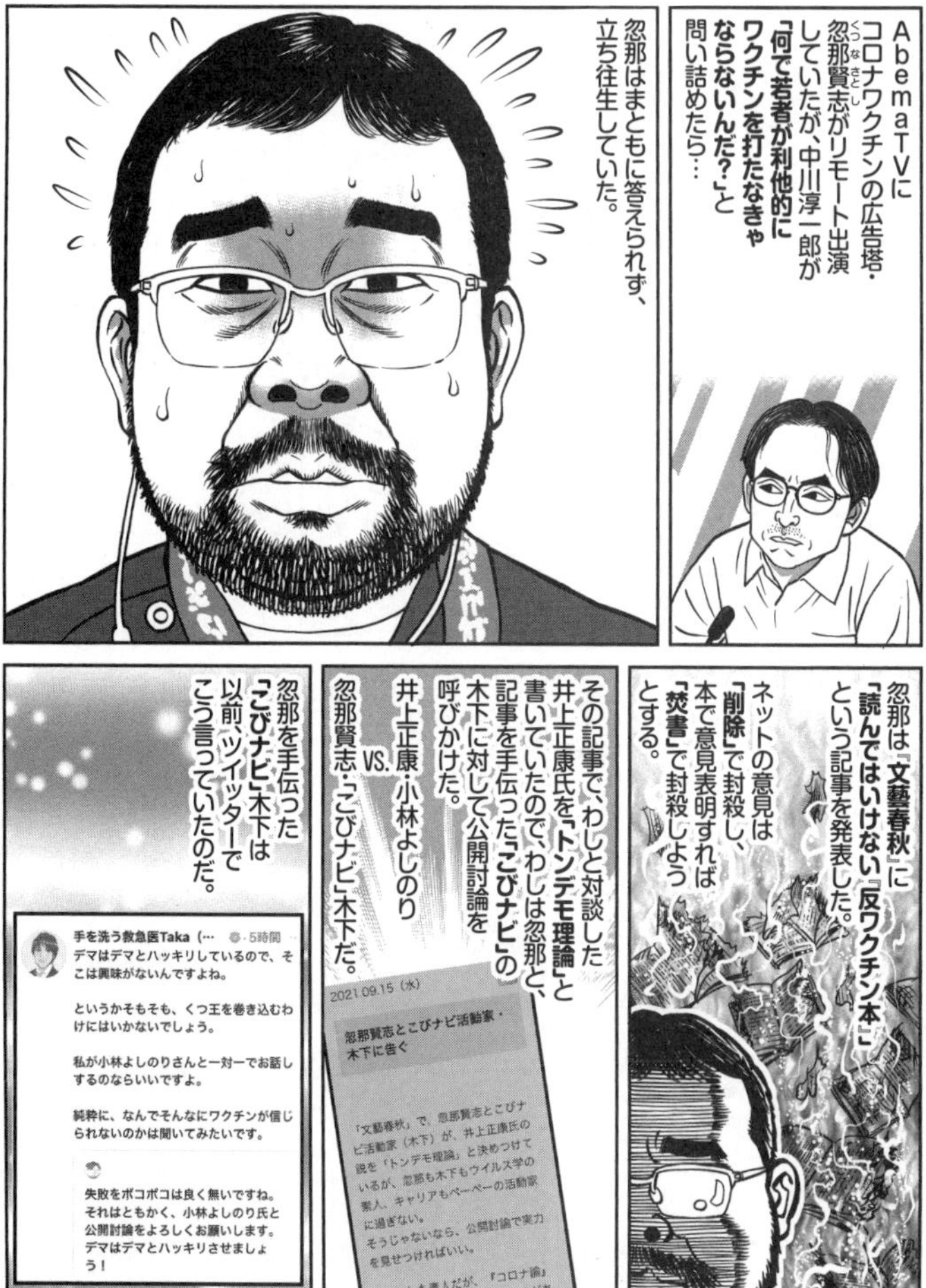
AbemaTVにコロナワクチンの広告塔・忽那《くつな》賢志《さとし》がリモート出演していたが、中川淳一郎が「何で若者が利他的にワクチンを打たなきゃならないんだ？」と問い詰めたら…

忽那はまともに答えられず、立ち往生していた。

忽那は『文藝春秋』に「読んではいけない『反ワクチン本』」という記事を発表した。

ネットの意見は「削除」で封殺し、本で意見表明すれば「焚書」で封殺しようとする。

その記事で、わしと対談した井上正康氏を「トンデモ理論」と書いていたので、わしは忽那と、記事を手伝った「こびナビ」の木下に対して公開討論を呼びかけた。

井上正康・小林よしのり VS. 忽那賢志・「こびナビ」木下だ。

2021.09.15（水）

忽那賢志とこびナビ活動家・木下に告ぐ
『文藝春秋』で、忽那賢志とこびナビ活動家（木下）が、井上正康氏の説を「トンデモ理論」と決めつけているが、忽那も木下もウイルス学の素人、キャリアもペーペーの活動家に過ぎない。

そうじゃないなら、公開討論で実力を見せつければいい。

当然わしも素人だが、『コロナ論』

忽那を手伝った「こびナビ」木下は以前、ツイッターでこう言っていたのだ。

手を洗う救急医Taka（…・5時間
デマはデマとハッキリしているので、そこは興味がないんですよね。

というかそもそも、くつ王を巻き込むわけにはいかないでしょう。

私が小林よしのりさんと一対一でお話しするのならいいですよ。

純粋に、なんでそんなにワクチンが信じられないのかは聞いてみたいです。

失敗をボコボコは良く無いですね。

それはともかく、小林よしのり氏と公開討論をよろしくお願いします。

デマはデマとハッキリさせましょう！

YouTubeやSNSは、もはや言論・表現のインフラになっている状態だから、特定の表現を削除する行為は「公的」に問題があると思う。ましてやそれが国家権力も加担しているのなら、「言論弾圧」になる。

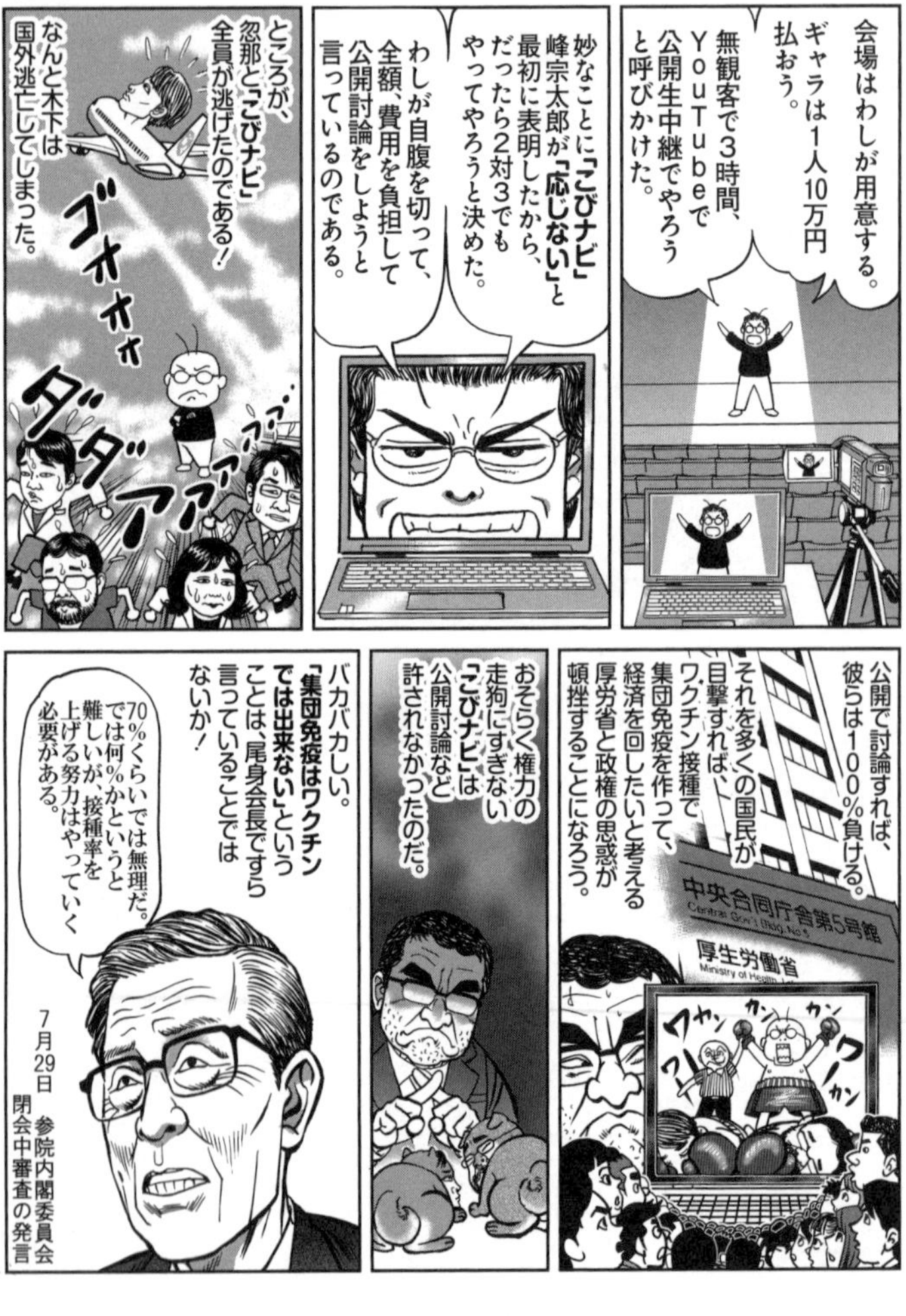
会場はわしが用意する。ギャラは1人10万円払おう。

無観客で3時間、YouTubeで公開生中継でやろうと呼びかけた。

妙なことに「こびナビ」峰宗太郎が「応じない」と最初に表明したから、だったら2対3でもやってやろうと決めた。

わしが自腹を切って、全額、費用を負担して公開討論をしようと言っているのである。

ところが、忽那と「こびナビ」全員が逃げたのである!

なんと木下は国外逃亡してしまった。

ゴオォォォ
ダダアアァァァ…

公開で討論すれば、彼らは100%負ける。

それを多くの国民が目撃すれば、ワクチン接種で集団免疫を作って、経済を回したいと考える厚労省と政権の思惑が頓挫することになろう。

中央合同庁舎第5号館
Central Gov't Bldg. No.5
厚生労働省
Ministry of Health
おそらく権力の走狗にすぎない「こびナビ」は公開討論など許されなかったのだ。

バカバカしい。「集団免疫はワクチンでは出来ない」ということは、尾身会長ですら言っていることではないか!

70%くらいでは無理だ。では何%かというと難しいが、接種率を上げる努力はやっていく必要がある。

7月29日 参院内閣委員会 閉会中審査の発言

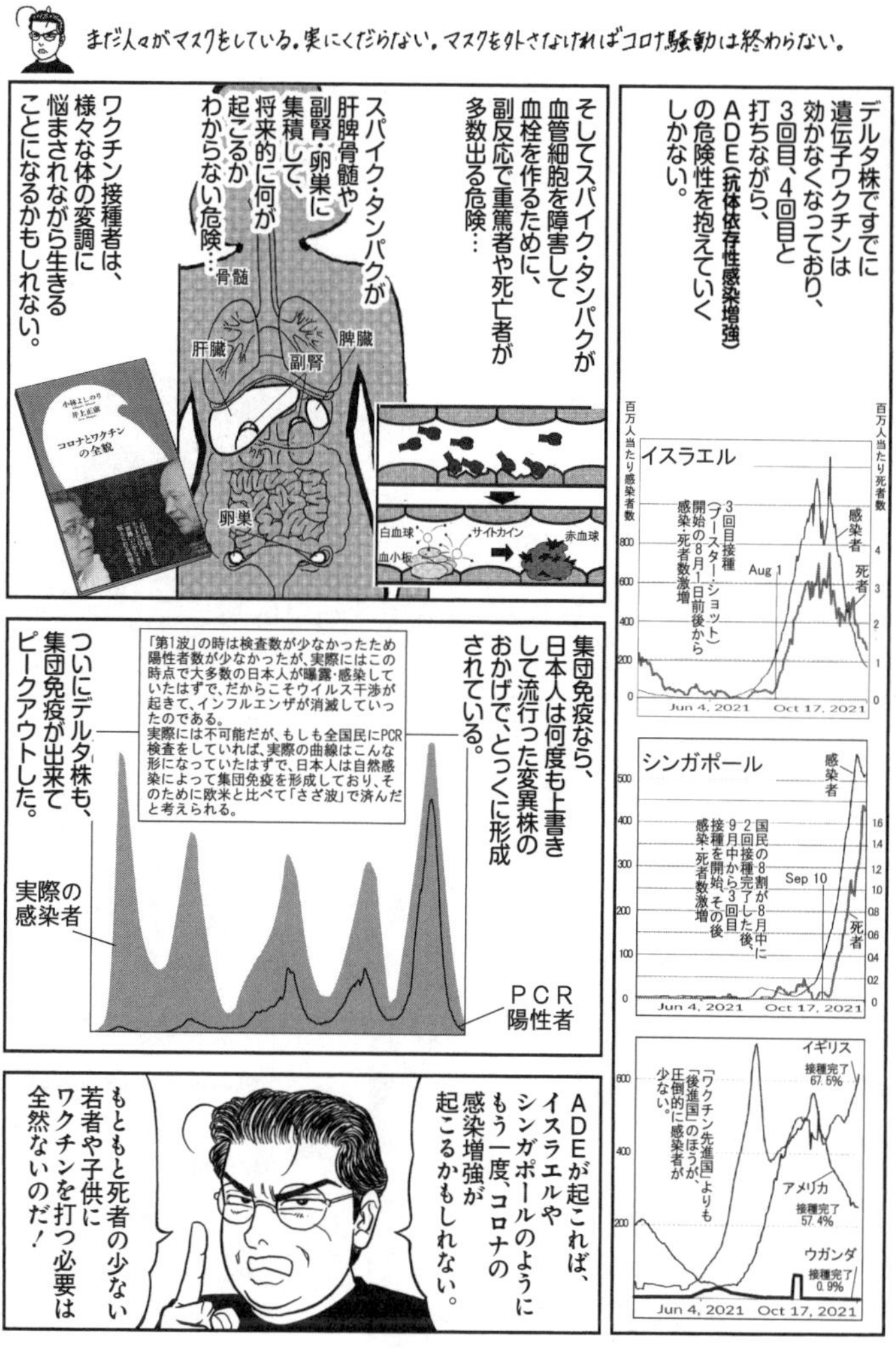
まだ人々がマスクをしている。実にくだらない。マスクを外さなければコロナ騒動は終わらない。
デルタ株ですでに遺伝子ワクチンは効かなくなっており、3回目、4回目と打ちながら、ADE(抗体依存性感染増強)の危険性を抱えていくしかない。
百万人当たり感染者数
百万人当たり死者数
イスラエル
3回目接種(ブースター・ショット)開始の8月1日前後から感染・死者数激増
Aug 1
感染者
死者
Jun 4, 2021
Oct 17, 2021
シンガポール
国民の8割が8月中に2回接種完了した後、9月中から3回目接種を開始、その後感染・死者数激増
Sep 10
感染者
死者
Jun 4, 2021
Oct 17, 2021
「ワクチン先進国」よりも「後進国」のほうが、圧倒的に感染者が少ない。
イギリス
接種完了 67.5%
アメリカ
接種完了 57.4%
ウガンダ
接種完了 0.9%
Jun 4, 2021
Oct 17, 2021
そしてスパイク・タンパクが血管細胞を障害して血栓を作るために、副反応で重篤者や死亡者が多数出る危険…
スパイク・タンパクが肝脾骨髄や副腎・卵巣に集積して、将来的に何が起こるかわからない危険…
骨髄
脾臓
肝臓
副腎
卵巣
白血球
サイトカイン
赤血球
血小板
ワクチン接種者は、様々な体の変調に悩まされながら生きることになるかもしれない。
小林よしのり
井上正康
コロナとワクチンの全貌
集団免疫なら、日本人は何度も上書きして流行った変異株のおかげで、とっくに形成されている。
「第1波」の時は検査数が少なかったため陽性者数が少なかったが、実際にはこの時点で大多数の日本人が曝露・感染していたはずで、だからこそウイルス干渉が起きて、インフルエンザが消滅していったのである。
実際には不可能だが、もしも全国民にPCR検査をしていれば、実際の曲線はこんな形になっていたはずで、日本人は自然感染によって集団免疫を形成しており、そのために欧米と比べて「さざ波」で済んだと考えられる。
ついにデルタ株も、集団免疫が出来てピークアウトした。
実際の感染者
PCR陽性者
ADEが起これば、イスラエルやシンガポールのようにもう一度、コロナの感染増強が起こるかもしれない。
もともと死者の少ない若者や子供にワクチンを打つ必要は全然ないのだ！

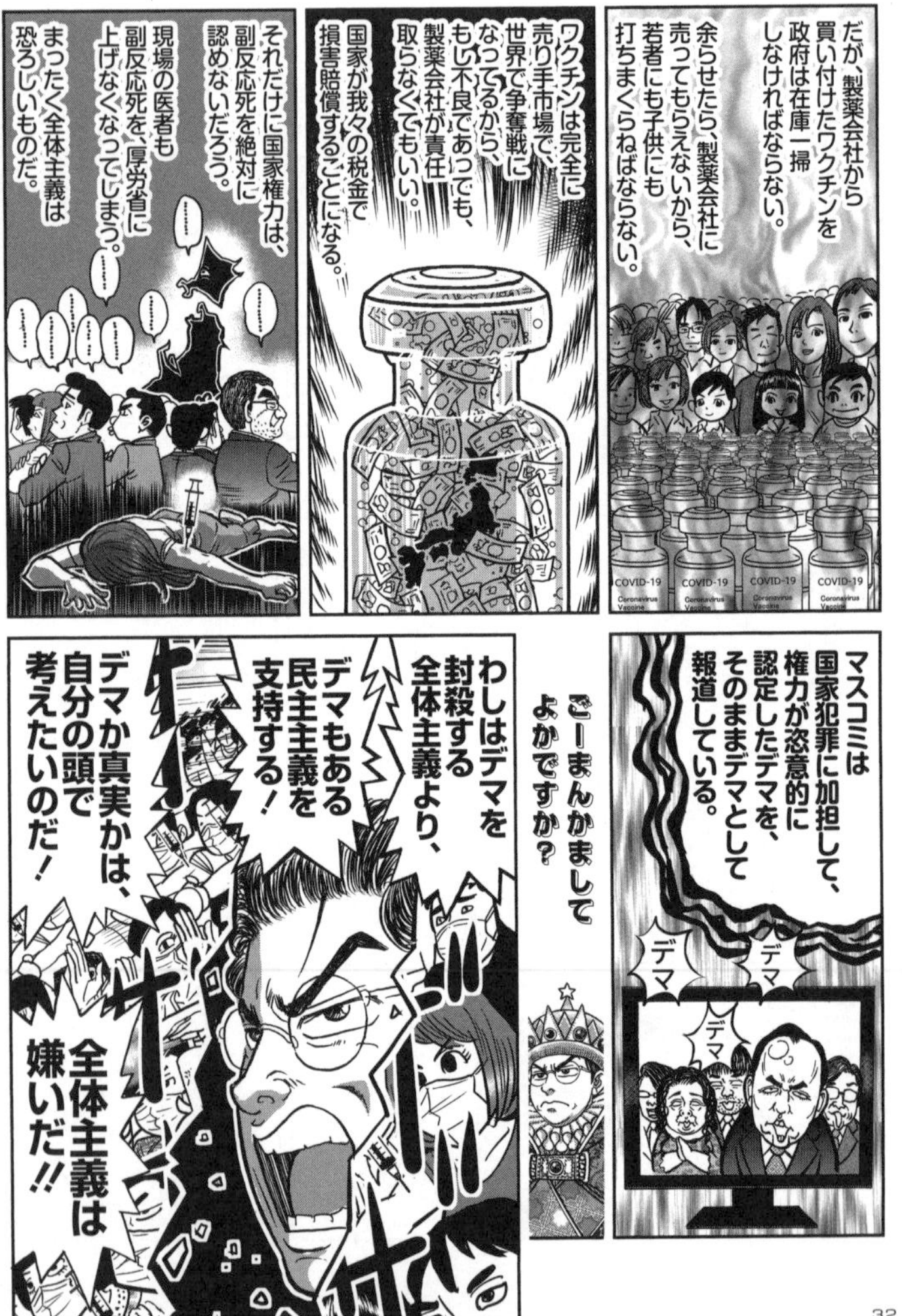
だが、製薬会社から
買い付けたワクチンを
政府は在庫一掃
しなければならない。
余らせたら、製薬会社に
売ってもらえないから、
若者にも子供にも
打ちまくらねばならない。
COVID-19
Coronavirus Vaccine
ワクチンは完全に
売り手市場で、
世界で争奪戦に
なってるから、
もし不良であっても、
製薬会社が責任
取らなくてもいい。
国家が我々の税金で
損害賠償することになる。
それだけに国家権力は、
副反応死を絶対に
認めないだろう。
現場の医者も
副反応死を、厚労省に
上げなくなってしまう。
まったく全体主義は
恐ろしいものだ。
……
……
……
……
……
……
……
……
マスコミは
国家犯罪に加担して、
権力が恣意的に
認定したデマを、
そのままデマとして
報道している。
デマ
デマ
デマ
ごーまんかまして
よかですか？
わしはデマを
封殺する
全体主義より、
デマもある
民主主義を
支持する！
デマか真実かは、
自分の頭で
考えたいのだ！
全体主義は
嫌いだ!!

01 コロナデマの大行進！

（2021年10月5日「小林よしのりライジング」Vol.412より）

小林よしのり

前章で「デマもある民主主義」と「デマを封殺する全体主義」だったら、「デマもある民主主義」のほうがいいと描いた。

デマはよくないが、何がデマかを権力が判断して消去するようなことはあってはならない。デマか真実かは、自分の頭で考えたいのだ。

そんなわけで、ここではわしが自分で考えて判断した、コロナやワクチンに関するデマを記しておく。

発言内容を正確に引用して、いつの誰の発言というデータを詳細につけていく書き方もできるが、それでは「資料集」になってしまい、煩雑で読み物としてあまり面白くなりそうにないので、要旨だけを箇条書きにして列挙してツッコミを入れておこう。

なおこれには、2021年7月の「北海道ゴー宣道場」のために作成されたものの、テーマ変更のため使用されなかった資料を活用させてもらった。

●新型コロナはスペイン風邪以来の、100年に1度の感染症である。

⇒デマである。スペイン風邪は日本本土で45万人、当時日本だった朝鮮・台湾を含めると

74万人が死んだと言われるが、新コロは2020年が4000人、2021年は死者にPCR検査して陽性者を全部「コロナ死」とカウントしたために、思いっきり水増しさせて1万5000人程度。実際は毎年流行っていたインフルエンザ以下というのが真相だ。

●コロナウイルスは根絶させることが重要。

⇒デマである。そもそもウイルスを「根絶」させられると思うこと自体が、「人間中心主義」というカルト思想の妄想。根絶させねばならないのは、むしろ〝コロナ脳〟のほうである。

●「国難」と言うべき危機的状況。

⇒デマである。もしこれが「国難」というのなら、それはウイルスによるものではなく、むしろ人災によってもたらされたものだ。平和ボケそのものの意見である。

●東日本大震災を上回る規模の対策が必要。

⇒デマである。このデマに煽られて自衛隊まで駆り出されることになってしまったが、指定感染症の5類相当に指定すればよかっただけのこと。

●コロナウイルスは空気感染する。

⇒途方もないデマである。飛沫感染にしろ、エアロゾル空気感染にしろ、このデマをつくるのに貢献したのがスーパーコンピュータ「富岳」で、たとえ「世界一のスパコン」でも、使う人間がバカだとろくなことにならないという見本。このデマの与えた経済的損失は計り知れない。

●PCR検査が陽性であれば「感染者」である。

⇒デマである。しかし、厚生労働省がこの定義を容認しているため、ほとんどすべてのメディアがこの「感染者数」で危機を煽りまくった。厚労省の罪は重い！

●PCR検査の徹底と陽性者の隔離で、コロナは封じ込められる。

⇒悪質なデマである。テレビ朝日の玉川徹はこれを毎日毎日、オウムのように繰り返した。今も言っている。PCR開発者のキャリー・マリス（1944～2019年、米国の生化学者1993年にノーベル化学賞受賞）が、そういう目的で使用してはいけないと遺言していたことを、いまだに知らないというのはあまりにもおかしい。

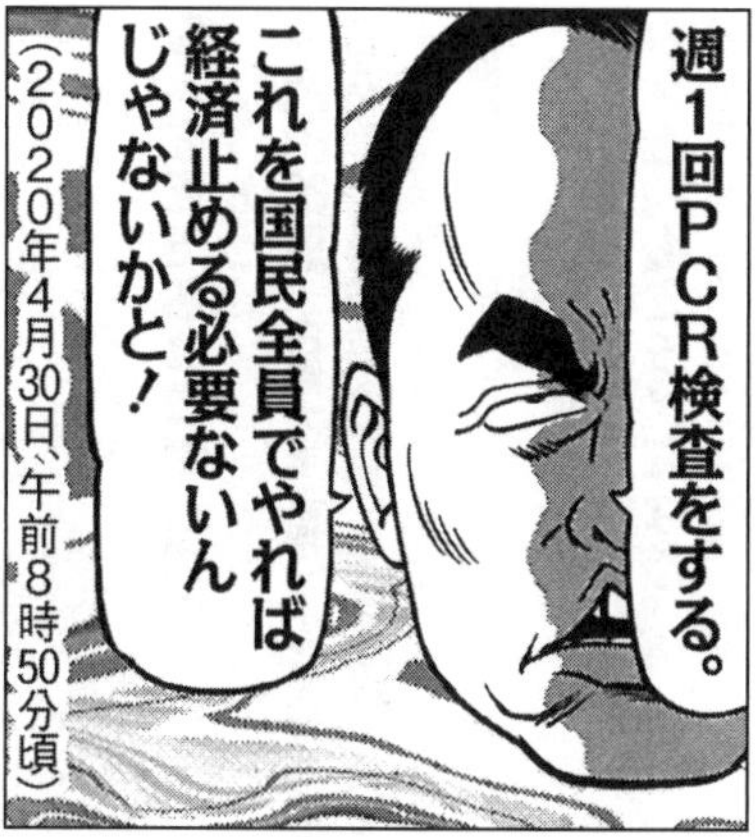
週1回PCR検査をする。
これを国民全員でやれば経済止める必要ないいんじゃないかと！
（2020年4月30日、午前8時50分頃）

●何もしなければ国内で85万人が重症化し、42万人が死ぬ。

⇒デマであり、ホラである。ところがこれを言ったことで、西浦博（当時、北海道大学教授）は京都大学教授に出世した。

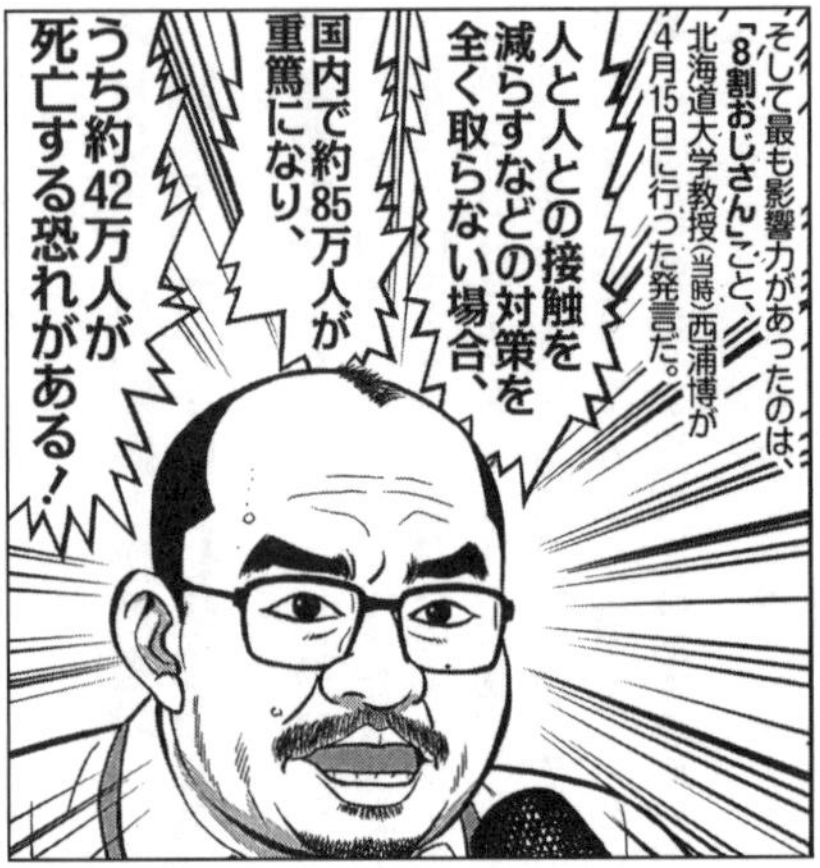
そして最も影響力があったのは、「8割おじさん」こと、北海道大学教授（当時）西浦博が4月15日に行った発言だ。
人と人との接触を減らすなどの対策を全く取らない場合、
国内で約85万人が重篤になり、
うち約42万人が死亡する恐れがある！

●この感染症は平均すると1人当たり2・5人に2次感染させる。

⇒デマである。 西浦のシミュレーションの基になったデータがこれである。その試算方法も、小学生でもちょっと頑張ればエクセル計算でできる程度のものだと指摘されてしまった。

●「接触8割減」で感染が抑え込める。

⇒これも西浦のデマである。 なぜかこれで「8割おじさん」なんて愛称がついてしまったが、こんな奴は「デマ野郎」と呼ぶべきじゃないのか？

●人を見たらコロナと思え。

⇒岡田晴恵（白鷗大学教授）**のデマ迷言である。** これほど疑心暗鬼を植えつけ、人を分断する言葉はない。それを平然とテレビで言うとは無神経、無責任極まりない。

●2週間後ニューヨークになる。
●2週間後ミラノになる。
●2週間後地獄になる。

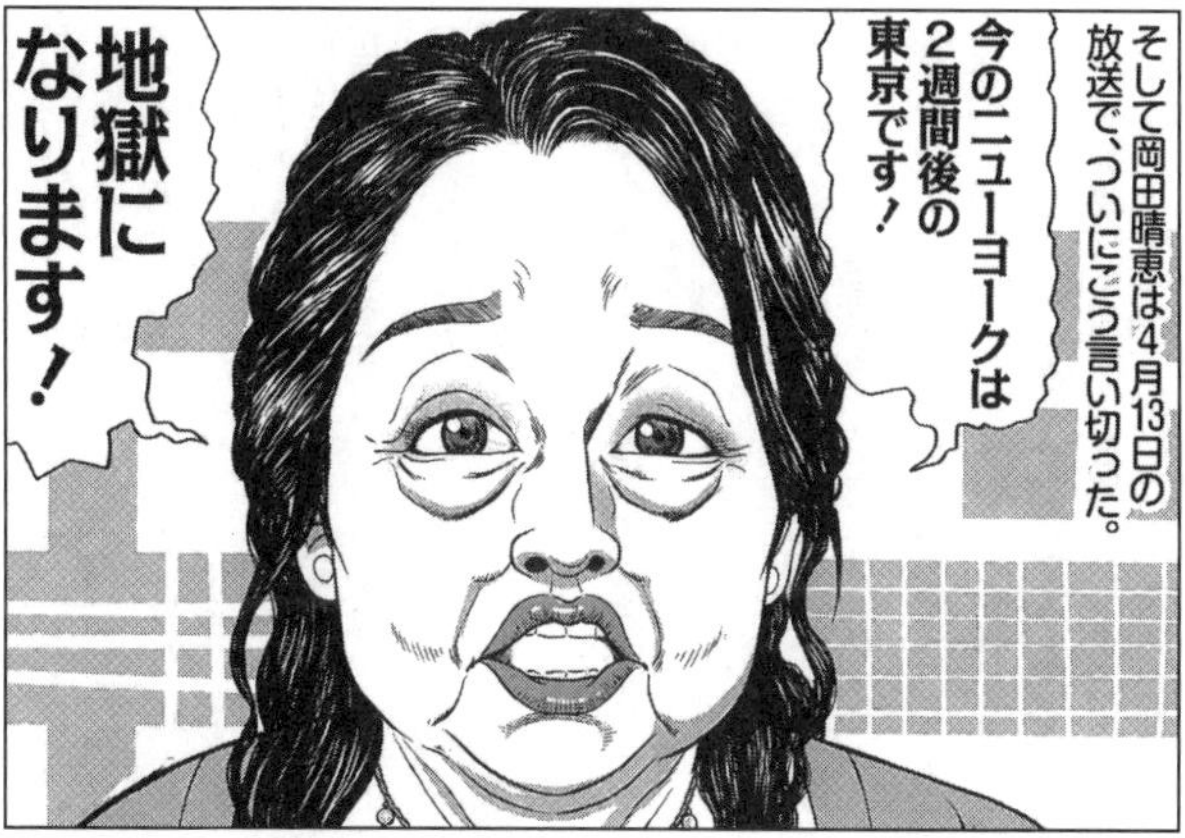
そして岡田晴恵は4月13日の放送で、ついにこう言い切った。
今のニューヨークは2週間後の東京です!
地獄になります!

●2週間後医療崩壊が起きる。

●2週間後「ファクターX」はもう終わり。

⇒デマである。 他にもあったような気がする「2週間後デマ」。さすがに2週間後にはデマだったことがバレバレになるので、最近は言う人がいなくなった。こんなことだけ、学習能力があるらしい。

●日本全国が感染の火だるまになる。

⇒アイボ尾崎（治夫東京都医師会会長）**のデマである。**「野戦病院を作れ！」と大騒ぎする一方で、自分のクリニックではコロナ患者は受け入れゼロ。「幽霊病床」で補助金を騙し取っている医者こそ火だるまになるべき。

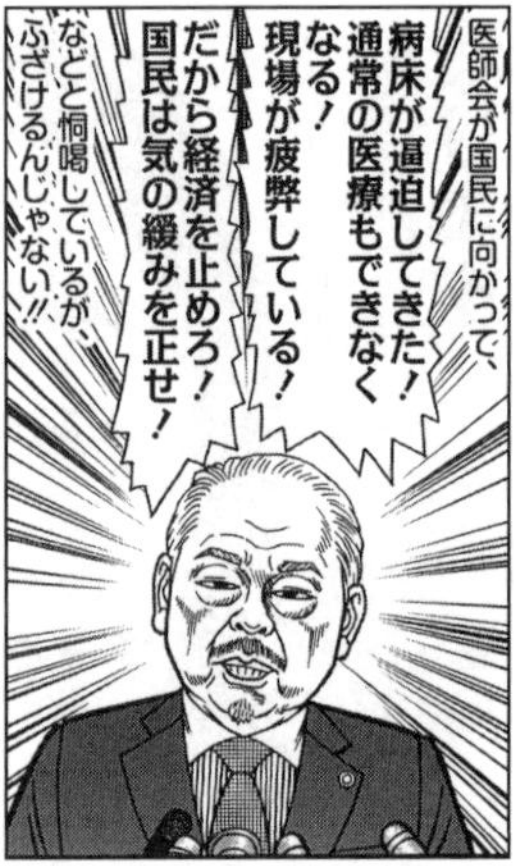
医師会が国民に向かって、
病床が逼迫してきた！
通常の医療もできなくなる！
現場が疲弊している！
だから経済を止めろ！
国民は気の緩みを正せ！
などと恫喝しているが、
ふざけるんじゃない!!

●ロックダウンしない日本はもう手遅れ。

⇒「WHOのほうから来た人」渋谷健司（当時は英国キングス・カレッジ・ロンドン教授。元WHO事務局長上級顧問で、現在は相馬市新型コロナウイルスワクチン接種メディカルセンター・センター長）**のデマである。**「イギリスで勤務する俺様」を鼻にかけて日本を見下してるだけ。海外にいる医師って、こんなのばっか。

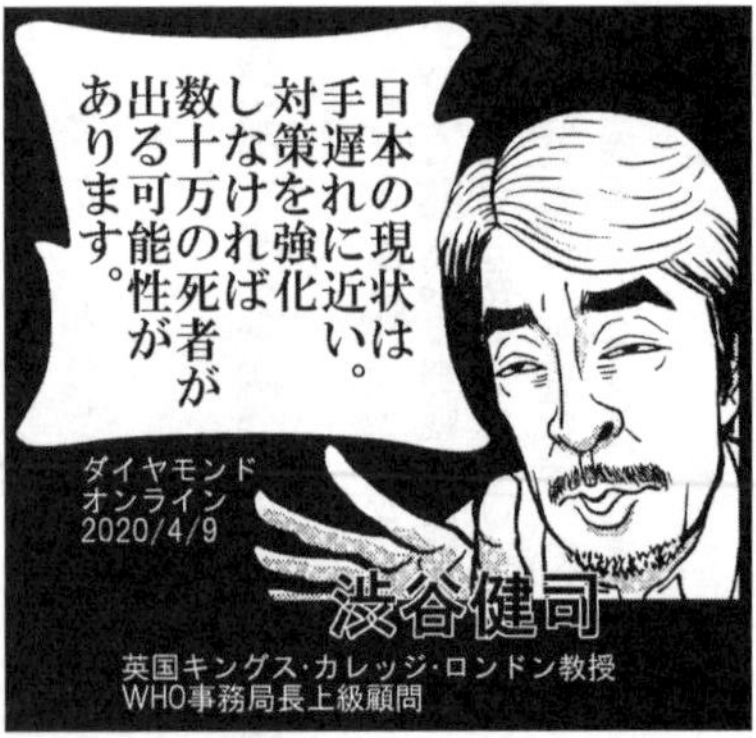
日本の現状は手遅れに近い。対策を強化しなければ数十万の死者が出る可能性があります。
ダイヤモンドオンライン 2020/4/9
渋谷健司
英国キングス・カレッジ・ロンドン教授
WHO事務局長上級顧問

●ロックダウンした国ほど経済的ダメージを避けている。

⇒もちろん情弱なデマである。欧米がやっていることだから正しいんだ、効果があるんだと信じたがる日本人は情けなさすぎる。

●「3密」を避けることが必要。

⇒小池百合子（東京都知事）**発のデマである。**ソーシャルディスタンス、ステイホーム、オーバーシュート、東京アラート、新しい日常、ハンマー&ダンス……都知事よりもコピーライターになればよかったのに。

小池百合子都知事は専門家に入れ知恵されて、**「ハンマー&ダンス」**などと言っている。

感染者が増えたら厳しい行動制限（ハンマー）を行って、感染者が減ったら緩和（ダンス）して経済の回復を図るという対策を繰り返すというのだ。

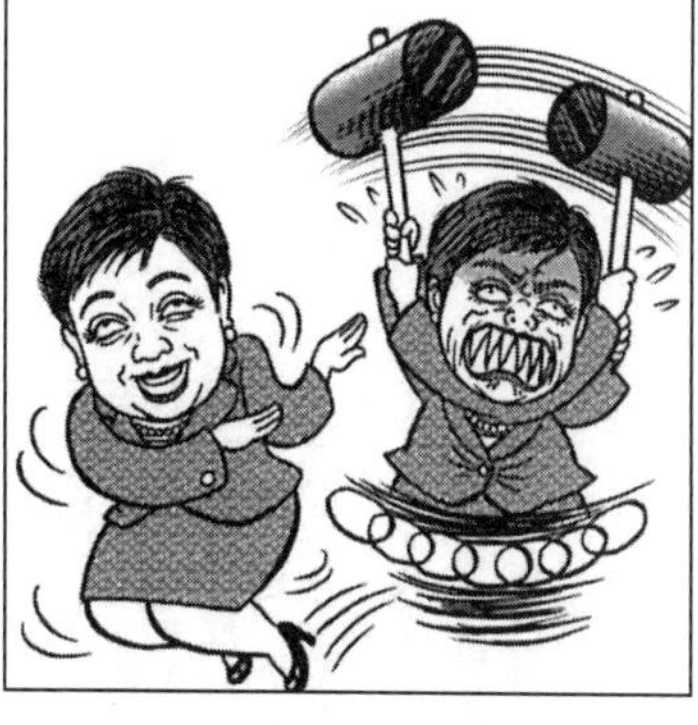

●パチンコ屋でクラスターが発生する。
●感染経路は夜の街関連が多い。
●飲食店で酒を飲むと感染が広がる。

⇒弱い者いじめのデマである。何の科学的根拠もなく、叩きやすい業種をスケープゴートにしただけ。こんな露骨な仕打ちに反撃したのが、グローバルダイニング（本社港区・長谷川耕造社長）だけというのも信じられない。

●帰省すると感染が広がる。

⇒地方発のデマである。地方では一時は東京都民そのものがウイルス扱いだった。東京からは来ないでほしいと言っていた観光地もあった。そんなところには、コロナが終わったって行きたくない。

●プールは危ない、銭湯も危ない。

⇒岡田晴恵のデマである。そのために「プール用マスク」などという頭のおかしなものまで発売され、銭湯や温泉施設には「黙浴」と書かれたポスターが貼られた。

●魅力あるところを閉めることが必要。

⇒尾身茂（新型コロナウイルス感染症対策分科会会長）**のデマである。**経済を破壊したがっているとしか思えない。人流抑制がコロナ対策の「手段」として正しいかどうかの検証もしないまま、それが「目的」と化してしまったトチ狂いようである。

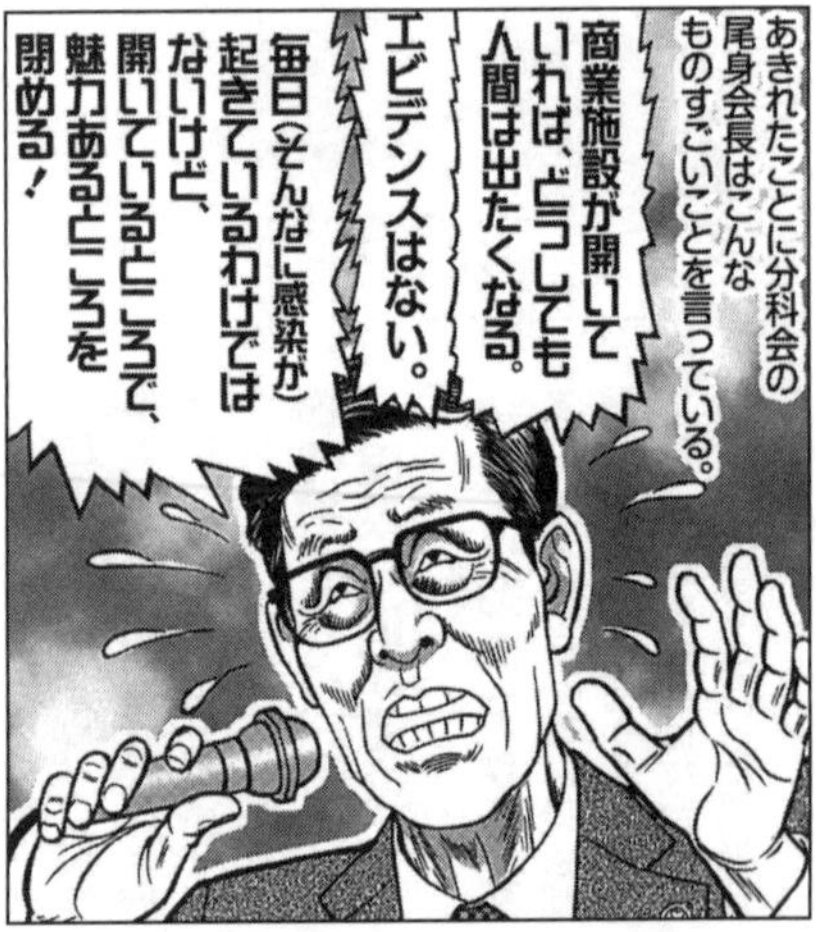

あきれたことに分科会の尾身会長はこんなものすごいことを言っている。
商業施設が開いていれば、どうしても人間は出たくなる。
エビデンスはない。
毎日（そんなに感染が）起きているわけではないけど、開いているところで、魅力あるところを閉める！

●イソジンうがい薬でコロナに打ち勝てる。

⇒吉村洋文（大阪府知事）**のデマである。**
さすがにこればっかりは、誰もがすぐにデマだと思ったはずだが、ドラッグストアからイソジンは消えた。

●女性の自殺増加は経済とは関係なく、健康問題。

⇒玉川徹が力説したデマである。 女性と子供の犠牲者にまったく関心がなく、自分の煽りで人が死んでいる事実から目を背けたい一心で放ったデマである。女性の「健康問題」の多くは「うつ病」で、明らかにコロナ禍の経済苦が原因なのだが、玉川はいまだに発言を訂正していない。

そして翌12月15日の放送で玉川はこう言った。

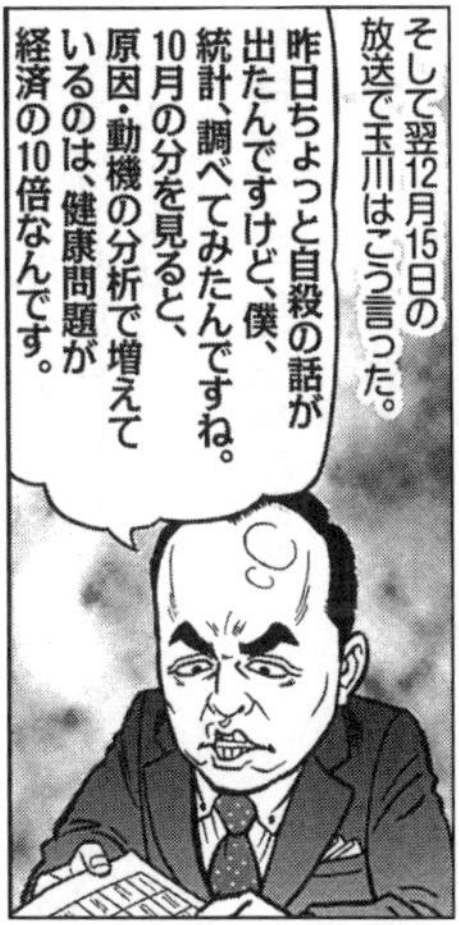
昨日ちょっと自殺の話が出たんですけど、僕、統計、調べてみたんですね。10月の分を見ると、原因・動機の分析で増えているのは、健康問題が経済の10倍なんです。

●偽陽性なんかほとんど99・9%ない。

⇒PCR真理教の玉川徹のデマである。 完全にデータで否定されているが、玉川はこの発言を「なかったこと」にしているようだ。

●ニューヨークは検査の徹底で死者ゼロになった。

⇒これも「欧米出羽守《でわのかみ》」のデマである。 たまたまニューヨークで死者が出なくなった時期に、何の根拠もなく「検査のおかげ」と断定し、再びニューヨークで死者が出るようになったら、この発言も「なかったこと」になった。

●後遺症が他には見られないほど重篤。

⇒定番の恐怖煽りデマである。 具体的な症状を見れば、インフルエンザ等でもありそうなものばかり。あとは体験者の証言だけ。悲惨さを強調すればするほどテレビじゃウケるから、当然エスカレートする。

●無症状の後遺症がある。

⇒デマ…というより、意味不明。玉川徹の発言だが、無症状なら後遺症じゃないのでは？「無症状者からも感染する！」などと「無

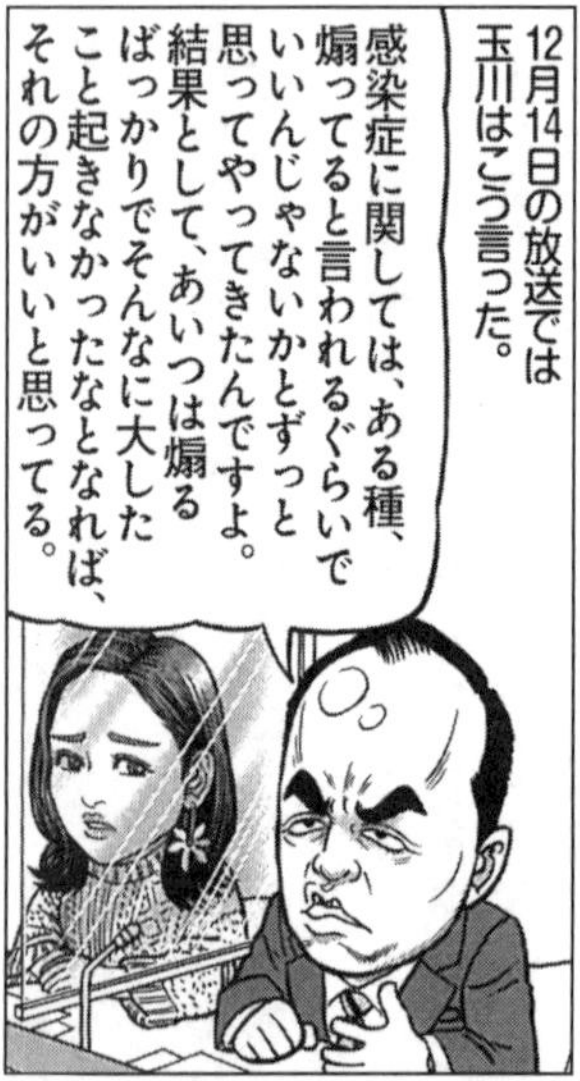

12月14日の放送では玉川はこう言った。
感染症に関しては、ある種、煽ってると言われるぐらいでいいんじゃないかとずっと思ってやってきたんですよ。結果として、あいつは煽るばっかりでそんなに大したこと起きなかったなとなれば、それの方がいいと思ってる。

症状」の恐怖を煽りまくっているうちに、自分が何を言っているのかわからなくなったか？

●全国にマスクを配れば国民の不安は吹き飛ぶ。

⇒佐伯耕三（安倍政権当時の総理大臣秘書官）**のデマである。**誰が聞いても「んなことあるか！」と一蹴するはずのところ、全国でただ一人これを信じたのが総理だった安倍晋三……。おかげで260億円もの税金が無駄に使われた。

●マスクはコロナワクチンに匹敵する感染予防効果がある。

⇒北村義浩（日本医科大学特任教授）**のデマである。**それだったらワクチンを打たなくてもいいはずじゃないか？もっとも、マスクもワクチンも「同じく

らいに効かない」という意味で言っているのであれば、デマとは言えないことになるが。

●マスク会食を徹底すれば、事態は悪化しなかった。

⇒黒岩祐治（神奈川県知事）**のデマである。**マスク信仰が尋常じゃない。あらゆる飲食店ですべての客がマスク会食をするなんて状況が実現すると思えるのだから、もうぶっ壊れている。

●二重マスクが効果的。

⇒これもマスク信仰デマである。テレビでこの発言が流れるたびに、目に見えて二重マスクをする人を見かけることが多くなったから呆れた。

●マスクはパンツ。

⇒北村義浩のデマ……というより、珍言奇言である。そう言った北村義浩は、パンツをはかずにテレビに出ていることになるわけだが。

ごーまんかましてよかですか？

あまりにも膨大なデマが流されていたから、これだけ挙げても全然終わらない。
まだワクチン関連のデマなどもあるのだ。続きは123ページからの「コロナデマの大行進！02」で。

ゴーマニズム宣言 SPECIAL

コロナ論 05

第2章 | 糞口感染と空気感染

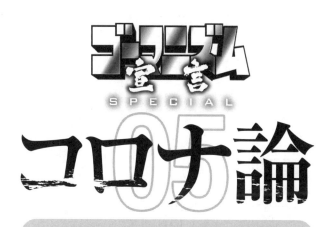

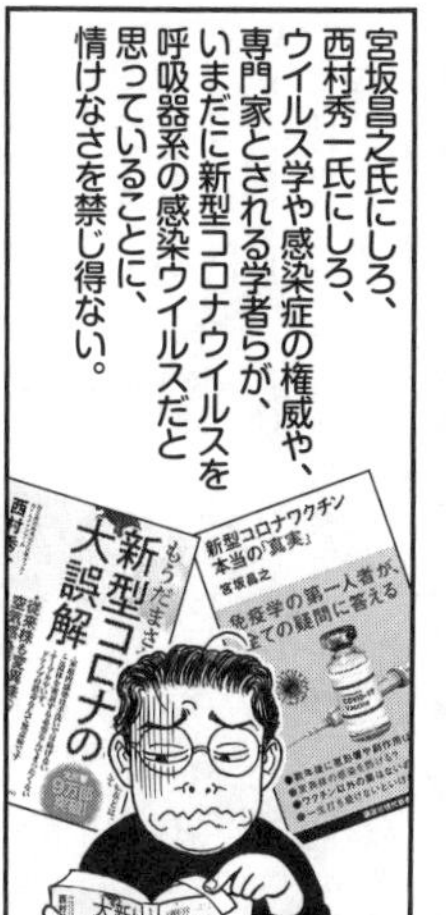
宮坂昌之氏にしろ、
西村秀一氏にしろ、
ウイルス学や感染症の権威や、
専門家とされる学者らが、
いまだに新型コロナウイルスを
呼吸器系の感染ウイルスだと
思っていることに、
情けなさを禁じ得ない。
新型コロナワクチン
本当の「真実」
宮坂昌之
新型コロナの
大誤解

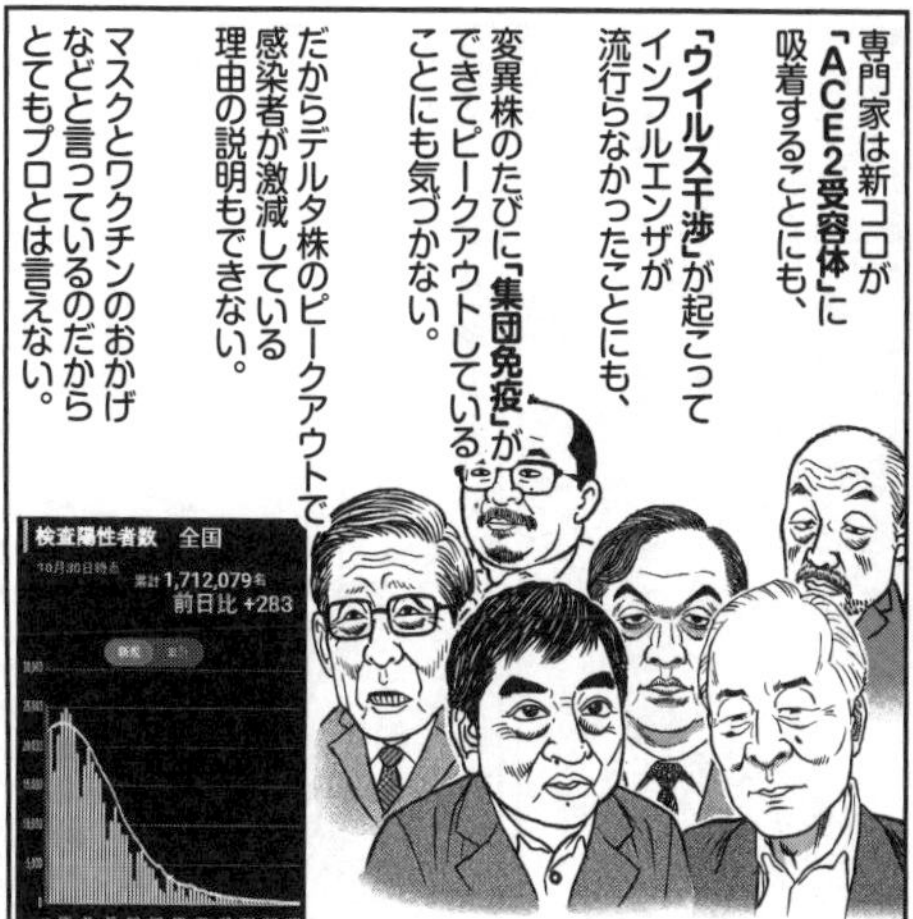
専門家は新コロが
「ACE2受容体」に
吸着することにも、
「ウイルス干渉」が起こって
インフルエンザが
流行らなかったことにも、
変異株のたびに「集団免疫」が
できてピークアウトしている
ことにも気づかない。
だからデルタ株のピークアウトで
感染者が激減している
理由の説明もできない。
マスクとワクチンのおかげ
などと言っているのだから
とてもプロとは言えない。
検査陽性者数 全国
10月30日時点
累計 1,712,079名
前日比 +283

政府は3回目接種のために、ファイザー社から1億2千万回分のワクチンを追加契約。それに飽き足らず、なんと5～11歳の子供に接種できるよう、承認申請に向けた協議を進めています。そんなことが許されて良いのでしょうか!?『コロナとワクチンの全貌』(小学館新書)を読んで、子供と日本の未来を守りましょう！

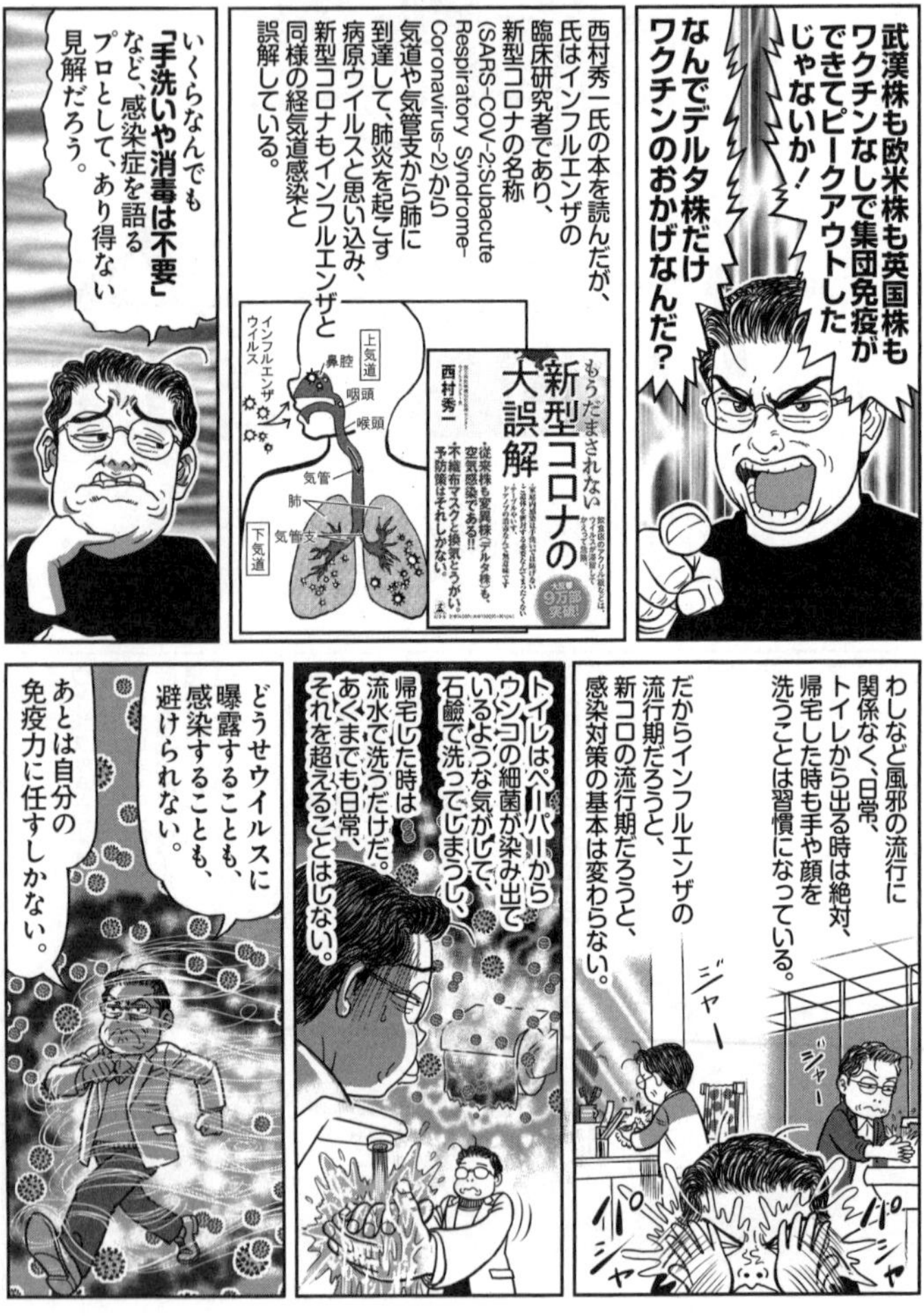

武漢株も欧米株も英国株もワクチンなしで集団免疫ができてピークアウトしたじゃないか！
なんでデルタ株だけワクチンのおかげなんだ？
西村秀一氏の本を読んだが、氏はインフルエンザの臨床研究者であり、新型コロナの名称(SARS-COV-2:Subacute Respiratory Syndrome-Coronavirus-2)から気道や気管支から肺に到達して、肺炎を起こす病原ウイルスと思い込み、新型コロナもインフルエンザと同様の経気道感染と誤解している。
もうだまされない
新型コロナの大誤解
西村秀一
従来株も変異株(デルタ株)も、空気感染である!!
不織布マスクと換気とうがい。予防策はそれしかない。
大反響 9万部突破!
上気道
鼻腔
咽頭
喉頭
インフルエンザウイルス
気管
肺
気管支
下気道
いくらなんでも「手洗いや消毒は不要」など、感染症を語るプロとして、あり得ない見解だろう。
わしなど風邪の流行に関係なく、日常、トイレから出る時は絶対、帰宅した時も手や顔を洗うことは習慣になっている。
だからインフルエンザの流行期だろうと、新コロの流行期だろうと、感染対策の基本は変わらない。
ジャー
ジャー
パシャ
パシャ
トイレはペーパーからウンコの細菌が染み出ているような気がして、石鹸で洗ってしまうし、
帰宅した時は流水で洗うだけだ。
あくまでも日常、それを超えることはしない。
どうせウイルスに曝露することも、感染することも、避けられない。
あとは自分の免疫力に任すしかない。

「ファクトチェック」というが、空気感染か糞口感染かの「ファクトチェック」すら出来ないでいる。科学を基にする「ファクトチェック」なのか？国家権力に忖度する「ファクトチェック」なのか？わしは科学を基にする「ファクトチェック」しか信用しない！

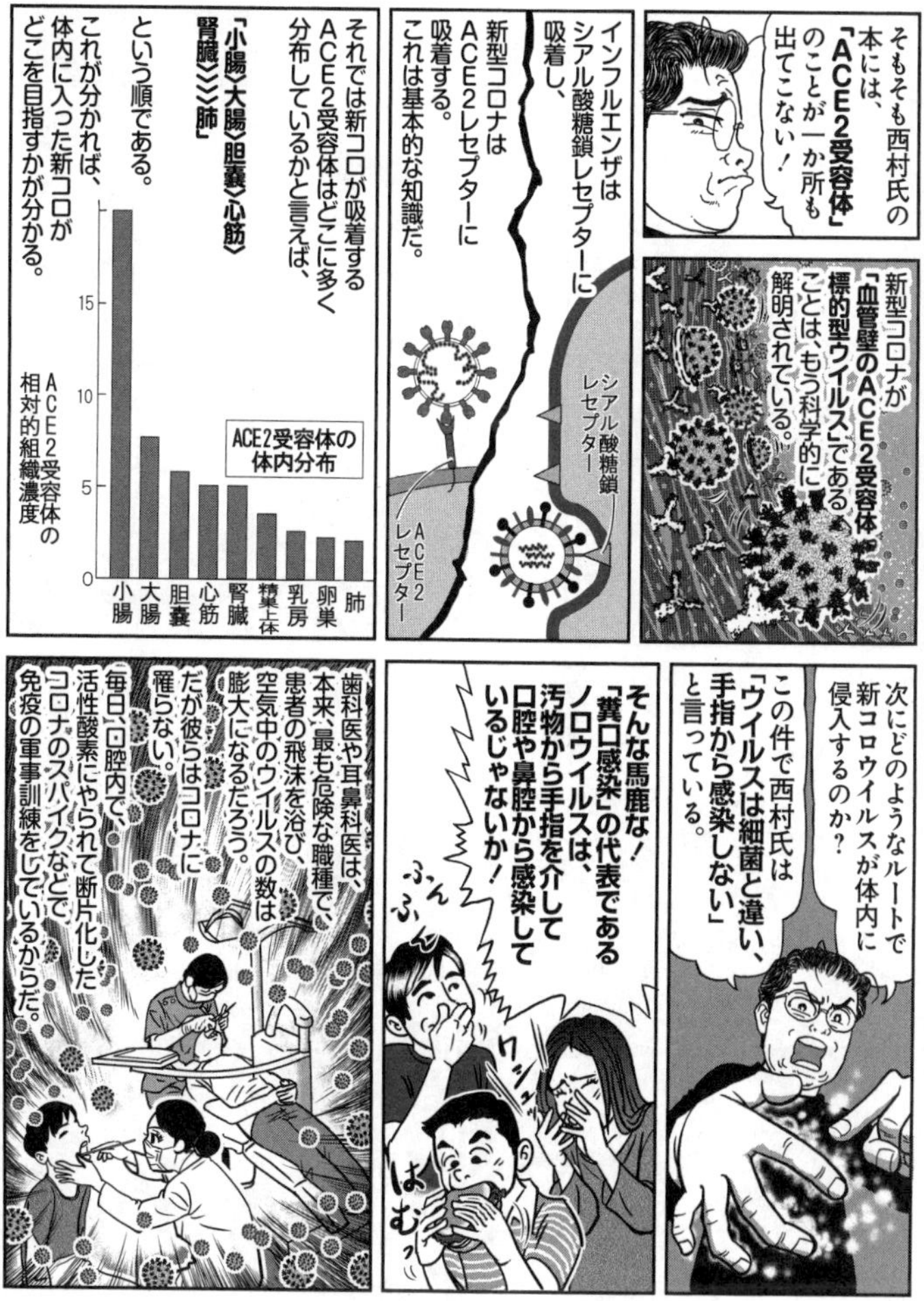
そもそも西村氏の本には、「ACE2受容体」のことが一か所も出てこない！
新型コロナが「血管壁のACE2受容体標的型ウイルス」であることは、もう科学的に解明されている。
インフルエンザはシアル酸糖鎖レセプターに吸着し、
新型コロナはACE2レセプターに吸着する。これは基本的な知識だ。
シアル酸糖鎖レセプター
ACE2レセプター
それでは新コロが吸着するACE2受容体はどこに多く分布しているかと言えば、
「小腸〉大腸〉胆嚢〉心筋〉腎臓〉〉〉肺」
という順である。
これが分かれば、体内に入った新コロがどこを目指すかが分かる。
ACE2受容体の体内分布
ACE2受容体の相対的組織濃度
0
5
10
15
小腸
大腸
胆嚢
心筋
腎臓
精巣上体
乳房
卵巣
肺
次にどのようなルートで新コロウイルスが体内に侵入するのか？
この件で西村氏は「ウイルスは細菌と違い、手指から感染しない」と言っている。
そんな馬鹿な！「糞口感染」の代表であるノロウイルスは、汚物から手指を介して口腔や鼻腔から感染しているじゃないか！
ふんふん
ワシュ
はむっ
歯科医や耳鼻科医は、本来、最も危険な職種で、患者の飛沫を浴び、空気中のウイルスの数は膨大になるだろう。
だが彼らはコロナに罹らない。
毎日、口腔内で、活性酸素にやられて断片化したコロナのスパイクなどで、免疫の軍事訓練をしているからだ。

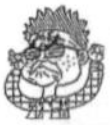

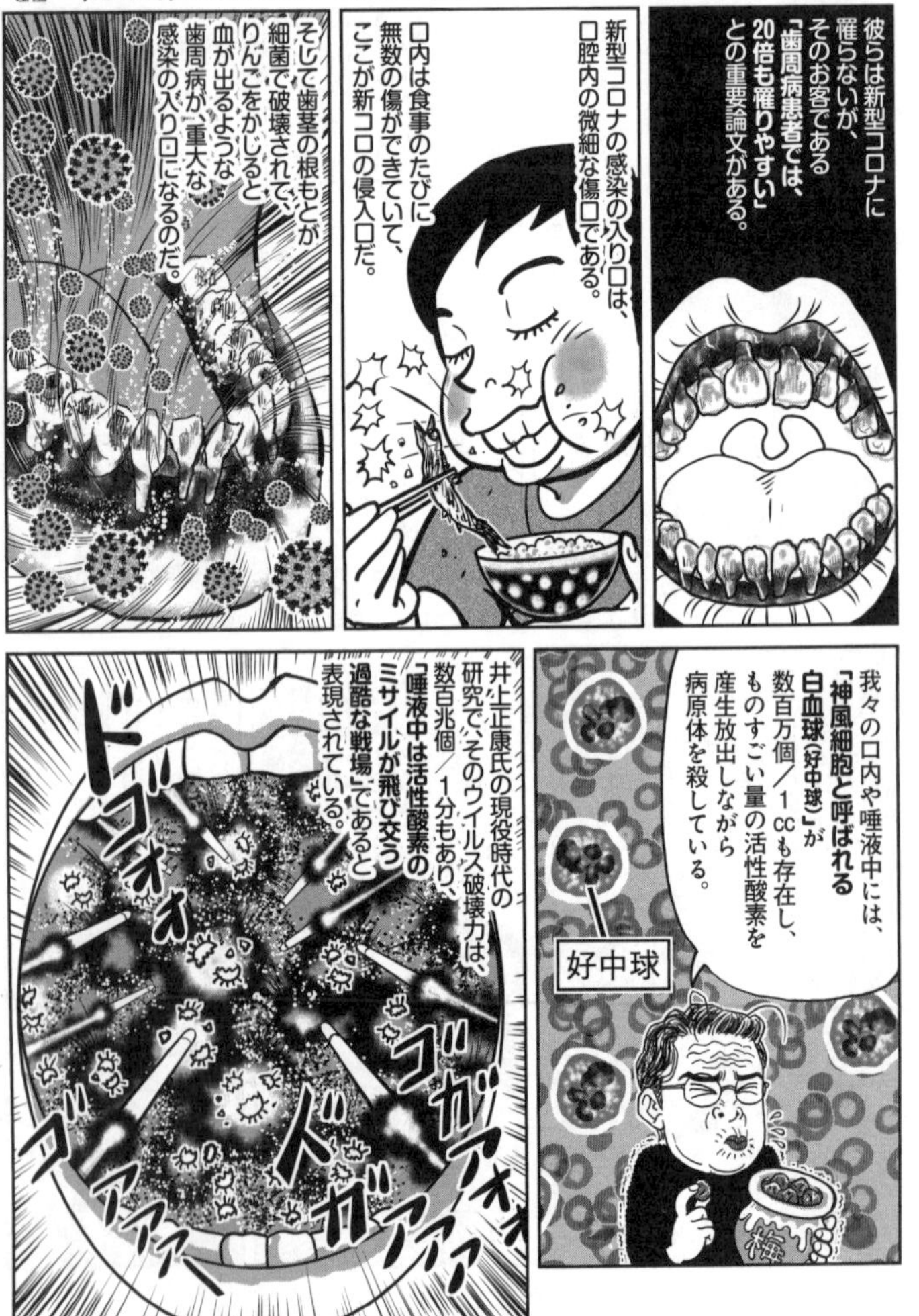
彼らは新型コロナに罹らないが、そのお客である「歯周病患者では、20倍も罹りやすい」との重要論文がある。
新型コロナの感染の入り口は、口腔内の微細な傷口である。
口内は食事のたびに無数の傷ができていて、ここが新コロの侵入口だ。
そして歯茎の根もとが細菌で破壊されて、りんごをかじると血が出るような歯周病が、重大な感染の入り口になるのだ。
我々の口内や唾液中には、「神風細胞と呼ばれる白血球(好中球)」が数百万個／1ccも存在し、ものすごい量の活性酸素を産生放出しながら病原体を殺している。
好中球
梅
井上正康氏の現役時代の研究で、そのウイルス破壊力は、数百兆個／1分もあり、「唾液中は活性酸素のミサイルが飛び交う過酷な戦場」であると表現されている。
ドゴォォォ
ゴガァオォォ
ドガァァァ
ゴァァァァ〜

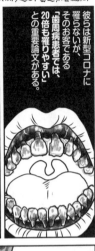

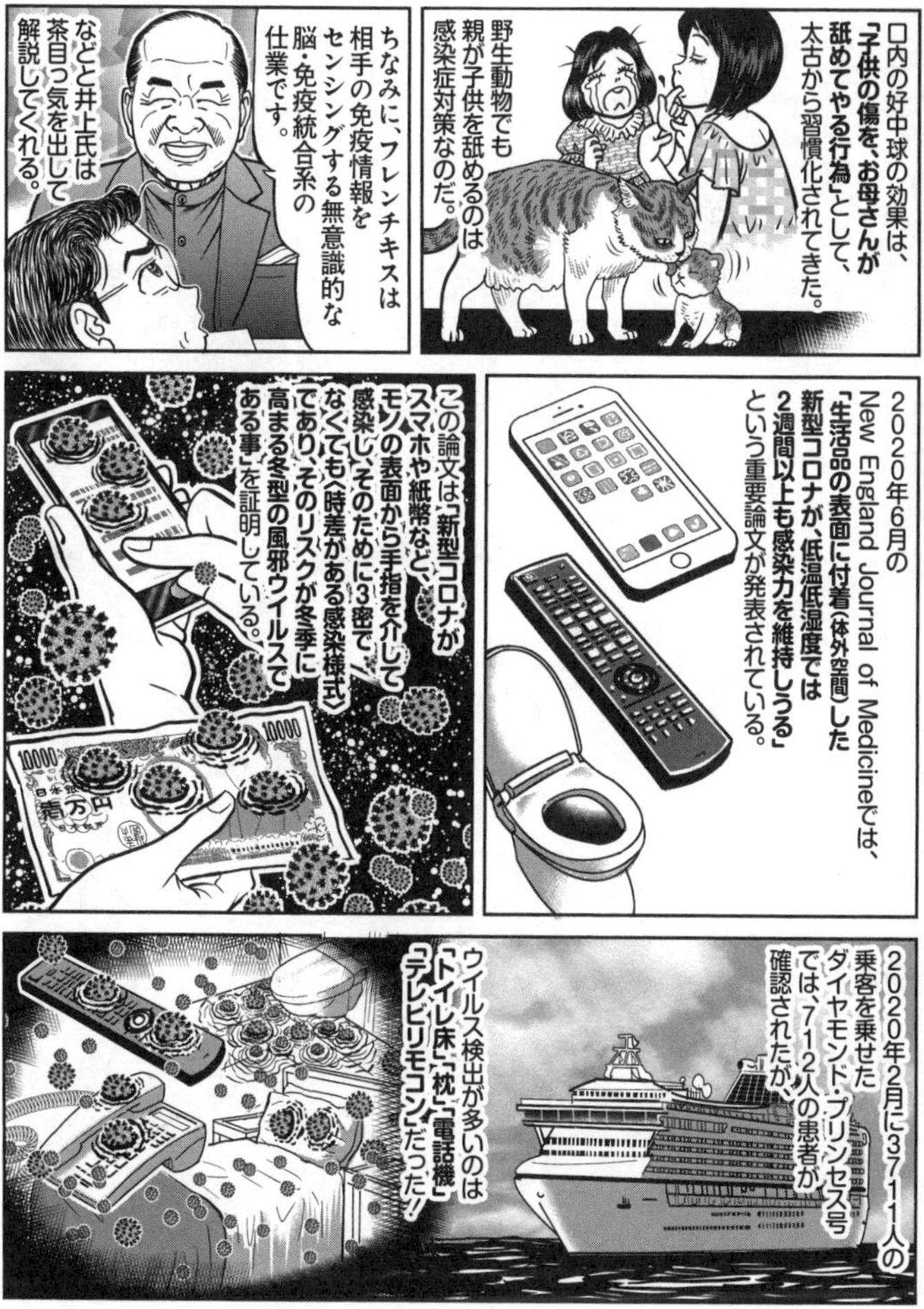
口内の好中球の効果は、「子供の傷を、お母さんが舐めてやる行為」として、太古から習慣化されてきた。

野生動物でも親が子供を舐めるのは感染症対策なのだ。

ちなみに、フレンチキスは相手の免疫情報をセンシングする無意識的な脳・免疫統合系の仕業です。

などと井上氏は茶目っ気を出して解説してくれる。

2020年6月のNew England Journal of Medicineでは、「生活品の表面に付着（体外空間）した新型コロナが、低温低湿度では2週間以上も感染力を維持しうる」という重要論文が発表されている。

この論文は「新型コロナがスマホや紙幣など、モノの表面から手指を介して感染し、そのために3密でなくても〈時差がある感染様式〉であり、そのリスクが冬季に高まる冬型の風邪ウイルスである事」を証明している。

2020年2月に3711人の乗客を乗せたダイヤモンド・プリンセス号では、712人の患者が確認されたが、
ウイルス検出が多いのは「トイレ床」「枕」「電話機」「テレビリモコン」だった！

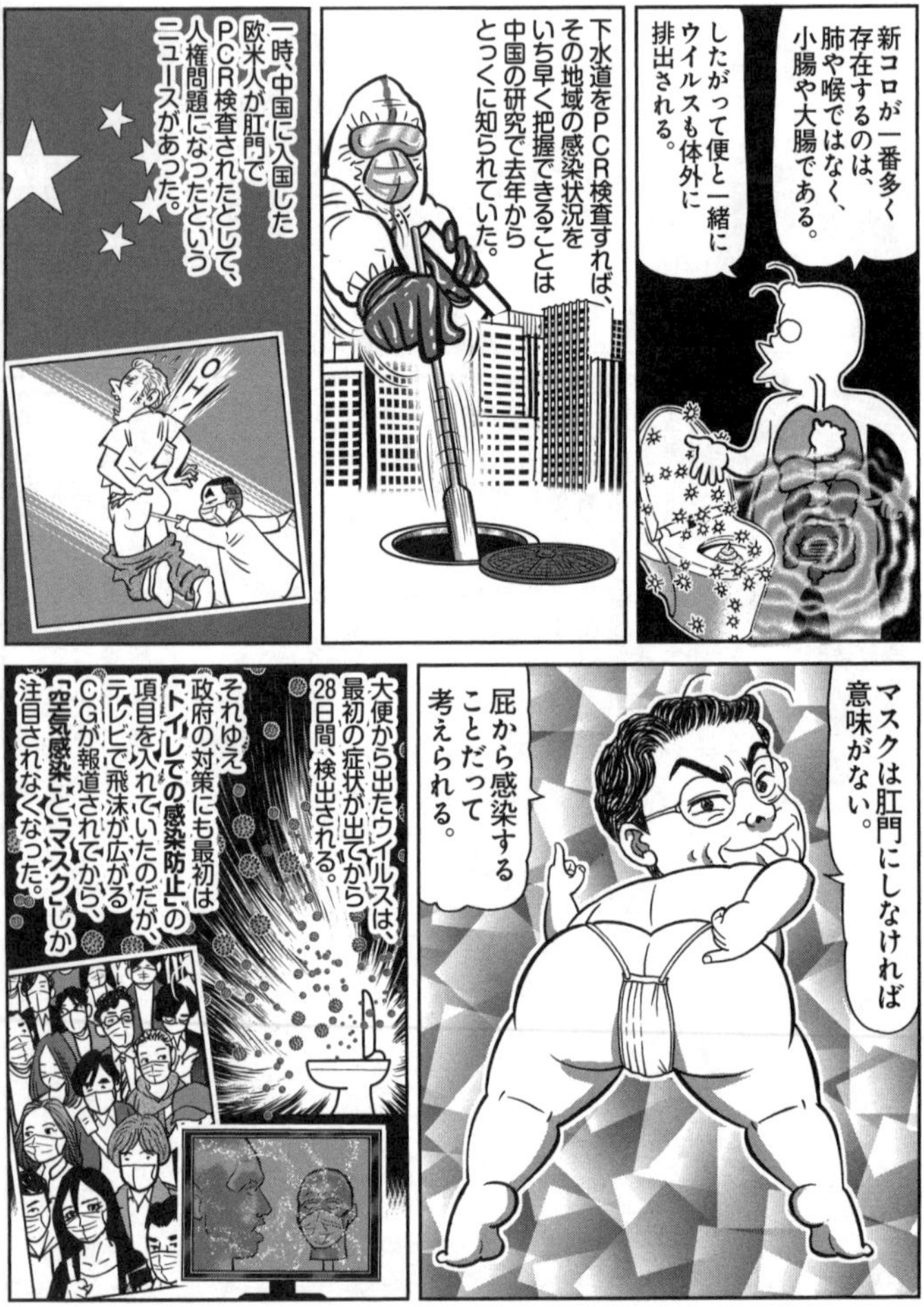
新コロが一番多く存在するのは、肺や喉ではなく、小腸や大腸である。

したがって便と一緒にウイルスも体外に排出される。

下水道をPCR検査すれば、その地域の感染状況をいち早く把握できることは中国の研究で去年からとっくに知られていた。

一時、中国に入国した欧米人が肛門でPCR検査されたとして、人権問題になったというニュースがあった。

OH
マスクは肛門にしなければ意味がない。

屁から感染することだって考えられる。

大便から出たウイルスは、最初の症状が出てから28日間、検出される。

それゆえ政府の対策にも最初は「トイレでの感染防止」の項目を入れていたのだが、テレビで飛沫が広がるCGが報道されてから、「空気感染」と「マスク」しか注目されなくなった。

小室夫妻はもう民間人だ。芸能人でもないのだから、マスコミが監視するのは「元皇族」という門地だけが理由になる。門地で人を差別してはいけないのは、憲法第14条に明記してある。国民は二人をそっとしておくべきである。

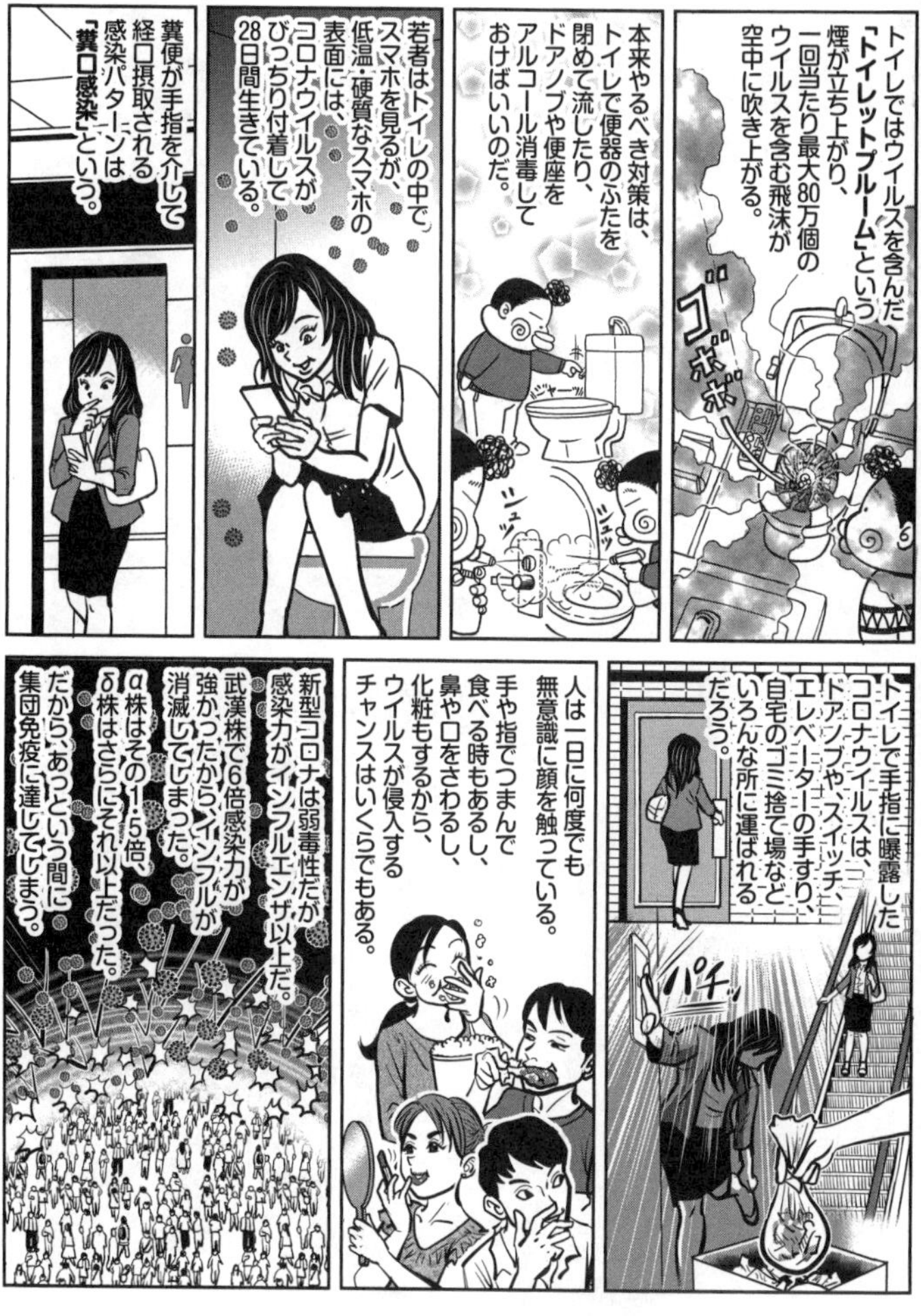

トイレではウイルスを含んだ「トイレットプルーム」という煙が立ち上がり、一回当たり最大80万個のウイルスを含む飛沫が空中に吹き上がる。
ゴボボ
本来やるべき対策は、トイレで便器のふたを閉めて流したり、ドアノブや便座をアルコール消毒しておけばいいのだ。
ジャーッ
シュッ
シュッ
若者はトイレの中でスマホを見るが、低温・硬質なスマホの表面には、コロナウイルスがびっちり付着して28日間生きている。
糞便が手指を介して経口摂取される感染パターンは「糞口感染」という。
トイレで手指に曝露したコロナウイルスは、ドアノブや、スイッチ、エレベーターの手すり、自宅のゴミ捨て場などいろんな所に運ばれるだろう。
パチ
人は一日に何度でも無意識に顔を触っている。
手や指でつまんで食べる時もあるし、鼻や口をさわるし、化粧もするから、ウイルスが侵入するチャンスはいくらでもある。
新型コロナは弱毒性だが感染力がインフルエンザ以上だ。
武漢株で6倍感染力が強かったから、インフルが消滅してしまった。
α株はその1.5倍、δ株はさらにそれ以上だった。
だから、あっという間に集団免疫に達してしまう。

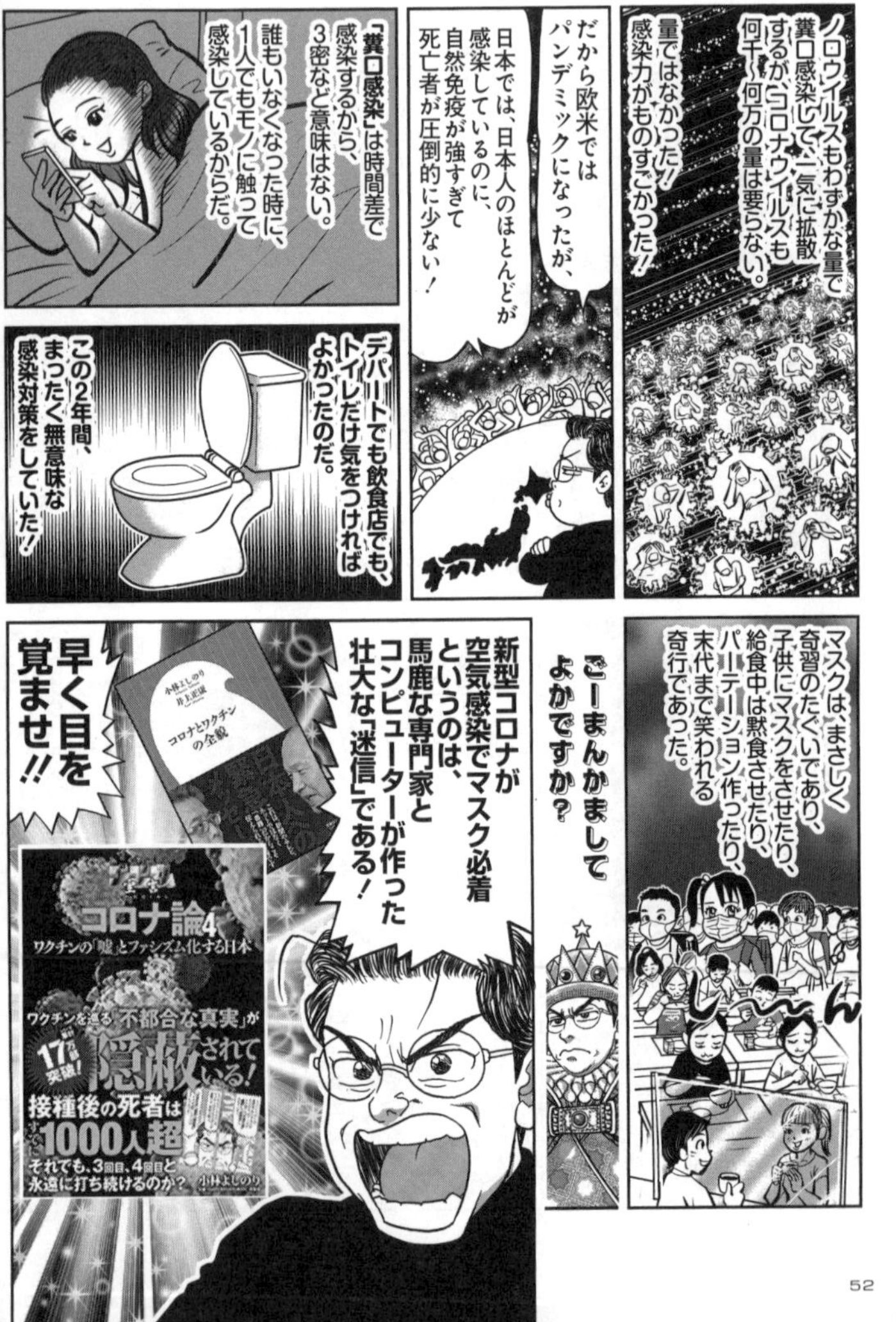
ノロウイルスもわずかな量で糞口感染して、一気に拡散するが、コロナウイルスも何千～何万の量は要らない。
量ではなかった！感染力がものすごかった！
だから欧米ではパンデミックになったが、
日本では、日本人のほとんどが感染しているのに、自然免疫が強すぎて死亡者が圧倒的に少ない！
「糞口感染」は時間差で感染するから、3密など意味はない。
誰もいなくなった時に、1人でもモノに触って感染しているからだ。
デパートでも飲食店でも、トイレだけ気をつければよかったのだ。
この2年間、まったく無意味な感染対策をしていた！
マスクは、まさしく奇習のたぐいであり、子供にマスクをさせたり、給食中は黙食させたり、パーテーション作ったり、末代まで笑われる奇行であった。
しーん
ごーまんかましてよかですか？
新型コロナが空気感染でマスク必着というのは、馬鹿な専門家とコンピューターが作った壮大な「迷信」である！
小林よしのり
井上正康
コロナとワクチンの全貌
早く目を覚ませ!!
コロナ論4
ワクチンの「嘘」とファシズム化する日本
ワクチンを巡る「不都合な真実」が
17万部突破！
隠蔽されている！
接種後の死者は1000人超
それでも、3回目、4回目と永遠に打ち続けるのか？
小林よしのり

感染のメインルートは「糞口感染」？・マスクや「３密」回避に予防効果はない

新型コロナウイルスは、まずウイルスのスパイクタンパク質が人間の細胞の表面にあるＡＣＥ２受容体に結合・吸着する。その後、細胞内に侵入し、増殖することで感染に至るが、この感染メカニズムについてはすでに世界的にコンセンサスが取られており、異論を挟む余地はないだろう。

問題は感染ルートだ。ＡＣＥ２受容体は体内のあらゆる場所に存在する。なかでも、口腔内の粘膜や鼻の上皮細胞に多く発現。口や喉、眼、鼻の粘膜のＡＣＥ２受容体を介して感染すると考えられている。厚生労働省や専門家は、新型コロナは口や鼻を感染ルートとして「空気感染」すると見ており、感染予防策としてマスクの着用や「３密」の回避を国民に求めているのはそのためだ。

変異したオミクロン株に置き換わるまでは、新型コロナに特徴的な症状として、何を食べても味がしない味覚異常や、香りの強いカレーの匂いさえ感じることができない嗅覚異常が多数報告された。そのため、口や鼻を通じて空気感染するという見立ては、一般にも説得力をもって受け入れられるようになっていく。

ウイルスは小腸を目指す！ 感染ルートはトイレにあった

だが、「新型コロナは喉や鼻、舌の細胞を介して空気感染する」という説に真っ向から異を唱えたのが、大阪市立大学名誉教授の井上正康氏だ。口腔内や唾液には莫大な数の白血球が存在しているため、新型コロナウイルスはほとんど生き残れない。加えて、舌などの口腔粘膜の細胞にはＡＣＥ２受容体が非常に少ないことから、井上氏はこの

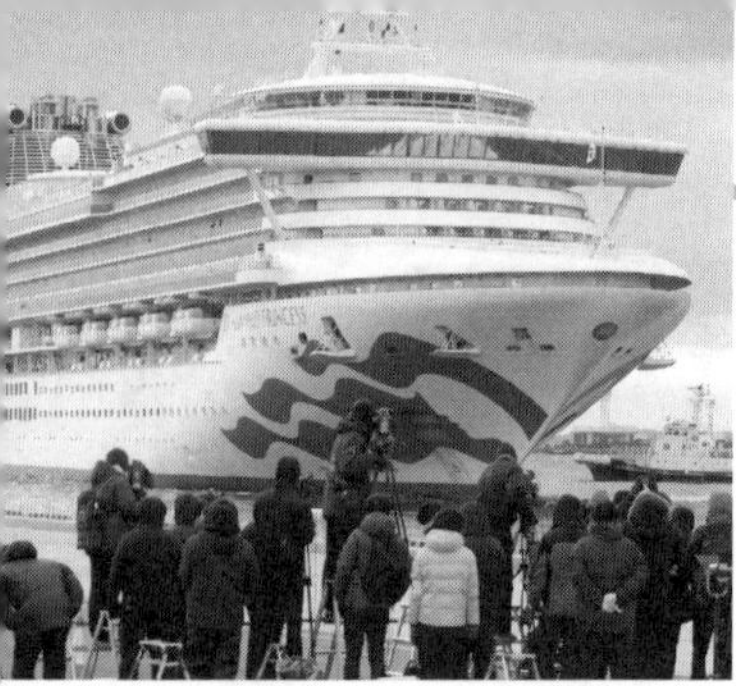

2020年2月、クルーズ船「ダイヤモンド・プリンセス号」では、「糞口感染」と見られる大規模クラスターが発生。実は当時、政府はトイレでの感染防止を訴えていた　写真／朝日新聞社

ルートから感染することは稀で、あくまで「サブルート」の一つに過ぎないと見ている。

　では、「メインルート」はどこなのか。井上氏は、ＡＣＥ２受容体がもっとも多く存在する小腸に着目する。口腔内の傷などから侵入した新型コロナウイルスは血液の中に入り込み、血管の内皮細胞に多く存在するＡＣＥ２受容体に取り付いて増殖。血管内皮細胞を破壊し、血液が凝固して血栓を生じさせる。そして、血管壁の細胞が破壊されると、血管の外へ出たウイルスは腸などへ向かう。ＡＣＥ２がもっとも多く存在する小腸で増殖し、さまざまな症状を引き起こした後、腸管腔に出たウイルスは小腸や大腸から便と一緒に体外に排出され、便を介して他の人に感染するという。つまり井上氏は、感染の「メインルート」は厚労省や専門家が主張する口や鼻を介した「空気感染」ではなく、糞便から飛散したウイルスが手指に付着するなどして、口や鼻から体内に入る「糞口感染」の可能性が高いと指摘しているのだ。

　井上氏が唱える糞口感染説の根拠はいくつもある。なかでも、わかりやすい例の一つが、２０２０年２月に７１２人もの大規模クラスターが発生したクルーズ船「ダイヤモンド・プリンセス号」のケースだ。国立感染症研究所が行ったウイルスの飛散状況などの船内環境調査では、多くのウイルスが検出されたのはトイレの床だった。また、２００３年に同じコロナウイルスのＳＡＲＳ（重症急性呼吸器症候群）がアジアで流行したときも、同様の調査結果が報告されている。

　糞口感染説が真実ならば、マスクの着用や「３密」の回避、人流の抑制といったこれまでの感染対策はほとんど意味をなさないということだろう。

ゴーマニズム宣言 SPECIAL

コロナ論 05

第3章 ｜ ワクチン猛毒説はトンデモか？

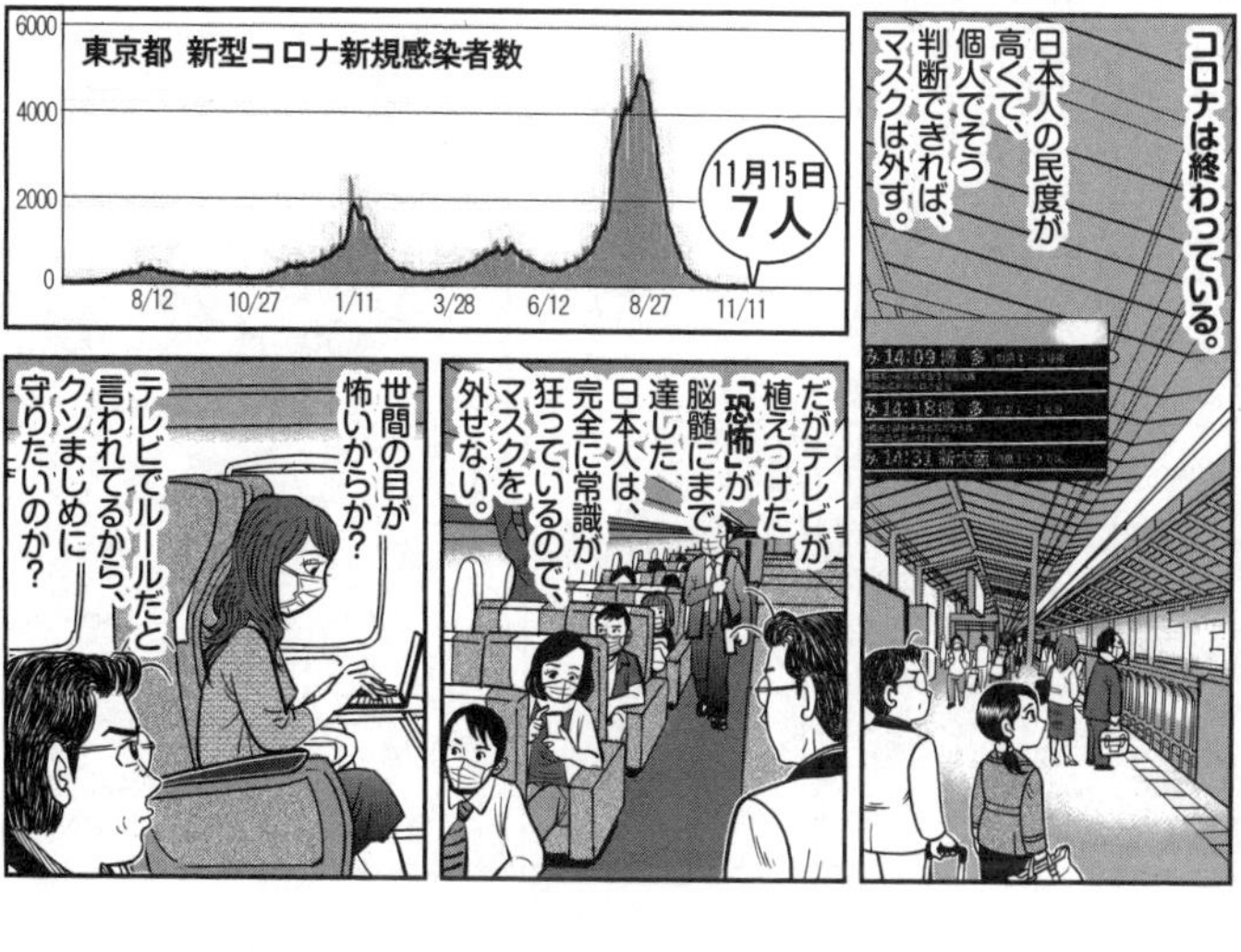
コロナは終わっている。
日本人の民度が高くて、個人でそう判断できれば、マスクは外す。
14:09 博 多
14:18 博 多
14:31 新大阪
東京都 新型コロナ新規感染者数
6000
4000
2000
0
8/12
10/27
1/11
3/28
6/12
8/27
11/11
11月15日 7人
だがテレビが植えつけた「恐怖」が脳髄にまで達した日本人は、完全に常識が狂っているので、マスクを外せない。
世間の目が怖いからか？
テレビでルールだと言われてるから、クソまじめに守りたいのか？

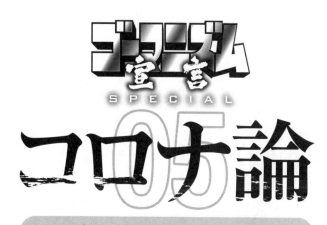

『コロナ論4』発売中！コロナ君が子供にも分かる語り口で説明する「マスコミが隠すこと」を読めば、コロナ禍の嘘がバレバレになってしまうが、これが基礎知識です！絶対読んでください！

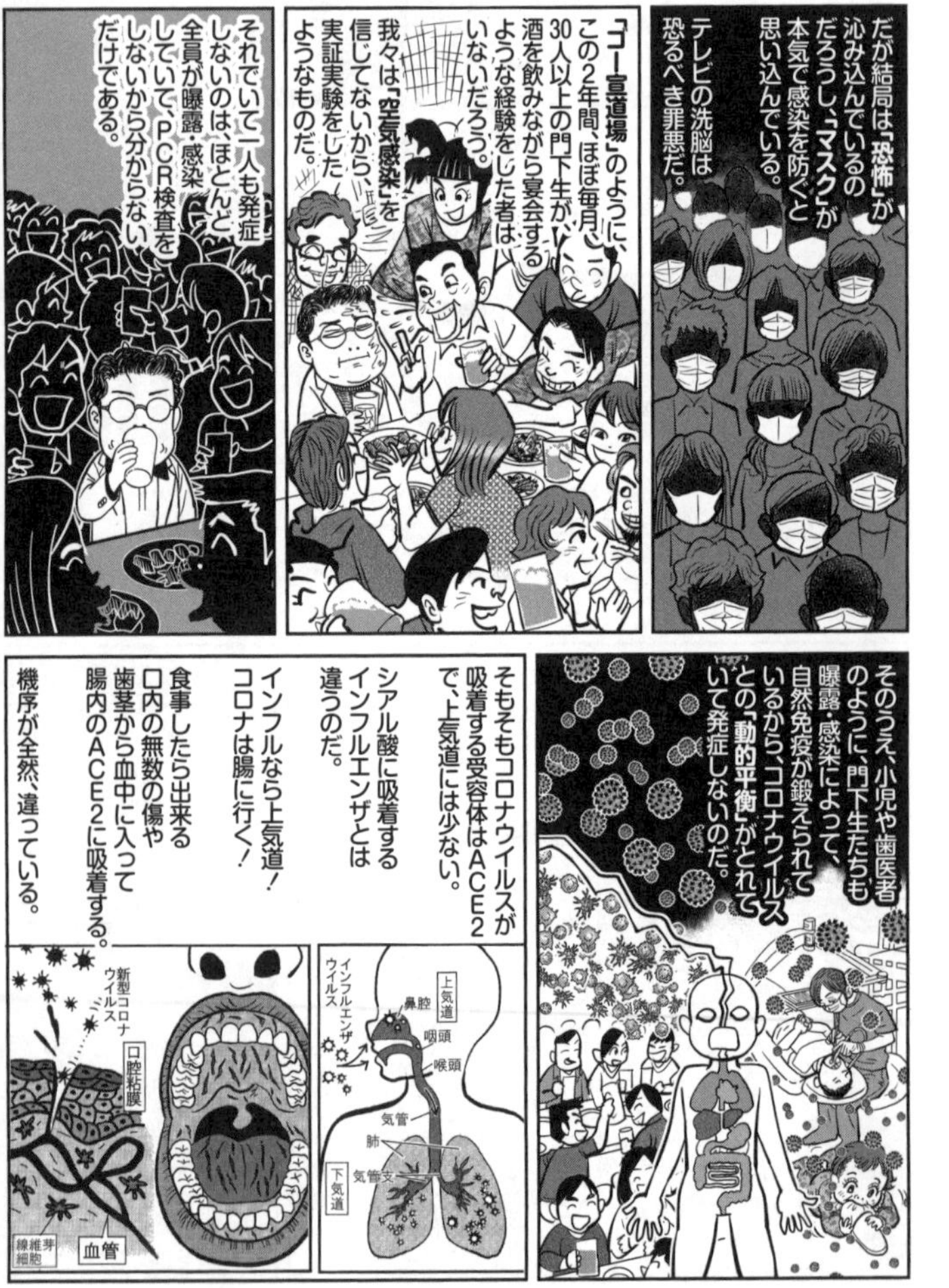
だが結局は「恐怖」が沁み込んでいるのだろうし、「マスク」が本気で感染を防ぐと思い込んでいる。
テレビの洗脳は恐るべき罪悪だ。
「ゴー宣道場」のように、この2年間、ほぼ毎月、30人以上の門下生が、酒を飲みながら宴会するような経験をした者はいないだろう。
我々は「空気感染」を信じてないから、実証実験をしたようなものだ。
それでいて一人も発症しないのは、ほとんど全員が曝露・感染していて、PCR検査をしないから分からないだけである。
そのうえ、小児や歯医者のように、門下生たちも曝露・感染によって、自然免疫が鍛えられているから、コロナウイルスとの「動的平衡」がとれていて発症しないのだ。
そもそもコロナウイルスが吸着する受容体はACE2で、上気道には少ない。
シアル酸に吸着するインフルエンザとは違うのだ。
インフルなら上気道！
コロナは腸に行く！
食事したら出来る口内の無数の傷や歯茎から血中に入って腸内のACE2に吸着する。
機序が全然、違っている。
インフルエンザウイルス
上気道
鼻腔
咽頭
喉頭
気管
肺
気管支
下気道
新型コロナウイルス
口腔粘膜
線維芽細胞
血管

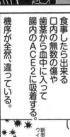

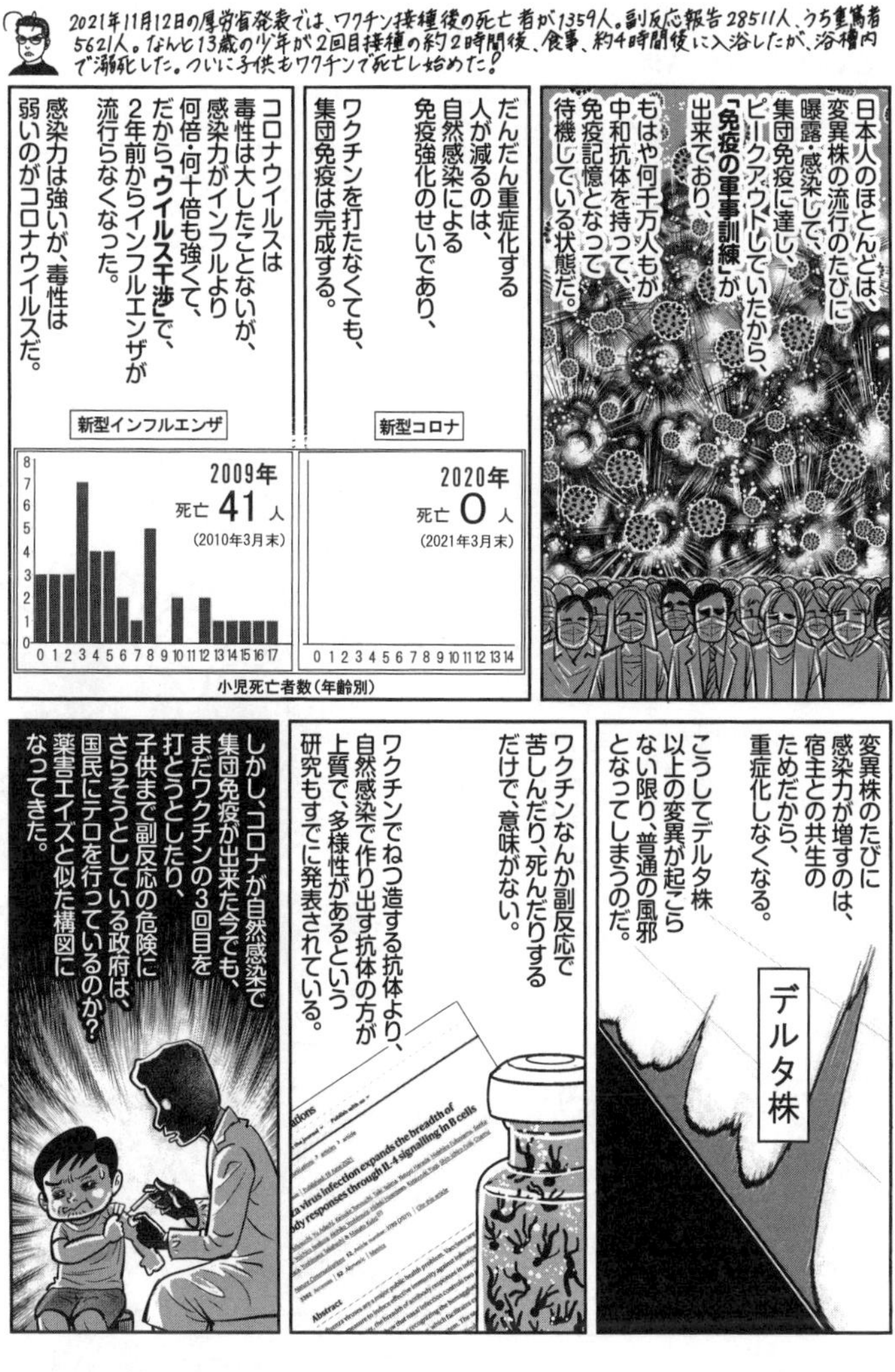

2021年11月12日の厚労省発表では、ワクチン接種後の死亡者が1359人。副反応報告28511人、うち重篤者5621人。なんと13歳の少年が2回目接種の約2時間後、食事、約4時間後に入浴したが、浴槽内で溺死した。ついに子供もワクチンで死亡し始めた！
日本人のほとんどは、変異株の流行のたびに曝露・感染して、集団免疫に達し、ピークアウトしていたから、「免疫の軍事訓練」が出来ており、
もはや何千万人もが中和抗体を持って、免疫記憶となって待機している状態だ。
だんだん重症化する人が減るのは、自然感染による免疫強化のせいであり、
ワクチンを打たなくても、集団免疫は完成する。
コロナウイルスは毒性は大したことないが、感染力がインフルより何倍・何十倍も強くて、だから「ウイルス干渉」で、2年前からインフルエンザが流行らなくなった。
感染力は強いが、毒性は弱いのがコロナウイルスだ。
新型コロナ
2020年
死亡 0 人
(2021年3月末)
0 1 2 3 4 5 6 7 8 9 10 11 12 13 14
新型インフルエンザ
2009年
死亡 41 人
(2010年3月末)
0 1 2 3 4 5 6 7 8
0 1 2 3 4 5 6 7 8 9 10 11 12 13 14 15 16 17
小児死亡者数（年齢別）

変異株のたびに感染力が増すのは、宿主との共生のためだから、重症化しなくなる。

こうしてデルタ株以上の変異が起こらない限り、普通の風邪となってしまうのだ。

デルタ株
ワクチンなんか副反応で苦しんだり、死んだりするだけで、意味がない。

ワクチンでねつ造する抗体より、自然感染で作り出す抗体の方が上質で、多様性があるという研究もすでに発表されている。

しかし、コロナが自然感染で集団免疫が出来た今でも、まだワクチンの3回目を打とうとしたり、子供まで副反応の危険にさらそうとしている政府は、国民にテロを行っているのか？

薬害エイズと似た構図になってきた。

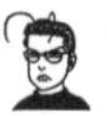

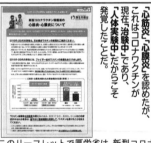

コロナワクチンの一般接種が始まった4月から7月までの「超過死亡」は15800人だが、コロナ死の寄与が3700人、大阪・兵庫・北海道の医療崩壊・逼迫の寄与が3100人（うち2500人は重複）。すると11500人の説明がつかない。常識的に考えると、ワクチン死と思われる。

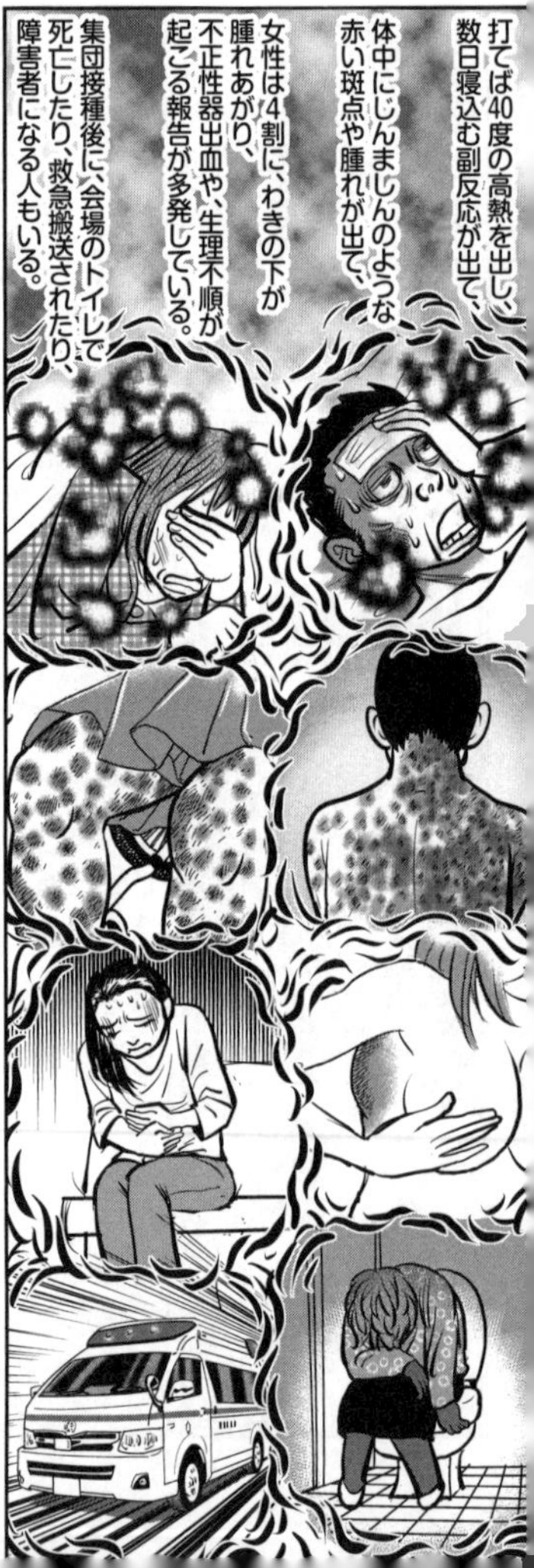

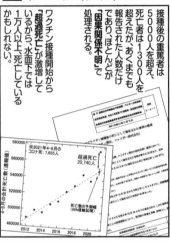

打てば40度の高熱を出し、数日寝込む副反応が出て、
体中にじんましんのような赤い斑点や腫れが出て、
女性は4割に、わきの下が腫れあがり、不正性器出血や、生理不順が起こる報告が多発している。
集団接種後に、会場のトイレで死亡したり、救急搬送されたり、障害者になる人もいる。

接種後の重篤者は5000人を超え、死亡者は1300人を超えたが、あくまでも報告された人数だけであり、ほとんどが**「因果関係不明」**で処理される。

ワクチン接種開始から**「超過死亡」**が激増しているから、水面下では1万人以上、死亡しているかもしれない。

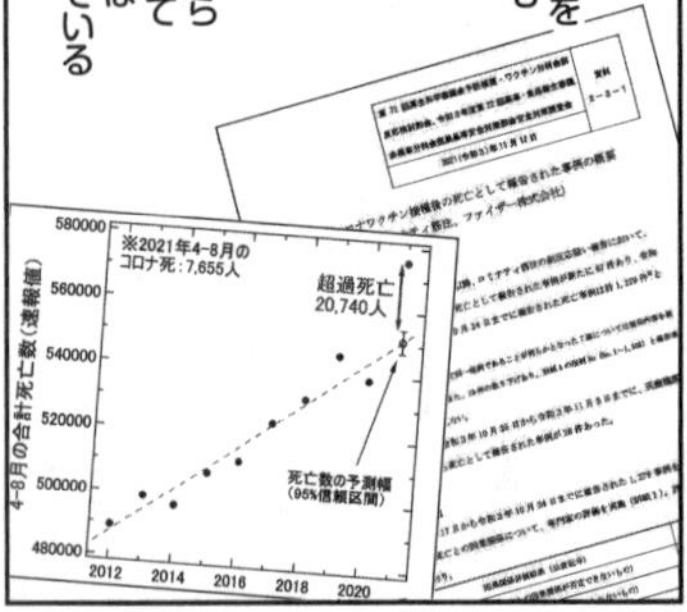

※2021年4-8月のコロナ死：7,655人
超過死亡
20,740人
死亡数の予測幅
（95%信頼区間）
4-8月の合計死亡数（速報値）
580000
560000
540000
520000
500000
480000
2012
2014
2016
2018
2020

厚労省は、ついに**「心筋炎」「心膜炎」**を認めたが、これはコロナワクチンが現在**「治験中」**であり、**「人体実験中」**だからこそ発覚したことだ。

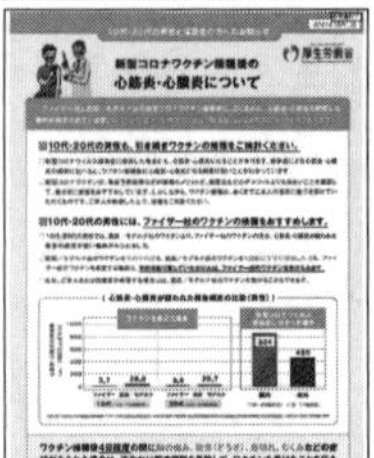

新型コロナワクチン接種後の
心筋炎・心膜炎について
厚生労働省

このリーフレットで厚労省は、新型コロナ感染者100万人当たり834人が心筋炎を発症しており、ワクチンを接種した方がメリットがあると主張しているが、実際のデータは入院患者4798人のうちたった4人で、これを「100万人当たり」に水増しして「834人」にしている。一方、ワクチン接種疑いの心筋炎はこの時点で87例が報告されていた。
他にもこのリーフレットには何重もペテンがある。政府・厚労省は一切信用できない！

ブログマガジン「小林よしのりライジング」、まだ続く小室眞子・圭夫婦への誹謗中傷記事には、ジャーナリスト・笹幸恵さんの特別寄稿臨時掲載で迎撃！　よしりん先生は松田学氏のYouTubeチャンネルで女系天皇公認論を展開したが、「皇族になる旧宮家系男系男子はいない！」への反応は？その他盛りだくさんで配信中！

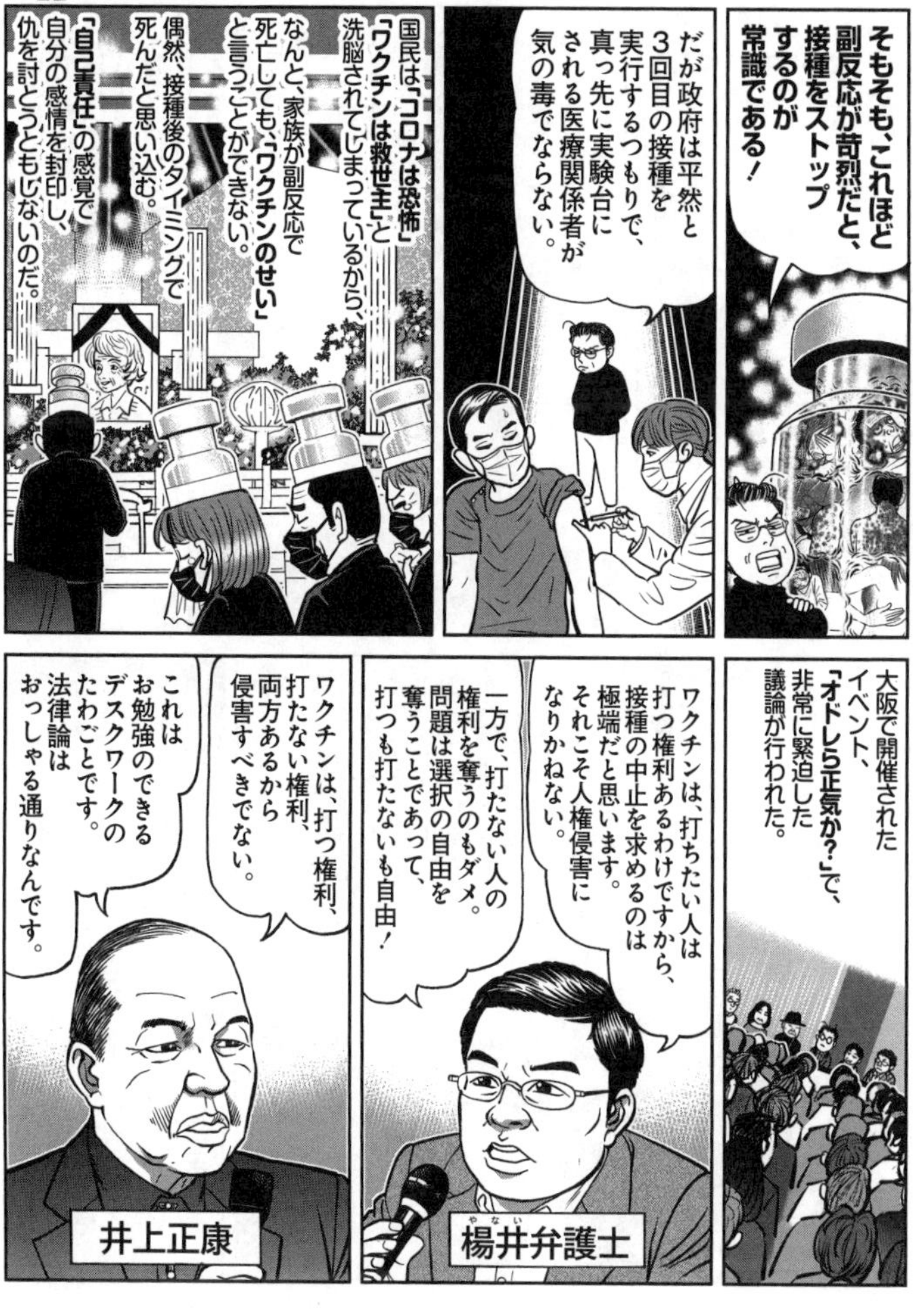

そもそも、これほど副反応が苛烈だと、接種をストップするのが常識である！

だが政府は平然と3回目の接種を実行するつもりで、真っ先に実験台にされる医療関係者が気の毒でならない。

国民は「コロナは恐怖」「ワクチンは救世主」と洗脳されてしまっているから、
なんと、家族が副反応で死亡しても、「ワクチンのせい」と言うことができない。

偶然、接種後のタイミングで死んだと思い込む。

「自己責任」の感覚で自分の感情を封印し、仇を討とうともしないのだ。

大阪で開催されたイベント、「オドレら正気か？」で、非常に緊迫した議論が行われた。

ワクチンは、打ちたい人は打つ権利あるわけですから、接種の中止を求めるのは極端だと思います。それこそ人権侵害になりかねない。

一方で、打たない人の権利を奪うのもダメ。問題は選択の自由を奪うことであって、打つも打たないも自由！

楊井弁護士
ワクチンは、打つ権利、打たない権利、両方あるから侵害すべきでない。

これはお勉強のできるデスクワークのたわごとです。法律論はおっしゃる通りなんです。

井上正康

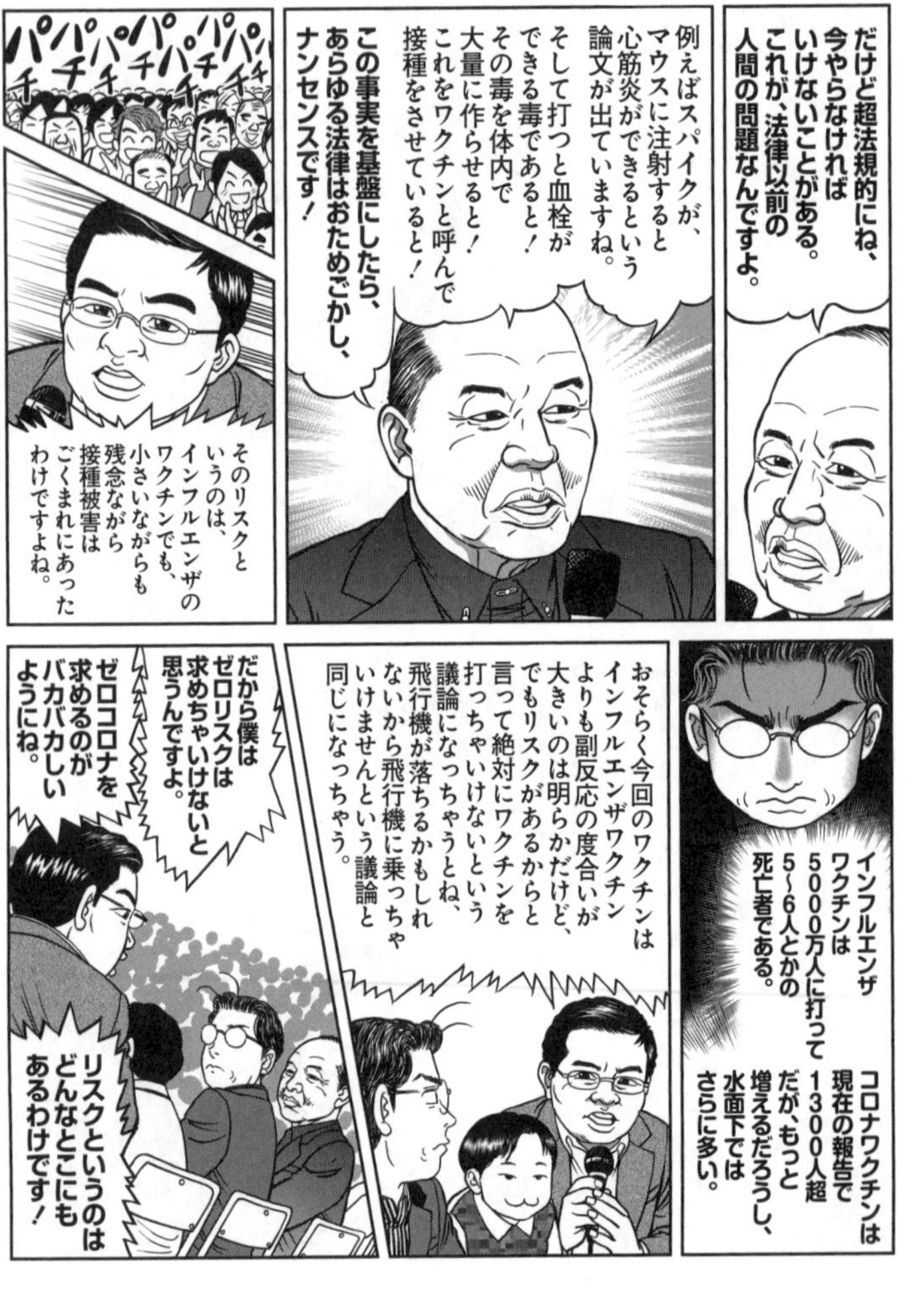
だけど超法規的にね、今やらなければいけないことがある。これが、法律以前の人間の問題なんですよ。

例えばスパイクが、マウスに注射すると心筋炎ができるという論文が出ていますね。そして打つと血栓ができる毒であると！その毒を体内で大量に作らせると！これをワクチンと呼んで接種をさせていると！

この事実を基盤にしたら、あらゆる法律はおためごかし、ナンセンスです！

パチパチパチパチパチパチ
そのリスクというのは、インフルエンザのワクチンでも、小さいながらも残念ながら接種被害はごくまれにあったわけですよね。

インフルエンザワクチンは5000万人に打って5~6人とかの死亡者である。

コロナワクチンは現在の報告で1300人超だが、もっと増えるだろうし、水面下ではさらに多い。

おそらく今回のワクチンはインフルエンザワクチンよりも副反応の度合いが大きいのは明らかだけど、でもリスクがあるからと言って絶対にワクチンを打っちゃいけないという議論になっちゃうとね、飛行機が落ちるかもしれないから飛行機に乗っちゃいけませんという議論と同じになっちゃう。

だから僕はゼロリスクは求めちゃいけないと思うんですよ。

ゼロコロナを求めるのがバカバカしいようにね。

リスクというのはどんなところにもあるわけです！

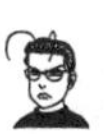

小室夫妻に対して行われた誹謗中傷、集団リンチについて、いつか描き残さねばならない。「反論できない皇族」に対して、罵詈雑言を浴びせた自称保守・男系固執の劣化保守を放置してはならない。

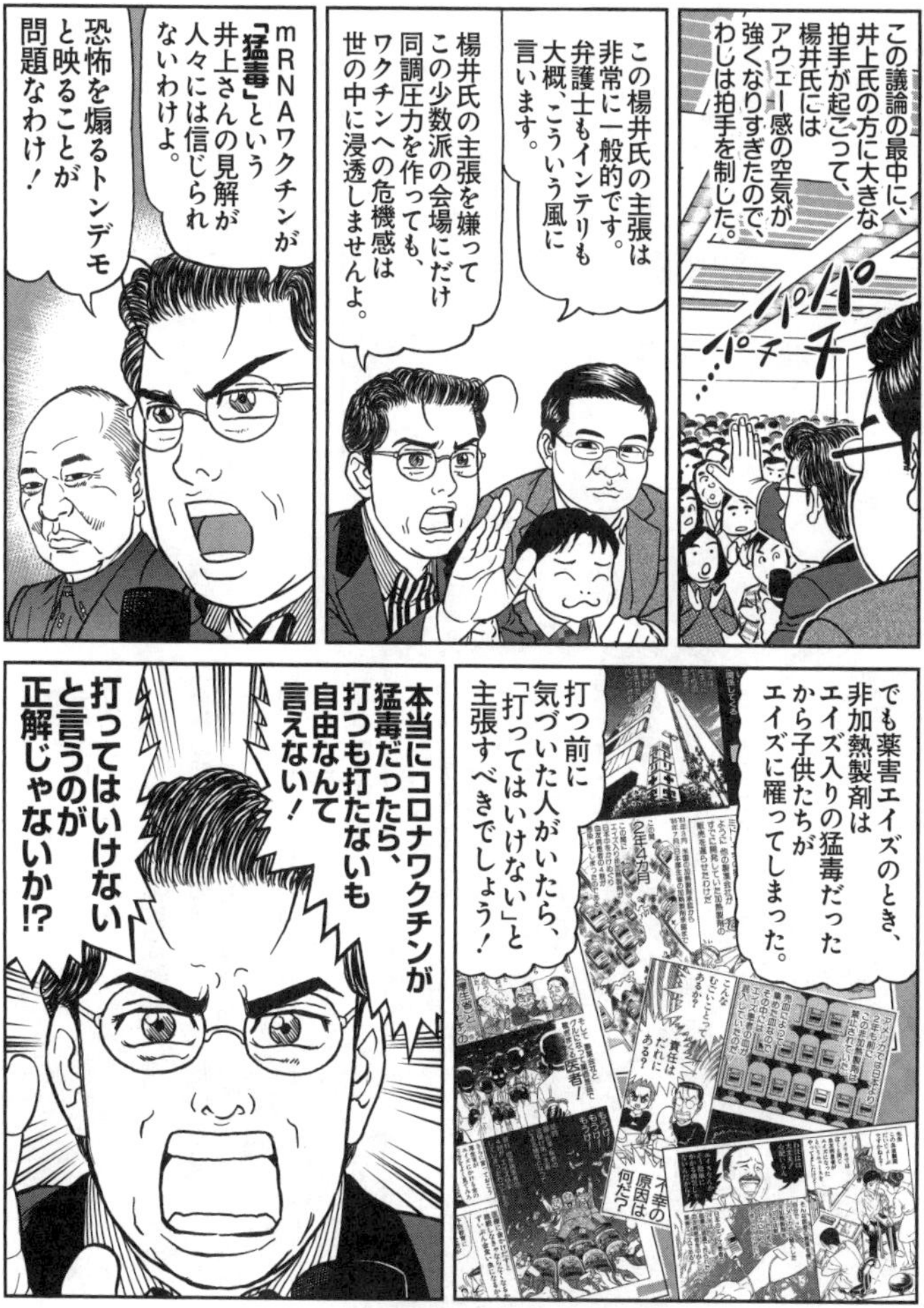

この議論の最中に、井上氏の方に大きな拍手が起こって、楊井氏にはアウェー感の空気が強くなりすぎたので、わしは拍手を制した。

パパ
パチ
パチ…

この楊井氏の主張は非常に一般的です。弁護士も大概、こういう風に言います。

楊井氏の主張を嫌ってこの少数派の会場にだけ同調圧力を作っても、ワクチンへの危機感は世の中に浸透しませんよ。

mRNAワクチンが「猛毒」という井上さんの見解が人々には信じられないわけよ。

恐怖を煽るトンデモと映ることが問題なわけ！

でも薬害エイズのとき、非加熱製剤はエイズ入りの猛毒だったから子供たちがエイズに罹ってしまった。

打つ前に気づいた人がいたら、「打ってはいけない」と主張すべきでしょう！

こんなむごいことってあるか？

責任はだれにある？

不幸の原因は何だ？

本当にコロナワクチンが猛毒だったら、打つも打たないも自由なんて言えない！

打ってはいけないと言うのが正解じゃないか!?

「漫画だから信用できない」「素人が書いたトンデモ説だ」などというレッテル貼りは通用しない!『コロナ論4』は科学的データを基に、ただ冷静に誠実に現実を分析した一冊です。本当の専門家ならば、反論があるのなら、印象操作ではなく科学的に反論するべき!自称専門家やマスコミが吐き続ける「嘘」に騙されない目を養おう!

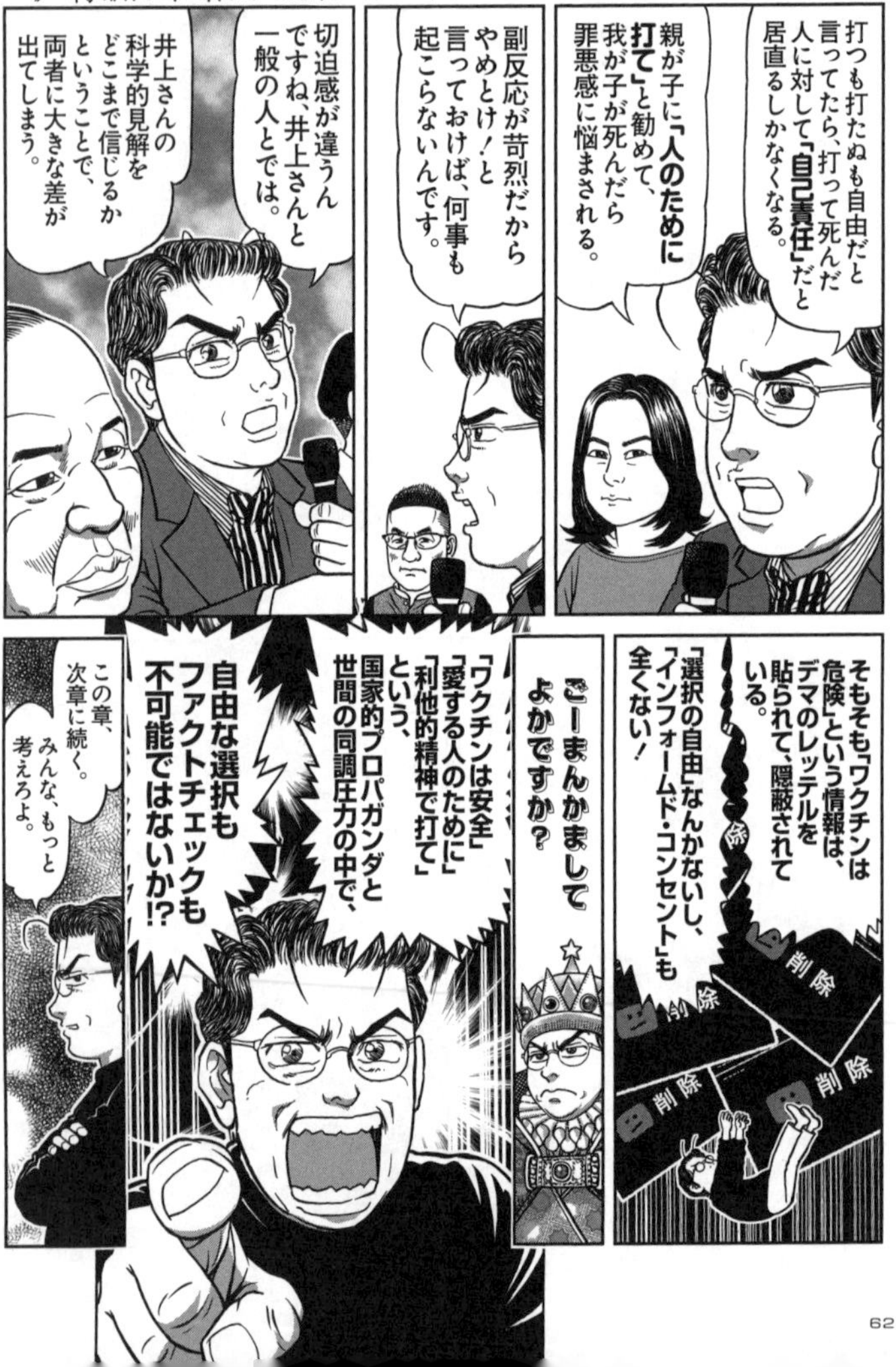

打つも打たぬも自由だと言ってたら、打って死んだ人に対して「自己責任」だと居直るしかなくなる。
親が子に「人のために打て」と勧めて、我が子が死んだら罪悪感に悩まされる。
副反応が苛烈だからやめとけ!と言っておけば、何事も起こらないいんです。
切迫感が違うんですね、井上さんと一般の人とでは。
井上さんの科学的見解をどこまで信じるかということで、両者に大きな差が出てしまう。
そもそも「ワクチンは危険」という情報は、デマのレッテルを貼られて、隠蔽されている。
「選択の自由」なんかないし、「インフォームド・コンセント」も全くない!
削除
削除
削除
削除
ごーまんかましてよかですか?
「ワクチンは安全」「愛する人のために」「利他的精神で打て」という、国家的プロパガンダと世間の同調圧力の中で、
自由な選択もファクトチェックも不可能ではないか!?
この章、次章に続く。
みんな、もっと考えろよ。

すでに1400人超の死者を出した曰く付きのワクチンを子供に打つのか？

新型コロナワクチンの接種が始まって1年余り、厚生労働省の専門部会に報告された接種後の死亡例は、2021年2月17日から2022年2月4日までのあいだに、実に1474人に積み上がった。専門部会では今年1月23日までに報告された1450件の死亡とワクチン接種の関連を検討。1440件を「因果関係を評価できない」とし、10件を「因果関係が認められない」と評価した。つまり、接種後死亡者のうちワクチンとの因果関係が認められたケースはゼロ。1440件の死亡事例に至っては、専門部会による評価の俎上にすら上げてもらえない事態となっているのだ。

だが、政府は今なお接種に前のめりになっている。オミクロン株の感染拡大を受け、高齢者ら重症化リスクのある人を対象に3回目のブースター接種を推し進めているが、そんななか、3回目接種後の死亡例がすでに18件もあったことが明らかとなった。最初に死亡が確認された2件は2021年12月16日にファイザー社製ワクチンの接種を受けた女性（57歳）と、同20日にモデルナ社製を接種した男性（70歳）。男性の予診票には留意点はなく、既往歴、内服薬もなかった。一方、女性は留意点こそないものの、詳細は不明……。専門部会は、この2人についてもワクチンとの因果関係を「情報不足で評価できない」として認めていないが、3回目接種後、初めて死者が出た重大な事案にもかかわらず、「引き続きワクチンの接種体制に影響を与える深刻な懸念は認められない」とにべもなく言い放ったのだ。この対応を見る限り、厚労省は1474人に達した「ワクチン関連死」など、取るに足りないレアケースと言っているに等しい。

コロナワクチンの死亡頻度はインフルワクチンの80倍！

　厚労省は、コロナワクチンの副反応の頻度についても報告している。これによれば、ファイザー社製の接種回数別死亡疑い報告頻度（接種回数不明を含む）は100万回当たり8・2件、モデルナ社製は同2・0件。そして、アストラゼネカ社製がもっとも頻度が高く同8・7件だった。これに対して、コロナ禍前の2019～2020年シーズンのインフルエンザワクチン接種後の死亡報告は、約5600万回の接種でわずか6人にとどまっている。これを100万回当たりに換算すると死亡頻度は0・1件に過ぎない。この数字から、新型コロナワクチンの関連死が、インフルエンザワクチンの優に20～80倍に達していることがわかるだろう。

　コロナワクチンは、感染予防効果についてもさほど期待できないという報告も相次いでいる。2022年1月11日、EUの欧州医薬品庁のワクチン戦略責任者は、「仮に4か月ごとにブースター接種を行えば、免疫体系に過度に負担を与える恐れがある」と警告。また、同19日には米カリフォルニア州とニューヨーク州の保健当局が、新型コロナの感染による自然免疫のほうがワクチンで獲得した免疫よりも、デルタ株に対する予防効果が高い可能性があると発表した。

　だが、このような確固たるデータがあっても、政府は当初2022年3月に予定していたコロナワクチンの5～11歳の子供への接種を2月末に前倒しした。新型コロナは子供が感染しても重症化しにくいため、接種に慎重な保護者も少なくないが、今後、ワクチンの長期的な影響が懸念される。

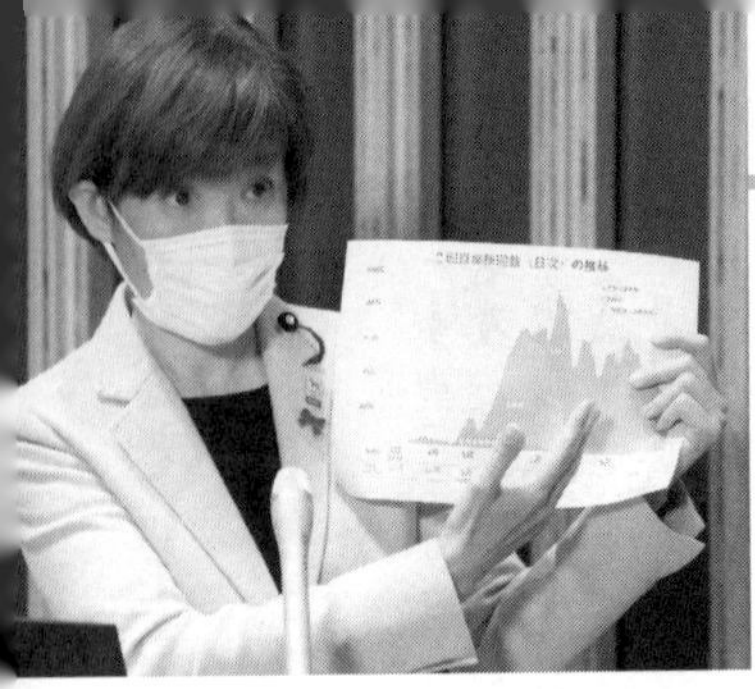

堀内詔子ワクチン担当相は、「進め方、有効性安全性について国民の皆様方に丁寧に説明したい」と述べたが、1400人超に積み上がった接種後死亡例について言及はなかった
写真／朝日新聞社

ゴーマニズム宣言 SPECIAL

コロナ論05

第4章 ワクチン接種に「選択の自由」はあるか？

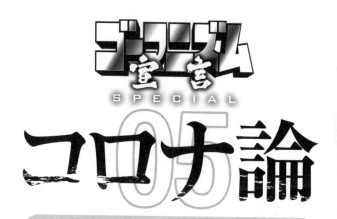

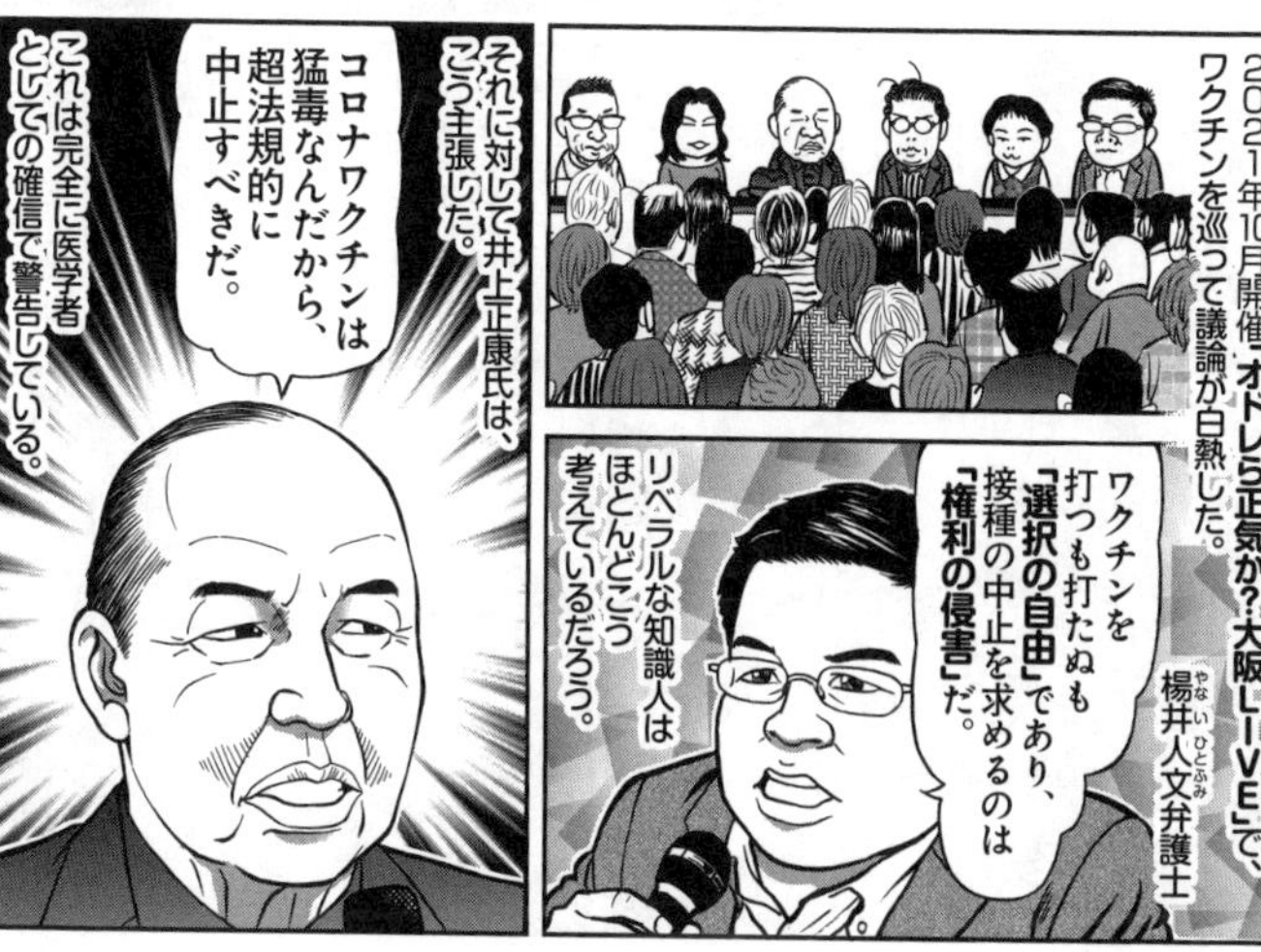
2021年10月開催「オドレら正気か？大阪LIVE」で、
ワクチンを巡って議論が白熱した。

楊井《やない》人文《ひとふみ》弁護士
ワクチンを打つも打たぬも「選択の自由」であり、接種の中止を求めるのは「権利の侵害」だ。

リベラルな知識人はほとんどこう考えているだろう。

それに対して井上正康氏は、こう主張した。

コロナワクチンは猛毒なんだから、超法規的に中止すべきだ。

これは完全に医学者としての確信で警告している。

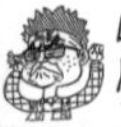

『コロナ論4』発売即重版! 新コロワクチン接種後死亡者数1300人超! しかしマスコミはこれを隠蔽し、さらなる接種を煽る。マスコミを信じてたら殺されるぞ! そしてその死は闇に葬られるぞ! マスコミの悪とワクチンの闇に挑む『コロナ論4』、これは日本人の命と未来を守る本です!!

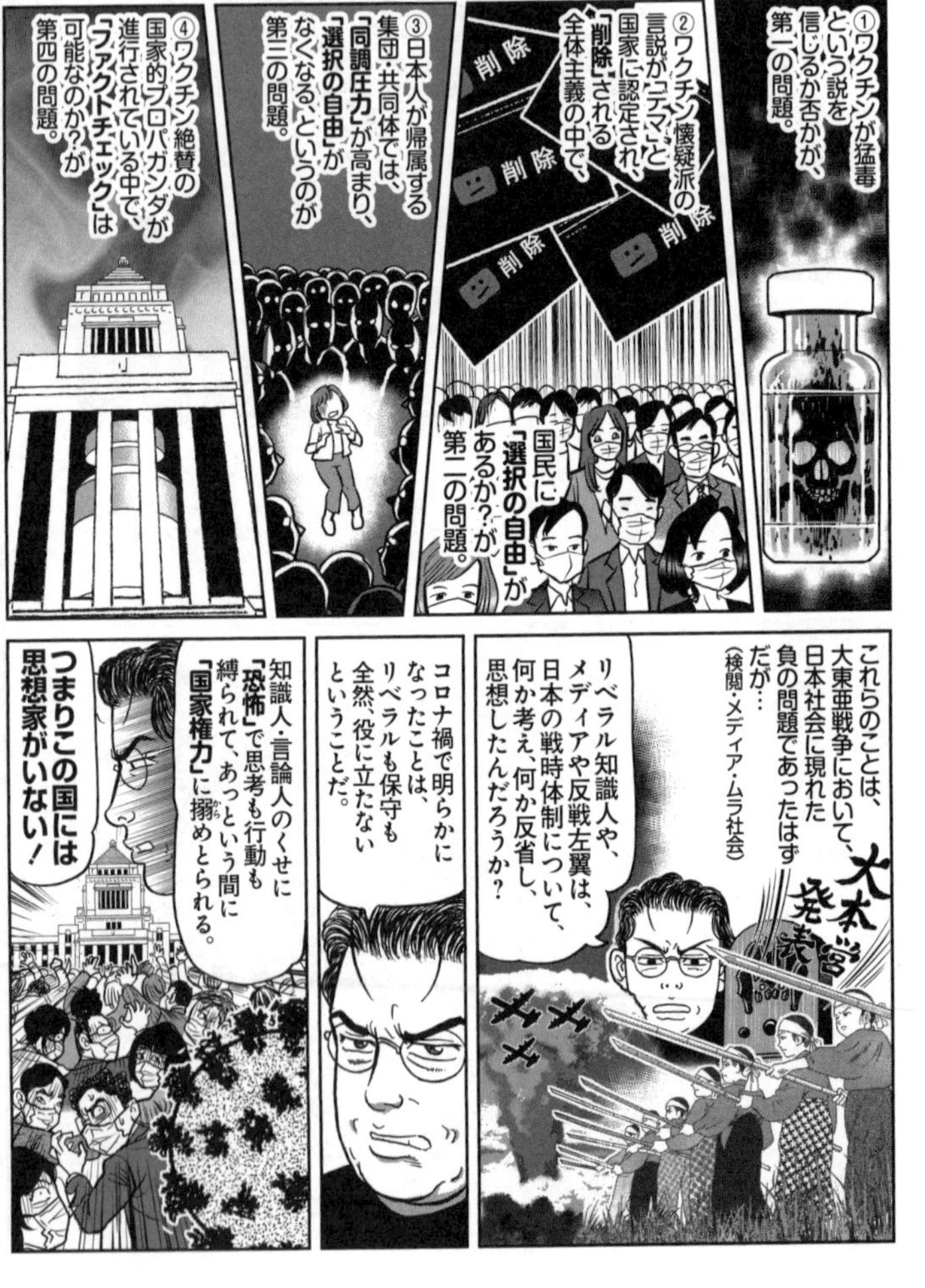
①ワクチンが猛毒という説を信じるか否かが、第一の問題。
②ワクチン懐疑派の言説が「デマ」と国家に認定され、「削除」される全体主義の中で、
削除
削除
削除
削除
国民に「選択の自由」があるか?が第二の問題。
③日本人が帰属する集団・共同体では、「同調圧力」が高まり、「選択の自由」がなくなる、というのが第三の問題。
④ワクチン絶賛の国家的プロパガンダが進行されている中で、「ファクトチェック」は可能なのか?が第四の問題。
これらのことは、大東亜戦争において、日本社会に現れた負の問題であったはずだが…

(検閲・メディア・ムラ社会)

大本営発表
リベラル知識人や、メディアや反戦左翼は、日本の戦時体制について、何か考え、何か反省し、思想したんだろうか?

コロナ禍で明らかになったことは、リベラルも保守も全然、役に立たないということだ。

知識人・言論人のくせに「恐怖」で思考も行動も縛られて、あっという間に「国家権力」に搦《から》めとられる。

つまりこの国には思想家がいない!

「想像力」というのは、ウイルス干渉が起こってインフルエンザが流行らなかったと分かったとき、日本では最初の武漢株で8000万人以上に感染したなと推理できることであり、集団免疫が出来てるなと察知できることだ。

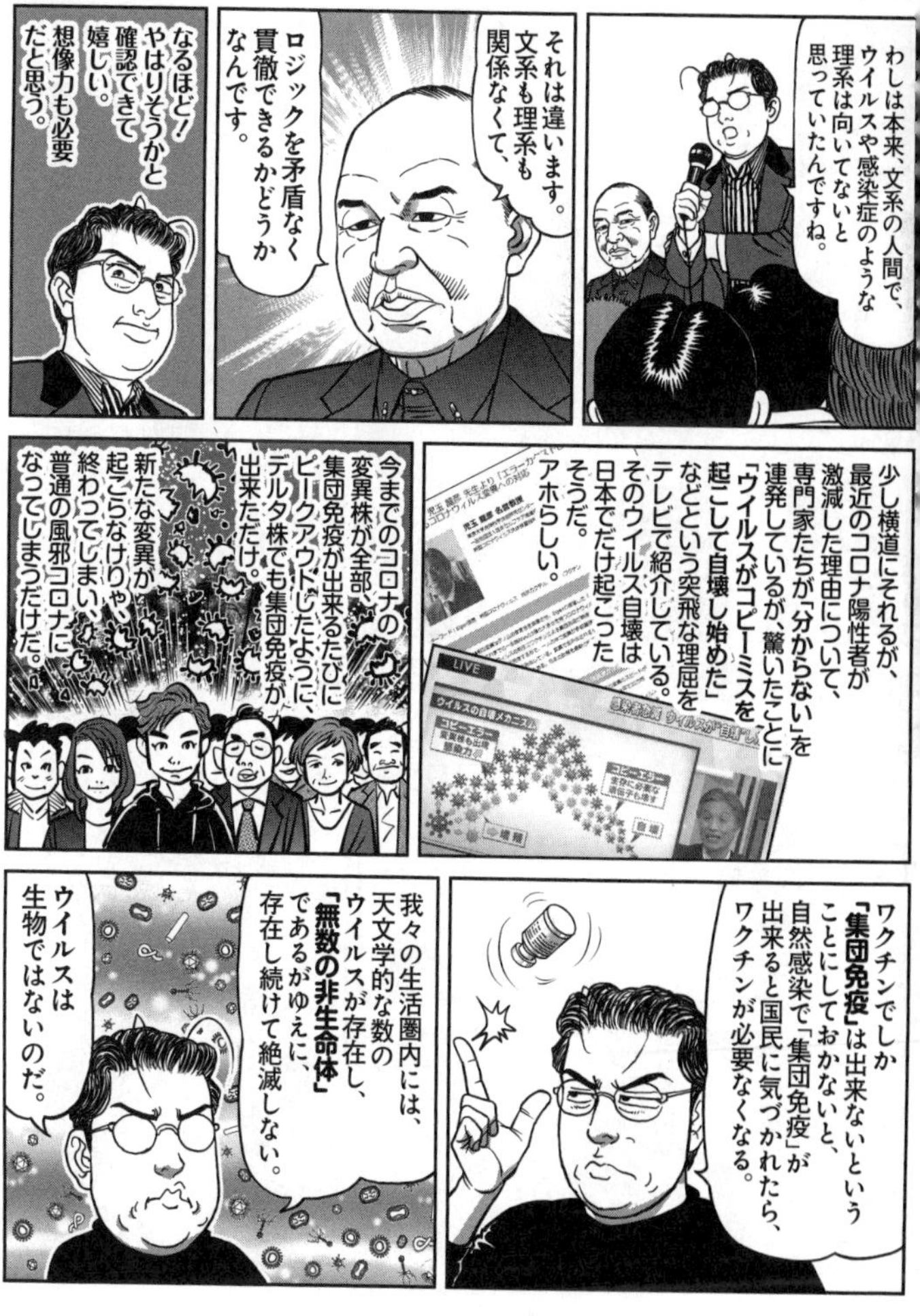
わしは本来、文系の人間で、ウイルスや感染症のような理系は向いてないと思っていたんですね。

それは違います。文系も理系も関係なくて、
ロジックを矛盾なく貫徹できるかどうかなんです。

なるほど！やはりそうかと確認できて嬉しい。想像力も必要だと思う。

少し横道にそれるが、最近のコロナ陽性者が激減した理由について、専門家たちが「分からない」を連発しているが、驚いたことに「ウイルスがコピーミスを起こして自壊し始めた」などという突飛な理屈をテレビで紹介している。そのウイルス自壊は日本でだけ起こったそうだ。アホらしい。

LIVE
今までのコロナの変異株が全部、集団免疫が出来るたびにピークアウトしたように、デルタ株でも集団免疫が出来ただけ。

新たな変異が起こらなけりゃ、終わってしまい、普通の風邪コロナになってしまうだけだ。

ワクチンでしか「集団免疫」は出来ないということにしておかないと、自然感染で「集団免疫」が出来ると国民に気づかれたら、ワクチンが必要なくなる。

我々の生活圏内には、天文学的な数のウイルスが存在し、「無数の非生命体」であるがゆえに、存在し続けて絶滅しない。

ウイルスは生物ではないのだ。

世界にはmRNAワクチンが子供には危険だと警告している医学博士はいる。FDAの元顧問だったラリー・W・クワーク氏、がんに対するモノクローナル抗体と精密医薬開発の先駆者スティーブン・T・ローゼン氏、自己免疫とがん治療を研究してきたイディット・シャカール氏らだ。

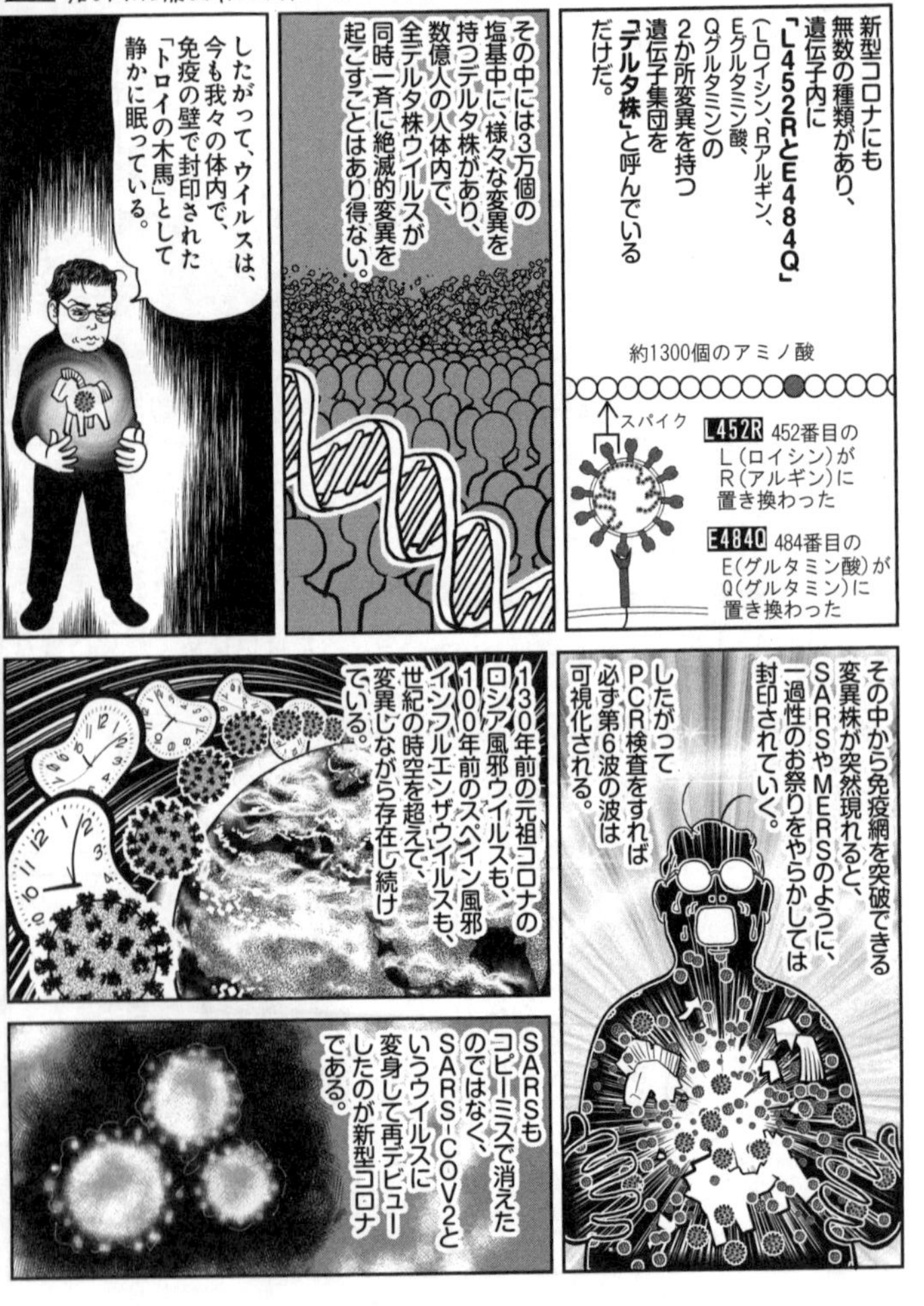

新型コロナにも無数の種類があり、遺伝子内に「L452RとE484Q」(Lロイシン、Rアルギン、Eグルタミン酸、Qグルタミン)の2か所変異を持つ遺伝子集団を「デルタ株」と呼んでいるだけだ。
約1300個のアミノ酸
スパイク
L452R 452番目のL（ロイシン）がR（アルギン）に置き換わった
E484Q 484番目のE(グルタミン酸)がQ(グルタミン)に置き換わった
その中には3万個の塩基中に、様々な変異を持つデルタ株があり、数億人の人体内で、全デルタ株ウイルスが同時一斉に絶滅的変異を起こすことはあり得ない。
したがって、ウイルスは、今も我々の体内で、免疫の壁で封印された「トロイの木馬」として静かに眠っている。
その中から免疫網を突破できる変異株が突然現れると、SARSやMERSのように、一過性のお祭りをやらかしては封印されていく。
したがってPCR検査をすれば必ず第6波の波は可視化される。
130年前の元祖コロナのロシア風邪ウイルスも、100年前のスペイン風邪インフルエンザウイルスも、世紀の時空を超えて、変異しながら存在し続けている。
SARSもコピーミスで消えたのではなく、SARS-COV2というウイルスに変身して再デビューしたのが新型コロナである。

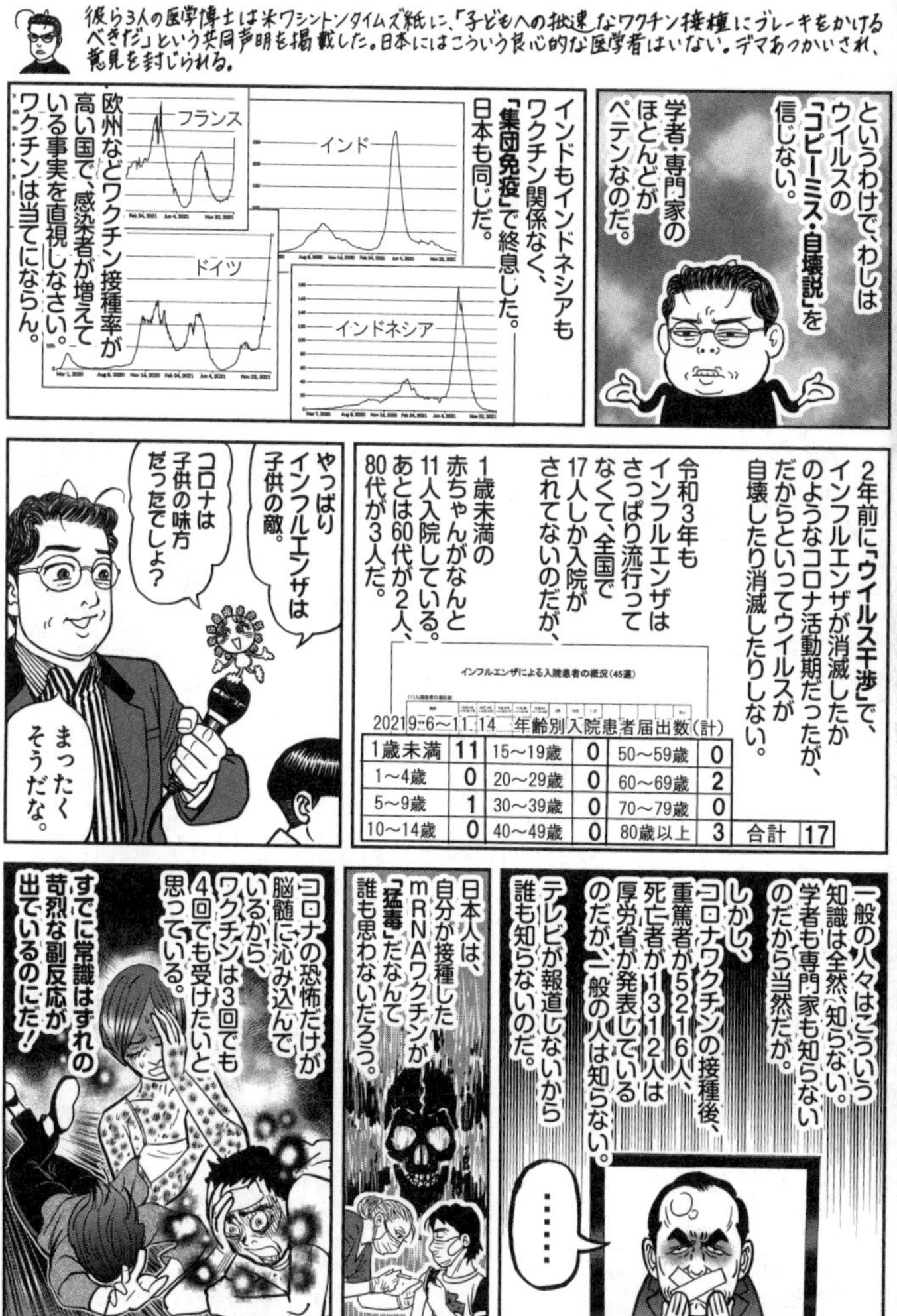

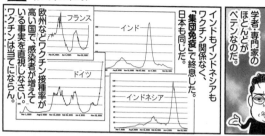

彼ら3人の医学博士は米ワシントンタイムズ紙に、「子どもへの拙速なワクチン接種にブレーキをかけるべきだ」という共同声明を掲載した。日本にはこういう良心的な医学者はいない。デマあつかいされ、意見を封じられる。
というわけで、わしはウイルスの「コピーミス・自壊説」を信じない。
学者・専門家のほとんどがペテンなのだ。
インドもインドネシアもワクチン関係なく、「集団免疫」で終息した。日本も同じだ。
フランス
インド
ドイツ
インドネシア
欧州などワクチン接種率が高い国で、感染者が増えている事実を直視しなさい。ワクチンは当てにならん。
2年前に「ウイルス干渉」で、インフルエンザが消滅したかのようなコロナ活動期だったが、だからといってウイルスが自壊したり消滅したりしない。
令和3年もインフルエンザはさっぱり流行ってなくて、全国で17人しか入院されてないのだが、
1歳未満の赤ちゃんがなんと11人入院している。あとは60代が2人、80代が3人だ。
インフルエンザによる入院患者の概況（45週）
2021 9・6〜11.14 年齢別入院患者届出数（計）
1歳未満 11 15〜19歳 0 50〜59歳 0
1〜4歳 0 20〜29歳 0 60〜69歳 2
5〜9歳 1 30〜39歳 0 70〜79歳 0
10〜14歳 0 40〜49歳 0 80歳以上 3 合計 17
やっぱりインフルエンザは子供の敵。
コロナは子供の味方だったでしょ？
まったくそうだな。
一般の人々はこういう知識は全然、知らない。学者も専門家も知らないのだから当然だが。
しかし、コロナワクチンの接種後、重篤者が5216人、死亡者が1312人は厚労省が発表しているのだが、一般の人は知らない。
テレビが報道しないから誰も知らないのだ。
……
日本人は、自分が接種したmRNAワクチンが「猛毒」だなんて誰も思わないだろう。
コロナの恐怖だけが脳髄に沁み込んでいるから、ワクチンは3回でも4回でも受けたいと思っている。
すでに常識はずれの奇烈な副反応が出ているのにだ！

3人の医学博士の共同声明は、日本では一切報道されていない。隠蔽される重大情報を日本で唯一配信するブログマガジン小林よしのりライジング！ 作家・泉美木蘭さんの情報収集力と、よしりん先生の分析力・洞察力は天下無敵！ この2人がおくる生放送『オドレら正気か？』は毎回大爆笑、絶対見逃すな！

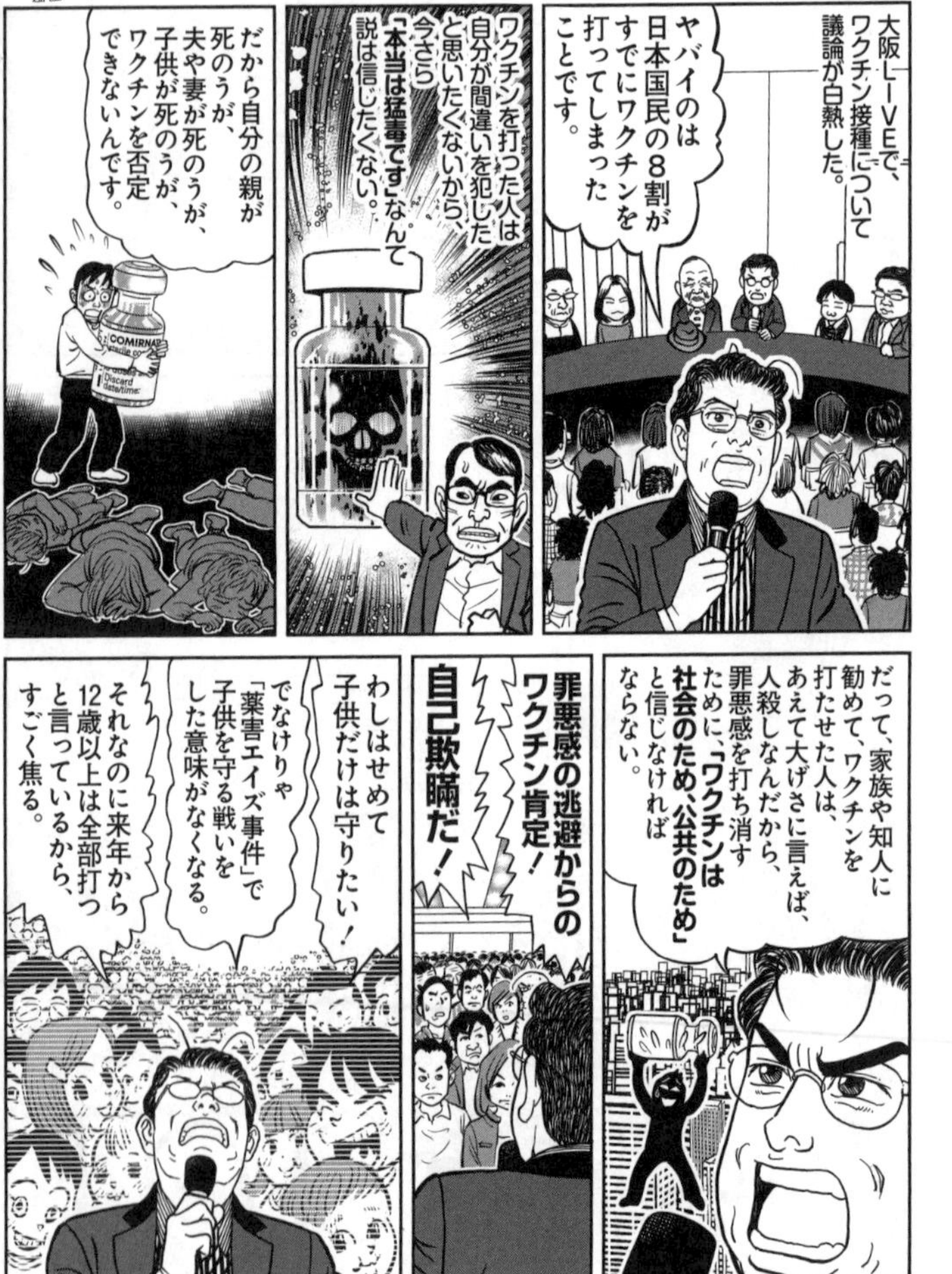

大阪LIVEで、ワクチン接種について議論が白熱した。

ヤバイのは日本国民の8割がすでにワクチンを打ってしまったことです。

ワクチンを打った人は自分が間違いを犯したと思いたくないから、今さら「本当は猛毒です」なんて説は信じたくない。

だから自分の親が死のうが、夫や妻が死のうが、子供が死のうが、ワクチンを否定できないんです。

COMIRNATY
Discard
だって、家族や知人に勧めて、ワクチンを打たせた人は、あえて大げさに言えば、人殺しなんだから、罪悪感を打ち消すために、「ワクチンは社会のため、公共のため」と信じなければならない。

罪悪感の逃避からのワクチン肯定！

自己欺瞞だ！

わしはせめて子供だけは守りたい！

でなけりゃ「薬害エイズ事件」で子供を守る戦いをした意味がなくなる。

それなのに来年から12歳以上は全部打つと言っているから、すごく焦る。

コロナ禍と、眞子さまに対する熾烈を極めたバッシングで明確となった日本人の大劣化現象。この劣化を食い止め、浮上する方法を見出さないことには、令和3年を締め括ることはできません！　先日開催された「関東ゴー宣道場」『日本人大劣化現象』の動画アーカイブをぜひご覧下さい！　来年こそは常識を取り戻そう！

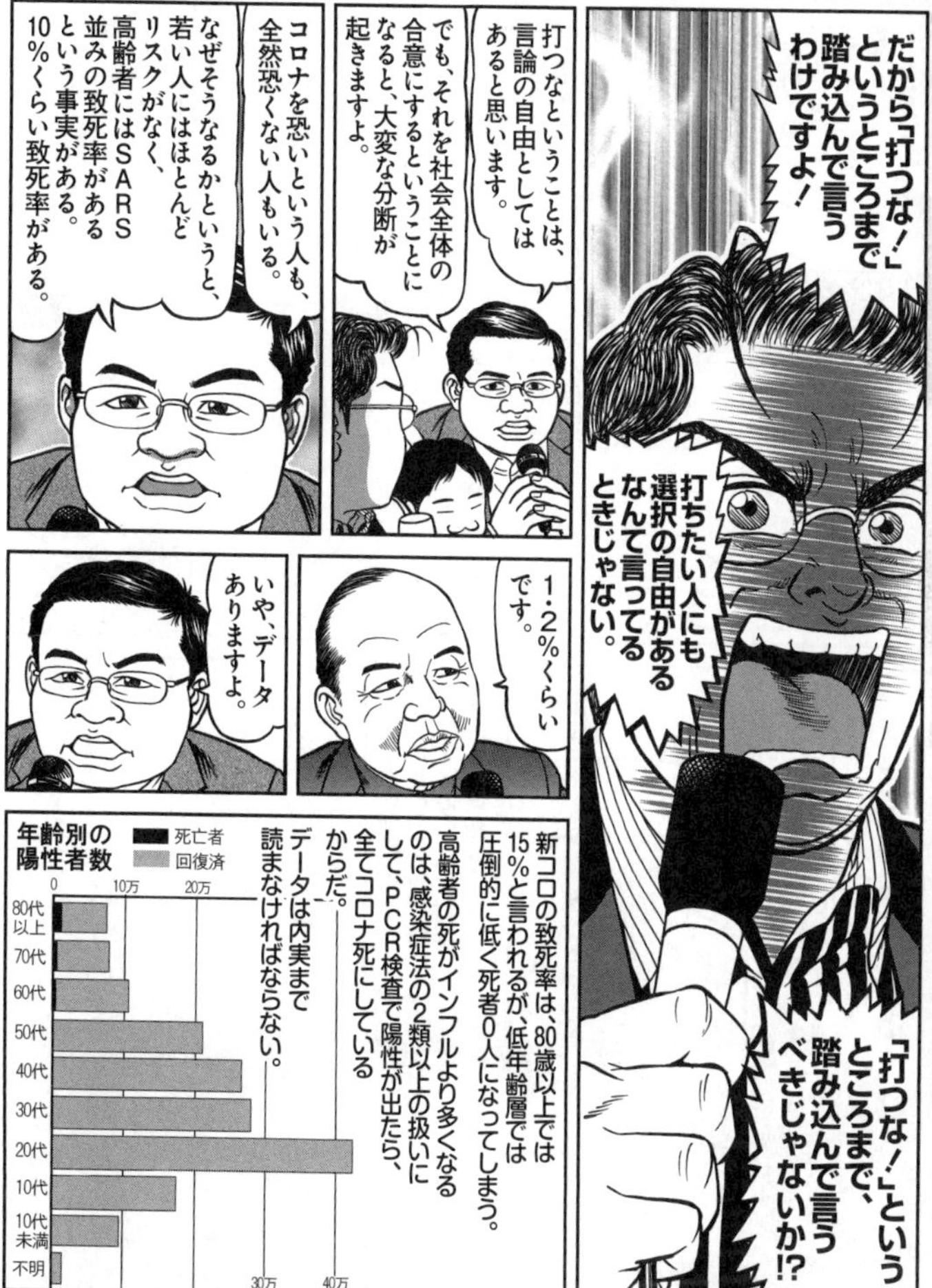

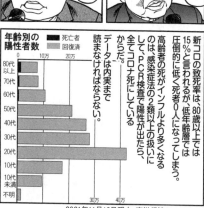

だから「打つな！」というところまで踏み込んで言うわけですよ！
打ちたい人にも選択の自由があるなんて言ってるときじゃない。
「打つな！」というところまで、踏み込んで言うべきじゃないか!?
打つなということは、言論の自由としてはあると思います。
でも、それを社会全体の合意にするということになると、大変な分断が起きますよ。
コロナを恐いという人も、全然恐くない人もいる。
なぜそうなるかというと、若い人にはほとんどリスクがなく、高齢者にはSARS並みの致死率があるという事実がある。10％くらい致死率がある。
1・2％くらいです。
いや、データありますよ。
新コロの致死率は、80歳以上では15％と言われるが、低年齢層では圧倒的に低く死者0人になってしまう。
高齢者の死がインフルより多くなるのは、感染症法の2類以上の扱いにして、PCR検査で陽性が出たら、全てコロナ死にしているからだ。
データは内実まで読まなければならない。
年齢別の陽性者数
死亡者
回復済
0
10万
20万
30万
40万
80代以上
70代
60代
50代
40代
30代
20代
10代
10代未満
不明

2021年11月16日現在・東洋経済ONLINEより

ワクチンの危険性がはっきりしたら、「削除」「削除」でやってきたYouTubeは「言論封殺」であり、厚労省(権力)の意向を受けているのなら「言論弾圧」になる。これは憲法違反になるから、訴訟を起こせば勝てるだろう。

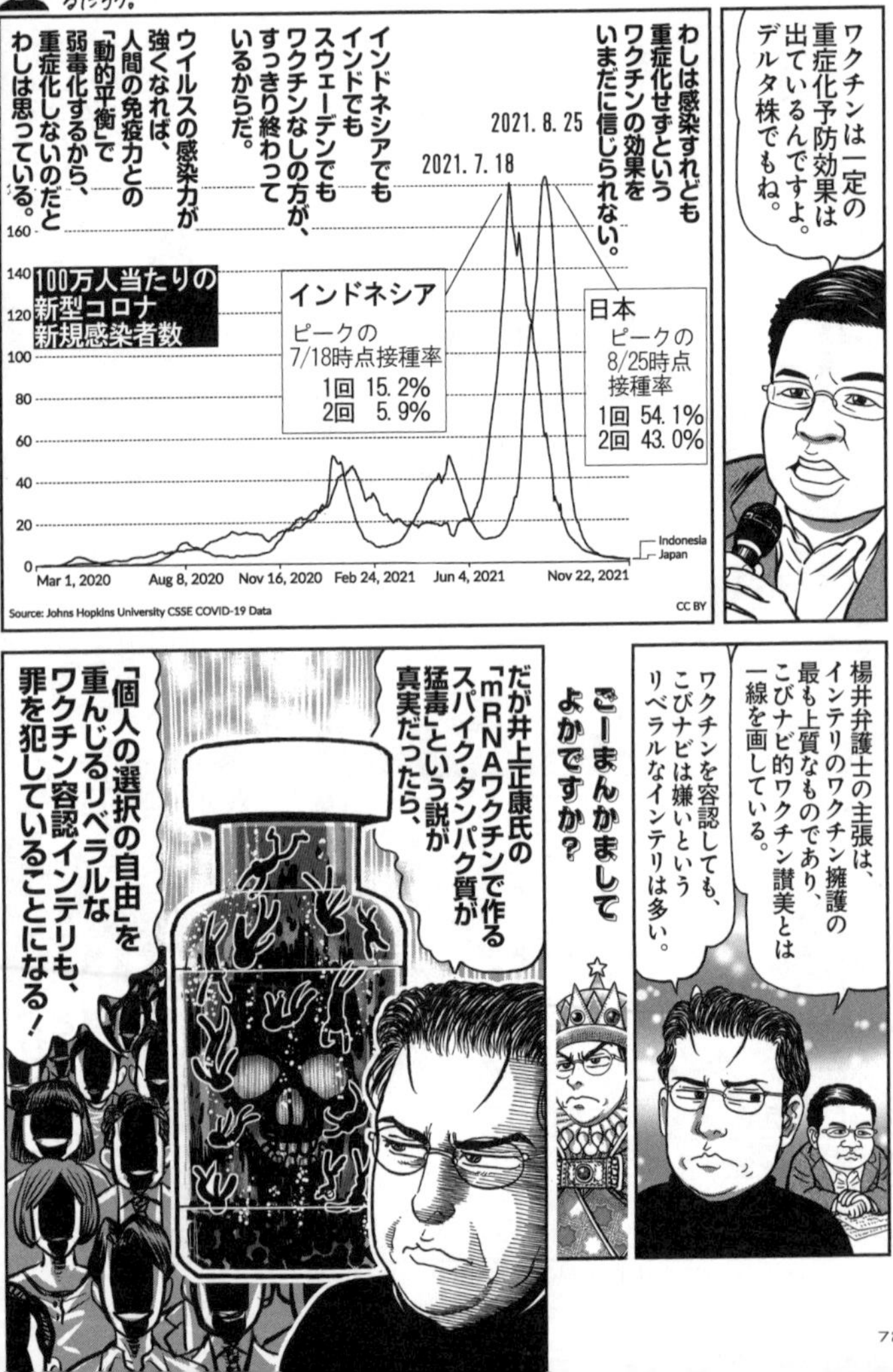

ワクチンは一定の重症化予防効果は出ているんですよ。デルタ株でもね。
わしは感染すれども重症化せずというワクチンの効果をいまだに信じられない。
インドネシアでもインドでもスウェーデンでもワクチンなしの方が、すっきり終わっているからだ。
ウイルスの感染力が強くなれば、人間の免疫力との「動的平衡」で弱毒化するから、重症化しないのだとわしは思っている。
100万人当たりの新型コロナ新規感染者数
2021. 7. 18
2021. 8. 25
インドネシア
ピークの7/18時点接種率
1回 15.2%
2回 5.9%
日本
ピークの8/25時点接種率
1回 54.1%
2回 43.0%
0
20
40
60
80
100
120
140
160
Mar 1, 2020
Aug 8, 2020
Nov 16, 2020
Feb 24, 2021
Jun 4, 2021
Nov 22, 2021
Indonesia
Japan
Source: Johns Hopkins University CSSE COVID-19 Data
CC BY
楊井弁護士の主張は、インテリのワクチン擁護の最も上質なものであり、こびナビ的ワクチン讃美とは一線を画している。
ワクチンを容認しても、こびナビは嫌いというリベラルなインテリは多い。
ごーまんかましてよかですか?
だが井上正康氏の「mRNAワクチンで作るスパイク・タンパク質が猛毒」という説が真実だったら、
「個人の選択の自由」を重んじるリベラルなワクチン容認インテリも、罪を犯していることになる!

闘論席　日本人の集団主義と沈没船のエスニックジョーク

『週刊エコノミスト』2021年12月14日号より

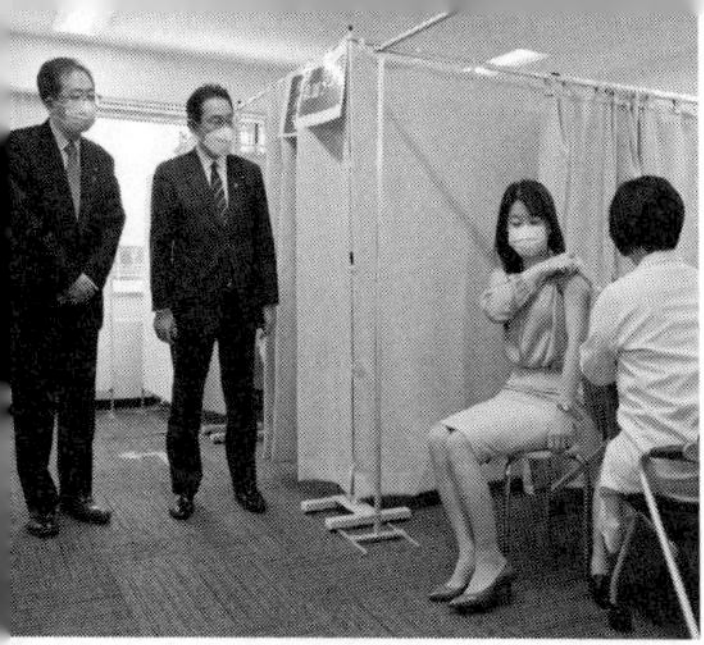

2022年2月12日、オミクロン株の急拡大を受けて3回目のワクチン職場接種が2週間前倒しで始まった。前日には、岸田文雄総理が羽田空港内にある航空会社大手の接種会場を視察。「一日100万回までペースアップする」と意気込んでいた　写真／産経新聞社

日本の全体主義は、同調圧力の協力を得て盤石となる。それがコロナ禍、ワクチン禍で露呈した「和の精神」の暗黒面である。「自由意思」であるはずのワクチン接種とて、職場や世間の同調圧力に負けて打たざるを得ない人も多い。日本では諸外国のようにマスク義務化やワクチンパスポートを導入せずとも、集団主義が義務同様にしてしまう。日本社会は経済発展に伴って地域共同体を崩壊させ、日本型経営の放棄で会社共同体も崩壊した。しかし西洋流の個人を基本にした「社会」は成立せず、「集団主義」や「世間」が生き残っている。

　ある豪華客船が航海中に沈み始め、船長は直ちに海に飛び込んで脱出するよう促すため、外国人乗客たちに言った。米国人には「飛び込めばあなたは英雄ですよ」、英国人には「飛び込めばあなたは紳士です」、ドイツ人には「飛び込むのがこの船の規則となっています」、イタリア人には「飛び込むと女性にモテますよ」、フランス人には「飛び込まないでください」、日本人には「みんな飛び込んでますよ」。

　有名なエスニックジョークだが、ふと見ると日本は接種率が8割にもなっている。もうみんな飛び込んでいたのだ。

　イスラエルなどワクチン接種の先進国で、接種後に感染者が増えた。ワクチンは効かないのだ。そもそも日本人は世界の中でも新型コロナの死者が圧倒的に少ない。これは以前にかかった旧型コロナ風邪による交差免疫の作用であり、新型コロナもデルタ株の集団免疫ができてほぼ終わっている。

　それでもまだワクチン接種を進めるのだ。みんな打っているから。手に負えない集団主義民族だ。これでは個人は育ちようがなく、民主主義も覚束《おぼつか》ない。

ゴーマニズム宣言SPECIAL

コロナ論05

第5章 副反応の苛烈な実態

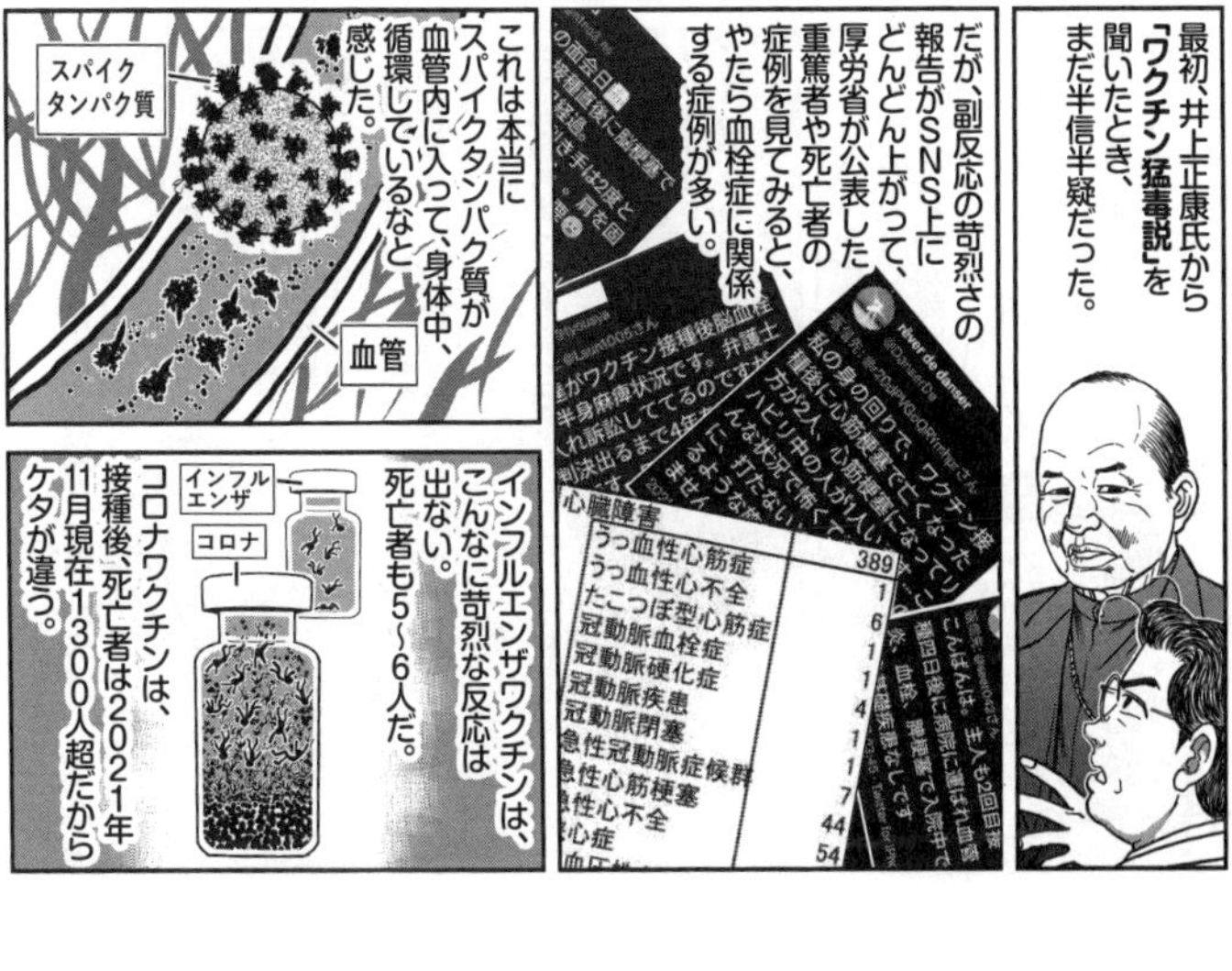

最初、井上正康氏から「ワクチン猛毒説」を聞いたとき、まだ半信半疑だった。
だが、副反応の苛烈さの報告がSNS上にどんどん上がって、厚労省が公表した重篤者や死亡者の症例を見てみると、やたら血栓症に関係する症例が多い。
心臓障害
うっ血性心筋症 389
うっ血性心不全 1
たこつぼ型心筋症 6
冠動脈血栓症 1
冠動脈硬化症 1
冠動脈疾患 4
冠動脈閉塞 1
急性冠動脈症候群 1
急性心筋梗塞 7
44
54
これは本当にスパイクタンパク質が血管内に入って、身体中、循環しているなと感じた。
スパイクタンパク質
血管
インフルエンザワクチンは、こんなに苛烈な反応は出ない。死亡者も5〜6人だ。
インフルエンザ
コロナ
コロナワクチンは、接種後、死亡者は2021年11月現在1300人超だからケタが違う。

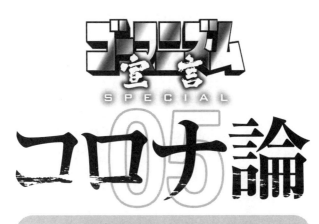

モーニングショー・玉川徹は3回目の接種を速く始めろとガンガン叫んでるが、よくこれらの副反応を完全無視できるよな。普通の神経じゃないよ。

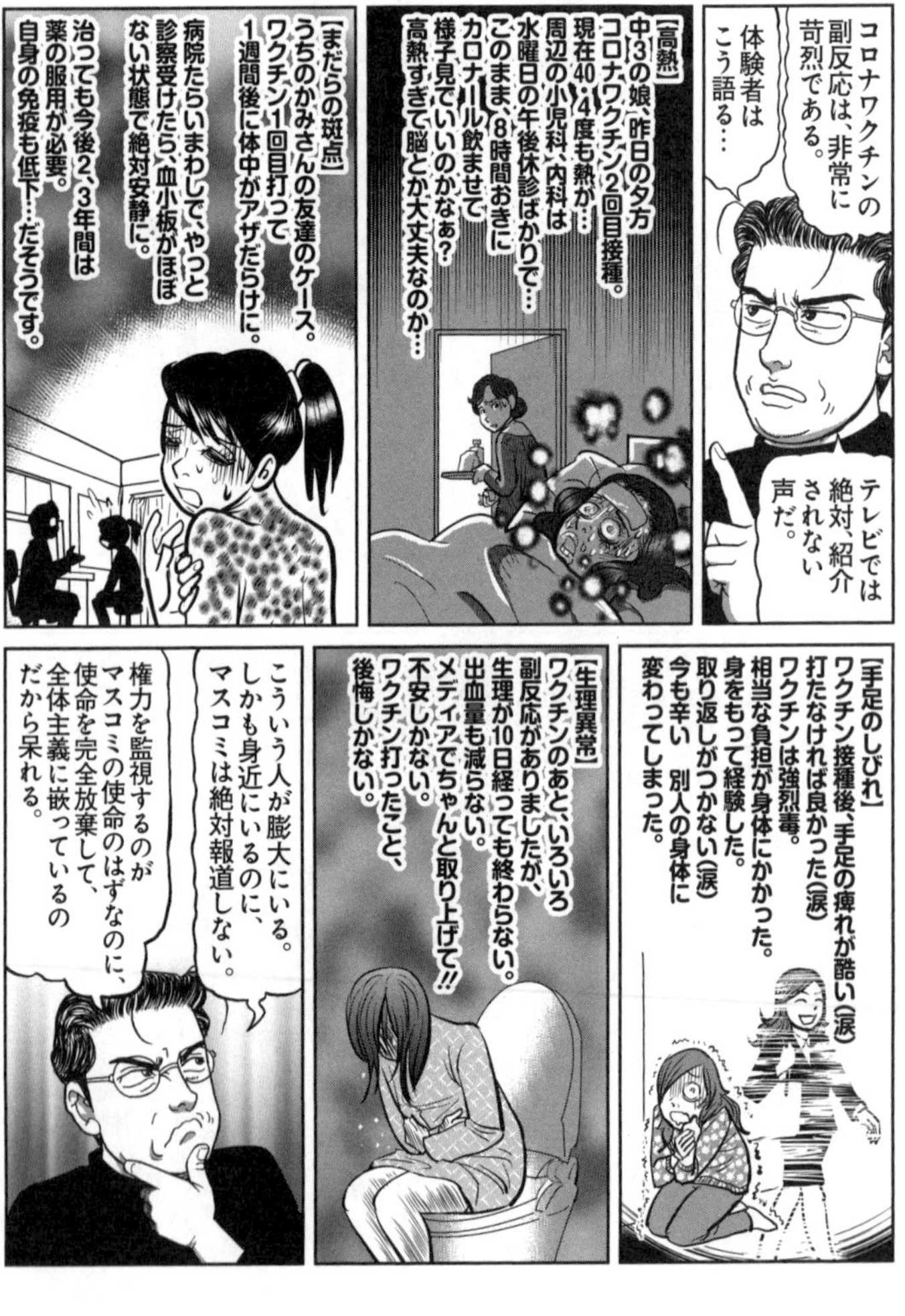

コロナワクチンの副反応は、非常に苛烈である。

体験者はこう語る…

テレビでは絶対、紹介されない声だ。

【高熱】中3の娘、昨日の夕方コロナワクチン2回目接種。現在40・4度も熱が…周辺の小児科、内科は水曜日の午後休診ばかりで…このまま、8時間おきにカロナール飲ませて様子見でいいのかなぁ？高熱すぎて脳とか大丈夫なのか…

【まだらの斑点】うちのかみさんの友達のケース。ワクチン1回目打って1週間後に体中がアザだらけに。病院たらいまわしで、やっと診察受けたら、血小板がほぼない状態で絶対安静に。治っても今後2、3年間は薬の服用が必要。自身の免疫も低下…だそうです。

【手足のしびれ】ワクチン接種後、手足の痺れが酷い(涙) 打たなければ良かった(涙) ワクチンは強烈毒。相当な負担が身体にかかった。身をもって経験した。取り返しがつかない(涙) 今も辛い　別人の身体に変わってしまった。

【生理異常】ワクチンのあと、いろいろ副反応がありましたが、生理が10日経っても終わらない。出血量も減らない。メディアでちゃんと取り上げて!! 不安しかない。ワクチン打ったこと、後悔しかない。

こういう人が膨大にいる。しかも身近にいるのに、マスコミは絶対報道しない。

権力を監視するのがマスコミの使命のはずなのに、使命を完全放棄して、全体主義に嵌っているのだから呆れる。

マスコミは再びオミクロン株で煽りワクチンファシズムを強化しようとしています。なんとなくワクチンに対して不安に思っている人も多いからこそ『コロナ論4』が売れているのでしょうけど、まだまだ足りません！どこまでも隠蔽されるワクチンの不都合な真実を一人でも多くの国民に知ってほしい!!

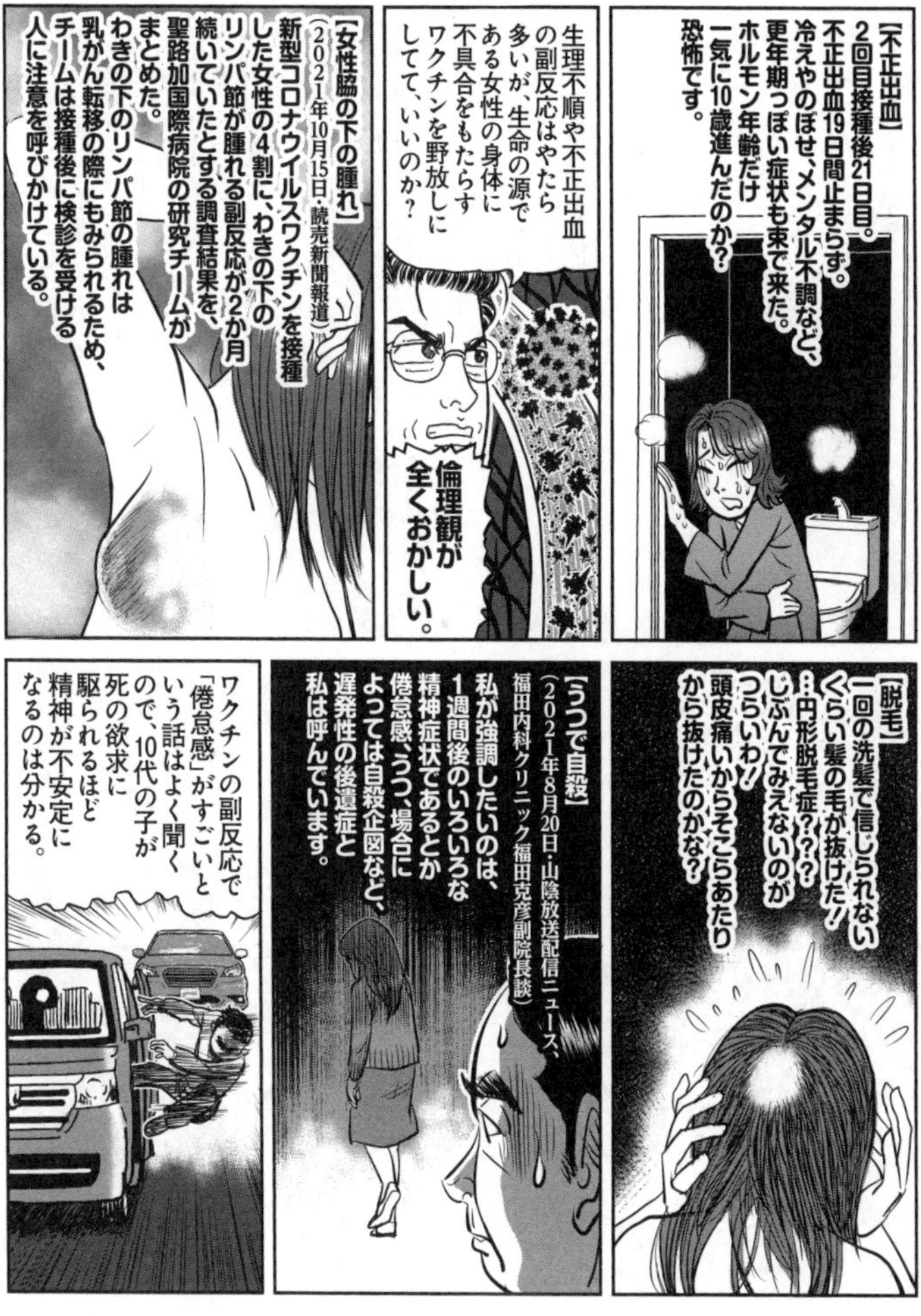
【不正出血】

2回目接種後21日目。不正出血19日間止まらず。冷えやのぼせ、メンタル不調など、更年期っぽい症状も束で来た。ホルモン年齢だけ一気に10歳進んだのか？恐怖です。

生理不順や不正出血の副反応はやたら多いが、生命の源である女性の身体に不具合をもたらすワクチンを野放しにしてて、いいのか？

倫理観が全くおかしい。

【女性脇の下の腫れ】

（2021年10月15日・読売新聞報道）

新型コロナウイルスワクチンを接種した女性の4割に、わきの下のリンパ節が腫れる副反応が2か月続いていたとする調査結果を、聖路加国際病院の研究チームがまとめた。わきの下のリンパ節の腫れは乳がん転移の際にもみられるため、チームは接種後に検診を受ける人に注意を呼びかけている。

【脱毛】

一回の洗髪で信じられないくらい髪の毛が抜けた！

…円形脱毛症？？？

じぶんでみえないのがつらいわ！

頭皮痛いからそこらあたりから抜けたのかな？

【うつで自殺】

（2021年8月20日・山陰放送配信ニュース、福田内科クリニック福田克彦副院長談）

私が強調したいのは、1週間後のいろいろな精神症状であるとか倦怠感、うつ、場合によっては自殺企図など、遅発性の後遺症と私は呼んでいます。

ワクチンの副反応で「倦怠感」がすごいという話はよく聞くので、10代の子が死の欲求に駆られるほど精神が不安定になるのは分かる。

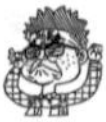

玉川徹は11月30日の放送で「自分は何を言われても反論しない、商売で言ってる者を利するだけだから」と言い放った。自分は無謬の絶対正義で、自分を批判する者は商売目的の悪だというのだ。異常すぎる独善だし、そもそもこれは「言論」の完全否定だ。卑怯卑劣な玉川徹の正体はブログマガジン「小林よしのりライジング」で暴き尽くす!!

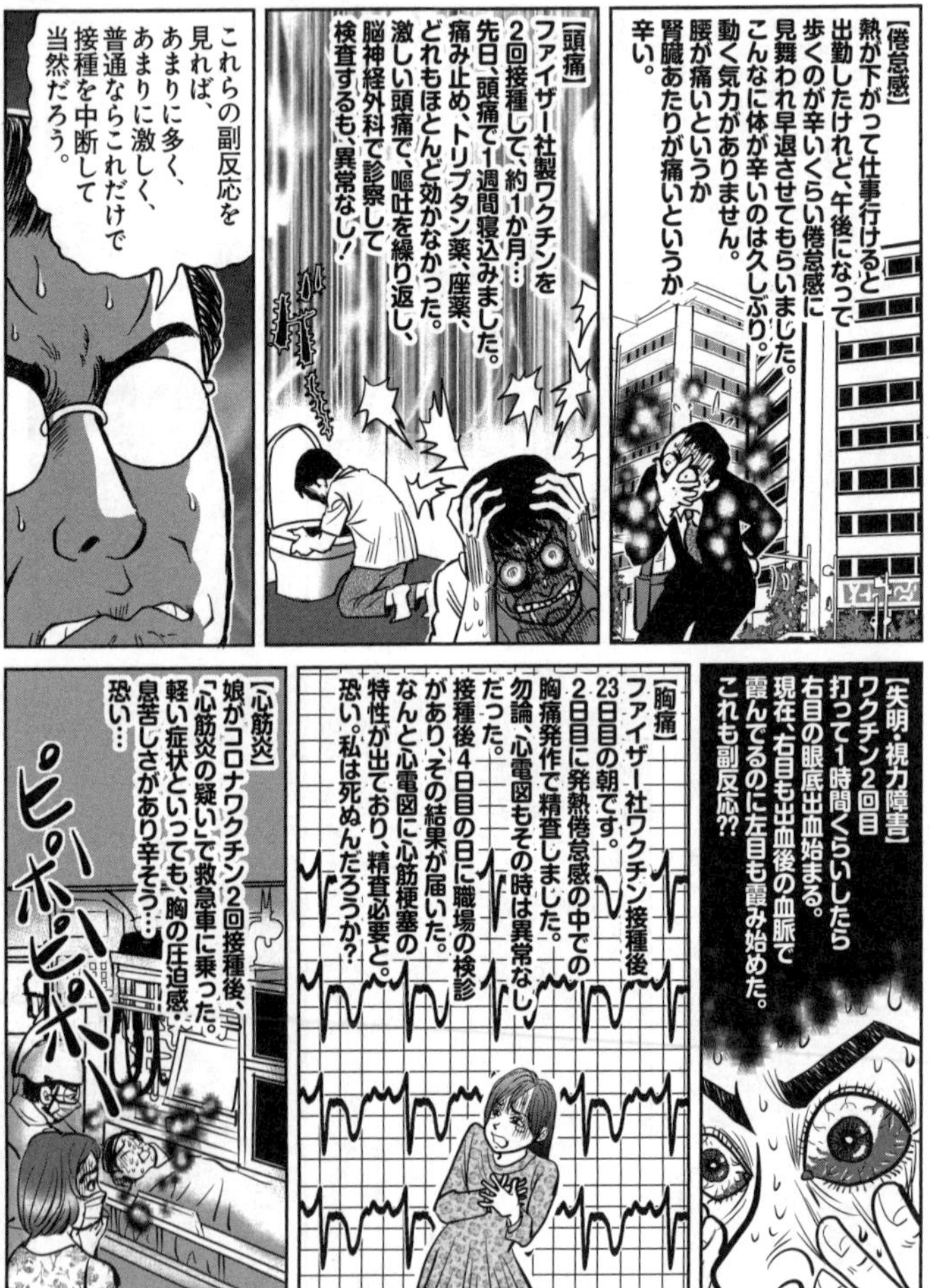
【倦怠感】

熱が下がって仕事行けると出勤したけれど、午後になって歩くのが辛いくらい倦怠感に見舞われ早退させてもらいました。

こんなに体が辛いのは久しぶり。

動く気力がありません。

腰が痛いというか腎臓あたりが痛いというか辛い。

【頭痛】

ファイザー社製ワクチンを2回接種して、約1か月…

先日、頭痛で1週間寝込みました。

痛み止め、トリプタン薬、座薬、どれもほとんど効かなかった。

激しい頭痛で、嘔吐を繰り返し、脳神経外科で診察して検査するも、異常なし!

これらの副反応を見れば、あまりに多く、あまりに激しく、普通ならこれだけで接種を中断して当然だろう。

【失明・視力障害】

ワクチン2回目打って1時間くらいしたら右目の眼底出血始まる。

現在、右目も出血後の血脈で霞んでるのに左目も霞み始めた。

これも副反応??

【胸痛】

ファイザー社ワクチン接種後23日目の朝です。

2日目に発熱倦怠感の中での胸痛発作で精査しました。

勿論、心電図もその時は異常なしだった。

接種後4日目の日に職場の検診があり、その結果が届いた。

なんと心電図に心筋梗塞の特性が出ており、精査必要と。

恐い。私は死ぬんだろうか?

【心筋炎】

娘がコロナワクチン2回接種後、「心筋炎の疑い」で救急車に乗った。

軽い症状といっても、胸の圧迫感・息苦しさがあり辛そう…

恐い…

ピーポーピーポー

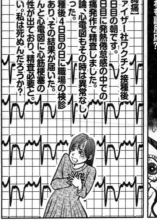

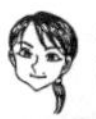

今年もコロナ同調圧力に屈せず闘い続けた「ゴー宣道場」「オドレら正気か？LIVE」の動画アーカイブは、ニコニコ動画の「ゴー宣道場」と「小林よしのり」チャンネルに保存されています！YouTubeでは削除されてしまった動画も多いので、ぜひニコニコチャンネルでご覧ください！来年こそコロナを終わらせよう!!

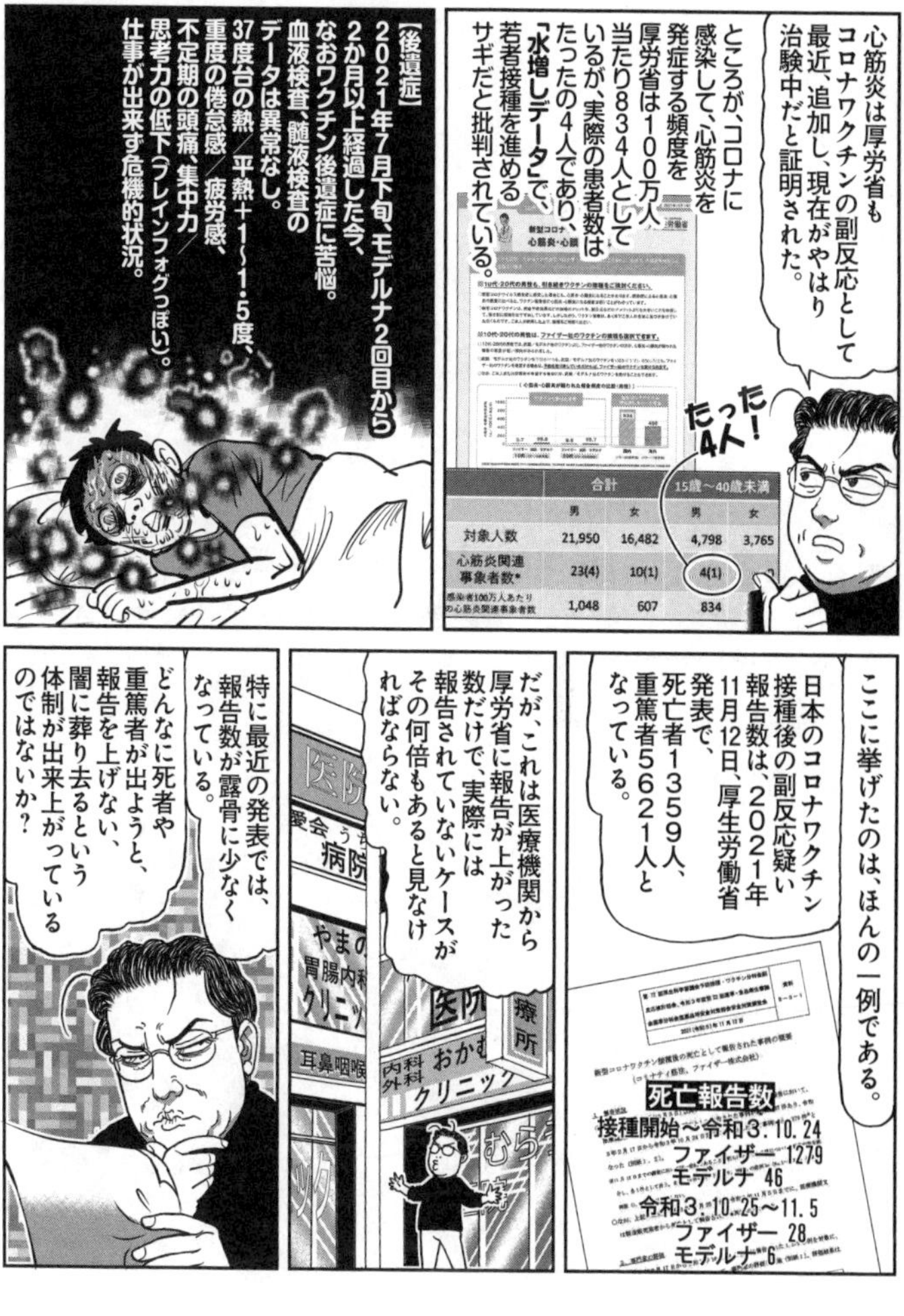

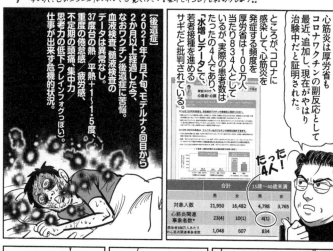

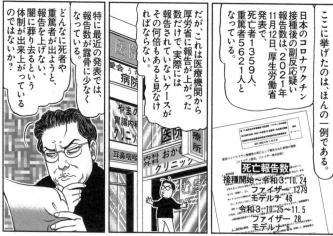

コロナ禍はまだ続くのだろうか？感染するには宝くじに当たる確率しかないところまで減少しているのに、まだマスクをし続けるのだろうか？今年も狂った一年だった。

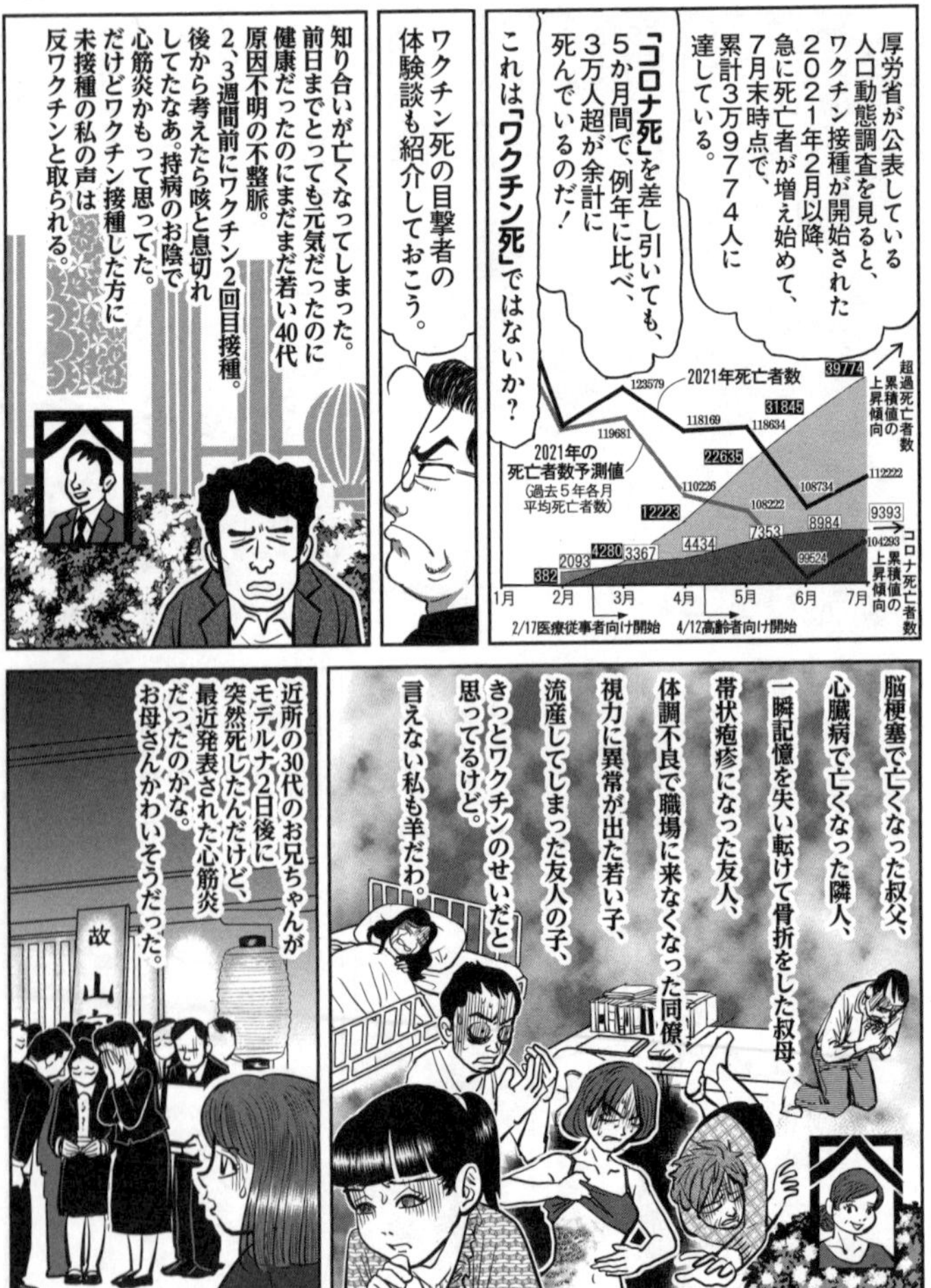

厚労省が公表している人口動態調査を見ると、ワクチン接種が開始された2021年2月以降、急に死亡者が増え始めて、7月末時点で、累計3万9774人に達している。
「コロナ死」を差し引いても、5か月間で、例年に比べ、3万人超が余計に死んでいるのだ！
これは「ワクチン死」ではないか？
2021年死亡者数
2021年の死亡者数予測値（過去５年各月平均死亡者数）
123579
119681
118169
118634
110226
108222
108734
112222
99524
104293
382
2093
4280
3367
12223
4434
22635
7353
31845
8984
39774
9393
超過死亡者数累積値の上昇傾向
コロナ死亡者数累積値の上昇傾向
1月
2月
3月
4月
5月
6月
7月
2/17医療従事者向け開始
4/12高齢者向け開始
ワクチン死の目撃者の体験談も紹介しておこう。
知り合いが亡くなってしまった。前日までとっても元気だったのにまだまだ若い40代
健康だったのに原因不明の不整脈。2、3週間前にワクチン2回目接種。後から考えたら咳と息切れしてたなあ。持病のお陰で心筋炎かもって思ってた。
だけどワクチン接種した方に未接種の私の声は反ワクチンと取られる。
脳梗塞で亡くなった叔父、心臓病で亡くなった隣人、一瞬記憶を失い転けて骨折をした叔母、帯状疱疹になった友人、体調不良で職場に来なくなった同僚、視力に異常が出た若い子、流産してしまった友人の子、きっとワクチンのせいだと思ってるけど、言えない私も羊だわ。
近所の30代のお兄ちゃんがモデルナ2日後に突然死したんだけど、最近発表された心筋炎だったのかな。お母さんかわいそうだった。
故

日本は自然感染で集団免疫が出来て、感染者が激減した。だが、韓国はワクチン接種率が80%超だが、11月のコロナ死亡率は8月の3倍となっている。ワクチン接種は「感染」を防げないし、「重症化」も防げないということだ。

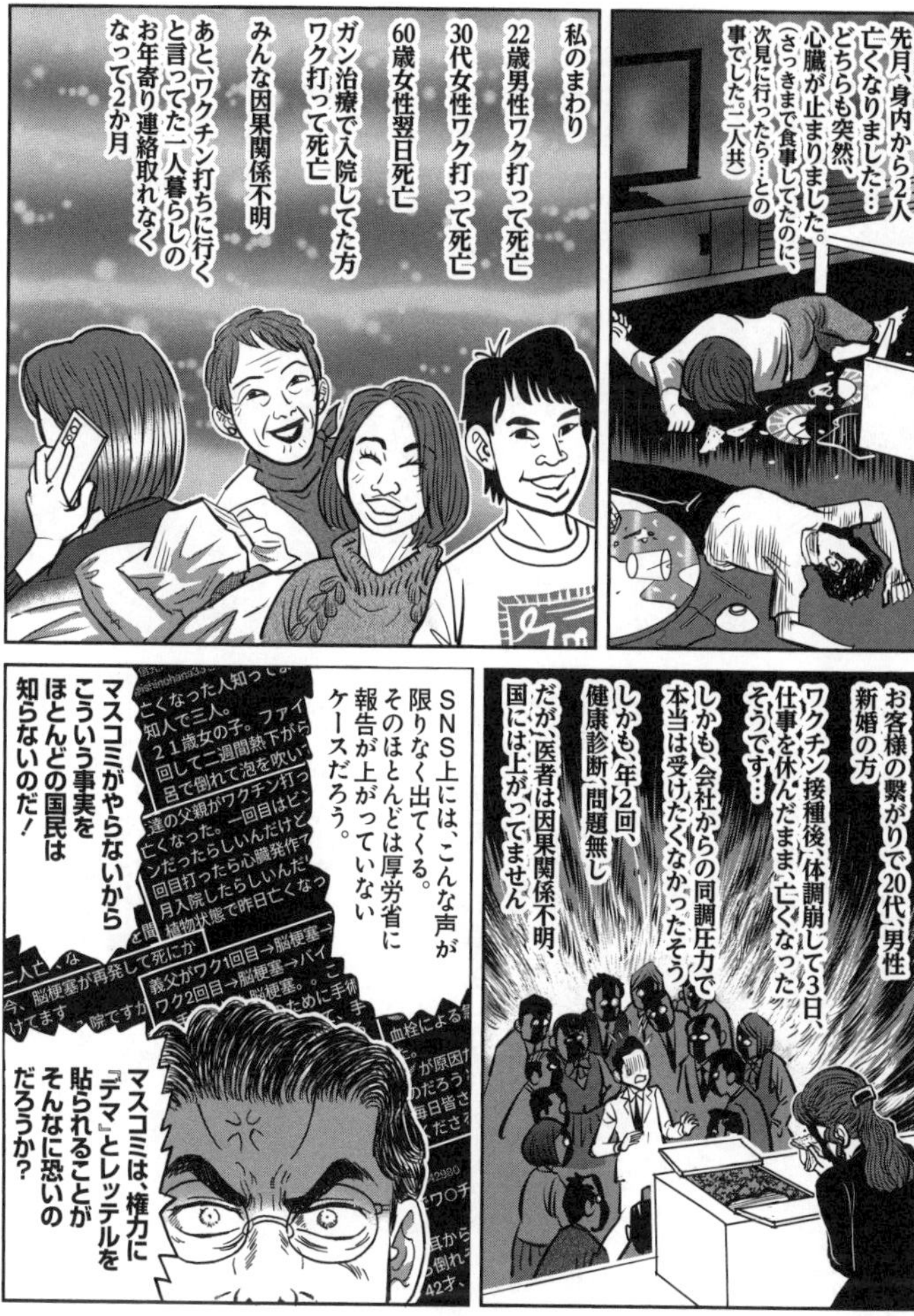
先月、身内から2人亡くなりました…
どちらも突然、心臓が止まりました。
(さっきまで食事してたのに、次見に行ったら…との事でした。二人共)
私のまわり
22歳男性ワク打って死亡
30代女性ワク打って死亡
60歳女性翌日死亡
ガン治療で入院してた方ワク打って死亡
みんな因果関係不明
あと、ワクチン打ちに行くと言ってた一人暮らしのお年寄り連絡取れなくなって2か月
お客様の繋がりで20代、男性新婚の方
ワクチン接種後、体調崩して3日、仕事を休んだまま、亡くなったそうです…
しかも、会社からの同調圧力で本当は受けたくなかったそう
しかも、年2回、健康診断、問題無し
だが、医者は因果関係不明、国には上がってません
SNS上には、こんな声が限りなく出てくる。
そのほとんどは厚労省に報告が上がっていないケースだろう。
マスコミがやらないからこういう事実をほとんどの国民は知らないのだ!
マスコミは、権力に『デマ』とレッテルを貼られることがそんなに恐いのだろうか?

コロナ恐怖煽りもペテン！ワクチン絶賛もペテン！このペテンに、大衆はまだ騙され続けるのだろうか？

『コロナ論4』を読むべし！

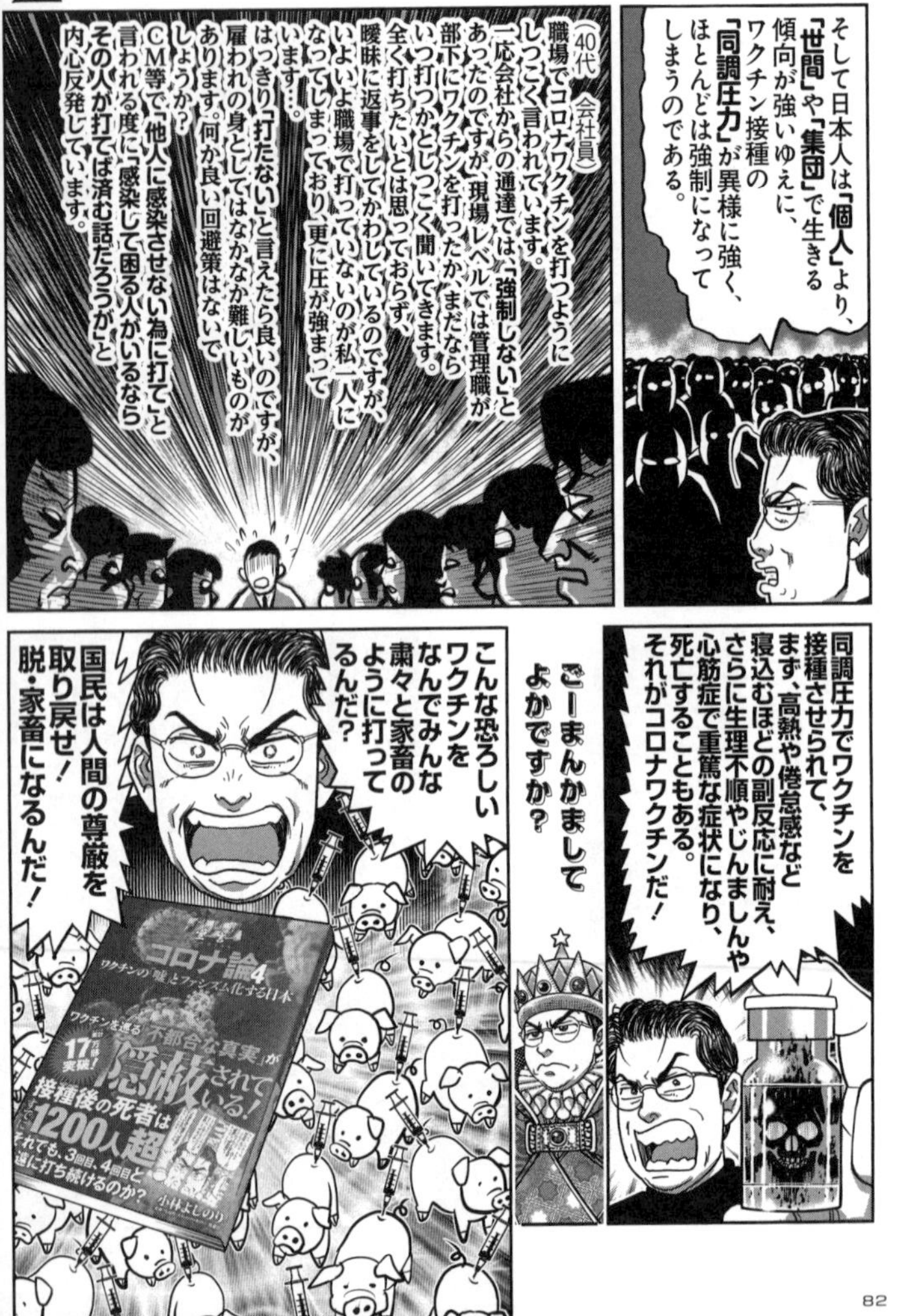

そして日本人は「個人」より、「世間」や「集団」で生きる傾向が強いゆえに、ワクチン接種の「同調圧力」が異様に強く、ほとんどは強制になってしまうのである。
（40代 会社員）職場でコロナワクチンを打つようにしつこく言われています。一応会社からの通達では「強制しない」とあったのですが、現場レベルでは管理職が部下にワクチンを打ったか、まだならいつ打つかとしつこく聞いてきます。全く打ちたいとは思っておらず、曖昧に返事をしてかわしているのですが、いよいよ職場で打っていないのが私一人になってしまっており、更に圧が強まっています…。はっきり「打たない」と言えたら良いのですが、雇われの身としてはなかなか難しいものがあります。何か良い回避策はないでしょうか？ CM等で「他人に感染させない為に打て」と言われる度に「感染して困る人がいるならその人が打てば済む話だろうが」と内心反発しています。
同調圧力でワクチンを接種させられて、まず、高熱や倦怠感など寝込むほどの副反応に耐え、さらに生理不順やじんましんや心筋症で重篤な症状になり、死亡することもある。それがコロナワクチンだ！
ごーまんかましてよかですか？
こんな恐ろしいワクチンをなんでみんな粛々と家畜のように打ってるんだ？
国民は人間の尊厳を取り戻せ！脱・家畜になるんだ！
コロナ論4
ワクチンの「嘘」とファシズム化する日本
ワクチンを巡る「不都合な真実」が隠蔽されている！
17万部突破！
接種後の死者は1200人超
それでも、3回目、4回目と
打ち続けるのか？
小林よしのり

特別対談

施光恒×小林よしのり

九州大学大学院比較社会文化研究院教授

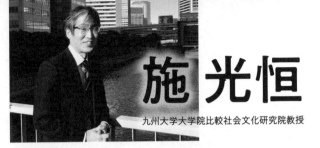

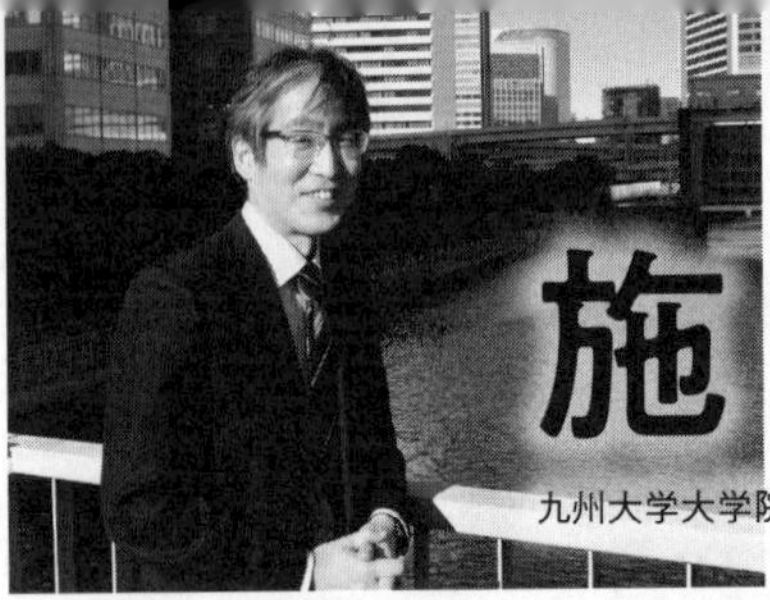

施光恒

九州大学大学院比較社会文化研究院教授

同調圧力という「悪」と規範遵守という「善」——

コロナ禍で見えた日本人の肖像

鵺《ぬえ》のごとく見えないウイルスの脅威と対峙してから2年——。世界と比べても死者・重症者の数は格段に低く抑えられていたにもかかわらず、感染拡大当初から日本社会は混乱を極めた。メディアは未知なるウイルスをセンセーショナルに報じ、このあいだ「専門家」という名の御用学者が多数登場。政治はポピュリズムに引っ張られ、世界に誇る医療体制はあっけなく崩壊した……。我われ日本人は何を見誤ったのか？　そして、これからどこに向かおうとしているのか？　2021年12月、九州大学大学院教授の施光恒氏を招き、コロナ後を見据えた日本社会の再生について語ってもらった。

小林よしのり

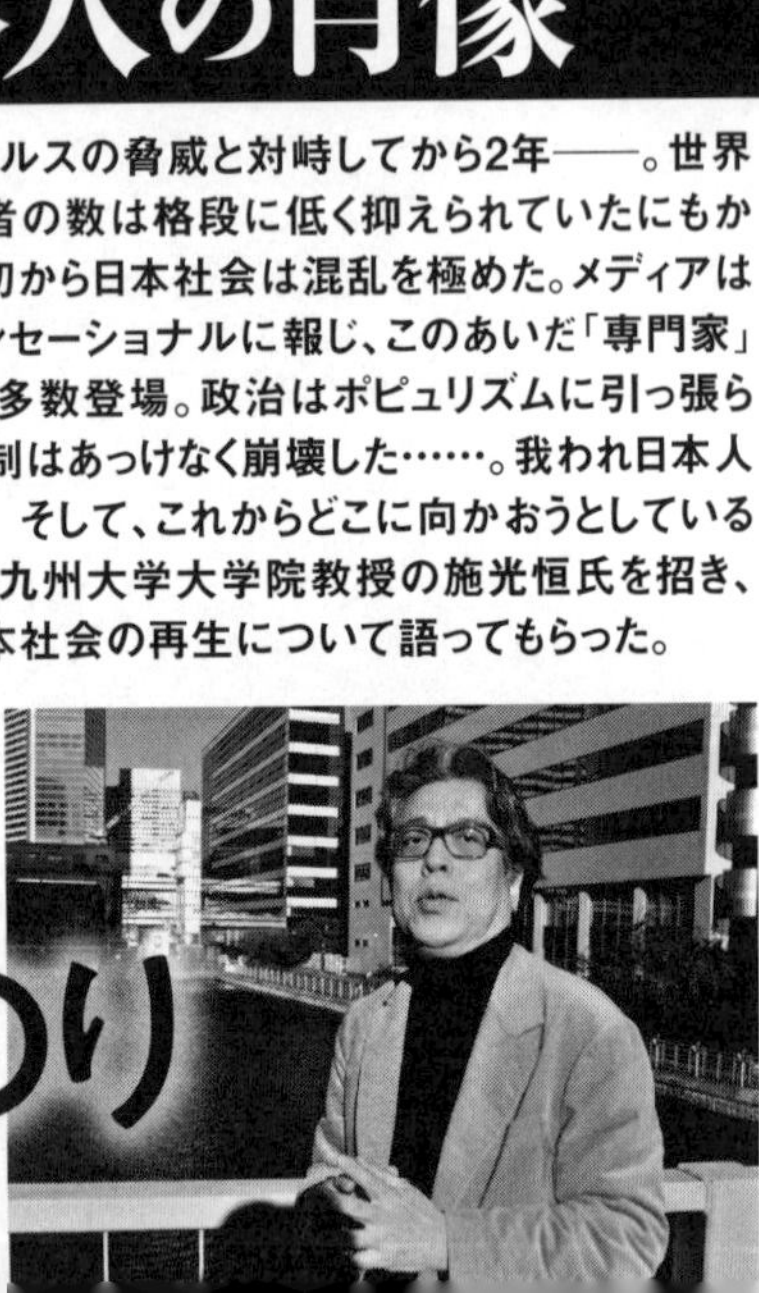

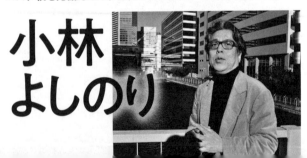

小林　丸二年にも及んだコロナ禍では、「日本特有」とも言えるさまざまな問題が浮き彫りになった。国民はコロナを恐れる余り自ら進んで自由を権力に差し出し、緊急事態宣言の発出をおねだりする……。一方、政府はそんな国民に阿《おもね》って、緊急事態宣言やまん延防止等重点措置（まん防）など著しく私権の制限を伴う政策を濫発。政府は分科会（新型コロナウイルス感染症対策分科会）の提言に突き上げられ、総合知をもって政策決定ができなかった。ワイドショーをはじめとするマスコミは、視聴率を稼ぐためにコロナの恐怖を今も煽り続けている……。その結果、日本は欧米各国に比べて感染者も死者も桁違いに少ないにもかかわらず、経済や社会へのダメージは先進国の中で突出して深刻なものとなった。コロナ禍のそんなバカ騒ぎを一刻も早く葬り去るために、わしは『コロナ論』を描き続けたわけだが、状況に変化は見られず、ついに第5巻まで版を重ねることに……。こうした窮状を招いたのは、日本人という民族の特性に根本的な理由が潜んでいるからではないのか？　そんな疑念もあって、今回「日本人論」について多くの著作や論考がある九州大学大学院教授の施光恒さんと共に、問題の本質を探りたい。

施　ご指摘のように、政府のコロナ対策と国民の行動は、日本と諸外国では大きく異なります。

小林　2021年12月から、新型コロナが変異したオミクロン株による感染が拡大し始めたが、基本的にすべてのウイルスは、変異によって感染力が強まれば毒性は弱まっていく。ウイルスと宿主の関係は必ず「動的平衡」に向かうので、新型コロナウイルスは「新型」ではなくなり、やがて季節性インフルエンザなどと同じように、毎年流行する常在の風邪ウイルスに姿を変えていくのは当然のこと。どんなウイルスも宿主が免疫を獲得するにつれ、ほどほどに宿主と均衡して共生する「動的平衡」に向かっていく。宿主を殺してしまえばウイルス自身も生き残れないので、そんなことはせず、宿主の免疫が弱ったときに感染する程度のウイルスだけが残っていくというわけです。政府は性懲りもなく2021年に入ってまん防を実施したが、何の意味もない。単に経済を痛めつけるだけだ。

施　中国のように強権を発動して、頑《かたく》なに「ゼロ・コロナ」を目指しても到底実現などできない。自然の摂理で「ウィズコロナ」に向かうということですね。

小林　そうです。しかも、オミクロン株はこれまでのコロナのように、ヒトのACE2受容体に結合するのではなく、喉元の粘膜細胞に結合して感染するから、もはや普通の風邪と変わらん。オミクロン株はデルタ株に比べて、感染力は最大3倍とされる一方、日本に先んじて感染爆発が起きた英国の保健当局によれば、毒性は大きく低下。重症化率はデルタ株の30~50%にまで下がっているという。オミクロン株の症状は喉に痛みが出て、発熱もあり、体が怠《だる》くなるが、葛根湯を飲んで数日寝ていればすぐに治る。わしは「とてつもなく軽い風邪がきた！」と喜んでいたくらいだよ。

施　(笑)。

小林　ところが、専門家やメディアはコロナの恐怖を煽ることをやめず、今度はデンマークやインド、フィリピンで流行しているオミクロン株の亜型「ステルス・オミクロン」が危ないなどと騒ぎ立てる始末……。振り返れば、2020年初頭の感染第1波のときは「このままでは2週間後、東京はニューヨークのようになります。地獄になる！」と岡田晴恵白鷗大学教授が脅しめいたことを言い放ち、その後も、日本では感染が拡大していないのに「米国で感染者数が過去最多に！」などと事情の違う海外の報道をそのまま垂れ流してきた。それに視聴者である国民が振り回され、コロナ禍が始まって以来、世界の感染状況を見ては一喜一憂することを繰り返してきたわけだ。日本人は〝グローバリズム脳〟に侵されているんだよ。

施　日本人には酒に弱い下戸が少なくないが、白人にはほとんどおらず、水のようにビールやワインを飲みますよね。こうした見方に異を唱える人は極めて

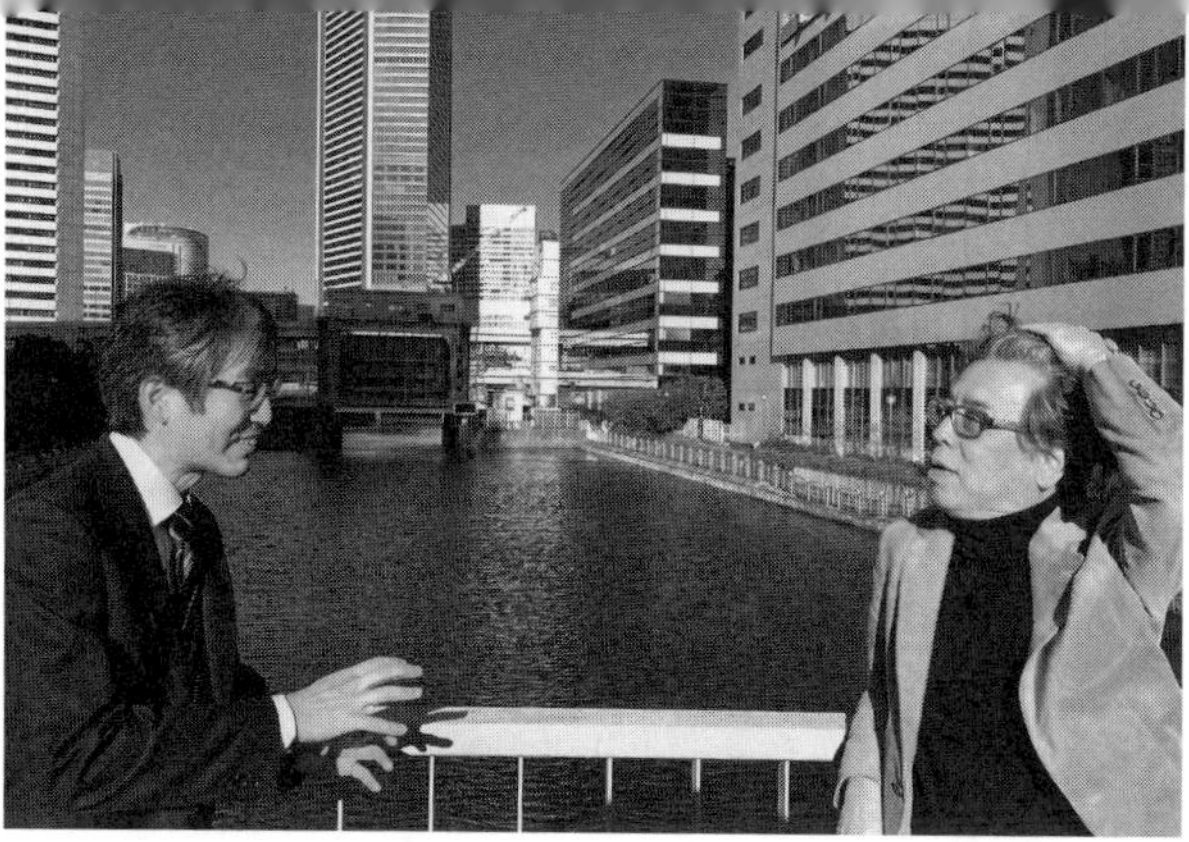

稀です。これと同じように、ウイルスに対する免疫力や感染したときの症状も、国や地域によって違うのは当然の話。新型コロナでいえば、日本は古くから〝旧型〟のコロナウイルスに晒され、長い時間をかけて免疫を培ってきたので、日本人の死者は欧米に比べて非常に少ない、と考えるのが妥当でしょう。ところが、不思議なことにこうした発言をする人が日本にはほとんどいない。

小林　わしはコロナ禍が到来する遥か前から、かれこれ20年以上グローバリズムに反対してきた。国境の壁を限りなく低くして、ヒト・モノ・カネ・サービスを自由に行き来させるグローバリズムが世界に広がれば、当然、ウイルスだって国境を越えてくる。こうした危険性をずっと警告してきたが、誰も耳を貸さなかった。しかしながら、今やコロナの感染拡大を防ごうと各国とも競うように鎖国政策を押し進めている。笑えるのは、EU（欧州連合）までもが一度は取り払った国境を封鎖したこと。EUに緊縮財政を強いられたイタリアは、コスト削減のために医療機関を減らしたものだから、あっという間に医療崩壊を起こした。新型コロナには、グローバルな対処法など存在しない。ましてや、国や民族によって感染者数も死者数も違うのだから、国柄や国民性に合わせて国家ごとの対策をとるしかないんだよ。それなのに、わしが「感染者数や死者数、症状の出方は国や地域によって違う」と主張する動画をYouTubeに投稿すると、厚生労働省が発表している統計的なデータに基づいて話していてもたちまち削除されてしまう。

コロナウイルスの感染拡大を加速させたグローバリズム

施　コロナに限らず、ウイルスに感染したときの症状が地域や民族によって異なるのは当然です。それにもかかわらず、こうした違いを認めないのは、小林先生が言うようにグローバリズムに毒されているからでしょう。他の国を規範にしてこそ知識人、というような妙な風潮が日本にあるのです。一方で、「国によって人々の免疫力や体質は違うのだから、対策が異なるのは当然」などと言うと、「ナショナリスト」「人種主義」（人種間に根本的な優劣があるとする思想）のレッテルを貼られかねない。

小林　わしはコロナワクチンは有害で危険としか思っていないが、ワクチンを製造するメガファーマ（巨大製薬企業）が全世界で治験を行っているのは、ワクチンの効果や副反応に人種によって差があることが前提となっている。だからこそ、わしは「国や地域によって感染の度合いは異なる」と主張しているのに動画は次々と削除される……そんなのダブルスタンダードじゃないか！　だが、〝グローバリズム脳〟に侵された日本人は、些《いささ》かの疑問も抱かない。施さんが指摘したように、わしは自他ともに認めるナショナリストだから、わしの主張がいくら正しくても問答無用で嫌悪され、四方八方から批判される。この国では、今や「ナショナリスト＝悪」になってしまった。

施　それは知識人を自任している人が、ナショナリストはいくら叩いても構わないと考えているからでしょう。米国のトランプ前大統領があそこまで学者や大手マスコミから叩かれたのも同様の理由です。トランプは米国第一主義を掲げたように、世界から国境をなくし一つに束ねようとするグローバリズムを退け、多数の国々が共存共栄する世界を信奉するナショナリストでした。EUやNATO（北大西洋条約機構）と距離をとり、国際連合からの脱退を仄《ほの》めかしたりしたのは、いわば自然なことだったのです。ところが、EU統合や国連中心主義、グローバル市場の実現こそが人類の進歩だと考えるグローバリストや、地球市民を自任する人々（その多くが「知識人」を自任）からは、トランプの姿勢は野蛮で未成熟、後ろ向きにしか見えない。だから、あれほど嫌悪されて「孤立主義者」「極右」などとメディアの袋叩きに遭ったというわけです。

小林　トランプは、大統領に就任すると公約通りすぐにTPP（環太平洋経済連携協定）からの離脱を表明したが、日本の言論人の大多数が批判するなか、わしは快哉《かいさい》を叫んだものだ。世界一の経済力を持つ米国が外れればグローバル市場の典型であるTPPは不完全なものとなり、日本は米国のグローバル資本の搾取から免れることができる、と期待したんだよ。その意味では、トランプは日本の国益にも寄与したわけだ。

施　そのトランプ政権で、NSC（国家安全保障会議）の報道官を務めたマイケル・アントンが、2019年4月に外交誌『フォーリン・ポリシー』に「トランプ・ドクトリン」という論説を発表しています。この中で何度も引用していたトランプ政権の外交政策の基盤となる書物が、私も解説文を寄せた『ナショナリズムの美徳』（東洋経済新報社）です。著者であるイスラエルの政治哲学者ヨラム・ハゾニーは同書で、自由と民主主義を守るのは国民国家であると主張し、誤解されがちなナショナリズムの価値を再評価すべきだと述べています。その一方で、一見、自由で平和をもたらすと考えられているグローバリズムは、実のところその中身は専制政治と同じで、帝国主義の一形態だと警鐘を鳴らしているのです。トランプ大統領は同書の影響を受けていたと見ていいでしょう。

小林　確かに、トランプ政権はグローバル市場で大きな経済成長を遂げた専制主義国家の中国に貿易戦争を仕掛けたが、グローバリズムと専制主義を同根のものと見做していたのかもしれん。

施　トランプ大統領が同書から強く影響を受けたと窺えるのが、2019年9月の国連総会での一般討論演説です。「右翼」、「時代遅れ」などと誤解されることの多いナショナリズムの本質を、平易な言葉でわかりやすく説いているので、少し長くなりますが紹介します。

「愛する我が国と同様に、この会議場に代表を送っている各々の国はそれぞれの歴史と文化と伝統を慈《いつく》しんできました。それらは、守り、祝福するにふさわしいものですし、我われに並外れた可能性や強さを与えるものでもあります。自由な世界は、各国の基盤を大切にしなければなりません。国々の基盤を消し去ったり、置き換えたりしようなどと試みてはなりません」

「あなたがたが自由を欲するならば、祖国を誇りに思いなさい。民主主義を欲するならば、あなたがたの主権を大切にしなさい。平和を欲するならば、祖国を愛しなさい。賢明なる指導者たちは、いつも自国民の善と自国を第一に考えます。未来はグローバリストたちのものではありません。愛国者たちのものなのです。主権を持ち独立した国々こそ、未来を有するのです。なぜならば、このような国々こそ自国民を守り、隣国を尊重し、そして各々の国を特別で唯一無二の存在にしている差異というも

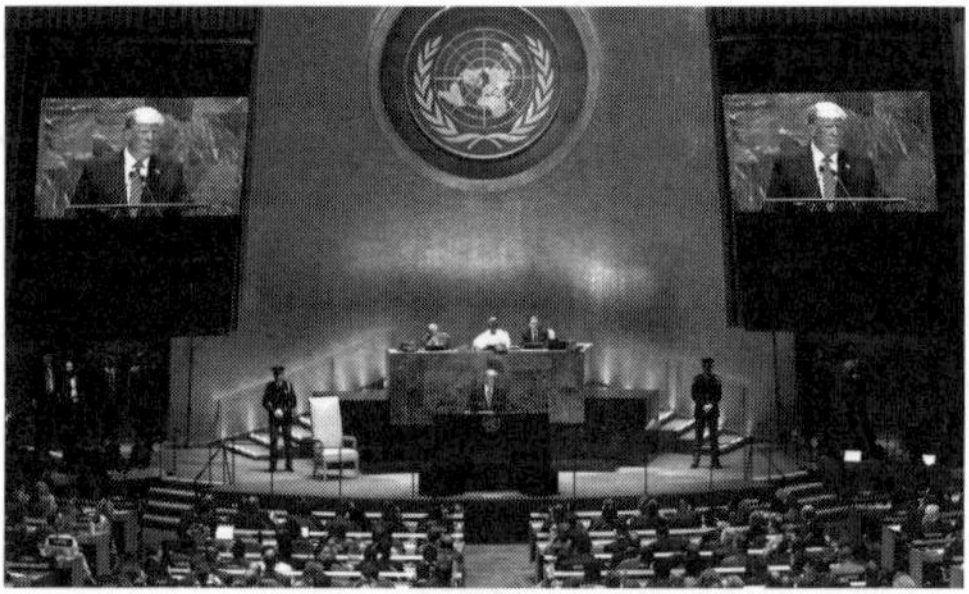

2019年9月24日、国連総会の一般討論演説で米国のトランプ大統領（当時）は、対立が激化するイランや中国に強硬姿勢を打ち出した。一方で「米国は平和を心から求めるすべての人々と友好関係を結ぶ用意がある」とも言及している　写真／時事通信社

のに敬意を払うからです」

小林　なかなかいいことを言っているじゃないか！　世界の国々には、それぞれ国の在り方や歴史、文化があり、それを互いに尊重するのは当然のことだ。

施　ところが、内外のメディアはこれをほとんど報じなかった。例えば、日本経済新聞は「トランプ氏国連演説、対中・イラン強硬崩さず」と見出しを打ち、仏AFPも「トランプ氏、イラン制裁強化の構え　国連総会で演説」と同様でした。

小林　やはり、ナショナリストというだけで、米国の大統領でさえ嫌悪され、謂《いわ》れのない批判に晒されてしまうのか……。では、『ナショナリズムの美徳』で論じられている本来のナショナリズムとはどういうものなんですか？

グローバリズムの正体は実は帝国主義だった!?

施　著者のハゾニーは、西洋の政治の伝統には、理想的世界の在り方について、大きく二つのビジョンが常に存在してきたと言います。一つは、「多数の国々からなる世界」。それぞれの国が自分たちの伝統や文化、言語を大切にし、それを基盤とした国をつくり、こうした多数の国々が仲よく共存共栄している世界です。そしてもう一つは、人間の理性に基づいて、合理的で普遍的な単一の道徳やルールを見い出し、これを地球上にあまねく行きわたらせて統治する世界。謂わば、人類全体が一つの共同体に統合されるというビジョンで、すなわち「帝国」と言い換えられます。

小林　ということは、近年、自称・知識人たちが、あたかも理想郷《ユートピア》のように語っている世界政府の樹立は、実は、帝国を建設するのに等しいというわけだ。

施　この二つの理想的な世界の在り方のビジョンは、西洋に常に存在してきたものの、時代によってどちらが優勢であったかは異なる、とハゾニーは述べています。前者の「多数の国々からなる世界」の源流は旧約聖書の時代にまで遡り、イスラエルなどさまざまな「ネーション」が誕生し、それぞれの国が自分たちの神を戴いて信仰し、独自の掟やルールを守って暮らしていた。「帝国」が強くなったのは、キリスト教が国教化されたローマ帝国の時代で、周辺のさまざまなネーションや部族を、ローマ帝国が統治下に置きました。そして、「帝国」の時代はかたちを変えながら中世まで続きます。「国民国家」の伝統が復活したのは、宗教改革以降のプロテスタントが興隆してからのこと。第1次世界大戦後には、パリ講和会議で米国のウッドロウ・ウィルソン大統領が「ネーション（民族）の自決」を追求すべき理想として提唱します。ウィルソンは、それぞれのネーションが独立国家をつくることが、自由や平等などの進歩的理念を実現し近代化へ至る道だと考え、実際、欧州はこの道を辿りました。第2次世界大戦までの欧州は、多くの国々が平和共存する姿こそが人類の理想と考えられた「国民国家」の時代だったのです。

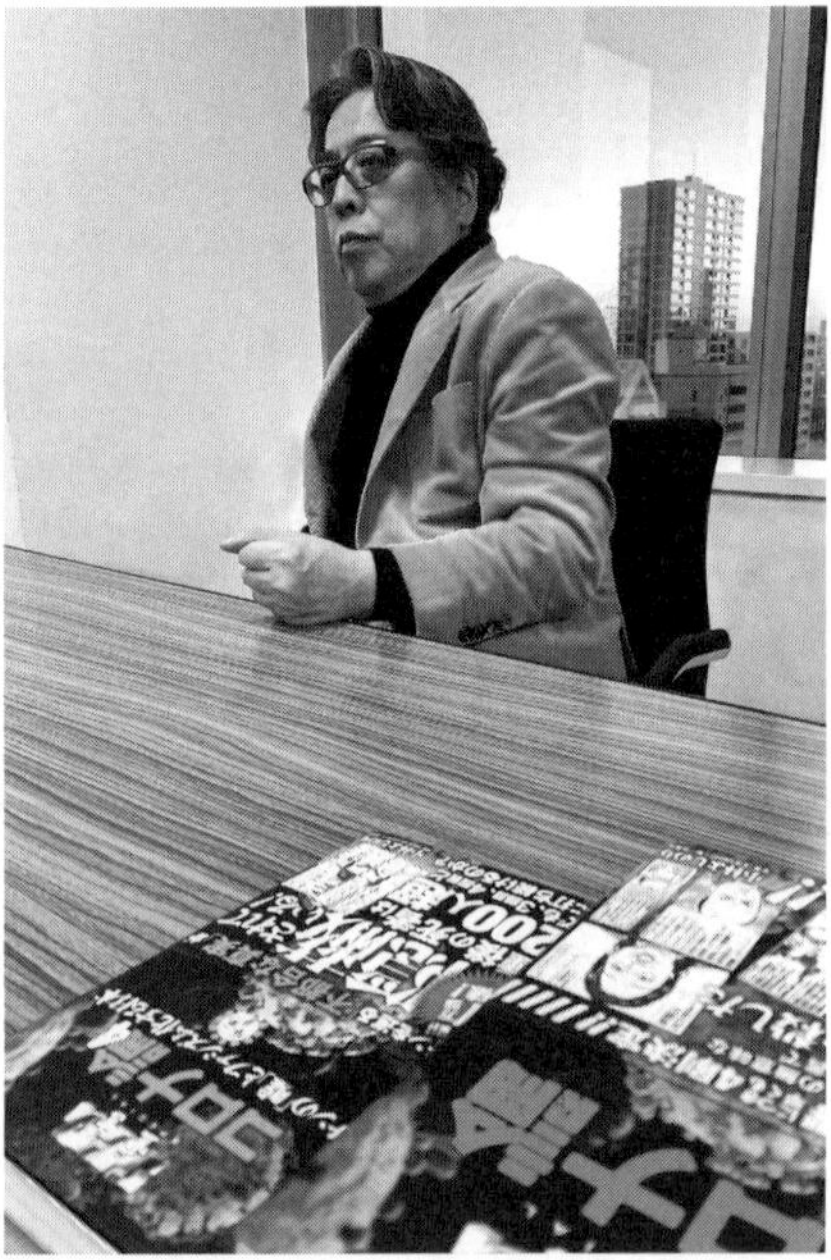

小林　ところが、現在では中国の習近平国家主席が「偉大なる中華帝国の復興」を公然と目指し、ロシアのプーチン大統領も

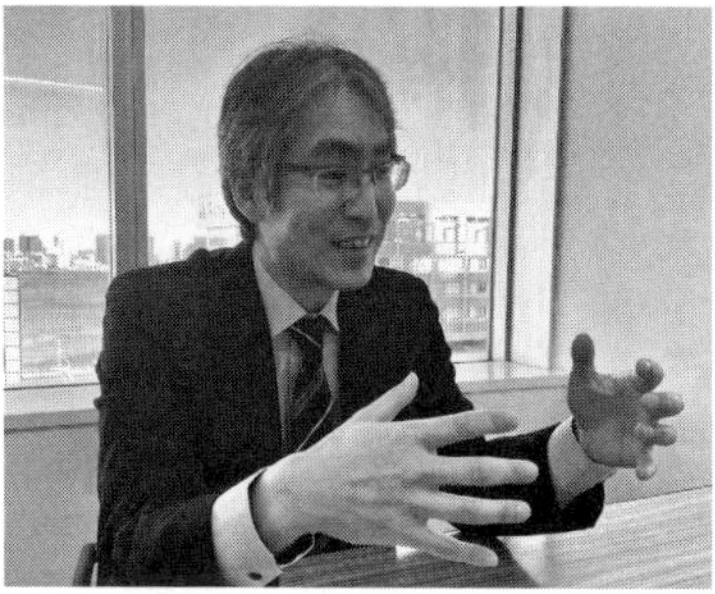

【PROFILE】
施 光恒（せ・てるひさ）
九州大学大学院比較社会文化研究院教授。政治学者。1971年、福岡県生まれ。慶應義塾大学法学部卒業後、英国シェフィールド大学大学院政治学研究科哲学修士（M.Phil）課程修了。慶應義塾大学大学院法学研究科後期博士課程修了。博士（法学）。著書に『リベラリズムの再生』（慶應義塾大学出版会）、『英語化は愚民化 日本の国力が地に落ちる』（集英社新書）、『本当に日本人は流されやすいのか』（角川新書）、『ナショナリズムの政治学』（共編著・ナカニシヤ出版）などがある

「大ロシアの復活」を掲げ、2人とも領土的野心を隠さない。中国は台湾を手に入れようと圧力をかけ、ロシアは今まさにウクライナに侵攻しそうな雲行きだ（この後、2022年2月24日に全面侵攻）。一方、中国やロシアを覇権主義国家と批判するEUにしても、拡大方針を採り続け、すでに域内は一つの国と言ってもいい。これらの国や地域はすべて「帝国」であり、今は帝国の時代ということになる。「国民国家」は衰退していくしかないのか。

施 ナショナリズムへの嫌悪が広まった大きな理由の一つが、第2次世界大戦下でユダヤ人を大量虐殺したナチス・ドイツの蛮行の原因を、欧米の知識人の大半がナショナリズムと誤って理解したことです。そもそも、ヒトラー自らが「第三帝国」と称したようにナチス・ドイツは帝国主義国家です。だが、こうした事実を誤読した知識人たちはナショナリズムを嫌悪し、コスモポリタニズム（世界市民主義）へと邁進する。彼らは国境を取り払い、自分たちの掲げる普遍的ルールに従えば、平和と経済的繁栄がもたらされると考えたのです。そして、実際に欧州では「国民国家」の役割を縮小し、EUを創設した。ハゾニーは、戦後の欧米や日本の知識人が目指していたのは、その実、帝国主義だったと看破《かんぱ》しています。だが、知識人たちは、グローバリズムやそれに伴う世界政府

の実現こそが進歩であり、世界の進歩と共に文化や言語、共同体は一つに収斂《しゅうれん》していくという。こうしてグローバリズムが広がっていくにつれて、「国民国家」は衰退していったのです。そして、このような進歩を理解しないナショナリストは頭が悪く、時代遅れで、野蛮な存在であり、ともするとナチス・ドイツのように牙を剝くかもしれない……と、知識人たちは考えるようになった。トランプが批判されたのと同じ理屈です。現在は、あまりにこうした傾向が強まり過ぎており、国家や地域、民族によって人々の体質に差異があるという当たり前のことさえ言いにくくなってしまっている。小林先生の動画が削除されたように、新型コロナについて、日本と海外では感染者数、死者数、症状も異なるという主張が通りにくいのは、こうした背景があるのでしょう。

小林　なるほど！　ナショナリストとして有名な国家元首の一人、ブラジルのボルソナロ大統領にしても、演説を聞いてみたら、非常に知的だったんだよね。なぜ世界中で野蛮人扱いされているのか理解できなかったが、確かに、ナショナリストとされる世界の国家元首や政治家はみんな、知識人から攻撃されている。

現在のグローバリズムの下では ワクチン批判すら「悪」となる

施　トランプに対しても、彼が掲げた米国第一主義は「国家レベルの利己主義」という批判もあったが、ナショナリストが自国を尊び、自国民を愛するのは当然のこと。ネット上などで、コロナワクチンの危険性を唱える者は非科学的で頭が悪いと攻撃されているのと一緒で、主張の内容の是非ではなく、誰が主張しているかで善悪が判断されている。

小林　わしはコロナワクチンは害悪だと思っているけれど、すべてのワクチンが有害とまでは言ってない。ただ、わしはそもそもどんなワクチンも打たないんだけどね。インフルエンザが流行していてもワクチンなど打たず、感染には細心の注意を払っているし、仮に感染しても医者になんて行かずにいつも自力で治している。というのは、わしは人体に備わっている奇跡のような免疫機構を信じているんですよ。新型コロナに限らず、ウイルス感染症はある程度の人数が感染して、集団免疫を成立させなければ終息していかない。つまり、感染は必要なんです。韓国は、大量のPCR検査と感染者の早期発見・隔離を柱とする防疫体制「K防疫」を世界の手本と自画自賛していたが、オミクロン株による感染が爆発的に拡大し、1月26日には政策の転換を余儀なくされた。「K防疫」を徹底することで、国民のウイルスへの曝露、感染が抑えられ、免疫力が低下したのが感染拡大の原因だと、韓国メディアが珍しく自国を批判する記事を出したが、その通りだよ。社会があまりにもデオドラント化したら、人々の免疫力は低下してしまう。

施 政府や分科会は、感染者が増加するたびに人流の抑制を訴えているが、第5波が到来したときに日本は五輪を開催しており、街の人出が減らないことがニュースになったくらいでした。ところが、感染者数は自然と減少に転じ収束していきました。そもそも、人流が感染拡大と密接に関係するのであれば、東京の満員電車でなぜクラスターが多発しないのか、素朴に疑問です（笑）。ところが、どうやら多くの日本人は政府や分科会の主張を信じているらしい。

小林 日本人は昔からお上《かみ》に従順で、伝統的な権威に弱い。一方で、憲法を遵守する精神が諸外国に比べて欠如しているように、法による支配という考えが希薄で、むしろ慣習に従う傾向が強い。これに対して、個人主義が伝統的に強い欧米では、法治主義ではあるものの、ロックダウンのように私権を大きく制限するような政策には大規模なデモを行うなど、国民は政府に激しく反発する。日本で緊急事態宣言が発出されると、法によって規制されたわけでもないのに、自ら進んで政府の「要請」に従って自粛していったのとは大違いだ。

施 日本の秩序のつくり方は、厳しい言い方をすれば相互監視的。ただ、いい面もあって、これは日本の子供の育て方に実に顕著に表われている。日本人は、素直で優しいよく気がつく子になってほしいと考えるので、お互いの気持ちを察して、相手に迷惑をかけないような人間に育てていきます。日本では、国民の一人ひとりが敏感な調整主体となって、秩序を安定させている。歴史的に日本人がとり続けてきた戦略と言っていいでしょう。島国である日本では、民族の移動や外敵の侵略はほとんどなく、土地に根差した定住型の社会を長きにわたって保持してきました。その結果、他者との軋轢《あつれき》を避け、互いに気を配り合い、長期的な信頼を大切にする規範意識が発達します。日本は「気遣い」のような温和な方法で、秩序を維持してきたのです。

小林　なるほど。先ほど日本人は法で規制されたわけでもないのに、自ら進んで自粛に走ったと言ったが、そもそも法の規制を必要としないことが日本の秩序の特徴ということか。

中国は強権、欧州は法と罰則 日本は「文化」で秩序を保つ

施　おっしゃる通りです。日本の秩序形成の根底には、気遣いのような慣習や常識、伝統などの非法律主義的で非権力的なもの……つまり、「文化」が横たわっている。これに対して、大陸国家の中国やロシアでは、異民族に繰り返し攻め込まれ、人々の流動性が非常に高かったので、文化が秩序を形成する力を持たず、政治権力によって秩序をかたちづくってきました。他方、欧米は中国やロシアほど外敵に侵略されなかったものの、日本ほど平和ではなかったので、両者の中間的な性格を持つことになった。だから、秩序は法と権力によって形成され、これによって国家を統治してきたのです。

小林　施さんが指摘した中国やロシアのような大陸国家、日本のような海洋国家、そしてその中間的な性格を持つ欧米の秩序の違いは、コロナの感染拡大を防ぐために行われた各国の政策の違いにそのまま当てはまりそうだ。2020年4月、日本で初めて緊急事態宣言が発出され

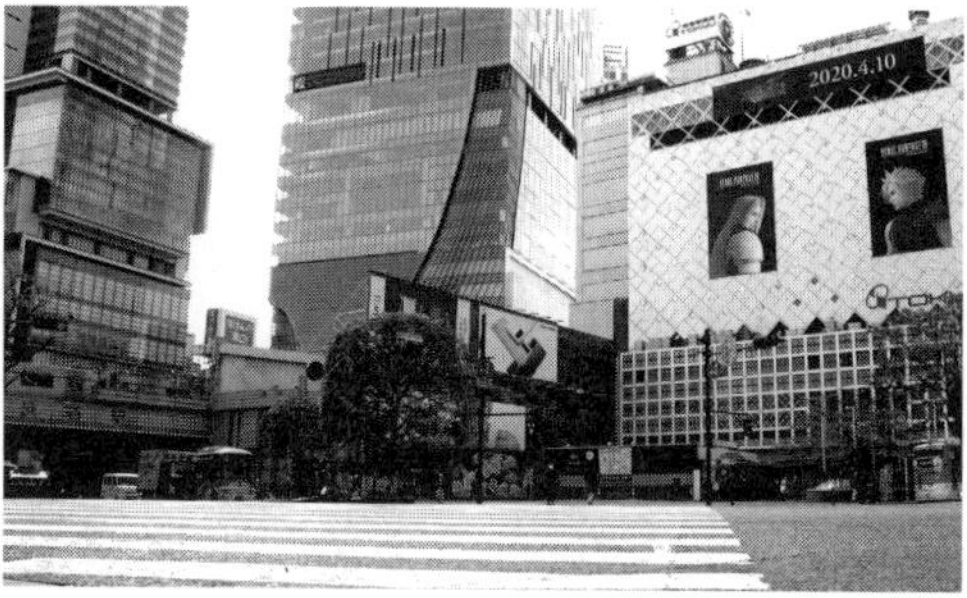

2020年4月11日、1回目の緊急事態宣言後、最初の週末を迎えた東京・渋谷駅前のスクランブル交差点。普段は若者でごった返す街から人影が消えた。「罰則なし」の行動制限に、若年層を含めた日本人の大多数が従った結果だろう　写真／朝日新聞社

たとき、これに先立ち強力なロックダウン（都市封鎖）を行っていた諸外国からは、行動制限をあくまで「要請」にとどめ、しかも「罰則なし」の宣言では効果が期待できない、と批判や疑問が多く寄せられた。余計なお世話だが、欧米では外出禁止令が出され、違反者には罰金を科し、場合によっては逮捕・拘束までされたのだから、日本の措置が甘いと言いたいのも理解できる。

施　一方、中国は厳格なロックダウンを強行するのと同時に、IT技術を駆使して国民の個人情報を把握し、プライバシーなど知ったものかと人々の行動を監視・統制しました。中国ほど酷くはなかったが、韓国でも国民のクレジットカード取引の情報や街中の監視カメラ映像などを利用し、プライバシーをないがしろにして感染者を追跡していた。こうしたデジタル技術を駆使した感染制御策は、台湾、香港、シンガポールなど、東アジアの国や地域でも行われています。諸外国のコロナ対策に比べれば、日本の「罰則なし」の緊急事態宣言は確かに甘い。ところが、感染者数や死者数を世界最低レベルにとどめ、もっとも感染を抑え込んだのは日本だったのです。

小林　広く知られているように、緊急事態宣言を発出したときにはすでにピークアウトしていたのだから当然だよ。もともと日本人はコロナに対する免疫を

持っていたし、さらに宣言発出前に国内に入り込んだ武漢株が流行し、免疫の「軍事訓練」を積んでいた。つまり、緊急事態宣言に感染拡大を抑える効果などないんだよ。とはいえ、当初、日本の緊急事態宣言を厳しく批判していた海外メディアが、手のひらを返したように「日本の奇跡」などと驚嘆し、非常に高く評価する記事を載せていたのを覚えているよ。

施　日本が第1波の感染を「罰則なし」の「要請」だけであれほど抑え込めた要因は、日頃から手洗いやうがいを励行し、外出時にはマスクを着けるなど、国民の高い衛生意識が一因であることは間違いないでしょう。ただ、最大の要因は、国民の規範意識の高さと、そこから生じる自発的な協調行動と考えられます。外出自粛や商店の休業など、政府や自治体の要請はおおむね守られ、人と人との接触機会は全国的に大幅に減少しました。街を歩けば、マスクを着用していない人は見当たらず、スーパーやコンビニではどの店にもレジ前の床に適切な対人距離を促す足跡のマークが貼られ、レジには店員と客のあいだを仕切るアクリル板やビニールカーテンが設置されたのです。これらの行動で感染拡大を抑え込んだのかどうかは別にしても、こうしたことがすべて国民の自発的行動によって行われたのは事実であり、日本の秩序の特質をよく表しています。

小林　わしは、法的根拠もなく私権を著しく制限する緊急事態宣言には批判的な立場だし、これにおとなしく従う国民の態度

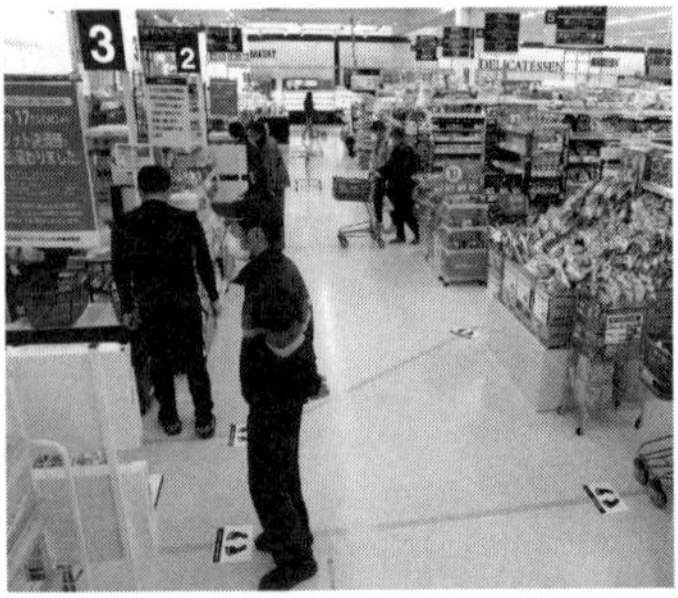

コロナの感染拡大第1波が到来すると、全国のスーパーではレジに飛沫対策のビニールシートが設置され、会計に並ぶ客が社会的距離を保つための「足跡マーク」が床に貼られた。客の側も店の指示に従い、日本人の高い規範意識が示された格好だ　写真／朝日新聞社

も理解し難いものだった。「要請」ベースでも効果があったことに味をしめた政府は、その後も緊急事態宣言やまん防を濫発するわけだが、こんなことが許されていいのか。

施　日本が諸外国のように厳しいコロナ対策を講じたかといえば、憲法上の制約があり、国民の合意を取りつけることも難しい。もともと政府の強硬な姿勢を嫌う国民感情もあり、不可能だったと言わざるを得ません。今後もほぼ不可能だろうし、実際そのようになっている。ただ、そんな甘い対策でも感染を抑え込めたのは、日本人の規範意識の高さや自発的に行われた協調行動、優れた衛生意識……つまり文化的な要因からです。今回のコロナ禍に際しては、欧米は法とこれに基づく強力な罰則で対処し、中国は政府による国民生活への全面的な監視・管理政策で、徹底的に感染を封じ込めようとしました。これに対して、日本は文化を活用したと言っていいでしょう。

日本人の「規範意識」はコロナ禍では両刃の剣に

小林　ただ、こうした日本人の規範意識や協調性の高さは、強い同調圧力が働く素地にもなっている。いわば、両刃の剣でしょう。

施　マスクの感染防止効果を理解しているかどうかにかかわらず、「白い眼で見られるのが嫌だから」「政府や専門家が言っているから」と、多くの日本人が何の疑問も抱かずに公共の場でマスクを着けているのは、文化が悪いほうに働いた典型的な例ですね。コロナワクチンの接種後の死亡例が1400人以上に積み上がっていても、深く考えようともせずワクチンを打ってしまうのは同調圧力によるものでしょう。ただ、日本人は世間の目だけを気にして行動しているわけではなく、自律性や批判精神もちゃんと持っています。人目を気にして社会の規範を守るような振る舞いが決して褒められたものではないということも理解している。

小林　ホントに？　コロナ禍の日本をずっと見てきて、とてもそうは思えないんだよなぁ……。

施　例えば、日本人なら誰もが知るドラマ『水戸黄門』（1969年よりTBSにて第1部放送開始）には必ず悪代官的なヒール役が登場しますが、当然ながら、悪代官が世にはばかる物語にはなっていない。天下の副将軍という素性を隠して全国各地を漫遊して、広く世間を知り、身分の上下を問わず民の声に耳を傾ける黄門様に従いましょうという物語になっています。いわば、黄門様はお天道様のメタファーのようなもので、日本人にとって理想的な倫理観を体現している。日本人の倫理感がどのように発達していくのかを考えると、年齢を重ねて経験を経るうちに多くの他者の目を意識するようになり、やがてこれが統合されて、世間の目を気にするようになる……こうした育みを前提としています。ところが、世間を重視していても、世間の目が間違えることもある。というのは、世間は私という一個人の感情や嗜好、過去を知っているわけではないからです。私のことは私が一番よく知っている場合が多い。

小林　その通り！　だから、わしは健康診断なんか信じていないし、受けようとも思わん。わしの体のことは、わしが一番よく知っているに決まっとる。自分の感覚では健康で体調もいいのに、下手に病院なんかに行って、病名を付けられるからホントに具合が悪くなる（苦笑）。

施　実は、日本人も世間がいつも正しいわけではないことをよく理解しています。だから、日本では「世間に従いなさい」とは言いませんよね。そうではなく、「世間はわかってくれなくても、お天道様は見ている」という倫理観に落ち着いている。例えばコロナ禍では、世間はこう言い、マスコミはこう報じ、専門家はこう主張しているが、別の専門家はこうも言っていた……つまり、他者の誰が言っていることが正しいのか、いろいろ比較して自分の中で考えるのが、日本人の本来の倫理であり道徳なのです。ただ、現在では、このような高みに達している日本人は、残念ながらあまりいない。先ほど述べたように、日本には日本なりの自律性や批判精神の育み方がありますが、グローバルなものの見方が幅を利かせた結果、日本人は日本固有の倫理的・道徳的発達や成長を追求しようとしなくなってしまった。グローバリズムの悪しき影響です。

小林 グローバリズムの下ではドメスティックな考えや価値観は一蹴されてしまうのがオチだよ。

子供に接種の判断を迫る自称「インテリ」の親たち

施 現在、日本のインテリを自任する人々のあいだでは子育ても歪《いびつ》に様変わりし、幼少期から自我を形成させようとして、小学生の子供に「自分の人生は、自分で決めなさい」と言ったりしている。日本の子育てが、知らぬ間にグローバリストが信奉する一神教的な姿に変わっていたことに驚きますが、「自分で人生を決めろ」なんて言われても小学生にわかるわけがない（苦笑）。また、最近では、ジェンダーの平等やLGBT（性的マイノリティ）の権利向上にコミットするのが流行のようになっており、中学校で性自認（自分の認識している性）が女性という男子生徒のために、学校側がスカートの制服を選べるようにしたりしています。LGBTの権利を否定するつもりはありませんが、さすがにやり過ぎでしょう。なぜなら、中学生の時点で自我は完成しておらず、そのときの本人の判断が合っていたかどうかは、後に自我ができあがったときに初めてわかるからです。ところが、この学校のような考え方や試みを実践するのがリベラルな大人の務めだとして、日本中でこうしたアクションが持て囃《はや》されている。子供の自我形成のためには、最初は世間の目を意識させ、社会通念をある程度教えるべき、と私は思うのです。世間から見て自分はどうなのか、と考えることで自我は育まれる。ステレオタイプかもしれないが、いったん世間の目に映る自分を意識し、「でも、本当の自分はこうではないか？」と世間との対話を繰り返しながら、徐々に気づきを深め、個性的な自我を確立していくのです。

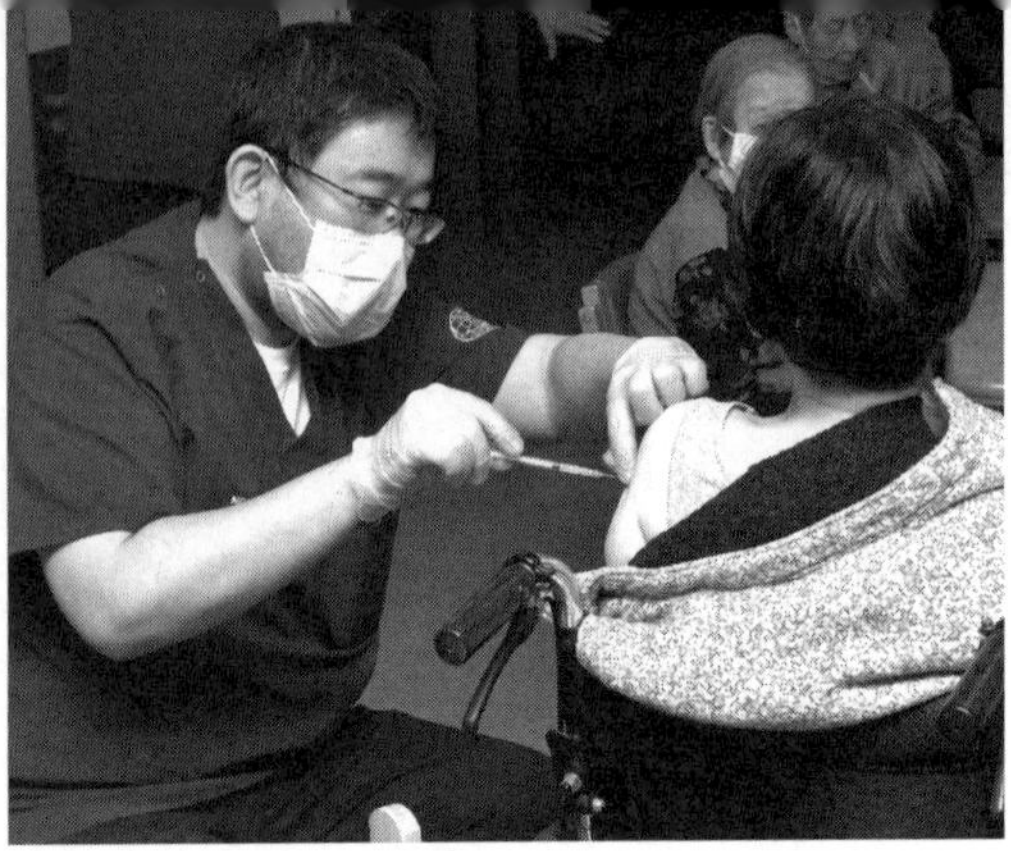

2021年の年末、ワクチンの3回目接種を押し進めるため、ワクチンの広告塔である忽那賢志大阪大学教授自らが大阪府内の老人施設に登場。本人の「ブースター接種しまくれることになりました」とのツイートも話題に　写真／朝日新聞社

小林　世間も社会通念も知らないまっさらな状態の子供が、「オマエはどの人生を選ぶのか？」と問われたら、そりゃ答えようがないよ（苦笑）。ところが、今の日本では、判断力が覚束《おぼつか》ない子供に大人が重大な選択を迫っている。コロナワクチンに関しても、子供にリスクとベネフィットを説明したうえで、接種するかどうかを選ばせる親が現実にいるんだよ。わしが親だったら、絶対に打たせん！　ところが、国策によって接種があたかも是であるかのような社会通念がすでにできあがっており、世間と対話すると判断を誤ることになる……。結局、自分の中に確固とした価値観を築いていなければ、まともな判断はできない。

わしが物事を判断するときは、「このワクチンは怪しい！」というふうに、常識に基づくある種の直感が発動するかどうかに依拠している。インフルエンザワクチンの副反応による死亡事例は1シーズンにわずか数人程度なのに、コロナワクチンではすでに1400人以上も死んでいる（2021年12月現在）。70年近く生きてきて、過去の経験に基づいて物事を判断するわしからすれば、どう考えてもコロナワクチンは危険だ。そういえば、先日の『羽鳥慎一　モーニングショー』（テレビ朝日）が、珍しく有益な情報を放映していた。医師が接種前に準備すべきこととして「ペットボトルの蓋を開けて枕元に置いておく」と注意喚起しており、なぜかと思ったら、自分で蓋を開けられなくなるほど衰弱するからと、重篤な副反応の例を紹介していた。ワクチン接種を全力で推奨する『モーニングショー』が、図らずもワクチンの危険性を全国放送したというわけだ（笑）。それほどの重篤な副反応をかなりの高確率で引き起こすワクチンは、やはり危ない！ それが、わしの社会通念なんだよ。

施 社会通念や世間の目は唯一絶対のものではなく、さまざまなかたちがあるのが本来の姿ですからね。

小林 コロナワクチンの宣伝に余念がない忽那賢志（大阪大学教授）は、「自分のように高血圧で肥満で、重症化リスクが高いオヤジを助けるために、子供もワクチンを接種しなければならない」とバカなことを言っている。これが彼の社会通念なのかもしれないが、まずはオマエが痩せろ！ なんでオマエのために、安全性が確認されていないワクチンを子供が打たなきゃならんのだ!!

施 政府は5～11歳の子供へのワクチン接種を始めますが（2月末より接種開始）、日々鍛錬している屈強な自衛隊員でも接種後に寝込んでしまうようなワクチンを、体力的に劣る子供に打っていいのか、甚だ疑問です。ワクチンの投与量は欧米での基準をそのまま日本人にも用いており、欧米人と日本人の体格差がまったく考慮されていない。日本人の成人の平均体重は男性が約70kg、女性は約50kg。一方、米国人は男性が約90kg、女性が約75kg。日本人男性は米国人の1.3倍、女性は1.5倍のワクチンを接種していることになる。成人でさえ過剰に摂取しているのに、12～18歳の子供にも同じ量を投与している。厚労省や専門家は問題ないと強調していますが、私の社会通念に照らし合わせれば疑念は拭えません。

小林 コロナ禍では、日本人の死生観も浮き彫りになった。わしは喘息持ちで、子供の頃から親に「あなたは20歳まで生きられない」「生命保険をたくさん掛けてある」と言われて育ってきたので（笑）、21歳から後は余生みたいなもの。長過ぎるくらいだよ（苦笑）。1980年代、作家で写真家の藤原新也が出版した『メメント・モリ』が若者のあいだで人気になり、当時、死生観を語るのが一種の流行となった。わしはそのときのブームを見て、普通の日本人ならいざというとき「死」に向き合う覚悟くらいあるのは当然と思っていたんです。ところが、コロナ禍になって周りを見回すと、そんな人は全然いなかった。それどころか、高齢者が浅ましく生にしがみついているのを目の当たりにして、カッコつけるためにさもわかったふうにみんな死生観を語っていただけだったのかと、愕然としました。欧州の人々は狩猟民族だから、死を賭してでも危険な外部に出て行かなくてはならなかったが、日本人は農耕民族で欧州の人のようにリスキーな冒険などしてこなかった。だから、死の覚悟も培われることなく、ただ生き永らえていればいいというような陳腐な死生観なのだろう。

施　そうした死生観も日本人特有の国民性の一つと捉えられるかもしれません。ただ、基本的に国民性はそう簡単には変わらないと私は考えています。国民性や人々の倫理観、道徳性は各国・各地域の言語に依拠するところが大きいのです。例えば日本語はハイコンテクストな言語で、暗黙の了解や行間を読み取るコミュニケーションを必要とします。共通の認識を前提にしている日本語は、それゆえに周

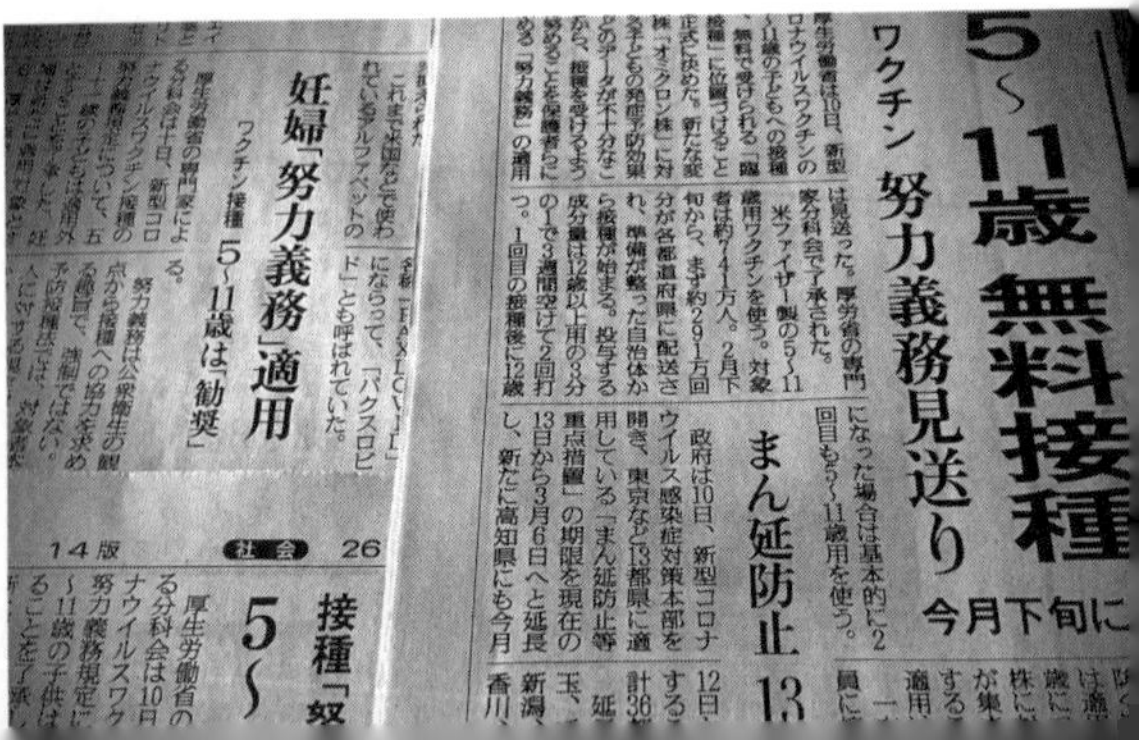
5～11歳 無料接種
ワクチン 努力義務見送り
今月下旬に
まん延防止13
妊婦「努力義務」適用
ワクチン接種 5～11歳は「勧奨」

政府は5～11歳の子供へのワクチン接種について「努力義務」を課すことを見送った。有効性や安全性が不十分ななか、日本小児科学会は「接種には意義がある」とする一方、日本小児科医会は最後まで「慎重」の立場を崩さなかった

りの状況に影響を受けやすい。だから、日本語は主語や動詞を明確にしなくても会話を成立させることが可能で、物事をはっきり言わずに文脈で言いたいことを伝えたり、推し量ったりすることができる言葉になっている。また、話者がいる場によって、「私」「僕」「俺」と一人称を変えたりするように、日本語は状況をきちんと認識したうえで話すことを前提にしています。つまり、周囲の状況を読み取る力を育んでいなければ、うまく使うのが難しい言語なのです。これに対して、英語はどんなにくだけた場でも畏《かしこ》まった場でも、どれほど相手が目下でも、どれほど偉くても、自分の一人称は常に「Ｉ」しかない。つまり、英語は状況に関係なく話すことができる。だから、英語圏には人目を気にするような倫理観はあまりないのです。

「広く人の目を気にする」日本人の国民性で事態打開

小林　敬語だけでも尊敬語、謙譲語、丁寧語、美化語とこんなに種類がある言語は日本語くらいのものだろう。一方、英語には敬意を表す表現はあるものの、日本語にあるような敬語は存在しない。

施　仮に、国民性を変えるのであれば、言語をはじめとする文化から変えなければならないが、これを成し遂げるのは極めて難しい。１００年、２００年といった長期スパンで少しずつ変えることはできるかもしれないが、変化に伴う副作用のほうが大きいくらい。人智によって言語を変えるのはほぼ不可能なのです。こうした現実を踏まえれば、国民性を変えようとするのではなく、国民性をよりよく理解し、いいかたちで国民性を発揮できるように教育の制度や社会のルールなど、仕組みを整備していくべきでしょう。新型コロナのパンデミック（世界的流行）当初、各国が打ち出した対策に照らし合わせれば、欧米のように厳罰を伴う法で国民を規制する方法も、中国のように強力な政府がＩＴ技術を駆使して人民を監視・統制する〝デジタル権威主義〟も、日本人の国民性では受け入れられないだろうし、むしろイデオロギーの左右を問わず反発するでしょう。他者の目を気にする国民性を日本人は認めたうえで、これが付和雷同に傾いたり、同調圧力を強めたりしないよう、いいかたちで発揮できるようにするのです。現状のまま日本人の国民性を活用するには、いろいろな立場の人がいることを理解し、一つひとつの意見に対して鋭敏に感覚を研ぎ澄まし、比較衡量する他ない。コロナワクチンを例に挙げるなら、政府や専門家などの接種を推奨する意見ばかりに耳を傾け、それを鵜呑みにするのではなく、自ら「副反応がかなり大きいワクチンを子供に打ったら大変じゃないか」「そもそも5～11歳の子供はコロナに感染することは少なく、仮に罹っても重篤化することは稀だ。そんな子供にワクチンを打つ必要があるのか？」というふうに、自

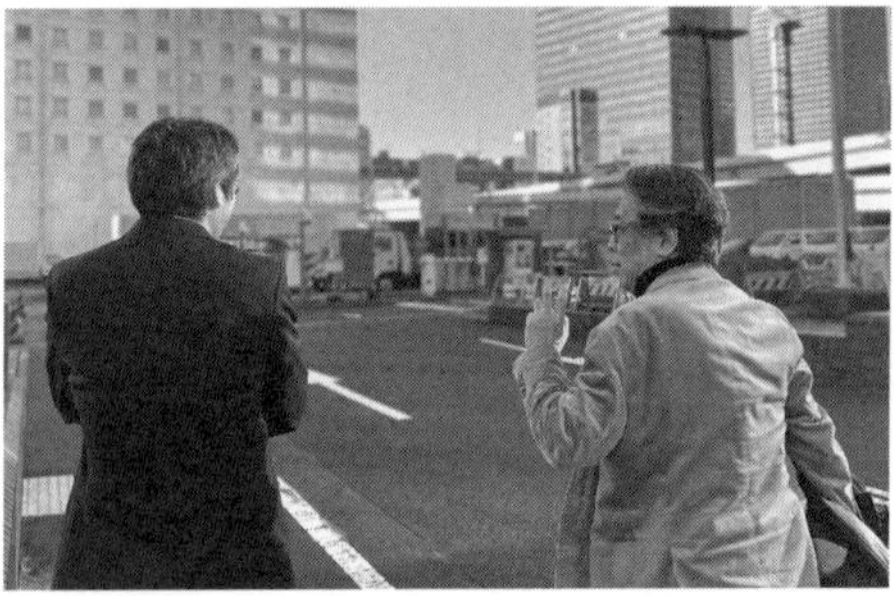

分の社会通念や理性を総動員する一方で、他者の多種多様な意見も聴き、心の中で侃々諤々の会議をすればいいのです。

小林　他者の声にまったく耳を貸そうとしない『モーニングショー』の意見は聞かなくていい！

施　多種多様な意見を集め、自分の心の中の会議で決めていくのが、日本人の意思決定だと思うのです。だから、「人の目を気にするな」ではなく、本当は「広く多様な人々の目を気にしなさい」なんですね。多くの人の視点を自分の内に採り入れ、それを戦わせたうえで、お天道様が頷くような意見を選ぶのです。日本人は人の目を気にして周囲に合わせる、付和雷同する

国民性の持ち主だと批判的に語られることも多いが、人の目を気にすることで初めて、私たちはさまざまな局面でいいかたちで国民性を発揮してきた。先ほどの死生観の話に立ち戻れば、死者や先人の目を意識することは、かつては日本人の倫理観や道徳観に欠かせないものでした。日本人は古くから、素直でやさしい、よく気がつく、すなわち他者に配慮することができる敏感な子を、好んで育ててきたわけですが、実は、配慮すべき他者の中には死者も含まれるのです。例えば、ギリシャ生まれで明治期に日本にやってきた作家・小泉八雲（1850〜1904）は「日本は死者の目を常に意識している国だ」と多くの著書に記しています。民俗学者の柳田國男（1875〜1962）も「民間の宗教心では、死んだ人は天国や地獄に行くのではなく、故郷の山の高みから自分たちを見守っている」というふうに言っている。つまり、自分を見ている配慮すべき他者とは、自分の上司や目上の人間だけでなく、先人も含まれているのです。過去に生きた人々の目を意識することで、将来を立体的に見据えてきたのが、本来の日本人の道徳心であり国民性です。こうした道徳心や宗教的な情操を育てるため、古くから日本の家庭ではお盆の迎え火や送り火、墓参りなど先祖を敬う行事に子供と一緒に勤しみ、「草葉の陰からおじいちゃん、おばあちゃんが見ているよ」と語りかけてきました。

小林　日常的に他者に気を遣い、死者にまで気を配る……神経が参ってしまいそうだ（苦笑）。

施　確かに、日本は胃が痛くなるような社会ではあるけれど、互いに気を遣い合うことで治安は安定し、街は清潔に保たれるなどいい面も多い。「やさしい」という日本語の語源は、「痩せ細る」だといいます。痩せ細るほど事細かに気を遣う人は、やさしいのです。大昔から、日本人は胃がキリキリと痛くなりながらも、他者に気を遣ってきたのでしょう（苦笑）。

小林　本来、日本は多神教の国だから、もともと日本人はいろいろな意見を採り入れ、考えてきた。わしは毎朝『モーニングショー』を見て、玉川徹（テレビ朝日報道局員）の意見を聞いて、おかしいと思うからそう言っている。ところが、玉川はわしの意見など一切聞かないし、わしの漫画も一切読まない。独善的な一神教そのものだが、日本のマスコミ全体も同じ姿勢だ。例えば、コロナワクチンを巡っては多種多様な意見があり、知って学べる材料として受け手に提供するのがマスコミの使命のはずだが、わしの意見はすべて削除されてしまう……。そもそも、当時の河野太郎ワクチン担当大臣が、ワクチンの安全性に疑義を呈する意見はデマと決めつけてレッテルを貼り、自分の意見だけを信じろと言わんばかりだったが、独善的な振る舞いはまさに一神教のそれだよ。

施　本来は多神教だった日本ですが、グローバリズムに侵されて、「世界のスタンダードのほうがカッコいい」とばかりに、一神教的な考えが強くなってしまった。多神教的な発達の回路を止めてしまった日本では、先ほど述べたように子供の教育や死生観をはじめ、さまざまな慣習や文化に悪影響が及んでいます。

日本でもグローバル化が進み「自己責任論」が蔓延した

小林　今の若者の多くは物事の判断や人生の選択をするとき、大前提として自己責任を初期設定してしまっているが、「自己責任」という言葉も新自由主義（市場原理主義）に根差したグローバリズムが、世界に蔓延し始めた1990年代に広まったものだ。今や、若者たちは他者に一切迷惑はかけられないし、社会に頼ることなどできないと思い込んでいる。

施　自己責任論の下では、他者の意見を参考にしたり、周りがどんな意見なのか確かめたりすると、自分一人の判断ではないため「カッコ悪い」と評価されてしまう。一神教的な社会では、自分一人で意思決定をして、それに向けて努力するのが是とされてきました。こうした考え方は、スピード感や効率をもっとも重視する新自由主義の思想に重なります。

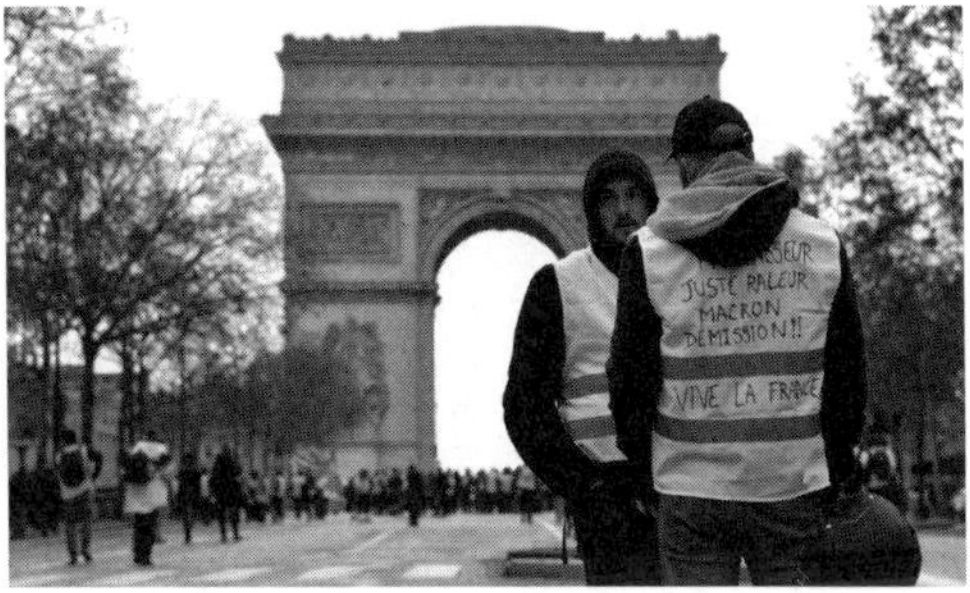

2018年末、フランスで燃料税反対のために始まった「黄色いベスト運動」は、新自由主義者が好む緊縮財政の禁止、富裕層への課税強化などを訴え、300万人を動員。運動は今も散発的に続き、第2次世界大戦後、最長のデモとなった　写真／朝日新聞社

小林　コロナワクチンに関しても、日本人は自己責任論に侵されている。ワクチン接種後に重大な副反応が出て、大学に行くこともままならない学生が「もっとよく考えて打てばよかった」と自らを責めているのをテレビで見た。しかもその学生は、体調がズタボロになっているのに「早く3回目を打ちたい」と言うんだよ……。このように、誤った自責の念を抱いているのは若者だけとは限らない。「コロナ＝恐怖」「ワクチン＝救世主」という同調圧力が蔓延する日本では、接種後に亡くなっても遺族は「偶然」と受け入れるしかない。悪いのは自分と思い込まされ、感情を押し殺し、愛する家族の仇を討とうと国を批判することもできない。ただ、忘れてはならないのは、国民が自己責任論に染まってもっとも都合がいいのは権力者ということだ。

施　1991年にソ連が崩壊して冷戦が終わりを告げ、1993年にはEUが誕生しました。歩を合わせるように、世界に広がり始めた新自由主義は、それから30年を経た現在、もはや普通の考え方になっているのかもしれません。

小林　2004年、イラク戦争後にボランティア活動を行うため現地に入った日本人3人が武装勢力に誘拐され、駐留する自衛隊の撤退を要求されたときも、「自己責任だ」と日本中から激しいバッシングが浴びせられた。「救出する必要はない」などと批判の声が湧き上がったが、人助けのためにイラクに行った彼らは思想的にはリベラルで、世界市民的なグローバリストなのだろう。わしはグローバリズムや新自由主義には真っ向から反対の立場だが、それでも彼らだけに責を負わせるべきという主張は間違っている。そして現在に至っては、若者たちは自己責任を初期設定化しており、国は救ってくれないのが前提になっている。そして、一神教的な価値観に覆われた日本では、国が推奨するがままにワクチンを接種し、重篤な副反応が出たり、後遺症で苦しむことになっても自らの責任と考え、国に異議を申し立てることもしない。グローバリズムが世界に広がるとともに、日本が衰退して久しい。「失われた30年」、そしてコロナで新たに「失われた2年」のあいだに、日本社会は大きく変容してまった……。グローバリズムに敢然と反旗を翻した米国のトランプ大統領も、ホワイトハウスから追い出された。世界を見回しても、明るい材料はないものか。

欧州でより活発化する反グローバリズムの動き

施　英国がEUから脱退したブレグジットはまさに反グローバリズムの動きだったし、フランスの黄色いベスト運動もその一環と見ていいでしょう。当初は燃料税への反対運動でしたが、EUへの抗議活動へと姿を変えていきました。一握りのエリート官僚が巨大な権力を振るうEUは、加盟国に対して非民主的な統治を行っており、これによって搾取されていることにフランスの労働者は気づいたのです。この他にも、欧州の国々では近年、反EU、反グローバリズムを唱えるポピュリズム政党が躍進しています。「グローバリズム」という言葉からは、国際的な自由や平等といったイメージが漂うが、現実にこれを実践したEUでは権限が一極集中し、非民主的な政治を行っている。人類の理想とされてきたグローバリズムは、蓋を開けてみれば各国の庶民からさまざまなかたちで搾取を行う悪しき存在であることが明らかになったのです。グローバル化を進めれば、ヒト・モノ・カネ・サービスが自由に国境を越えて行き来できるようになります。これも一見よいことに思えるが、資本の国際的移動が自由になるとグローバル企業や投資家の影響力が増大する。例えば、「人件費を下げるために非正規労働者を雇用しやすくしなければ、生産拠点を他の国へ移す」とか、「法人税を引き下げなければ、あなたの国にはもう投資しない」などと各国政府に圧力をかけられるようになるからです。一方で、庶民の声は政治に届きにくくなり、生活も不安定化する。フランスのように格差は拡大し、民主主義が機能不全に陥ってしまうのです。

小林　これまでも反グローバリズムを唱える声はあったが、なぜ、ここにきて運動が活発化したのですか？

施　一つには、コロナ禍で人々が頼るべきはやはり自分の国だったと再認識されたことが大きい。パンデミックの当初、グローバルに拡大して供給網が延び切ったサプライチェーンが寸断し、どの国でもマスクや医薬品、医療機器などが入ってこなくなりました。やはり、重要なモノは自国でつくらなければならないことが明らかになり、現在、各国で海外の製造拠点の国内回帰が進んでいる。グローバリズムの悪しき面が露わになってきているのです。

小林　グローバリズムと新自由

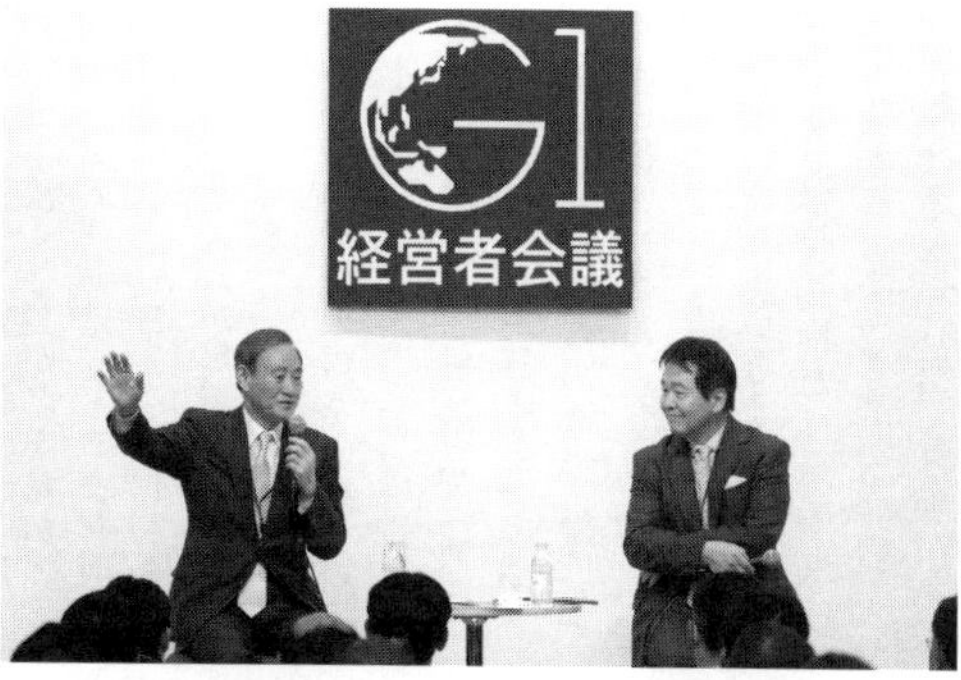

竹中平蔵氏（写真右）は小泉内閣で経済財政政策担当相などの閣僚を歴任。郵政民営化などの構造改革を実現した一方、地方経済は疲弊した。その後も、日本経済再生本部や産業競争力会議のメンバーを務め国政に大きな影響力を持った　写真／産経新聞社

主義はセットになっている。あらゆることに市場原理を持ち込み、効率を最優先する新自由主義の弊害とも言えるだろう。

施　新自由主義は、緊縮財政の国を好みます。というのは、財政出動が活発な国の金利は上がるので、企業活動がしにくくなるからです。2000年代前半の小泉純一郎政権で経済閣僚として構造改革を推し進めた竹中平蔵氏（現パソナグループ会長）など、新自由主義者には、水道などの公共事業に参入したがる人が多い。これは、財政を緊縮していると当然、国庫にお金がないので、公共事業体を売り払って民営化する可能性が高くなるからです。新自由主義者が緊縮財政こそ正義だと主張し、政府に財政の均衡を求めるのは、自分たちの国のためなどではなく、自分たちのビジネスのためのポジショントークに過ぎません。ただ、今回のコロナ禍でそれ以前は緊縮財政だった欧米各国は、コロナ対策のために巨額の財政出動を行っており、少なくとも感染終束まで続ける見込みです。グローバリズムが世界に広がって以降、30年間続いてきた流れが、コロナによって変わりつつある。日本でも岸田文雄総理が「新しい資本主義」を掲げ、新自由主義からの転換を口にし、高市早苗自民党政調会長も「改革から投資へ」と積極財政路線への転換を求めており、これまで新自由主義一本槍だった自民党にも変化の兆しが見られます。ただ、いざ政権が動き出すと、総理肝煎りのデジタル田園都市国家構想実現会議のメンバーに竹中氏や、フランスの民営水道事業会社の日本法人社長が名を連ねており、顔ぶれを見るとあまり期待はできません……。日本では、グローバリズムが当面は続きそうです。

小林　岸田総理の言う「新しい資本主義」の中身は、本当は「新・新自由主義」じゃないのか（笑）。

施　新自由主義が日本を呑み込んだ1990年代の後半以降、日本は徐々にグローバル企業や投資家にとって非常に居心地のいい国になっていきました。第2次安倍晋三政権だけ見ても、法人税率は約7％も下がったが、消費税は増税された。日本の大

特別対談

施 光恒×小林よしのり

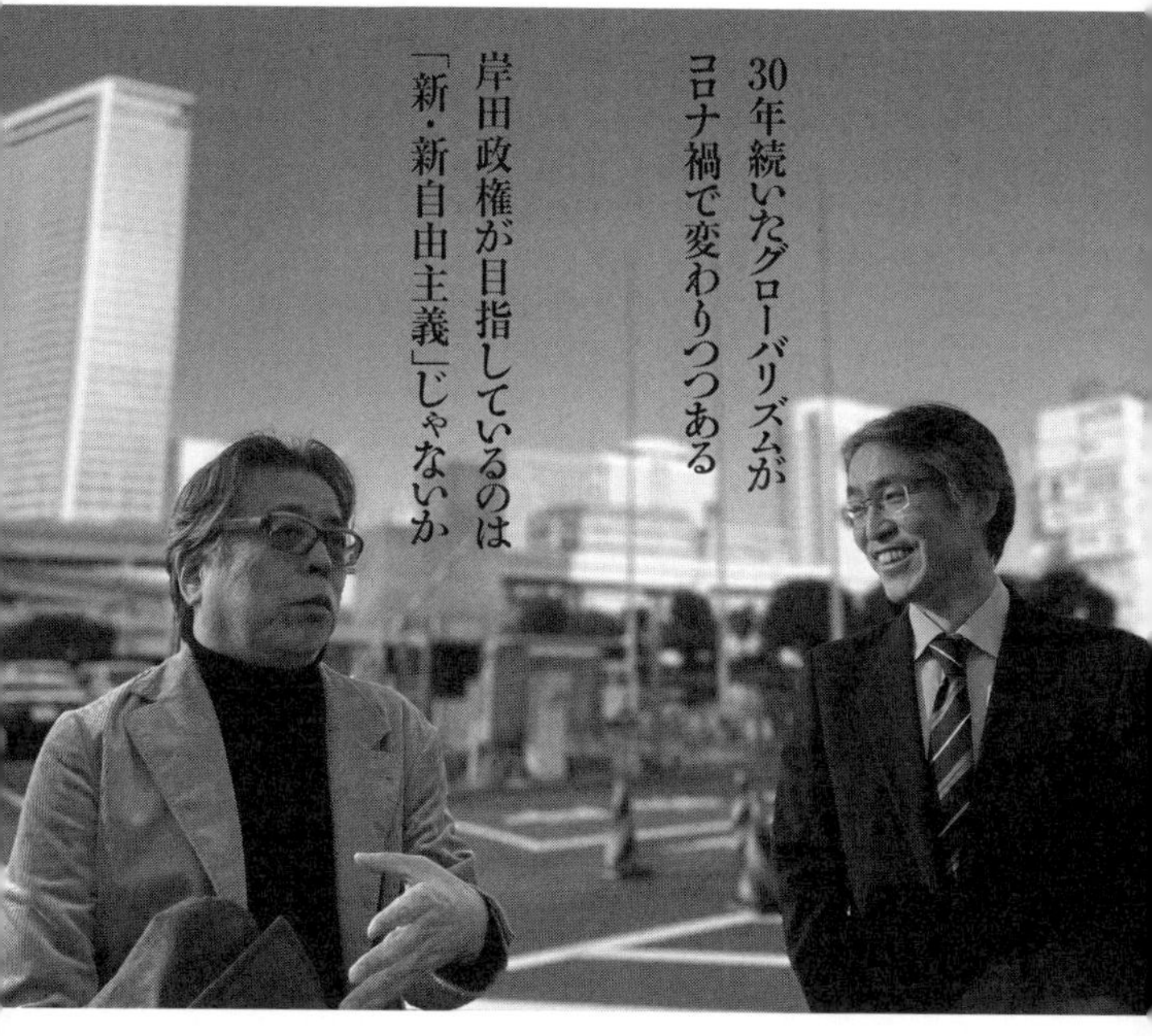
30年続いたグローバリズムが
コロナ禍で変わりつつある
岸田政権が目指しているのは
「新・新自由主義」じゃないか

企業は、2018年までに株主への配当金を1997年の実に6倍に引き上げる一方、従業員の賃金はほぼ横ばいのままです。今や非正規雇用は全体の4割に達し、世帯平均所得は17％も下落している。OECD（経済協力開発機構）の調査によると、この30年で米国の平均賃金は247万円も増加したのに、日本はわずか18万円しか増えておらず、1・8倍に急増した韓国にも追い抜かれている……。グローバリズムの下では、ごく一部がたやすく莫大な富を手にする一方、大多数の日本人は苦しい生活を余儀なくされているのです。ただ、韓国に負けて、新自由主義路線を支持していた保守派もようやく目が覚めたようです。自民党の政治家の多くは、戦後、米国にひたすら追従してきたわけですが、ついていった先にあったのは衰退した日本でした。さすがにこれまでの路線を変えるでしょう。

小林　「韓国に抜かれたから」という理由は情けないが（苦笑）、日本がグローバリズムと袂を分かつのなら結構なことだ。

日本はグローバル化ではなく国際化（国際主義）を目指せ

施　ただ、反グローバリズムの運動が盛り上がりつつある欧州に比べると、日本では正面から反対の声を上げると「極右」「孤立主義者」などと非難されてしまうので、非常にやりにくい……。そこで、私は「グローバル化（グローバリズム）」という言葉が登場する以前によく使われた「国際化」（国際主義）という理念に注目しています。この二つの言葉は混同されがちだが、似て非なるものです。「グローバル化」とは、国境の垣根をできる限り引き下げて、ヒト、モノ、カネ、サービスの流れを活発化させることを指します。だから、グローバリストは国家の役割を最小限にし、各国の文化や制度の違いをなくし、画一的なルールの下、世界を統合していこうとする。これに対して、国際化（国際主義）は、各国の文化や制度の違いを安易になくそうとはせず、むしろ文化や暮らしを守るために国家の役割も重視する。各国は各々の文化を尊重し、違いを認め合いつつ、積極的に交流することで互いの国をよりよくしていこうとするものです。先ほど、反グローバリズムを唱えると「孤立主義者」と非難されると言いましたが、本当は「グローバリズム」の反対語は「孤立主義」ではなく、「国際主義」なのです。日本人の多くが求めているのもグローバリズムではなく、国際主義のはずです。

小林　それはいい！　わしは長年グローバリズムに反対し、インターナショナリズム（国際主義）に舵を切れと訴えてきた。「孤立主義者」と批判されるくらいなら、「この国際主義者め！」と罵倒されたほうが自尊心は満たされる（笑）。

ゴーマニズム宣言 SPECIAL

コロナ論 05

第6章｜ワクチン安心安全説こそデマである！

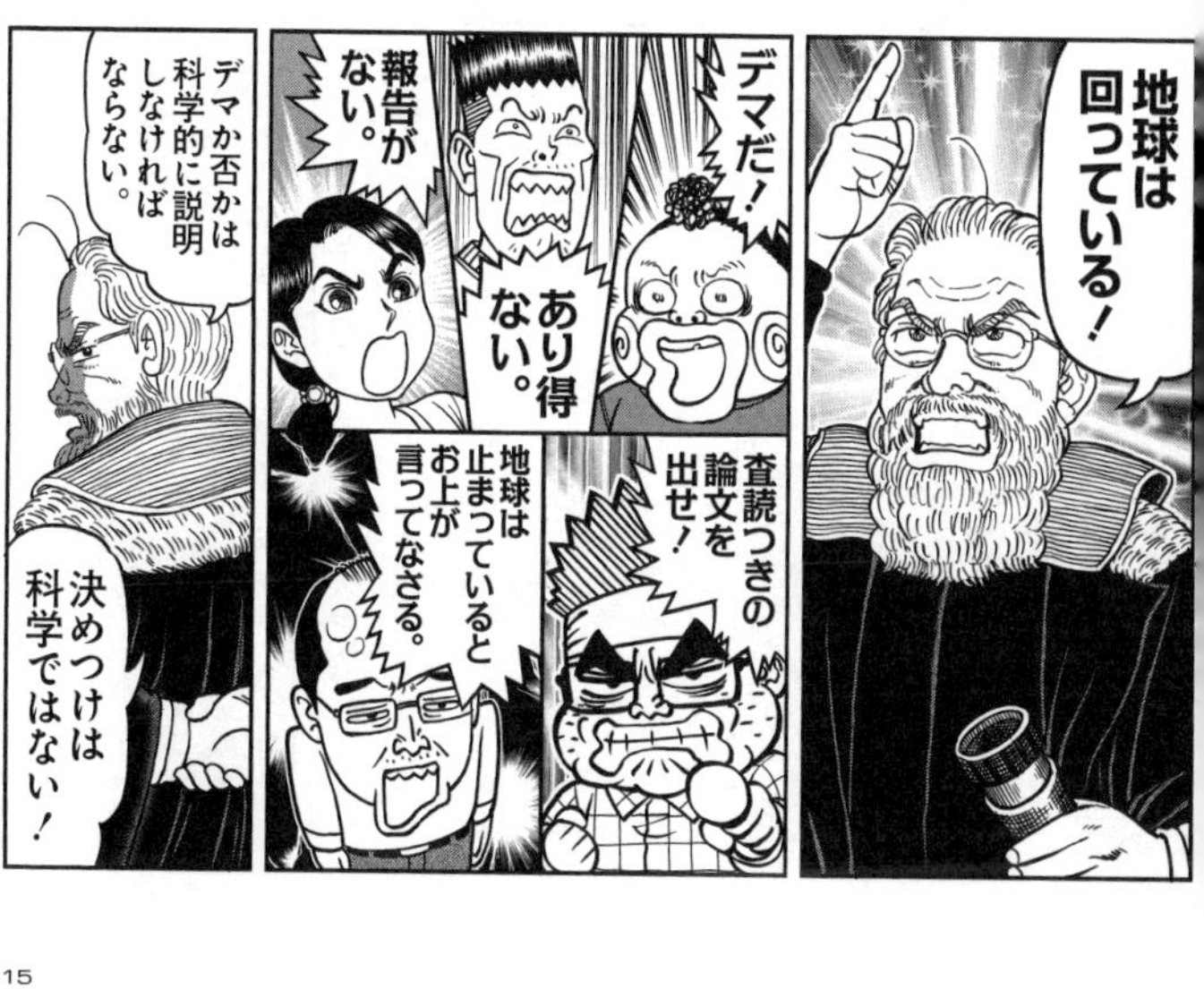
地球は回っている！
デマだ！
報告がない。
あり得ない。
査読つきの論文を出せ！
地球は止まっているとお上が言ってなさる。
デマか否かは科学的に説明しなければならない。
決めつけは科学ではない！

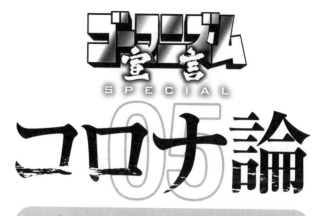

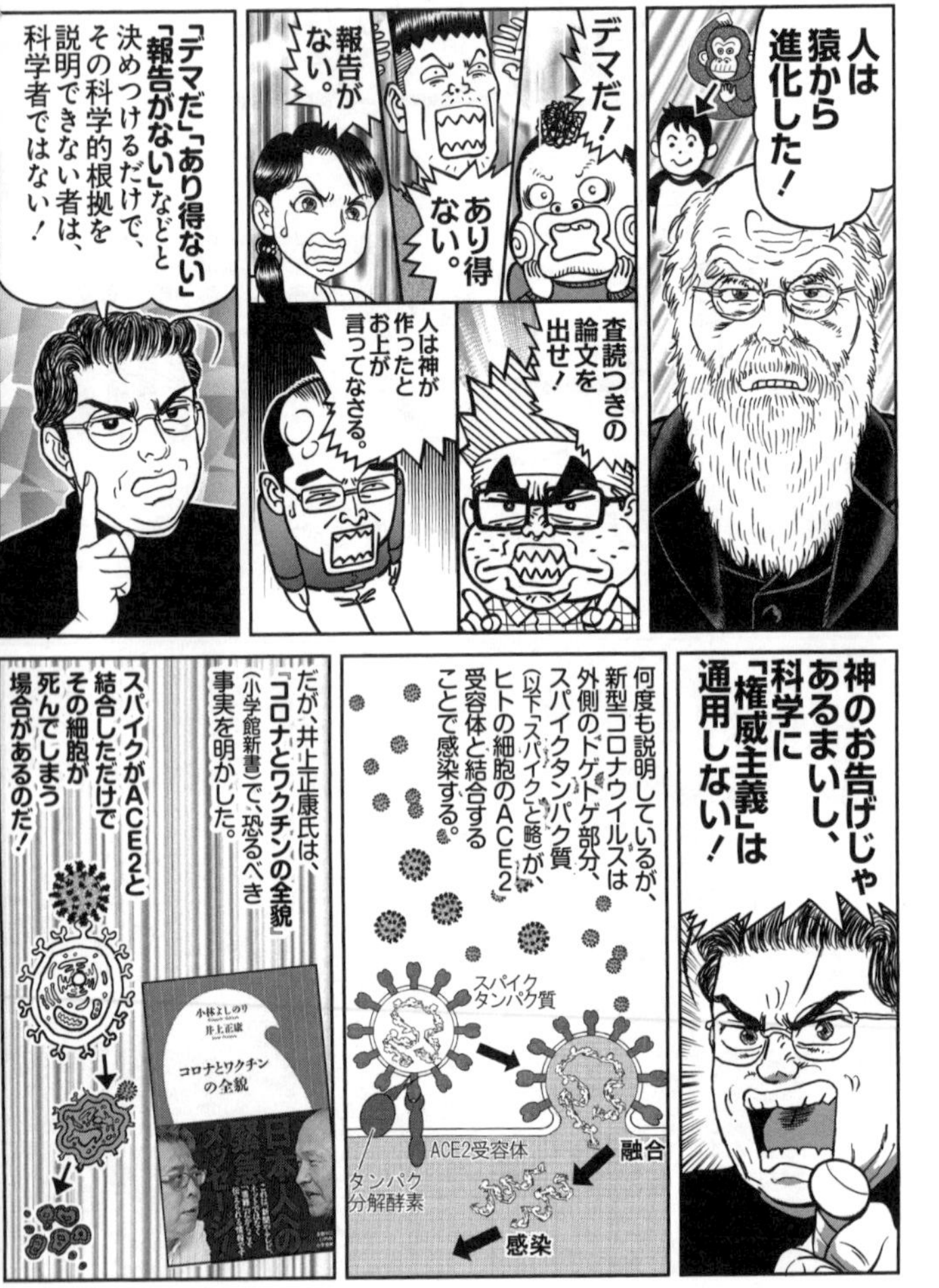
人は猿から進化した!
デマだ!
あり得ない。
報告がない。
査読つきの論文を出せ!
人は神が作ったとお上が言ってなさる。
「デマだ」「あり得ない」「報告がない」などと決めつけるだけで、その科学的根拠を説明できない者は、科学者ではない!
神のお告げじゃあるまいし、科学に「権威主義」は通用しない!
何度も説明しているが、新型コロナウイルスは外側のドゲドゲ部分、スパイクタンパク質（以下「スパイク」と略）が、ヒトの細胞のACE2受容体と結合することで感染する。
スパイクタンパク質
ACE2受容体
融合
タンパク分解酵素
感染
だが、井上正康氏は、『コロナとワクチンの全貌』（小学館新書）で、恐るべき事実を明かした。
小林よしのり
井上正康
コロナとワクチンの全貌
スパイクがACE2と結合しただけでその細胞が死んでしまう場合があるのだ!

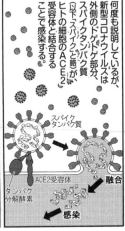

商売の倫理は「不良品があれば回収する」である。事故につながる、健康を害するような物品は、必ず回収しなければならない。

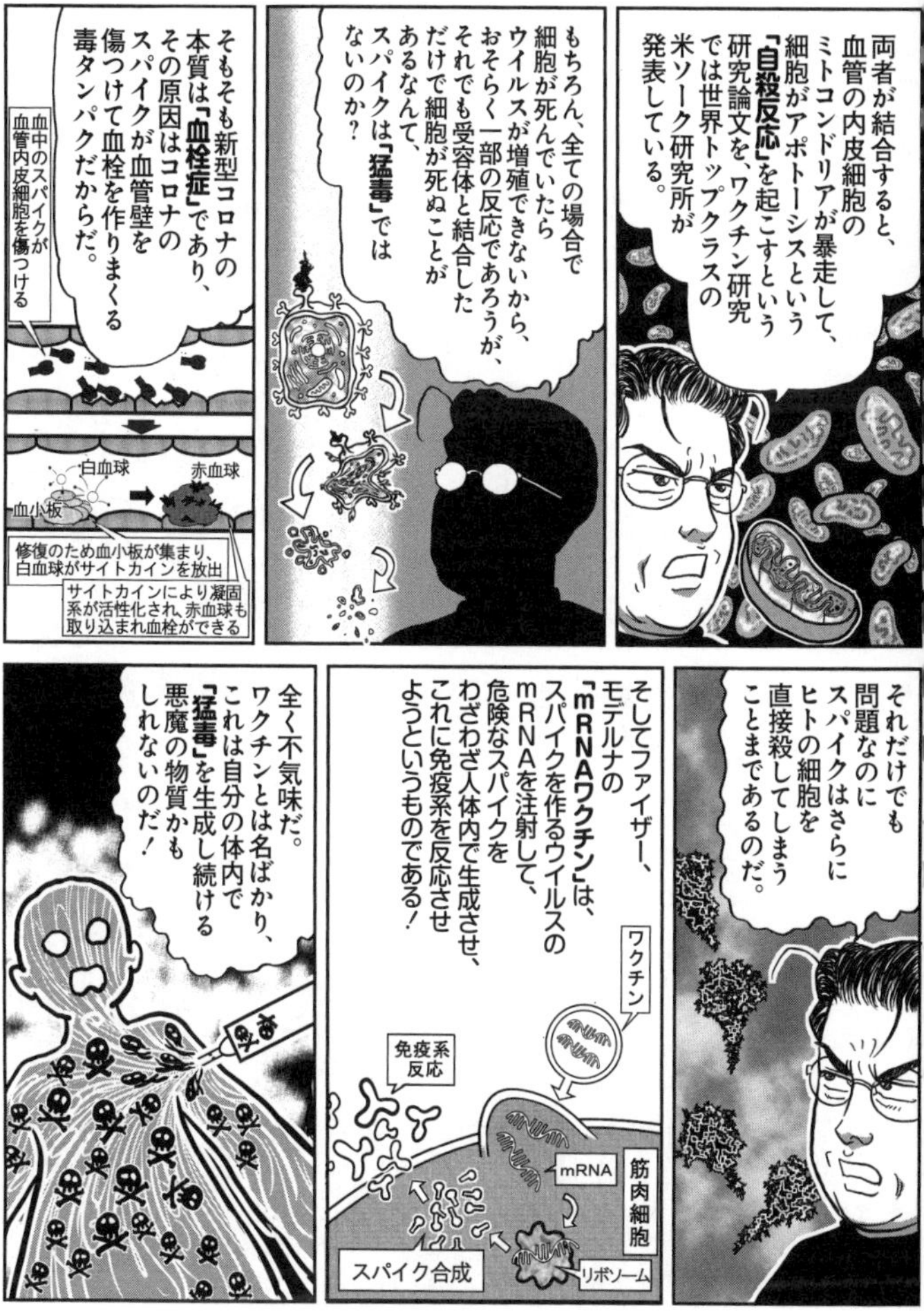

両者が結合すると、血管の内皮細胞のミトコンドリアが暴走して、細胞がアポトーシスという「自殺反応」を起こすという研究論文を、ワクチン研究では世界トップクラスの米ソーク研究所が発表している。
もちろん、全ての場合で細胞が死んでいたらウイルスが増殖できないから、おそらく一部の反応であろうが、それでも受容体と結合しただけで細胞が死ぬことがあるなんて、スパイクは「猛毒」ではないのか？
そもそも新型コロナの本質は「血栓症」であり、その原因はコロナのスパイクが血管壁を傷つけて血栓を作りまくる毒タンパクだからだ。
血中のスパイクが血管内皮細胞を傷つける
白血球
赤血球
血小板
修復のため血小板が集まり、白血球がサイトカインを放出
サイトカインにより凝固系が活性化され、赤血球も取り込まれ血栓ができる
それだけでも問題なのにスパイクはさらにヒトの細胞を直接殺してしまうことまであるのだ。
そしてファイザー、モデルナの「mRNAワクチン」は、スパイクを作るウイルスのmRNAを注射して、危険なスパイクをわざわざ人体内で生成させ、これに免疫系を反応させようというものである！
ワクチン
免疫系反応
mRNA
筋肉細胞
リボソーム
スパイク合成
全く不気味だ。ワクチンとは名ばかり、これは自分の体内で「猛毒」を生成し続ける悪魔の物質かもしれないのだ！

コロナは軽毒、ワクチンは猛毒！いくらYouTubeが削除を繰り返そうと、今年こそはこれを常識にしよう！今年もniconico小林よしのりチャンネルのブログマガジン「小林よしのりライジング」と生放送「オドレら正気か？」で、よしりん先生の誰にも縛られぬ言論と爆笑トークを存分に楽しもう！必ず世の中は変わる！

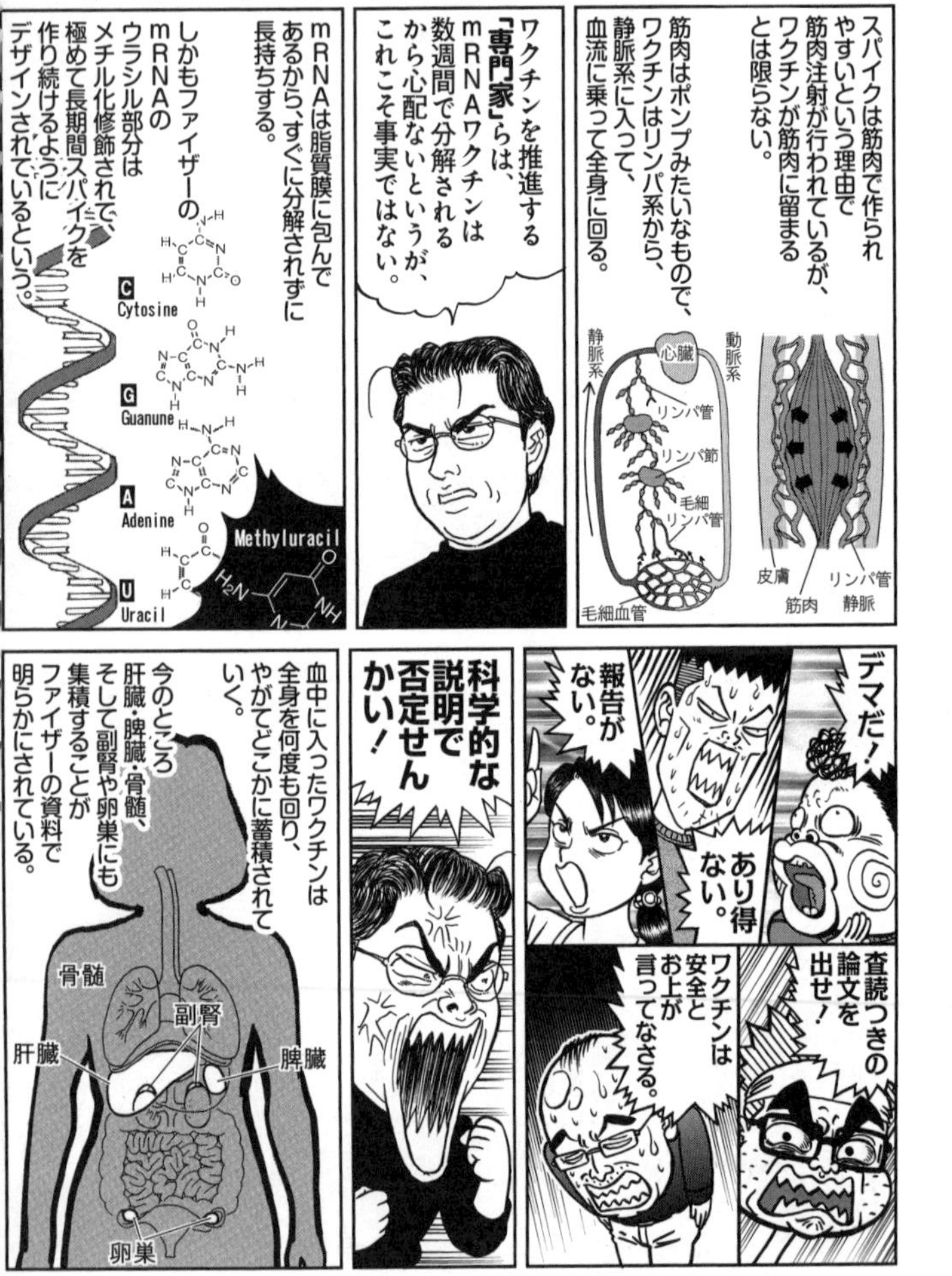

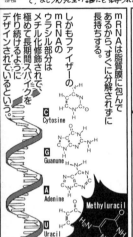

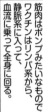

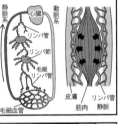

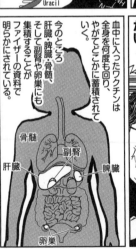

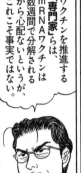

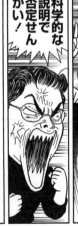

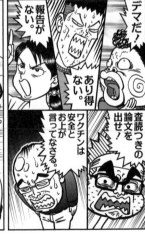

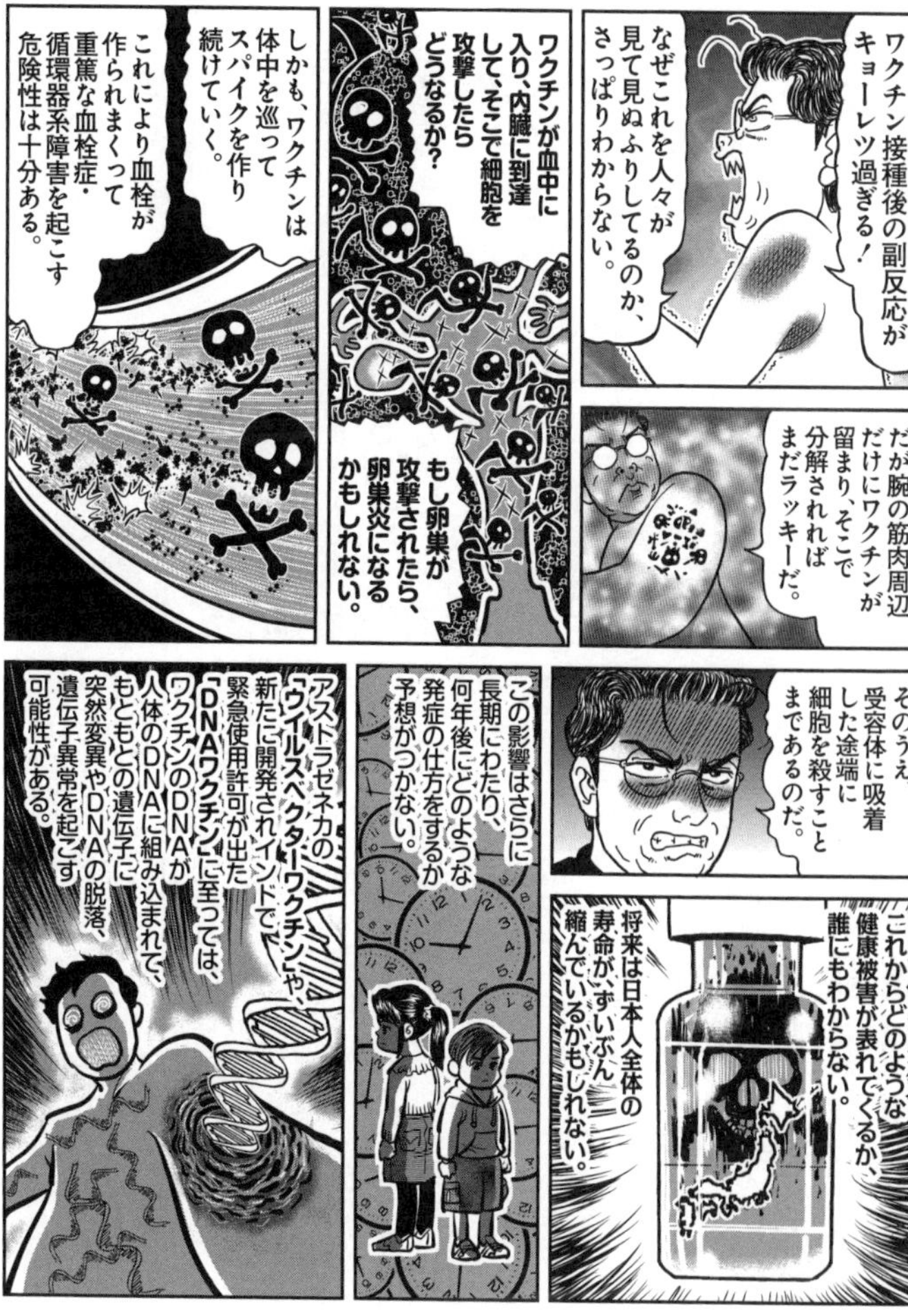
ワクチン接種後の副反応がキョーレツ過ぎる！

なぜこれを人々が見て見ぬふりしてるのか、さっぱりわからない。

だが腕の筋肉周辺だけにワクチンが留まり、そこで分解されればまだラッキーだ。

ワクチンが血中に入り、内臓に到達して、そこで細胞を攻撃したらどうなるか？

もし卵巣が攻撃されたら、卵巣炎になるかもしれない。

しかも、ワクチンは体中を巡ってスパイクを作り続けていく。

これにより血栓が作られまくって重篤な血栓症・循環器系障害を起こす危険性は十分ある。

そのうえ、受容体に吸着した途端に細胞を殺すことまであるのだ。

これからどのような健康被害が表れてくるか、誰にもわからない。

将来は日本人全体の寿命が、ずいぶん縮んでいるかもしれない。

この影響はさらに長期にわたり、何年後にどのような発症の仕方をするか予想がつかない。

アストラゼネカの「ウイルスベクターワクチン」や、新たに開発されインドで緊急使用許可が出た「DNAワクチン」に至っては、ワクチンのDNAが人体のDNAに組み込まれて、もともとの遺伝子に突然変異やDNAの脱落、遺伝子異常を起こす可能性がある。

『コロナ論4』大絶賛発売中！ 本を読める人なら、誰でもわかる！ 考えることができる人なら、誰でもわかる！ 畜群じゃなければ、誰でもわかる！ 人間だったら、誰でもわかる！ どこを読んでも正しい！ これを読める人が、どれだけいるかに日本の未来はかかっていると言って過言ではない。だから読もう！

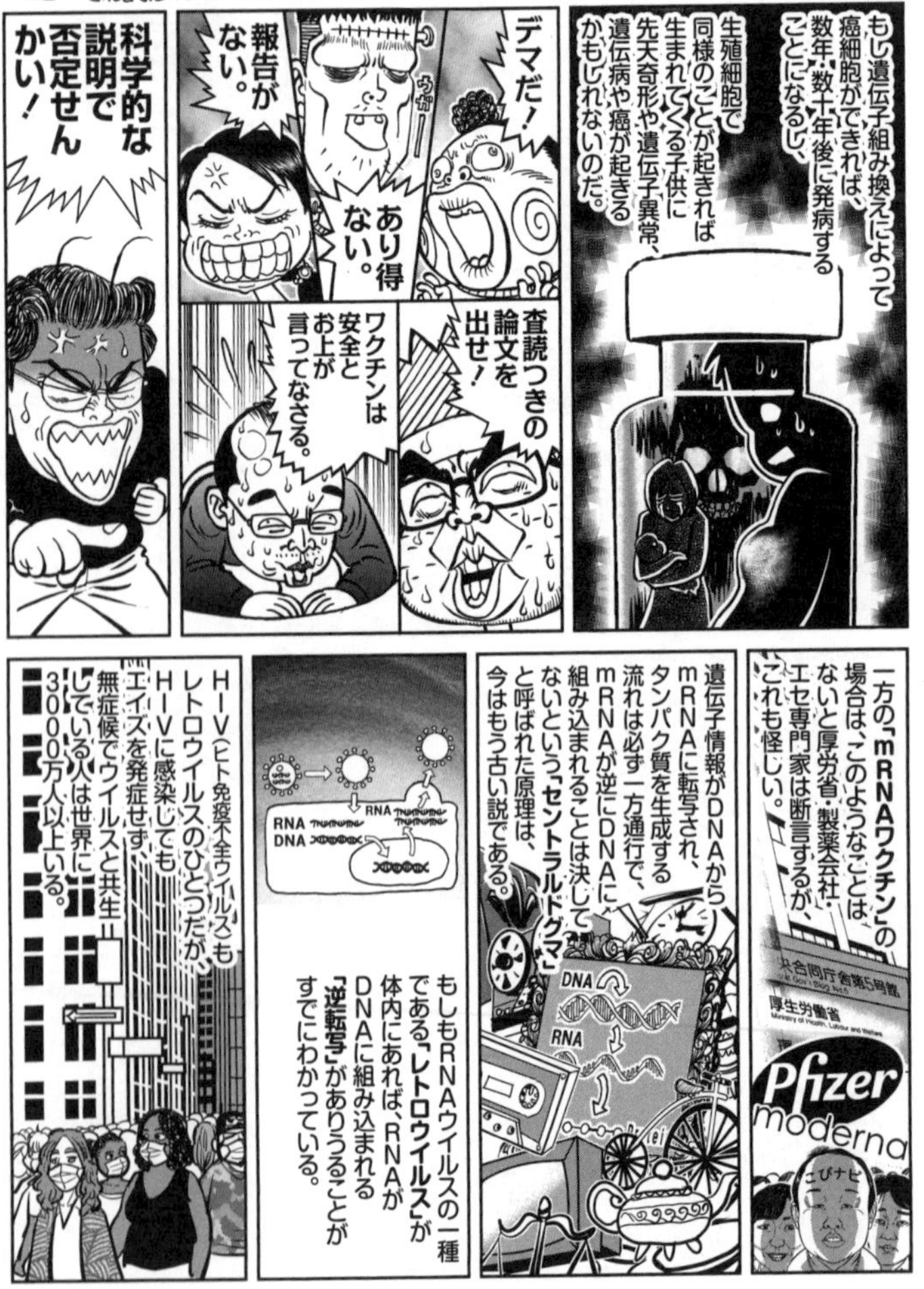

もし遺伝子組み換えによって癌細胞ができれば、数年・数十年後に発病することになるし、
生殖細胞で同様のことが起きれば生まれてくる子供に先天奇形や遺伝子異常、遺伝病や癌が起きるかもしれないのだ。
デマだ！
ウガー
報告がない。
あり得ない。
査読つきの論文を出せ！
ワクチンは安全とお上が言ってなさる。
科学的な説明で否定せんかい！
一方の「mRNAワクチン」の場合は、このようなことはないと厚労省・製薬会社・エセ専門家は断言するが、これも怪しい。
厚生労働省
Pfizer
moderna
こびナビ
遺伝子情報がDNAからmRNAに転写され、タンパク質を生成する流れは必ず一方通行で、mRNAが逆にDNAに組み込まれることは決してないという「セントラルドグマ」と呼ばれた原理は、今はもう古い説である。
DNA
RNA
RNA
RNA
DNA
もしもRNAウイルスの一種である「レトロウイルス」が体内にあれば、RNAがDNAに組み込まれる「逆転写」がありうることがすでにわかっている。
HIV（ヒト免疫不全ウイルス）もレトロウイルスのひとつだが、HIVに感染しても無症候でウイルスと共生エイズを発症せず、
無症候でウイルスと共生している人は世界に3000万人以上いる。

『コロナ論』シリーズは、『戦争論』級の名作として、歴史に残るだろう。買って保存していて損はないぞ！

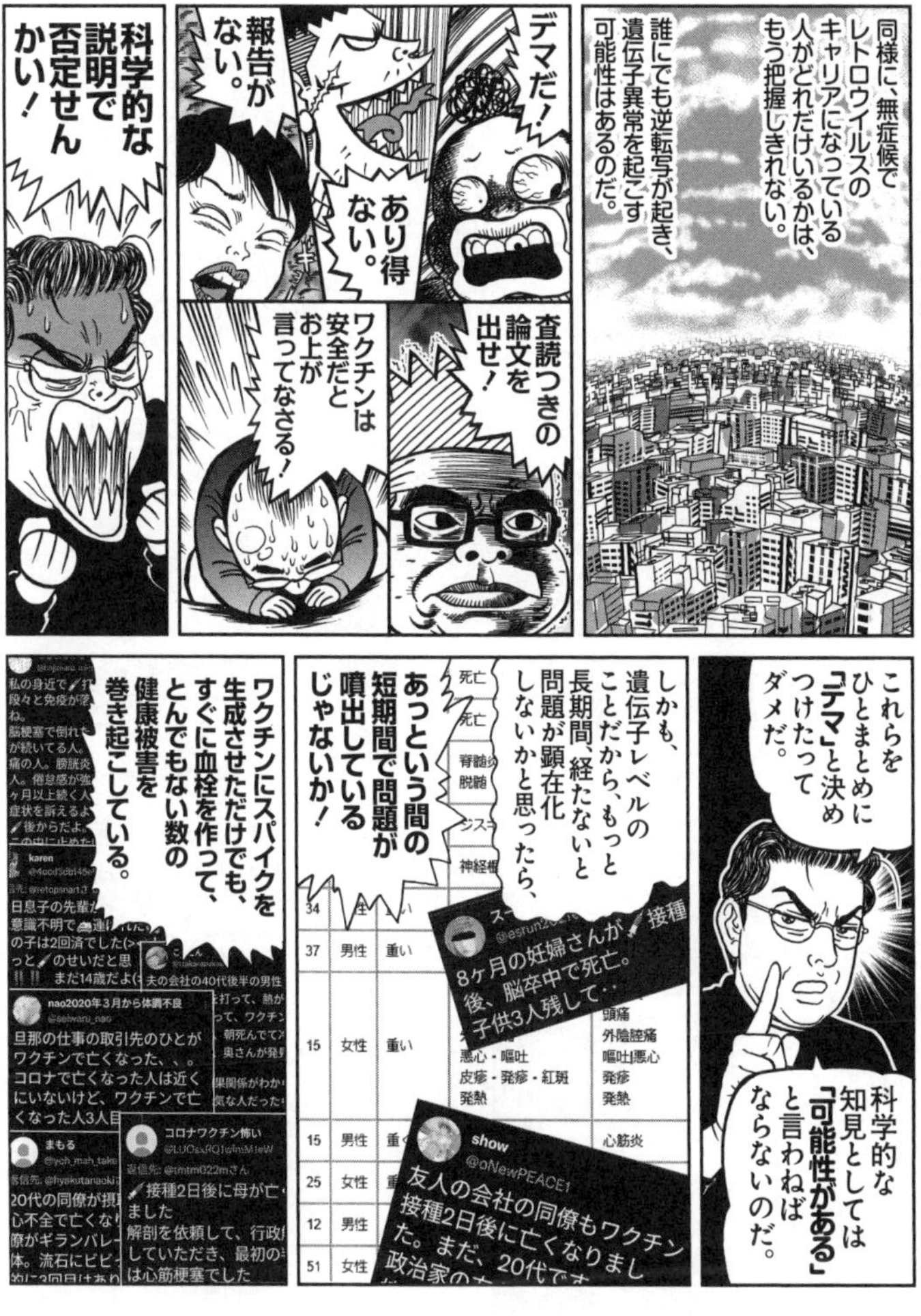
同様に、無症候でレトロウイルスのキャリアになっている人がどれだけいるかは、もう把握しきれない。
誰にでも逆転写が起き、遺伝子異常を起こす可能性はあるのだ。
デマだ！
報告がない。
あり得ない。
査読つきの論文を出せ！
ワクチンは安全だとお上が言ってなさる！
科学的な説明で否定せんかい！
これらをひとまとめに「デマ」と決めつけたってダメだ。
科学的な知見としては「可能性がある」と言わねばならないのだ。
しかも、遺伝子レベルのことだから、もっと長期間、経たないと問題が顕在化しないかと思ったら、
あっという間の短期間で問題が噴出しているじゃないか！
8ケ月の妊婦さんが💉接種後、脳卒中で死亡。子供3人残して‥
show
友人の会社の同僚もワクチン接種2日後に亡くなりました。まだ、20代です
ワクチンにスパイクを生成させただけでも、すぐに血栓を作って、とんでもない数の健康被害を巻き起こしている。
nao2020年3月から体調不良
旦那の仕事の取引先のひとがワクチンで亡くなった、、。コロナで亡くなった人は近くにいないけど、ワクチンで亡くなった人3人目
コロナワクチン怖い
💉接種2日後に母が亡くなりました
解剖を依頼して、行政解剖していただき、最初の死因は心筋梗塞でした

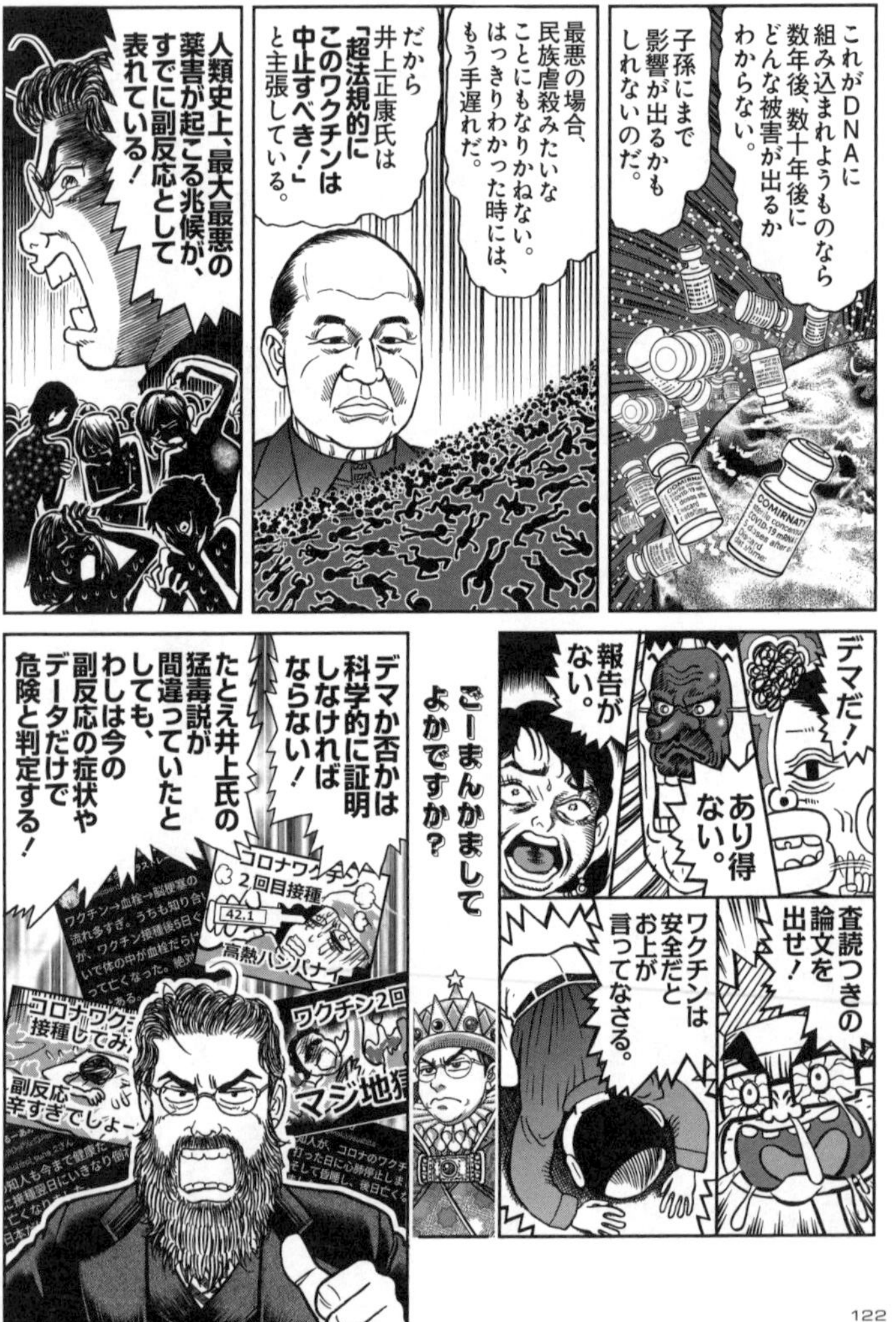
これがDNAに組み込まれようものなら数年後、数十年後にどんな被害が出るかわからない。

子孫にまで影響が出るかもしれないのだ。

COMIRNATY
最悪の場合、民族虐殺みたいなことにもなりかねない。はっきりわかった時には、もう手遅れだ。

だから井上正康氏は「超法規的にこのワクチンは中止すべき！」と主張している。

人類史上、最大最悪の薬害が起こる兆候が、すでに副反応として表れている！

デマだ！

あり得ない。

報告がない。

査読つきの論文を出せ！

ワクチンは安全だとお上が言ってなさる。

ごーまんかましてよかですか？

デマか否かは科学的に証明しなければならない！

たとえ井上氏の猛毒説が間違っていたとしても、わしは今の副反応の症状やデータだけで危険と判定する！

2回目接種
42.1
高熱ハンパナイ
副反応
辛すぎでしょー

02 コロナデマの大行進！

（2021年10月12日「小林よしのりライジング」Vol.438より）

小林よしのり

コロナ禍のこの2年、どれだけアホらしいデマが氾濫したかは、必ず記録しておかねばならない。

いずれコロナも自然免疫の達成によって終息するときは必ずやってくるが、そのときには「ワクチンの効果で終息した」というデマが横行するであろうことは、もう目に見えている。

デマで始まりデマで終わる、マスクと外出規制の全体主義で始まり、ワクチン・ファシズムで終わる。そして真相には誰も見向きもしなくなり、再びコロナに替わるウイルスが侵入したら、またしてもインフォデミックが繰り返される。こんなバカなことをやっていていいのだろうか？

コロナデマも、真のワクチンデマも、片っ端から記録しておくしかなかろう。

●若者が会食中に騒いで感染を広げ、医療崩壊の危機を招いている。

⇒デマである。 新型コロナウイルス（デルタ株まで）はACE2受容体に吸着する。従ってメインルートは「糞口感染」であり、若者が会食中に騒いで飛沫を飛ばしたくらいで、大して感染は広がらない。しかも医療崩壊の危機を招いたのは感染症法で分類される5類指定感染症（季節性インフルエンザ相当）に落とさないから、ただそれだけ。二重のデマで若者に濡れ衣を着せて、国家

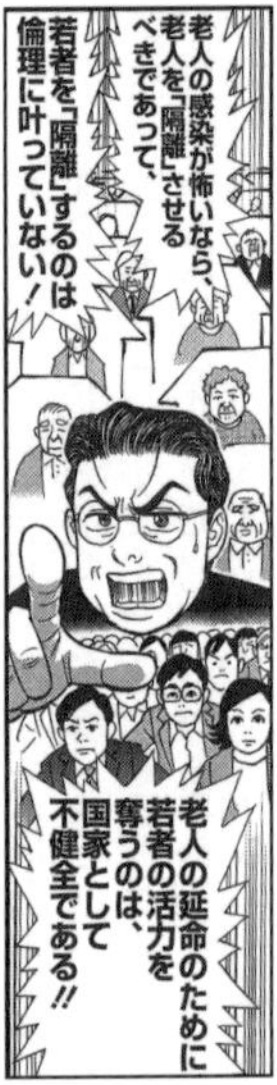
老人の感染が怖いなら、老人を「隔離」させるべきであって、
若者を「隔離」するのは倫理に叶っていない！
老人の延命のために若者の活力を奪うのは、国家として不健全である!!

国民の活力を奪おうというのだから、この国の大人はもうダメだ。

●小林よしのりが「老人は死んでもいい」と言っている。

⇒悪意でわざと拡散したアンチ・デマである。 わしは「寿命が来た老人が死ぬのは仕方がない」と言ったのだ。「インフルエンザは老人の最後の灯火を消す病気」と言われていたが、コロナも同じだと言ったまで。こんな当たり前のことが受け入れられない幼稚さに呆れるしかない。このデマは（ライターの）吉田豪や（映画評論家の）町山智浩らによってサヨク・サブカル界隈で流行ったが、こんな幼稚な知性・感性で人物評やら映画評やらをやっていたのだということを、自らバラしてしまったわけだ。

●気の緩みが感染を拡大させる。

⇒一目瞭然のデマである。 精神論を唱えるのは科学ではない。2021年秋、みんな自粛に耐えきれなくなり、気が緩みまくって、街や行

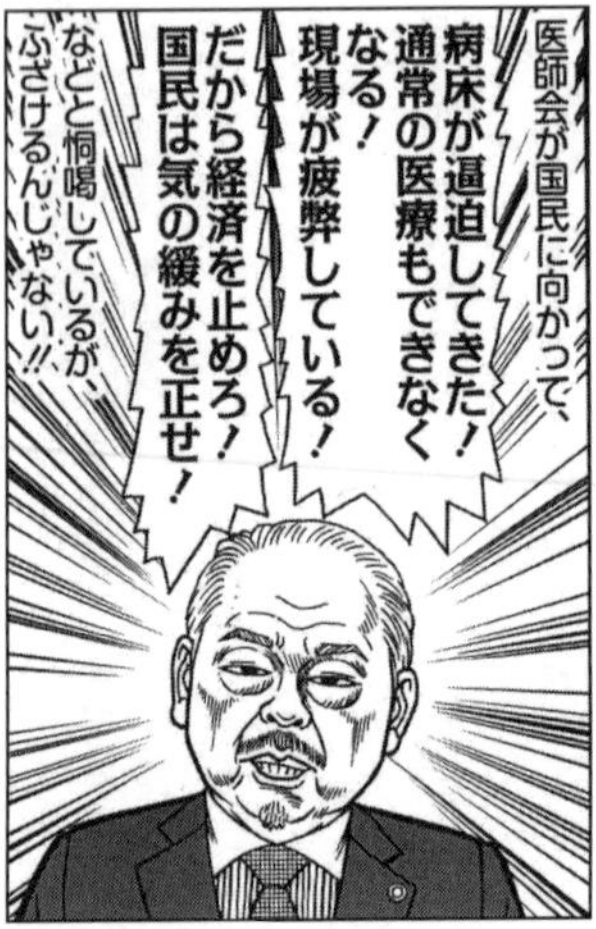
医師会が国民に向かって、
病床が逼迫してきた！
通常の医療もできなくなる！
現場が疲弊している！
だから経済を止めろ！
国民は気の緩みを正せ！
などと恫喝しているが、ふざけるんじゃない!!

楽地に人出が溢れている中で、デルタ株がピークアウトして、陽性者が激減した。その理由を説明できなかった「専門家」など、全員廃業すべきだろう。

●季節性インフルエンザとコロナの同時流行が懸念される。

⇒完全に結果が出たデマである。「ツインデミック」は、ついに起こらなかった。だが、外れた予言はすべて「なかったこと」にされる。

●変異ウイルスによって指数関数的に重症者・死者が増える。

⇒これもデマと証明されたデマである。デルタ株への変異では陽性者こそ増えたが（それでも「指数関数的」というほどではない）、重症者・死者の伸びはわずかだった。世界的に見れば、日本の新規陽性者数は「さざ波」だった。それでもマスコミは重症者・死者数をスルーして「感染者数激増！」と煽った。オミクロン株では、さらにその傾向は顕著となった。

●スウェーデンのコロナ対策は失敗したと、国王が認めた。

⇒情報操作のデマである。世界で唯一「コロナ緩和政策」を採っていたスウェーデンに対して、何が何でも失敗したことにしたい世界中のマスコミが国王の発言を歪曲したのだ。酷すぎるのは、立憲君主が、政府の個別の政策について、失敗だの成功だのとは言わないということすら知らない無知っぷりである。

●スウェーデンもロックダウンに追い込まれた。

⇒さらに酷いデマである。国王発言の件は、一応は基になる情報があり、それを歪曲した

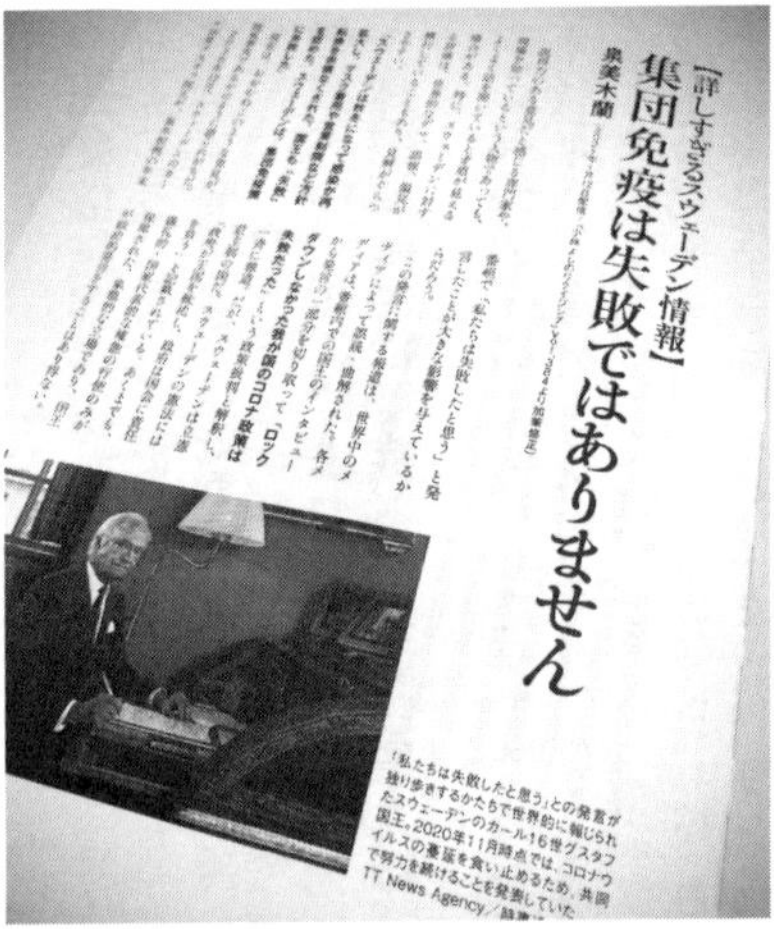
【詳しすぎるスウェーデン情報】
集団免疫は失敗ではありません
「私たちは失敗したと思う」との発言が
独り歩きするかたちで世界的に報じられ
たスウェーデンのカール16世グスタフ
国王。2020年11月時点では、コロナウ
イルスの蔓延を食い止めるため、共同
で努力を続けることを発表していた
TT News Agency／

ものだが、ロックダウンに至っては何の根拠もない。完全に事実無根のでっち上げだから、一層悪質である。驚いたことに「ウイルス学の権威」とされる宮坂昌之氏が自著の中でこのデマを書いているのである。

●政府のコロナ対応のまずさは「ガダルカナル戦」と同じ。

●政府のコロナ対応のまずさは「インパール作戦」と同じ。

⇒決まり文句のデマである。 旧日本軍に関する知識など何もないのに、とにかく「旧日本軍と同じ失敗をしている！」とさえ言えばカッコがつくと思っている、薄っぺらいエセ知識人が必ず言う。

●「野戦病院」を作らなければならない。

⇒意味不明のデマである。 コロナを感染症法の5類指定の区分に落とせばたちまちベッドは足りるのに、急ごしらえで設備も行き届かない「野戦病院」を作れって、どこまで転倒しまくったら気が済むのか。

●ウイルスが弱毒化するのは何百年単位の話。

⇒もちろんデマである。もう弱毒化している。「専門家」の予言はことごとく外れたが、これがもっとも大きなハズレ。「数百年単位」で外すなんて、やろうとしたってできることじゃない。

●感染症法の「2類」指定を外すと、医療費負担が高額になる。

⇒本末転倒のデマである。多少負担が増えても、基本的に保険適用内なのだから、金持ちしか医療を受けられなくなるようなことはない。それより「5類」指定に落として、病床を増やすほうがずっと優先されるべきだ。

●オリンピックを開催したら「五輪株」ができる、感染爆発が起きる。

⇒妄想的デマである。もちろん、実際には「五輪株」なんかできなかった。デルタ変異による感染増加はあったが、これもオリンピックとは関係ない。ところが共産党は「(当時の)菅政権が五輪を強行したから感染爆発が起きた。これは人災だ! 政府の責任を断固として追及する!」と吠えていた。狂っている。

●緊急事態宣言の効果でピークアウトした。

●みんなで頑張ったからピークアウトした。

⇒自己慰撫《いぶ》のデマである。やったことが無駄だったと思いたくない、ただそれだけ。反省しない、総括しない、だから何度でも同じ間違いを繰り返す、でもそのことにすら気がつかない。救いようがない。

●デルタ株は若者も重症化する。

⇒データ無視のデマである。 大阪府の年代別重症例の集計結果（東京都は非公表、全国レベルの調査もないため貴重なデータ）では、デルタ変異による「第5波」の際の20代以下の重症化率は0・05％で、それまでとほとんど変わっていない。

●10代の感染死亡者が出た。

⇒極めて悪質なデマである。 今のところ10代では3人の死者が出たことになっているが、実際の死因は、2人は重い基礎疾患があったと見られ、もう1人はなんと事故。それでも死後にPCR検査で陽性が出れば「コロナ死」にされ、マスコミもその点には触れない。コロナ死が「水増し」されていることを隠蔽したままにしたいのだ。

●若者が高齢者にうつして高齢者を死なせる。

⇒デマと言って差し支えない。 厳密に言えば、実際に若者から高齢者に感染することも当然あるから、デマとまでは言い切れないかもしれないが、しかしそれはインフルエンザも同じこと。これは、「あなたが知らないうちに、人を殺すことになるかもしれない」と若者を脅しつけてワクチンを打たせるために言っていることだから、やはりデマ同然である。

●コロナワクチンには感染予防効果がある。

●コロナワクチンには発症予防効果がある。

●コロナワクチンには重症化予防効果がある。

⇒すべて大外れのデマである。宮坂昌之が言った「3本の矢」というやつで、本人にはわざとデマを飛ばしたつもりはないのだろうが、2回ワクチンを接種した人でも感染はするわ、発症はするわ、なかには重症化する人もいて、死亡する人まで出てきて、3回目の接種が必要だとか言い始めて、あっという間に矢のすべてが外れてしまった。そういえば、アベノミクスの「3本の矢」も全部外れたし、この調子だと「3本の矢」って「大ハズレ」の代名詞になっちゃうんじゃないか?

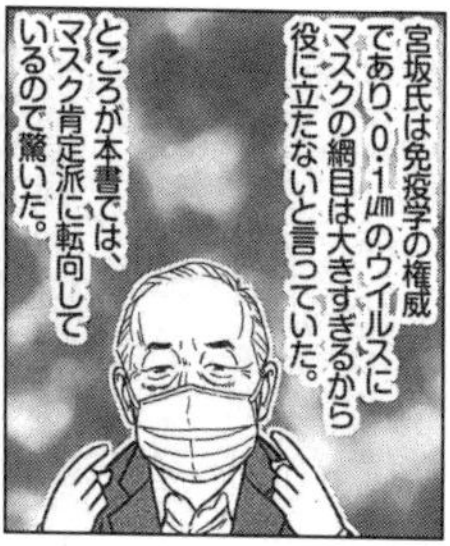
宮坂氏は免疫学の権威であり、0・1㎛のウイルスにマスクの網目は大きすぎるから役に立たないと言っていた。
ところが本書では、マスク肯定派に転向しているので驚いた。

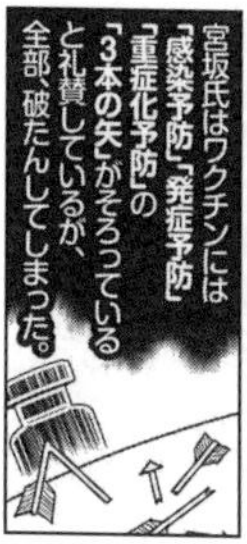
宮坂氏はワクチンには「感染予防」「発症予防」「重症化予防」の「3本の矢」がそろっていると礼賛しているが、全部、破たんしてしまった。

●ワクチンを打たないという選択はない。

⇒なんとも罪深いデマである。宮坂昌之も「権威」という看板を背負ってこんなことを断言してしまって、その本がベストセラーになって、それを信用してワクチンを打った人も相当いるだろうと思ったら、今さらとても撤回などできない

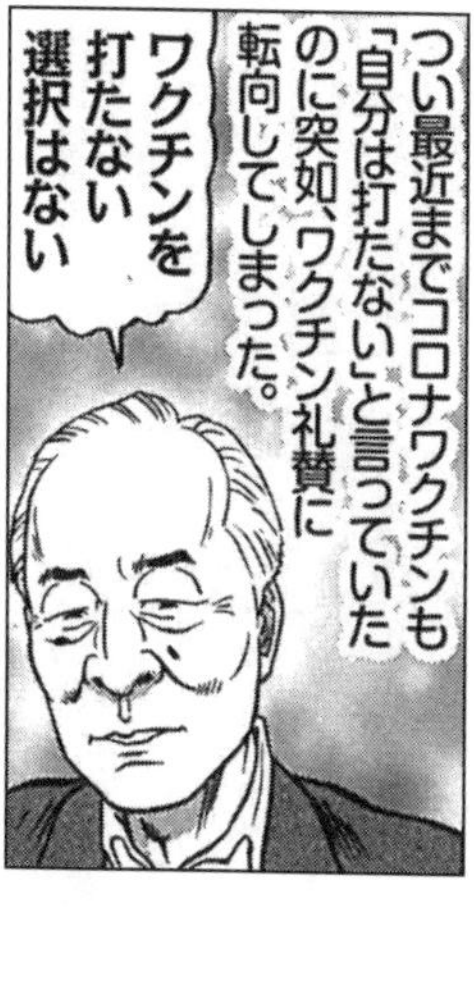
つい最近までコロナワクチンも「自分は打たない」と言っていたのに突如、ワクチン礼賛に転向してしまった。
ワクチンを打たない選択はない

だろう。ワクチン接種後に亡くなった自分の息子の死とも無関係だと言い張るしかないだろうし、取り返しのつかないことというのはあるのだ。

●コロナワクチンの有効性・安全性は証明されている。

⇒恐るべきデマである。新型コロナワクチンの治験完了予定日は、ファイザーが2023年5月2日、モデルナが2022年10月27日。つまり、今もまだ治験中なのに、一体誰が有効性・安全性を証明したというのか？

●コロナワクチンの効果は95％

⇒こびナビのデマである。泉美木蘭さんが検証しているが（『コロナ論4』に収録）、これは数字のトリック。同じデータを使って「99・3％の人は、ワクチンを打っても打たなくても関係ない」という結論を出すこともできる。

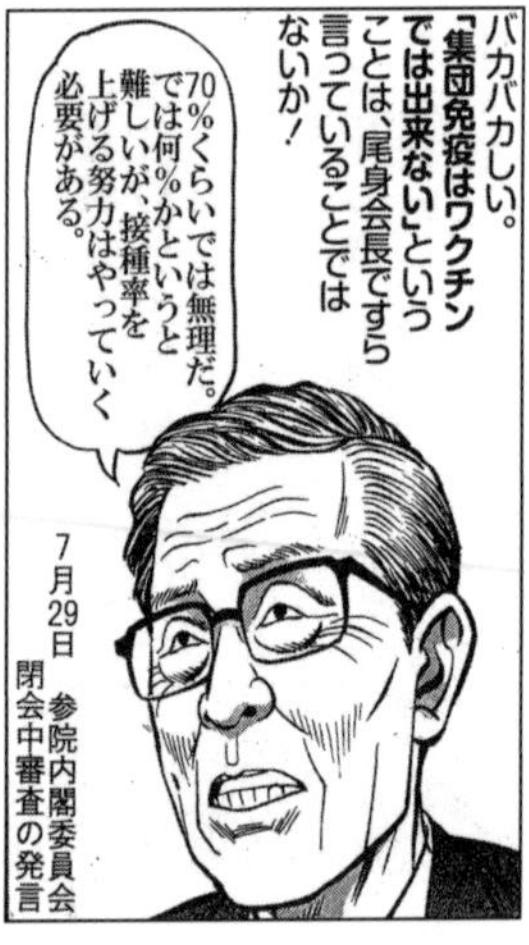

バカバカしい。「集団免疫はワクチンでは出来ない」ということは、尾身会長ですら言っていることではないか！
70％くらいでは無理だ。では何％かというと難しいが、接種率を上げる努力はやっていく必要がある。

7月29日 参院内閣委員会閉会中審査の発言

●ワクチンによって集団免疫ができる。

⇒もうデマと証明されたと言っていい。ワクチン先進国ほど感染拡大が収まらず、接種率が低いアフリカやインドのほうが、さっさと感染が収まっている。ワクチンなんか信仰するくらいなら、イワシの頭でも拝んでおいたほうがまだ罪も害もない。

●感染拡大防止のため、3回目の接種が必要。

⇒もちろんデマである。 3回打っても効かなかったら4回目、それでも効かなかったら5回目、何回打ったら気がつくのだろうか？

●ワクチンは「利他的意義」のために打つもの。

⇒極悪デマである。 そもそも当初は「感染や発症・重症化を防ぐため」だったはずのワクチンが、いつ「他人にうつさないため」のワクチンにすり替わったのか？　そのうえ、「高血圧で肥満の自分が罹りたくないから、健康な中学生の娘にワクチンを打たせる、これが『利他的意義』だ」と言い出す親（忽那賢志）がいるんだから、世も末だ。

●ワクチン接種は12～15歳も問題なく、接種をためらう必要はない。

●ワクチンは5～11歳も必要。

⇒怒りが沸くデマである。 感染しても重症化しない子供にまで打たせようと、どんどん低年齢層への拡大を図っている。とにかくグローバル製薬会社の儲けのため！　利益のため！　ありとあらゆるデマを作り出して、効きもしないばかりか命の危険すらあるワクチンを、未来を担う子供たちにまで平然と打ちまくり、売りまくる！　グローバル経済原理主義が行き着いた、人類史上もっとも醜悪な生き物の姿がそこにある。

●アメリカでは重篤な副反応は一例もない。

⇒河野太郎のデマ。 河野がこれを言った2021年6月の時点で、アメリカ疾病予防管理

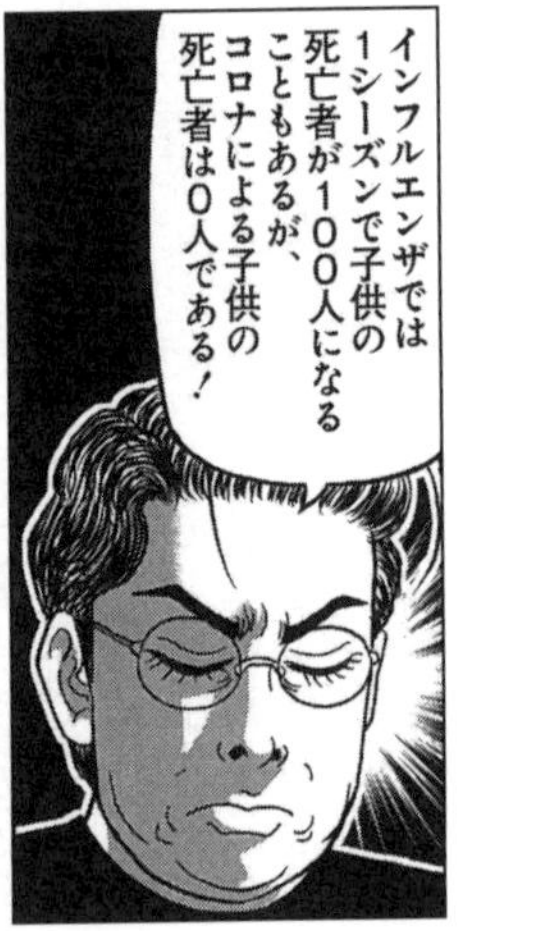
インフルエンザでは
1シーズンで子供の
死亡者が100人になる
こともあるが、
コロナによる子供の
死亡者は0人である！

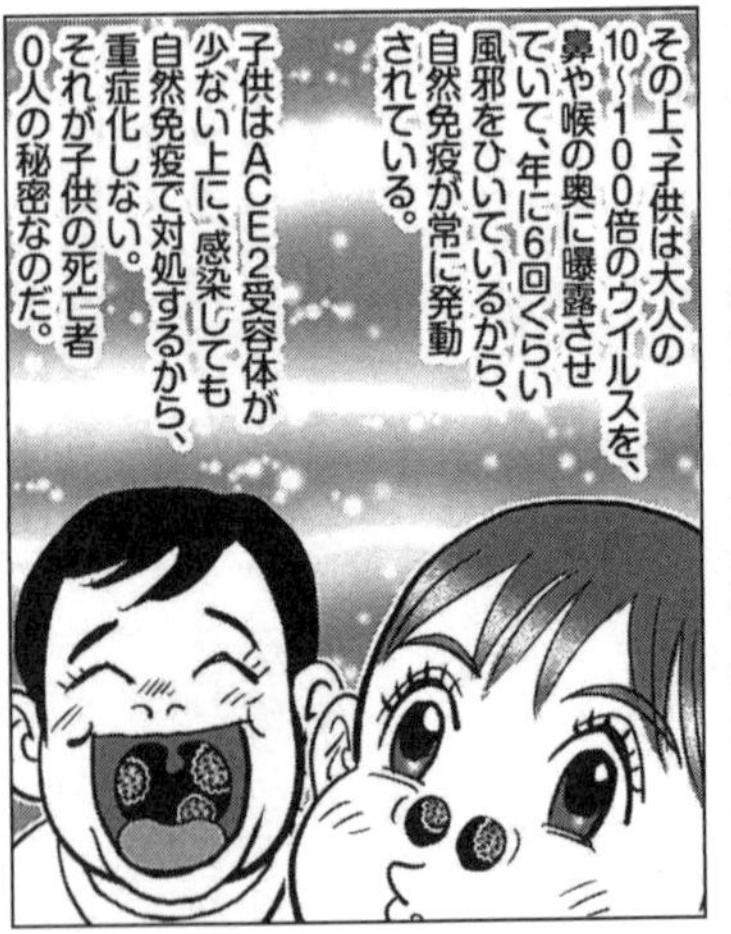
その上、子供は大人の10〜100倍のウイルスを、鼻や喉の奥に曝露させていて、年に6回くらい風邪をひいているから、自然免疫が常に発動されている。
子供はACE2受容体が少ない上に、感染しても自然免疫で対処するから、重症化しない。それが子供の死亡者0人の秘密なのだ。

センター（CDC）に報告されている数だけで5993人が死亡、CDCが管理するワクチン副作用レポートシステムには、2万8441件の重症の報告があった。こんなウソでも断言すれば通ると思っているのだ。国民をナメ切っている。

●ワクチン接種で副反応が出るのは、ワクチンが効いて免疫が発動している証。

⇒気休めデマである。 免疫が働いているのか、毒蛋白が暴れ回っているのかわかったものじゃないのだが、日本には「良薬は口に苦し」という諺があるものだから、それでなんとなく納得してしまいそうで、タチが悪い。

●副反応は数日で必ず治る。

⇒山中伸弥のノーベル・デマ。 ノーベル賞学者は「専門バカ」で、専門以外は本当のバカだというのも、今回学んだことだ。あと、この人は本当に邪魔だったから仲間内から「ジャマナカ」と呼ばれていたんだなと、妙に納得。

●ワクチン懐疑論は、すべてデマ。

⇒これこそデマである。ワクチン懐疑論の「一部」にデマがあるという話なら否定はしないが、「全部」がデマだと言ったらそっちのほうがデマになる。しかしワクチン懐疑論はＹｏｕＴｕｂｅでは問答無用で削除。ＧｏｏｇｌｅやＹａｈｏｏ！でも、ものすごく検索に引っかかりにくくなっている。ひどい話である。

　ワクチン関連では、「ＡＤＥ（抗体依存性感染増強）は起こらない」「逆転写は起こらない」「スパイク蛋白質が子宮に溜まることはない」「不妊になるというのはデマ」「長期的影響はない」等々の主張についても「デマ」と言いたいところだが、現段階では「わからない」と言うしかないので、ここには挙げないことにする。

　ただし、まだ誰にもわからないのに「起こらない」「安全」と断言するという行為が極めて悪質でまったく信用のできないものであることは間違いないし、いずれは「デマだった」と証明されるであろうとわしは確信している。

ごーまんかましてよかですか？

　これからもデマはどんどん出てくるだろうし、これだけ挙げても、まだ書き漏らしたものがあるような気もする。

ゴーマニズム宣言 SPECIAL

コロナ論 05

第7章｜宮坂昌之、権威崩壊

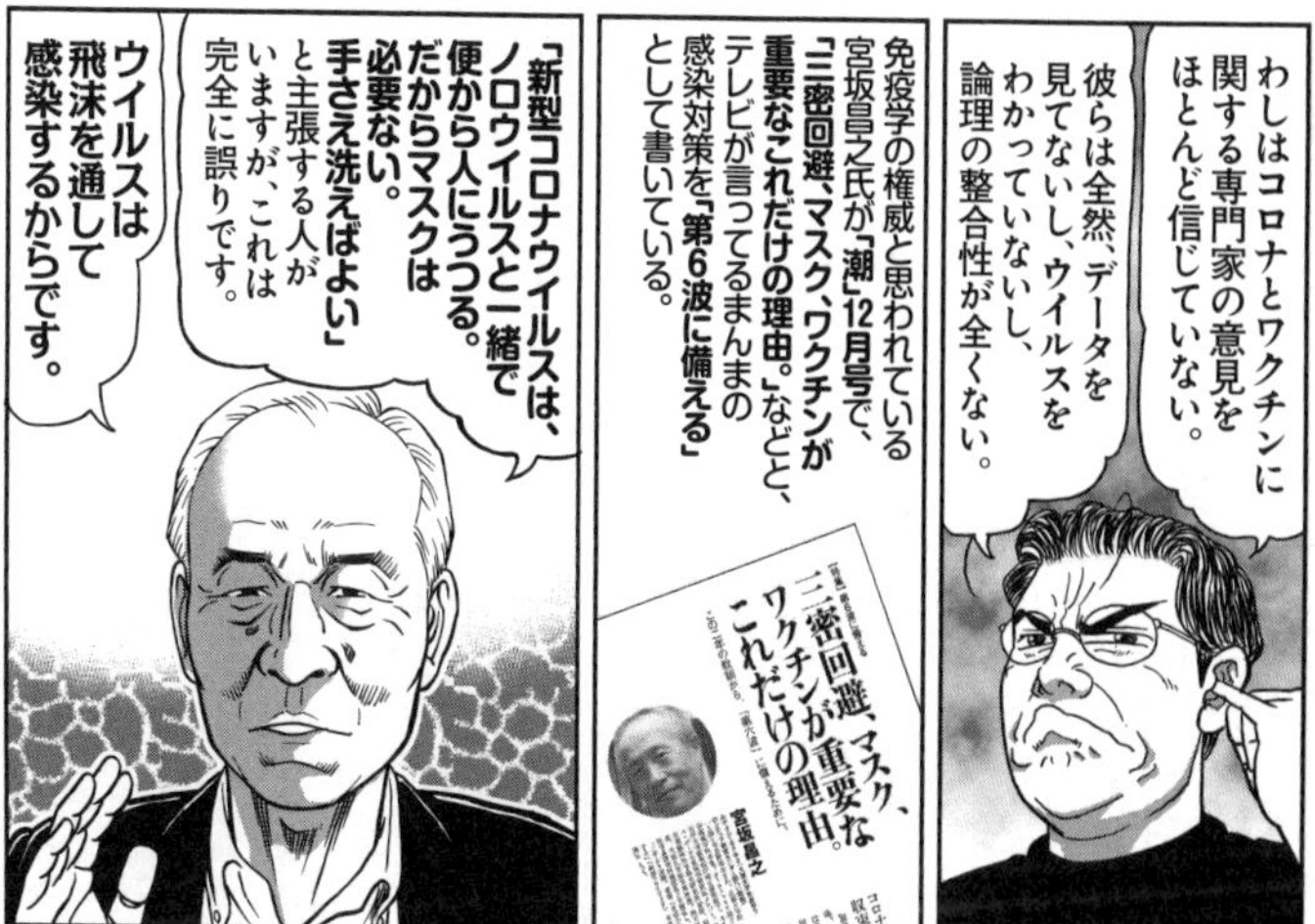

わしはコロナとワクチンに関する専門家の意見をほとんど信じていない。

彼らは全然、データを見てないし、ウイルスをわかっていないし、論理の整合性が全くない。

免疫学の権威と思われている宮坂昌之氏が「潮」12月号で、「三密回避、マスク、ワクチンが重要なこれだけの理由。」などと、テレビが言ってるまんまの感染対策を「第6波に備える」として書いている。

三密回避、マスク、ワクチンが重要なこれだけの理由。

宮坂昌之
「新型コロナウイルスは、ノロウイルスと一緒で便から人にうつる。だからマスクは必要ない。手さえ洗えばよい」と主張する人がいますが、これは完全に誤りです。

ウイルスは飛沫を通して感染するからです。

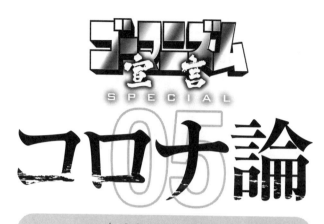

河野太郎の発言がどんどんヒステリックになっている。「反ワクチンを言う人は本を売って金を稼ぎたい人」って、誰のことだ、それ？『コロナ論4』では河野の似顔絵を何度も出して、河野のやっていることは「殺人」ではないか？と糾している。この本は後世に残る。黙ってるな〜河野太郎！この本をもっと広めよう！

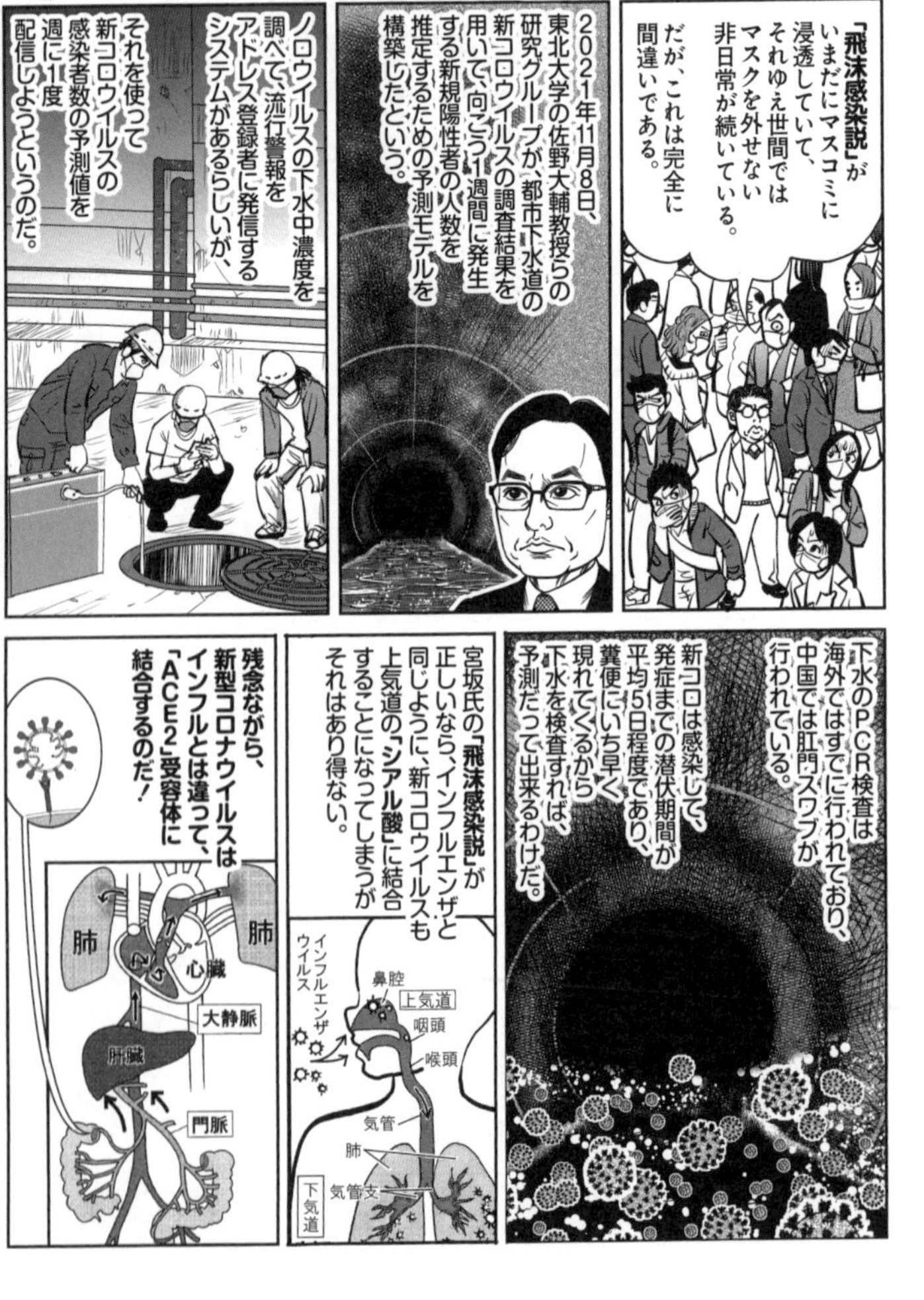

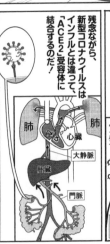

「飛沫感染説」がいまだにマスコミに浸透していて、それゆえ世間ではマスクを外せない非日常が続いている。
だが、これは完全に間違いである。
2021年11月8日、東北大学の佐野大輔教授らの研究グループが、都市下水道の新コロウイルスの調査結果を用いて、向こう1週間に発生する新規陽性者の人数を推定するための予測モデルを構築したという。
ノロウイルスの下水中濃度を調べて、流行警報をアドレス登録者に発信するシステムがあるらしいが、
それを使って新コロウイルスの感染者数の予測値を週に1度配信しようというのだ。
下水のPCR検査は海外ではすでに行われており、中国では肛門スワブが行われている。
新コロは感染して、発症までの潜伏期間が平均5日程度であり、糞便にいち早く現れてくるから下水を検査すれば、予測だって出来るわけだ。
宮坂氏の「飛沫感染説」が正しいなら、インフルエンザと同じように、新コロウイルスも上気道の「シアル酸」に結合することになってしまうがそれはあり得ない。
インフルエンザウイルス
鼻腔
上気道
咽頭
喉頭
気管
肺
気管支
下気道
残念ながら、新型コロナウイルスはインフルとは違って、「ACE2」受容体に結合するのだ！
肺
肺
心臓
大静脈
肝臓
門脈

福岡のたけし社長は太っ腹な人物で、5000万円は注ぎ込むつもりで「子供のワクチン接種」に警戒を呼び掛ける意見広告を地方紙に次々に出している。その評価は好意的なものばかりで大評判だ。

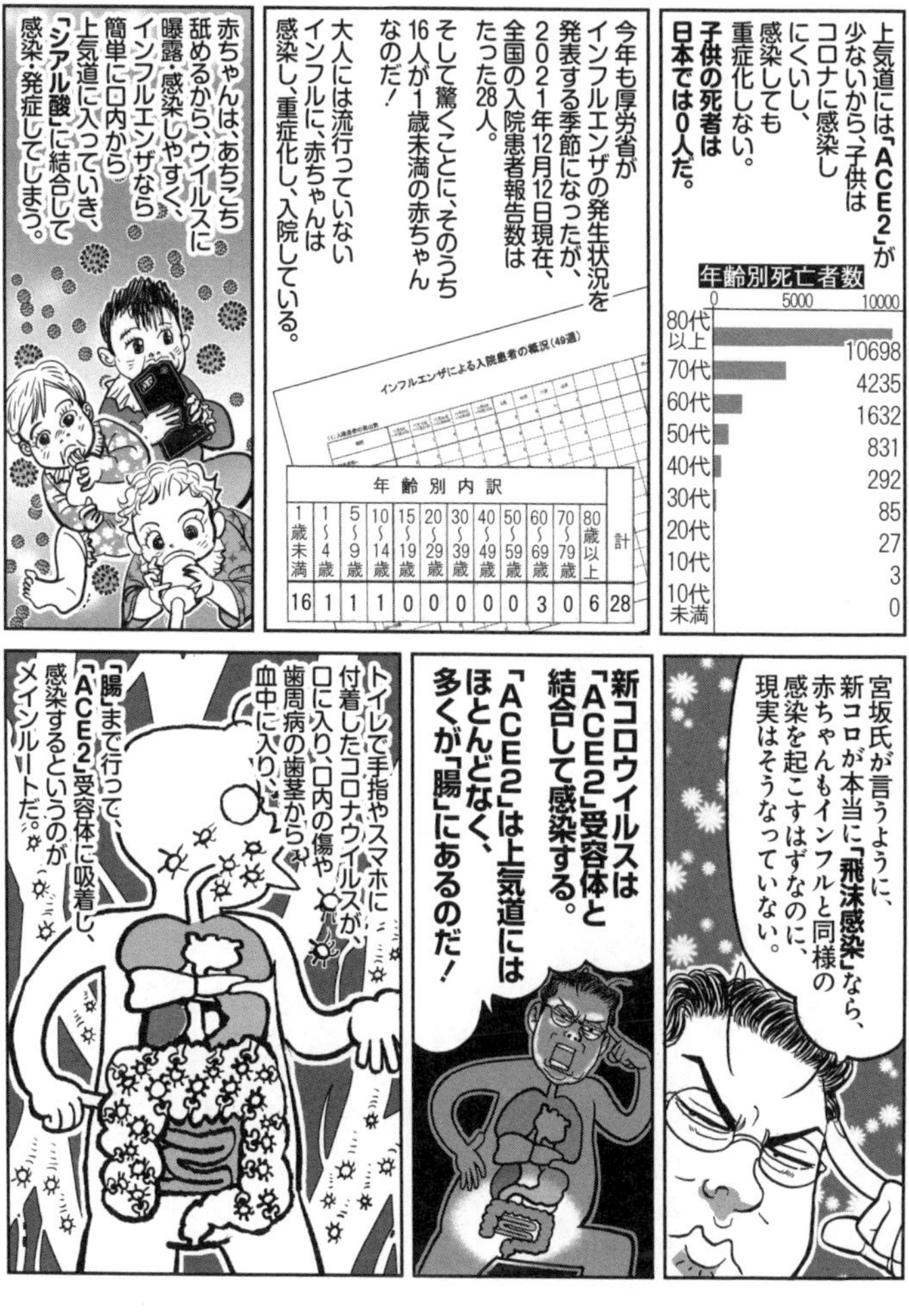

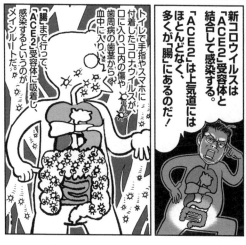

上気道には「ACE2」が少ないから、子供はコロナに感染しにくいし、感染しても重症化しない。子供の死者は日本では0人だ。
年齢別死亡者数
0
5000
10000
80代以上 10698
70代 4235
60代 1632
50代 831
40代 292
30代 85
20代 27
10代 3
10代未満 0
今年も厚労省がインフルエンザの発生状況を発表する季節になったが、2021年12月12日現在、全国の入院患者報告数はたった28人。
そして驚くことに、そのうち16人が1歳未満の赤ちゃんなのだ！
大人には流行っていないインフルに、赤ちゃんは感染し、重症化し、入院している。
インフルエンザによる入院患者の概況（49週）
年齢別内訳
1歳未満 16
1〜4歳 1
5〜9歳 1
10〜14歳 1
15〜19歳 0
20〜29歳 0
30〜39歳 0
40〜49歳 0
50〜59歳 0
60〜69歳 3
70〜79歳 0
80歳以上 6
計 28
赤ちゃんは、あちこち舐めるから、ウイルスに曝露・感染しやすく、インフルエンザなら簡単に口内から上気道に入っていき、「シアル酸」に結合して感染・発症してしまう。
宮坂氏が言うように、新コロが本当に「飛沫感染」なら、赤ちゃんもインフルと同様の感染を起こすはずなのに、現実はそうなっていない。
新コロウイルスは「ACE2」受容体と結合して感染する。「ACE2」は上気道にはほとんどなく、多くが「腸」にあるのだ！
トイレで手指やスマホに付着したコロナウイルスが、口に入り、口内の傷や歯周病の歯茎から血中に入り、
「腸」まで行って、「ACE2」受容体に吸着し、感染するというのがメインルートだ。

たけし社長の意見広告を見て、自分も地元紙に自費で出したいという大人が続出している。地方から「子供のための革命」が起こる勢いで戦いが始まった。詳しくは「世界のゴー宣ファンサイト」を見てくれ。

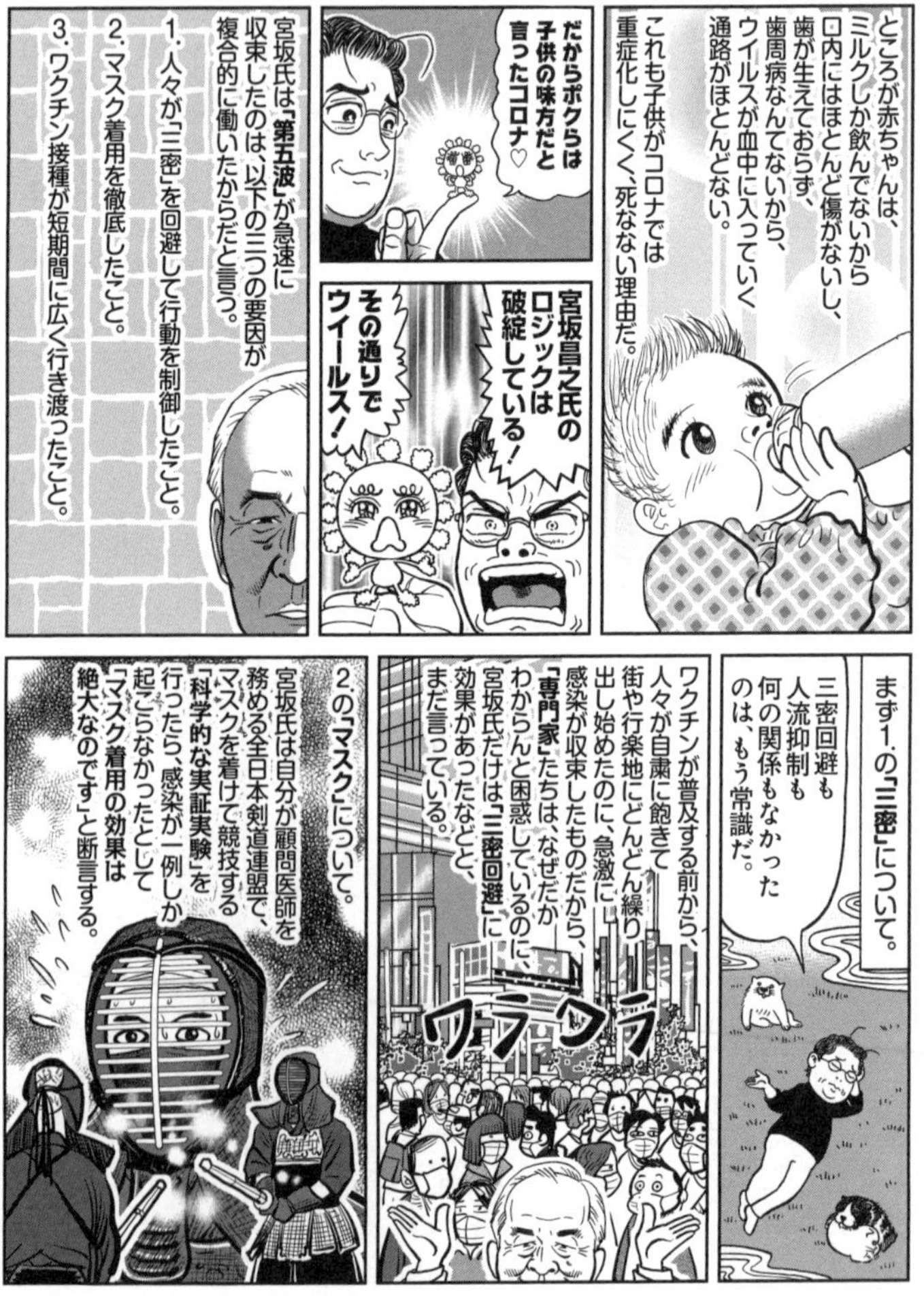
ところが赤ちゃんは、ミルクしか飲んでないから口内にはほとんど傷がないし、歯が生えておらず、歯周病なんてないから、ウイルスが血中に入っていく通路がほとんどない。

これも子供がコロナでは重症化しにくく、死なない理由だ。

だからボクらは子供の味方だと言ったコロナ♡

宮坂昌之氏のロジックは破綻している！

その通りでウイールス！

宮坂氏は「第五波」が急速に収束したのは、以下の三つの要因が複合的に働いたからだと言う。
1．人々が「三密」を回避して行動を制御したこと。
2．マスク着用を徹底したこと。
3．ワクチン接種が短期間に広く行き渡ったこと。
まず1．の「三密」について。

三密回避も人流抑制も何の関係もなかったのは、もう常識だ。

ワクチンが普及する前から、人々が自粛に飽きて街や行楽地にどんどん繰り出し始めたのに、急激に感染が収束したものだから、「専門家」たちは、なぜだかわからんと困惑しているのに、宮坂氏だけは「三密回避」に効果があったなどと、まだ言っている。

ワラワラ
2．の「マスク」について。
宮坂氏は自分が顧問医師を務める全日本剣道連盟で、マスクを着けて競技する「科学的な実証実験」を行ったら、感染が一例しか起こらなかったとして「マスク着用の効果は絶大なのです」と断言する。

ブログマガジン小林よしのりライジングは今年10周年を迎えます!(ちなみにゴー宣はSPA!連載開始から30周年!)劣化し尽くした日本の思想・言論・政治・マスコミに挑み続けてはや10年! コロナ騒動でさらに劣化が加速する状況を前に、さらに激しく厳しい闘いを続けていきます! 毎週火曜日配信中!!

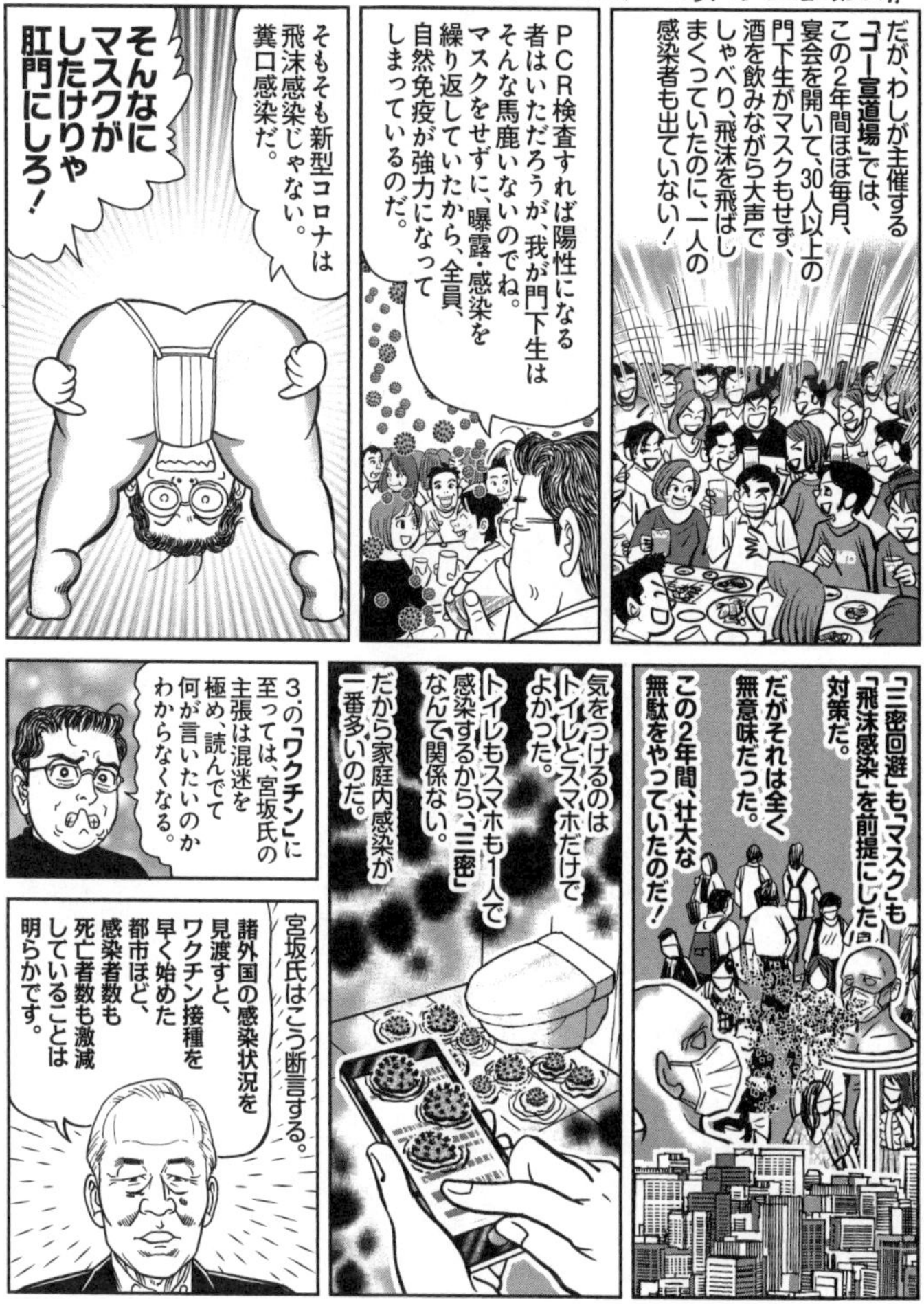
だが、わしが主催する「ゴー宣道場」では、この2年間ほぼ毎月、宴会を開いて、30人以上の門下生がマスクもせず、酒を飲みながら大声でしゃべり、飛沫を飛ばしまくっていたのに、一人の感染者も出ていない!

PCR検査すれば陽性になる者はいただろうが、我が門下生はそんな馬鹿いないのでね。マスクをせずに、曝露・感染を繰り返していたから、全員、自然免疫が強力になってしまっているのだ。

そもそも新型コロナは飛沫感染じゃない。糞口感染だ。

そんなにマスクがしたけりゃ肛門にしろ!

「三密回避」も「マスク」も「飛沫感染」を前提にした対策だ。

だがそれは全く無意味だった。

この2年間、壮大な無駄をやっていたのだ!

気をつけるのはトイレとスマホだけでよかった。

トイレもスマホも1人で感染するから、「三密」なんて関係ない。

だから家庭内感染が一番多いのだ。
3.の「ワクチン」に至っては、宮坂氏の主張は混迷を極め、読んでて何が言いたいのかわからなくなる。
宮坂氏はこう断言する。

諸外国の感染状況を見渡すと、ワクチン接種を早く始めた都市ほど、感染者数も死亡者数も激減していることは明らかです。

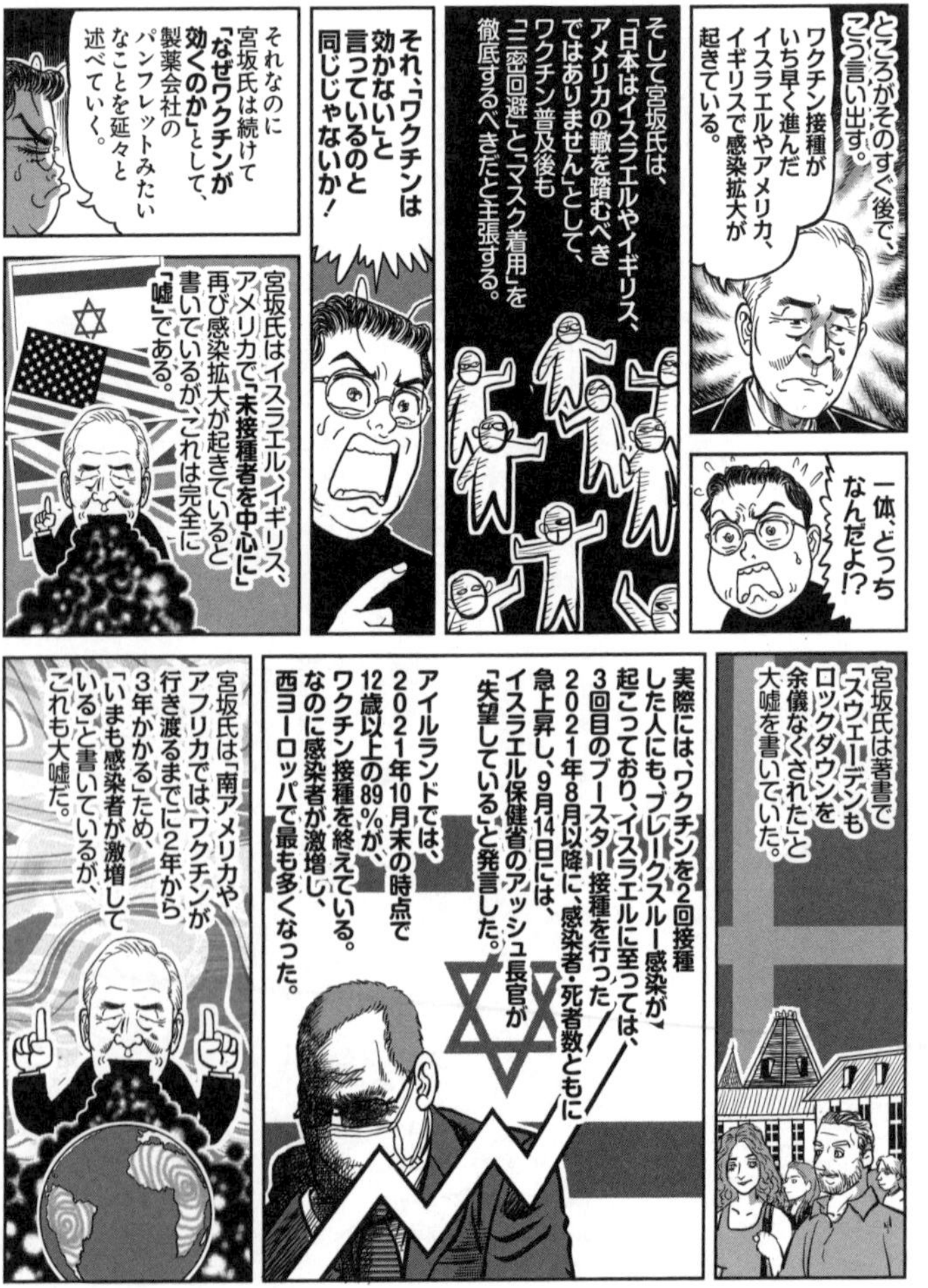
ところがそのすぐ後で、こう言い出す。

ワクチン接種がいち早く進んだイスラエルやアメリカ、イギリスで感染拡大が起きている。

一体、どっちなんだよ!?

そして宮坂氏は、「日本はイスラエルやイギリス、アメリカの轍を踏むべきではありません」として、ワクチン普及後も「三密回避」と「マスク着用」を徹底するべきだと主張する。

それ、「ワクチンは効かない」と言っているのと同じじゃないか!

それなのに宮坂氏は続けて「なぜワクチンが効くのか」として、製薬会社のパンフレットみたいなことを延々と述べていく。

宮坂氏はイスラエル、イギリス、アメリカで「未接種者を中心に」再び感染拡大が起きていると書いているが、これは完全に「嘘」である。

宮坂氏は著書で「スウェーデンもロックダウンを余儀なくされた」と大嘘を書いていた。

実際には、ワクチンを2回接種した人にも、ブレークスルー感染が起こっており、イスラエルに至っては、3回目のブースター接種を行った2021年8月以降に、感染者・死者数ともに急上昇し、9月14日には、イスラエル保健省のアッシュ長官が「失望している」と発言した。

アイルランドでは、2021年10月末の時点で12歳以上の89%が、ワクチン接種を終えている。なのに感染者が激増し、西ヨーロッパで最も多くなった。

宮坂氏は「南アメリカやアフリカでは、ワクチンが行き渡るまでに2年から3年かかる」ため、「いまも感染者が激増している」と書いているが、これも大嘘だ。

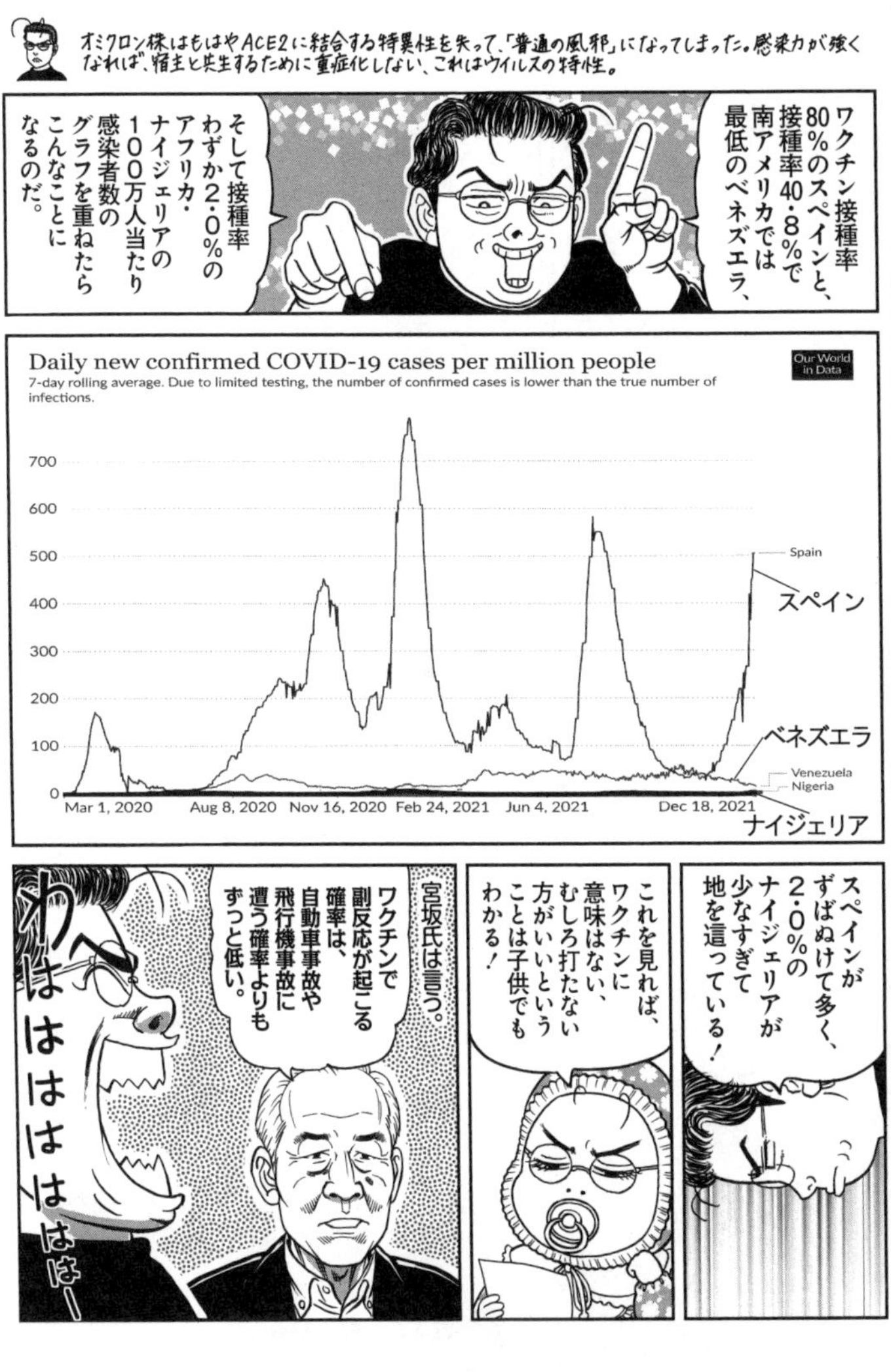
オミクロン株はもはやACE2に結合する特異性を失って、「普通の風邪」になってしまった。感染力が強くなれば、宿主と共生するために重症化しない、これはウイルスの特性。
ワクチン接種率80%のスペインと、接種率40・8%で南アメリカでは最低のベネズエラ、
そして接種率わずか2・0%のアフリカ・ナイジェリアの100万人当たり感染者数のグラフを重ねたらこんなことになるのだ。
Daily new confirmed COVID-19 cases per million people
7-day rolling average. Due to limited testing, the number of confirmed cases is lower than the true number of infections.
Our World in Data
700
600
500
400
300
200
100
0
Mar 1, 2020
Aug 8, 2020
Nov 16, 2020
Feb 24, 2021
Jun 4, 2021
Dec 18, 2021
Spain
スペイン
ベネズエラ
Venezuela
Nigeria
ナイジェリア
スペインがずばぬけて多く、2・0%のナイジェリアが少なすぎて地を這っている!
これを見れば、ワクチンに意味はない、むしろ打たない方がいいということは子供でもわかる!
宮坂氏は言う。
ワクチンで副反応が起こる確率は、自動車事故や飛行機事故に遭う確率よりもずっと低い。
わははははははー

「モーニングショー」は馬鹿だから、オミクロン株で最大限に恐怖を煽り、なおかつワクチン接種を宣伝しまくっているが、もはや狂人だから、相手にするな。

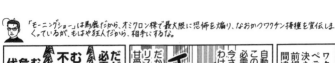

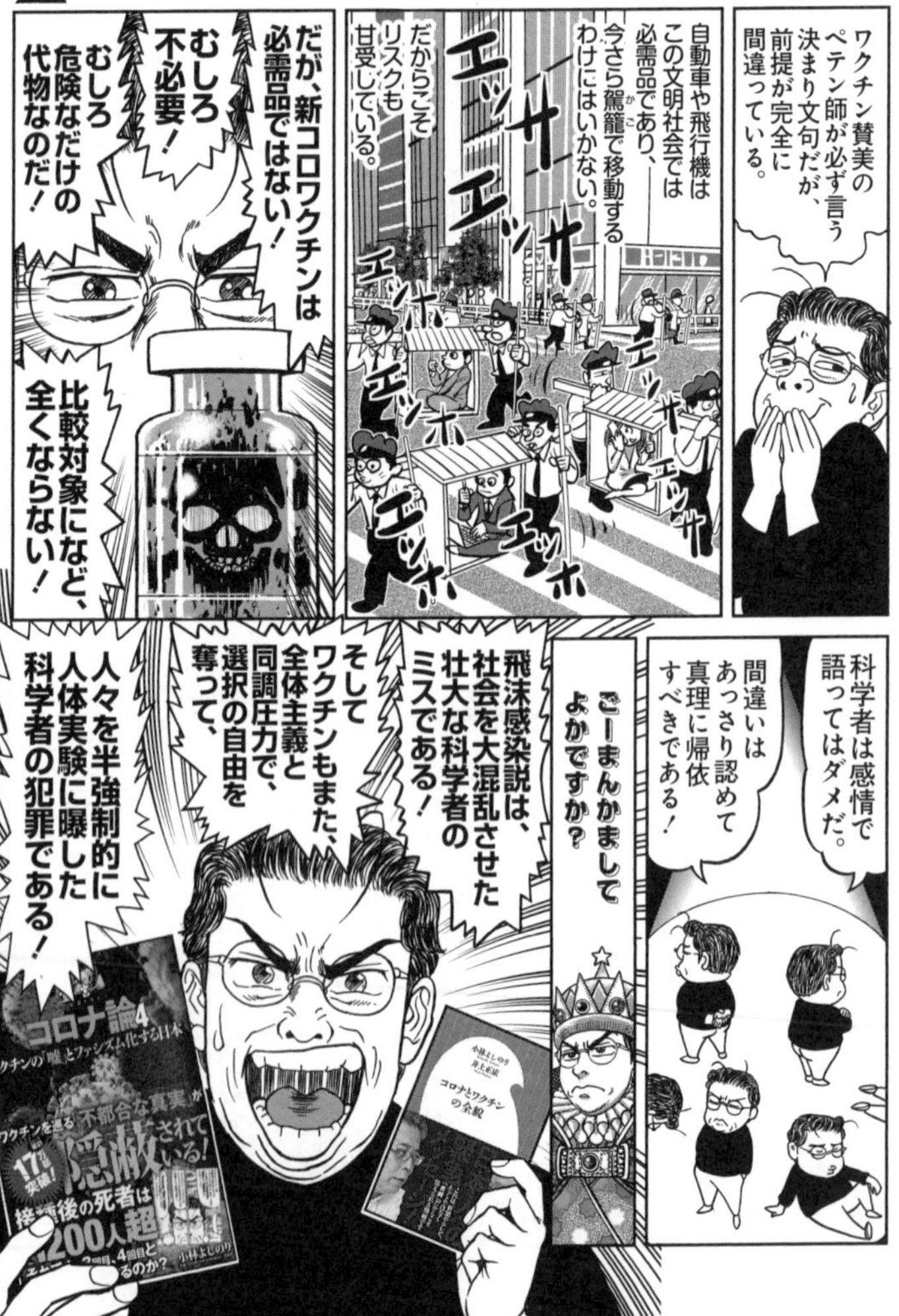

ワクチン賛美のペテン師が必ず言う決まり文句だが、前提が完全に間違っている。
自動車や飛行機はこの文明社会では必需品であり、今さら駕籠《かご》で移動するわけにはいかない。
だからこそリスクも甘受している。
エッサ
エッサ
エッホ
エッホ
エッサ
エッサ
エッホ
エッホ
だが、新コロワクチンは必需品ではない！
むしろ不必要！
むしろ危険なだけの代物なのだ！
比較対象になど、全くならない！
科学者は感情で語ってはダメだ。
間違いはあっさり認めて真理に帰依すべきである！
ごーまんかましてよかですか？
飛沫感染説は、社会を大混乱させた壮大な科学者のミスである！
そしてワクチンもまた、全体主義と同調圧力で、選択の自由を奪って、
人々を半強制的に人体実験に曝した科学者の犯罪である！
コロナ論4
ワクチンの「嘘」とファシズム化する日本
ワクチンを巡る不都合な真実が隠蔽されている！
接種後の死者は1200人超
小林よしのり
コロナとワクチンの全貌

「免疫学の第一人者」と呼ばれた男はなぜ、ワクチン推進派に「転向」したのか

「当面は打たない――」

2020年11月、新型コロナワクチンの接種について検討する衆議院厚生労働委員会に参考人として出席した日本の「免疫学の第一人者」、宮坂昌之大阪大学名誉教授はこう慎重な姿勢を示した。

接種するかどうかについて態度を保留したことで、宮坂氏はその後、ワクチンに懐疑的な免疫学者として多くのメディアに登場。2021年1月11日には、ネットメディアのインタビューに以下のような見解を述べている。

「ワクチンは治療薬と違い、健康な人が予防効果のために接種するものです。高い安全性が求められます」「ワクチンは皆が接種を受けないといけないと迫るべきものではありません。個人の自由、個人の意思の下に受けるなら受け、受けたくない人は無理に受けなくていいとすべきものなのです」(「コロナワクチン『3つの副反応』リスクに免疫学の第一人者が警鐘」ダイヤモンドオンライン)

「当面は打たない」から一転、「打たないチョイスはない」

ところが、この発言から半年も経ずに、宮坂氏は突如変節する。ワクチンを自ら2回接種したかと思えば、「打たないチョイスはない」とワクチンを猛烈に後押し。接種に不安を抱える人に向けても「受けたほうがいい」と推奨するスタンスに転じたのだ。(「ワクチン『打たぬ選択ない』免疫学の第一人者、慎重姿勢を一転　データで安全確信」神戸新聞NEXT　2021年6月26日)。これほど軽々しく信念を曲げて、心変わりするのには呆れるが、権威と崇められる専門家である以上問題と言わざるを得ない。日本ではワクチ

ン接種は予防接種法により「努力義務」にとどまり（小児は除く）、打たない自由に配慮している。厚生労働省でさえ、職場や周りの人に接種を強制しないよう注意喚起しているくらいだ。
　ワクチン懐疑派から推進派へと大きく舵を切った「転向」の背景には何があったのか。宮坂氏は「安全かどうかを確認するにはまだ時間がかかる」として、態度を保留していたが、世界各国で接種が進んだことで「アナフィラキシーが起きる割合はこれまでのワクチンよりやや高いが、医師がそばで対応すれば、ほぼ救命できます」と考えを一変させたという。（「『ワクチンは当面…』と保留した免疫学者　打った理由は」朝日新聞アピタル　2021年6月21日）
　だが、ワクチンの安全性が確認できたとする一方で、今や1400人超にも上るワクチン接種後の死亡事例への言及はない。
　そして、オミクロン株による感染第6波に際し、こんな発言も残している。
「例えば、病原性が5分の1に下がっていても、感染者が10倍に増えたら、重症者も2倍になります。病原性が下がっているから大丈夫と言えるような状況ではない。何より、社会の中の感染者をこれ以上増やさないことが大切です。2回のワクチン接種でできたレインコートでも、たくさんの雨（コロナウイルス）は防げず、ブレークスルー感染を起こします。マスクをしっかりつけて対人距離を取るなどの日常的な対策で、雨の量を減らしてやらなければなりません」（「ワクチン追加接種の遅れで対策迷走　『3密回避の効果は限定的』専門家が苦言　AERA dot．2022年2月2日）
「免疫学の第一人者」は何者かに籠絡されたのか？　そんな疑念も拭えない。

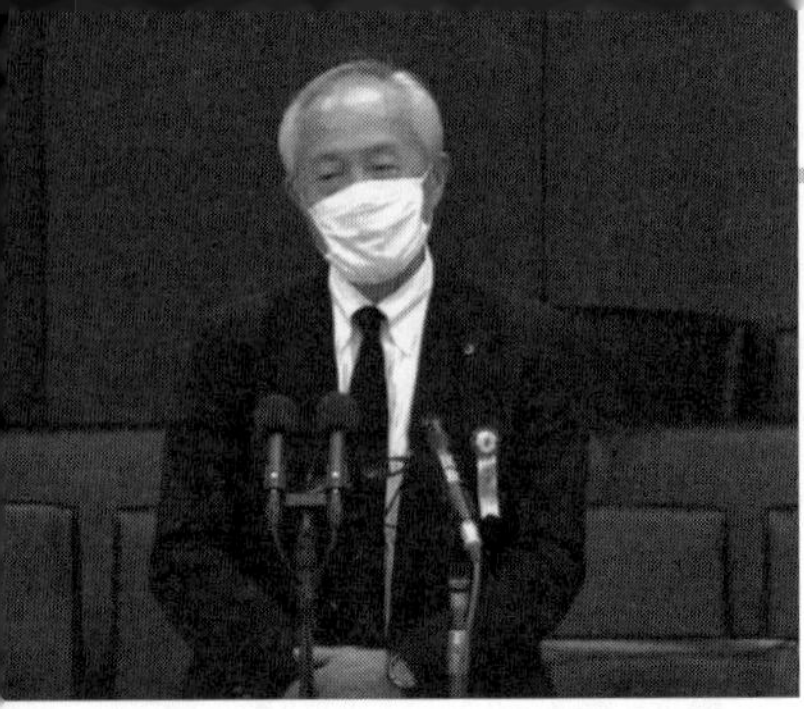
2020年11月17日、衆院厚生労働委員会に出席した宮坂昌之大阪大学教授はコロナワクチンについて「問題は安全性であります」と答弁した　写真／衆議院インターネット審議中継より

ゴーマニズム宣言 SPECIAL

コロナ論 05

第8章｜心筋症、人体実験の証明

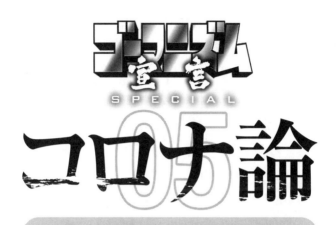

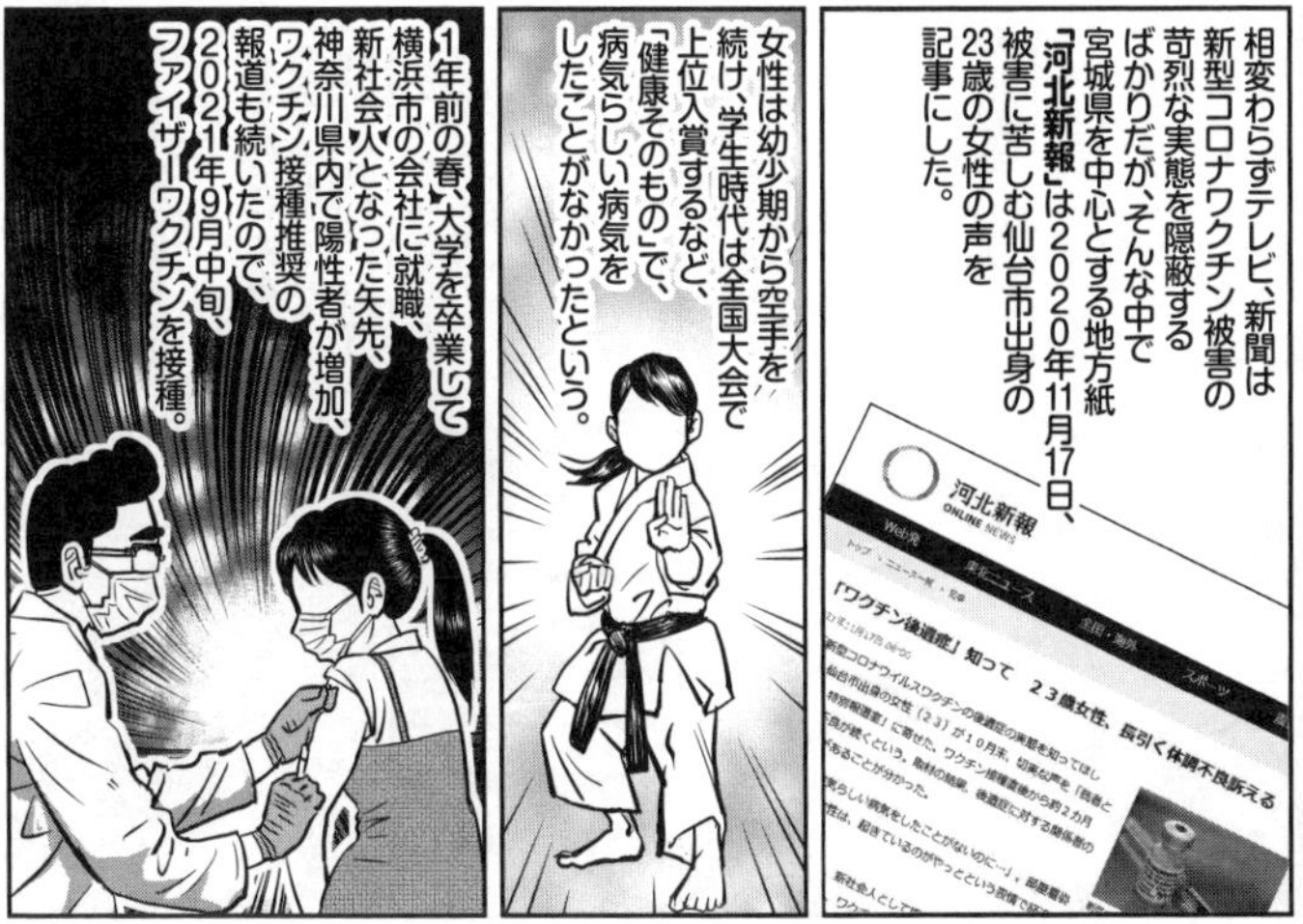

相変わらずテレビ、新聞は新型コロナワクチン被害の苛烈な実態を隠蔽するばかりだが、そんな中で宮城県を中心とする地方紙「河北新報」は2020年11月17日、被害に苦しむ仙台市出身の23歳の女性の声を記事にした。
河北新報
ONLINE NEWS
Web発
東北ニュース
全国・海外
スポーツ
「ワクチン後遺症」知って　23歳女性、長引く体調不良訴える
女性は幼少期から空手を続け、学生時代は全国大会で上位入賞するなど、「健康そのもの」で、病気らしい病気をしたことがなかったという。
1年前の春、大学を卒業して横浜市の会社に就職、新社会人となった矢先、神奈川県内で陽性者が増加、ワクチン接種推奨の報道も続いたので、2021年9月中旬、ファイザーワクチンを接種。

朝日新聞と読売新聞に『コロナ論』の全面広告が掲載された。ものすごい反響になっている。『戦争論』でも全面広告はなかったので、扶桑社の勇気には感謝する。『コロナ論5』に向けて全力注入だ！

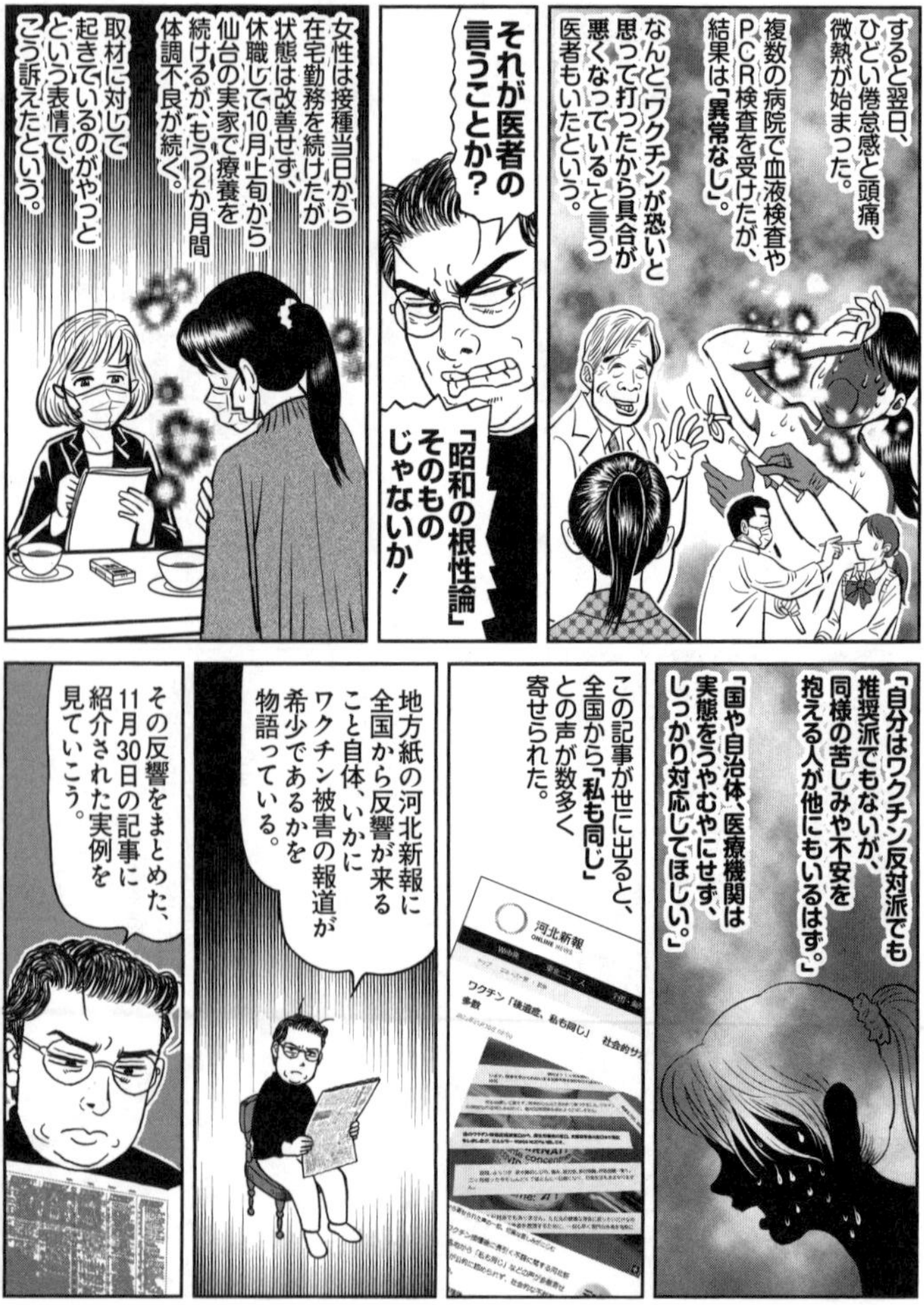

すると翌日、ひどい倦怠感と頭痛、微熱が始まった。

複数の病院で血液検査やPCR検査を受けたが、結果は「異常なし」。

なんと「ワクチンが恐いと思って打ったから具合が悪くなっている」と言う医者もいたという。

それが医者の言うことか？

「昭和の根性論」そのものじゃないか！

女性は接種当日から在宅勤務を続けたが状態は改善せず、休職して10月上旬から仙台の実家で療養を続けるが、もう2か月間体調不良が続く。

取材に対して起きているのがやっとという表情で、こう訴えたという。

「自分はワクチン反対派でも推奨派でもないが、同様の苦しみや不安を抱える人が他にもいるはず。」

「国や自治体、医療機関は実態をうやむやにせず、しっかり対応してほしい。」

この記事が世に出ると、全国から「私も同じ」との声が数多く寄せられた。

河北新報
ONLINE NEWS
ワクチン「後遺症、私も同じ」

多数
地方紙の河北新報に全国から反響が来ること自体、いかにワクチン被害の報道が希少であるかを物語っている。

その反響をまとめた、11月30日の記事に紹介された実例を見ていこう。

驚くべきことに『コロナ論』から読者になったという人が圧倒的に多く、もはやこのシリーズの読者の半数近くが新規の読者になっている。『戦争論』も読んだことがない読者が入ってきてるので、わしはもはや「シン・小林よしのり」の状態だ。

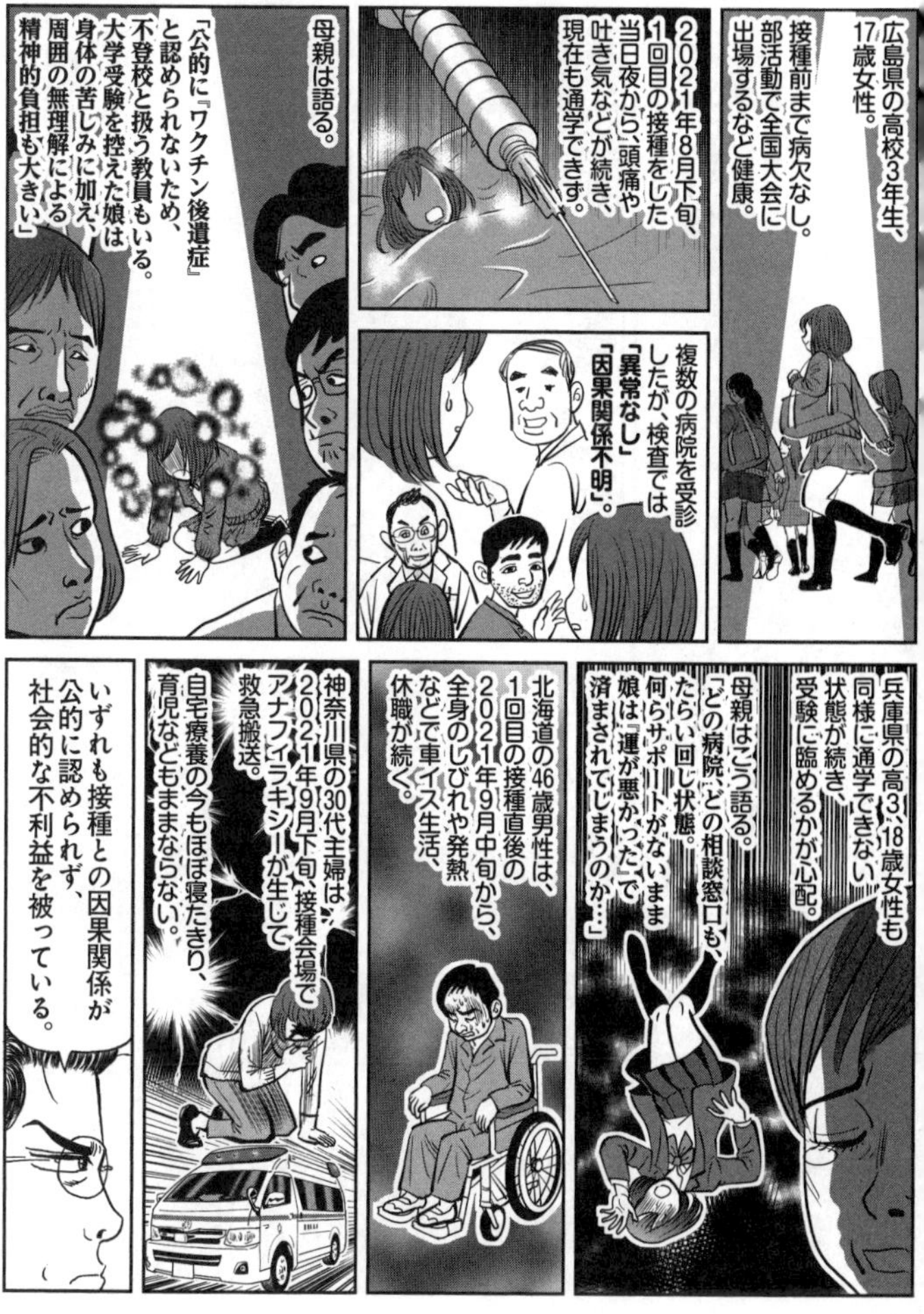
広島県の高校3年生、17歳女性。

接種前まで病欠なし。部活動で全国大会に出場するなど健康。

2021年8月下旬、1回目の接種をした当日夜から、頭痛や吐き気などが続き、現在も通学できず。

複数の病院を受診したが、検査では「異常なし」「因果関係不明」。

母親は語る。

「公的に『ワクチン後遺症』と認められないため、不登校と扱う教員もいる。大学受験を控えた娘は身体の苦しみに加え、周囲の無理解による精神的負担も大きい」

兵庫県の高3、18歳女性も同様に通学できない状態が続き、受験に臨めるかが心配。

母親はこう語る。

「どの病院、どの相談窓口も、たらい回し状態。何らサポートがないまま娘は『運が悪かった』で済まされてしまうのか…」

北海道の46歳男性は、1回目の接種直後の2021年9月中旬から、全身のしびれや発熱などで車イス生活、休職が続く。

神奈川県の30代主婦は2021年9月下旬、接種会場でアナフィラキシーが生じて救急搬送。

自宅療養の今もほぼ寝たきり、育児などもままならない。

いずれも接種との因果関係が公的に認められず、社会的な不利益を被っている。

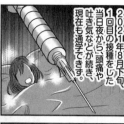

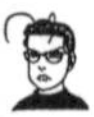

福岡の「たけし社長」が西日本新聞を皮切りに、「子供のワクチン接種」に警戒を呼び掛ける「全面意見広告」を地方紙に続々掲載している。これに共感した篤志家が、「自分も広告掲載に自費を投じる」と続々名乗りを上げ、全国制覇の勢いだ。

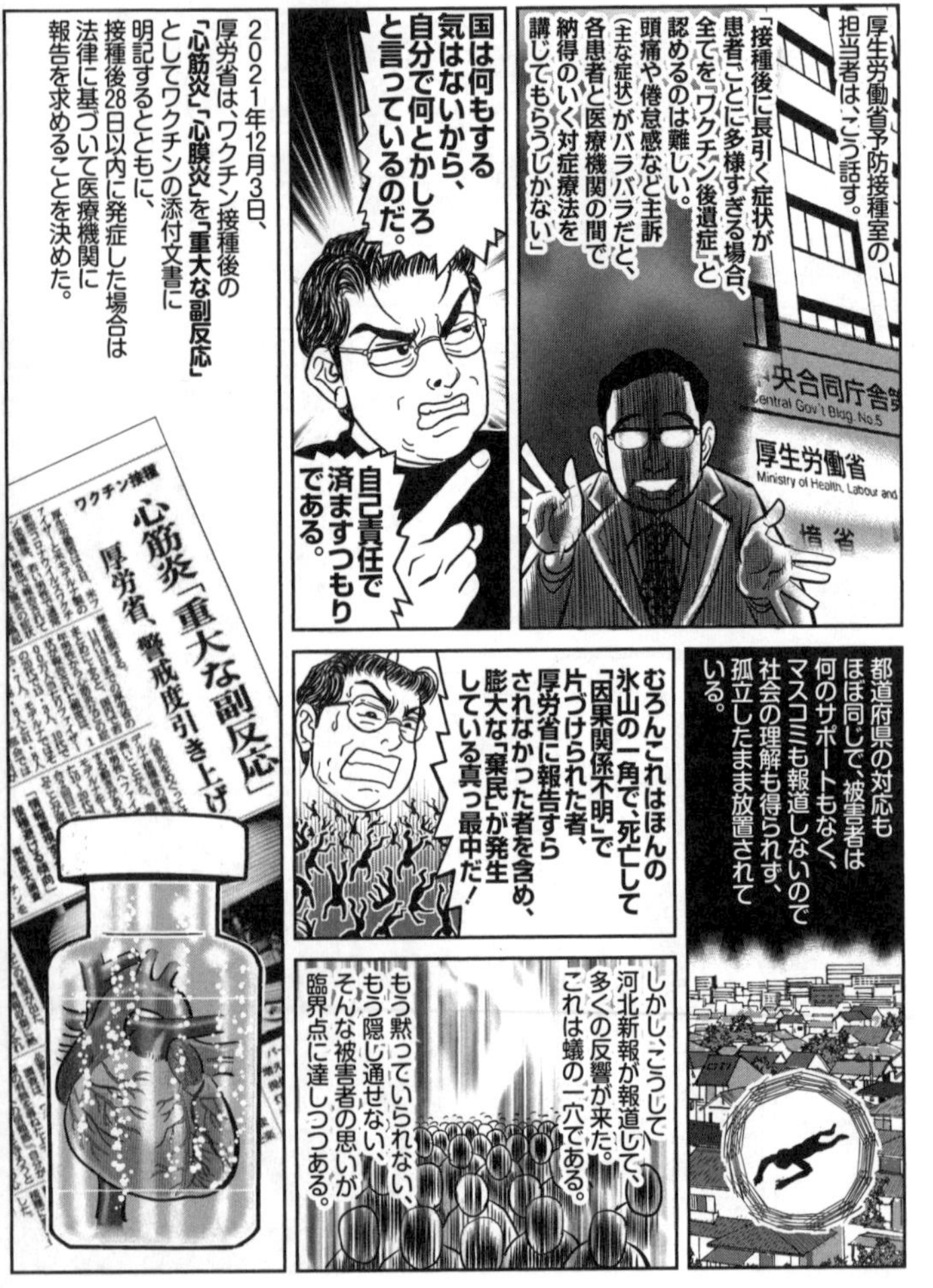
厚生労働省予防接種室の担当者は、こう話す。
「接種後に長引く症状が患者ごとに多様すぎる場合、全てを『ワクチン後遺症』と認めるのは難しい。頭痛や倦怠感など主訴（主な症状）がバラバラだと、各患者と医療機関の間で納得のいく対症療法を講じてもらうしかない」
央合同庁舎第
Central Gov't Bldg. No.5
厚生労働省
Ministry of Health, Labour and
国は何もする気はないから、自分で何とかしろと言っているのだ。
自己責任で済ますつもりである。
2021年12月3日、厚労省は、ワクチン接種後の「心筋炎」「心膜炎」を「重大な副反応」としてワクチンの添付文書に明記するとともに、接種後28日以内に発症した場合は法律に基づいて医療機関に報告を求めることを決めた。
ワクチン接種
心筋炎「重大な副反応」
厚労省、警戒度引き上げ
都道府県の対応もほぼ同じで、被害者は何のサポートもなく、マスコミも報道しないので社会の理解も得られず、孤立したまま放置されている。
むろんこれはほんの氷山の一角で、死亡して「因果関係不明」で片づけられた者、厚労省に報告すらされなかった者を含め、膨大な「棄民」が発生している真っ最中だ！
しかし、こうして河北新報が報道して、多くの反響が来た。これは蟻の一穴である。
もう黙っていられない、もう隠し通せない、そんな被害者の思いが臨界点に達しつつある。

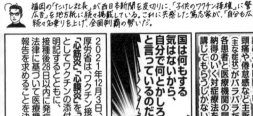

権威を疑え！周囲に流されるな！自分の頭で考えて、勇気を持ってゴーマンかませ！これは今年30周年を迎えたゴー宣が初回から言っていたことであり、今こそ必要とされること！ブログマガジン小林よしのりライジングも、誰も言おうとしない真理をゴーマンかまし続けてます！毎週火曜配信中!!

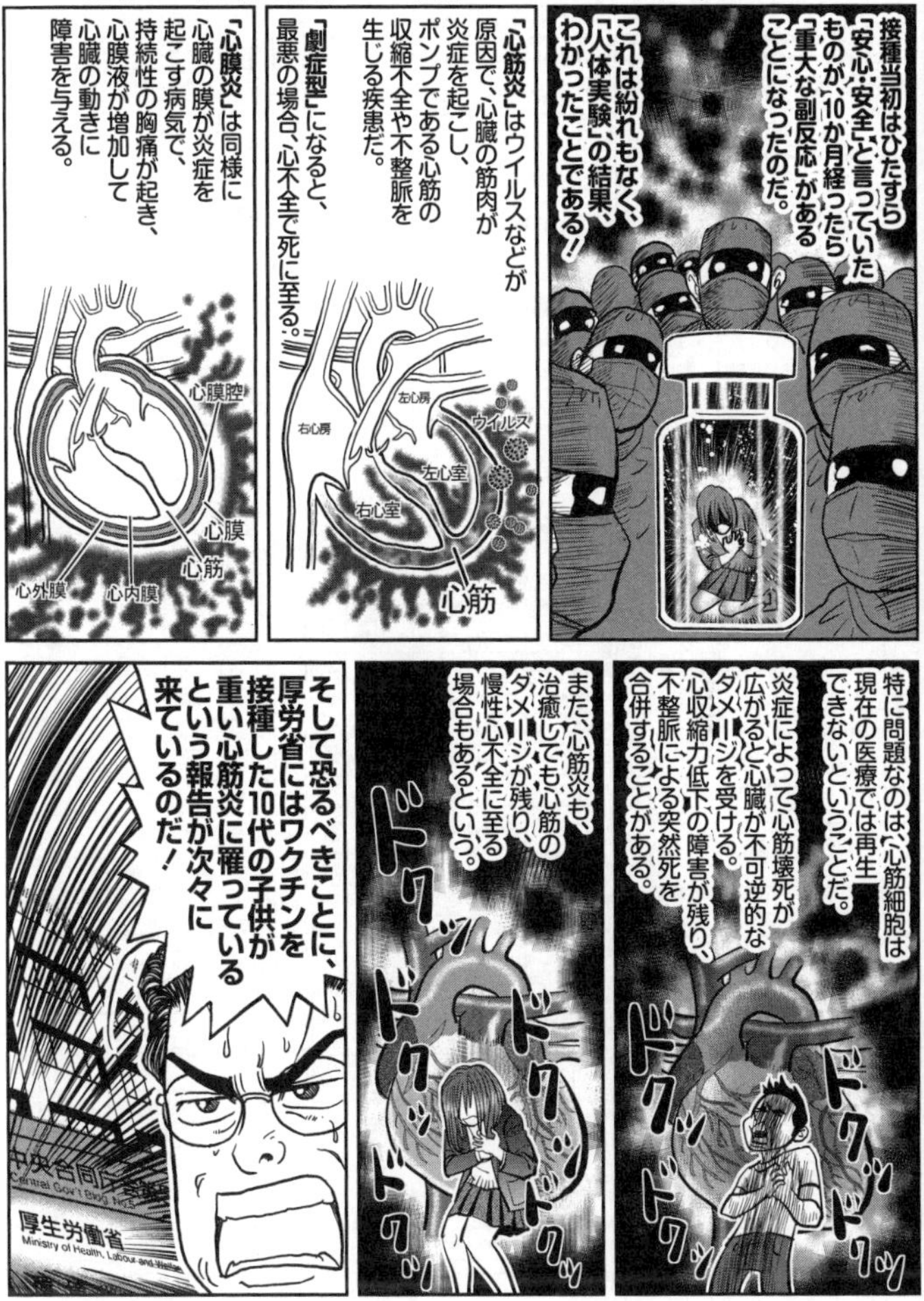
接種当初はひたすら「安心・安全」と言っていたものが、「10か月経ったら「重大な副反応」があることになったのだ。
これは紛れもなく、「人体実験」の結果、わかったことである！
「心筋炎」はウイルスなどが原因で、心臓の筋肉が炎症を起こし、ポンプである心筋の収縮不全や不整脈を生じる疾患だ。
「劇症型」になると、最悪の場合、心不全で死に至る。
左心房
ウイルス
右心房
左心室
右心室
心筋
「心膜炎」は同様に心臓の膜が炎症を起こす病気で、持続性の胸痛が起き、心膜液が増加して心臓の動きに障害を与える。
心膜腔
心膜
心筋
心外膜
心内膜
特に問題なのは、心筋細胞は現在の医療では再生できないということだ。
炎症によって心筋壊死が広がると心臓が不可逆的なダメージを受ける。心収縮力低下の障害が残り、不整脈による突然死を合併することがある。
ドクッ
ドクッ
また、心筋炎も、治癒しても心筋のダメージが残り、慢性心不全に至る場合もあるという。
ドクッ
ドクッ
そして恐るべきことに、厚労省には接種した10代の子供が重い心筋炎に罹っているという報告が次々に来ているのだ！
厚生労働省
Ministry of Health, Labour and Welfare

No	年齢	性別	接種日	発生日	発生までの日数	重篤度	
21645	12	女性	2021/08/16	2021/08/19	3	重い	心筋炎
22453	18	男性	2021/08/28	2021/08/30	2	重い	心筋炎
22737	16	男性	2021/09/11	2021/09/13	2	重い	心筋炎 胸痛 窒息 トロポ 心電図
22966	12	女性	2021/09/03	2021/09/07	4	重い	心筋炎
23722	17	男性	2021/09/19	2021/09/20	1	重い	心筋炎 心筋酵 頭痛 筋肉痛 胸痛 呼吸困 胸部不 頻脈 心電図 心筋障 心筋浮 心内圧 冷感 倦怠感 発熱
24047	14	男性	2021/09/15	2021/09/17	2	重い	心筋炎
24163	18	男性	2021/08/31	2021/09/01	1	重い	心筋炎
24275	15	女性	2021/09/24	2021/09/26	2	重い	心筋炎 胸膜炎 心膜炎
24314	17	男性	2021/08/15	2021/08/19	4	重い	心筋炎 胸痛 胸部不 トロポ
24315	16	男性	2021/10/03	2021/10/04	1	重い	心筋炎 心膜炎
24365	17	男性	2021/10/10	2021/10/11	1	重い	心筋炎 胸痛 発熱
24394	12	男性	2021/10/07	2021/10/10	3	重い	心筋炎 心膜炎 胸痛
24408	15	男性	2021/09/24	2021/09/27	3	重い	心筋炎 心膜炎
24764	18	女性	2021/09/05	2021/09/25	20	重い	心筋炎
24769	15	男性	2021/08/26	2021/09/08	13	重い	心筋炎
24792	14	男性	2021/10/05	2021/10/19	14	重い	心筋炎
24809	18	男性	2021/10/22	2021/10/24	2	重い	心筋炎
24837	15	男性	2021/10/16	2021/10/19	3	重い	心筋炎
24883	12	男性	2021/10/09	2021/10/10	1	重い	心筋炎
24885	18	女性	2021/09/02	2021/09/13	11	重い	心筋炎
24886	15	男性	2021/10/11	2021/10/15	4	重い	心筋炎
24905	15	男性	2021/09/09	2021/09/12	3	重い	心筋炎
24939	18	男性	2021/10/13	2021/10/19	6	重い	心筋炎
25019	15	女性	2021/10/07	2021/10/18	11	重い	心筋炎
25046	16	男性	2021/09/25	2021/09/28	3	重い	心筋炎
25109	12	男性	2021/10/21	2021/10/23	2	重い	心筋炎 心膜炎
25205	15	男性	2021/10/24	2021/10/27	3	重い	心筋炎
25206	14	男性	2021/10/25	2021/10/26	1	重い	心筋炎 頭痛 胸痛 呼吸困 動悸 トロポ 心電図 血中ク ンホス 血中ク スホキ
25274	12	男性	2021/10/28	2021/10/31	3	重い	心筋炎
25301	13	男性	2021/10/23	2021/10/24	1	重い	心筋炎
25305	13	男性	2021/10/23	2021/10/24	1	重い	心筋炎
25309	16	男性	2021/10/29	2021/10/31	2	重い	心筋炎 心膜炎 胸痛 心電図
25351	17	男性	2021/10/30	2021/11/01	2	重い	心筋炎 胸痛 歯痛 心電図 心筋障 炎症 発熱
25354	13	男性	2021/10/26	2021/10/28	2	重い	心筋炎
25369	15	男性	2021/11/04	2021/11/06	2	重い	心筋炎
25432	15	男性	2021/10/30	2021/10/31	1	重い	心筋炎
25446	14	男性	2021/10/25	2021/10/26	1	重い	心筋炎
25487	13	男性	2021/11/04	2021/11/08	4	重い	心筋炎
25507	15	男性	2021/10/29	2021/10/30	1	重い	心筋炎
25508	16	男性	2021/10/22	2021/10/24	2	重い	心筋炎
25519	15	男性	2021/10/30	2021/11/01	2	重い	心筋炎 心膜炎
25529	17	男性	2021/10/21	2021/10/22	1	重い	心筋炎
25548	12	男性	2021/11/01	2021/11/03	2	重い	心筋炎
25550	13	男性	2021/10/27	2021/10/30	3	重い	心筋炎
25554	18	男性	2021/11/06	2021/11/07	1	重い	心筋炎 心膜炎 関節痛 胸痛 倦怠感 発熱
25574	13	男性	2021/10/30	2021/11/01	2	重い	心筋炎 心膜炎
25611	13	男性	2021/11/01	2021/11/03	2	重い	心筋炎
25612	15	男性	2021/10/26	2021/10/29	3	重い	心筋炎
25666	12	男性	2021/11/02	2021/11/04	2	重い	心筋炎
25700	16	男性	2021/11/11	2021/11/13	2	重い	心筋炎
25703	15	男性	2021/10/30	2021/11/08	9	重い	心筋炎
25714	15	男性	2021/10/31	2021/11/14	14	重い	心筋炎
25747	18	男性	2021/11/08	2021/11/10	2	重い	心筋炎
25782	13	男性	2021/11/06	2021/11/07	1	重い	心筋炎
25788	12	男性	2021/11/14	2021/11/16	2	重い	心筋炎
25900	17	男性	2021/10/25	2021/10/27	2	重い	心筋炎
26138	14	男性	2021/11/26	2021/11/28	2	重い	心筋炎
26152	15	男性	2021/10/02	2021/10/05	3	重い	心筋炎
26154	12	男性	2021/11/14	2021/11/17	3	重い	心筋炎
26156	15	男性	2021/10/21	2021/10/23	2	重い	心筋炎
27412	19	男性	2021/7/23	2021/07/26	3	重い	心筋炎
28307	19	男性	2021/8/10	2021/08/11	1	重い	心筋炎
28377	18	男性	2021/8/8	2021/08/10	2	重い	心筋炎
28479	19	男性	2021/8/23	2021/08/25	2	重い	心筋炎 心膜炎
29153	18	男性	2021/9/1	2021/09/02	1	重い	心筋炎
29508	17	男性	2021/9/22	2021/09/25	3	重い	心筋炎 胸痛 CRP トロポ 血中ク ンホス
29608	18	男性	2021/9/27	2021/09/29	2	重い	心筋炎
29676	16	男性	2021/10/4	2021/10/07	3	重い	心筋炎
29723	18	男性	2021/9/30	2021/10/01	1	重い	心筋炎
29753	19	男性	2021/10/7	2021/10/07	0	重い	心筋炎
29764	17	男性	2021/10/9	2021/10/12	3	重い	心筋炎
29828	18	男性	2021/9/28	2021/10/01	3	重い	心筋炎
29830	18	男性	2021/10/1	2021/10/03	2	重い	心筋炎
29862	14	男性	2021/10/2	2021/10/04	2	重い	心筋炎
29869	18	男性	2021/10/3	2021/10/05	2	重い	心筋炎
29875	14	男性	2021/10/16	2021/10/17	1	重い	心筋炎 心膜炎
29925	18	男性	2021/10/13	2021/10/16	3	重い	心筋炎
29930	19	男性	2021/9/7	2021/09/09	2	重い	心筋炎
29962	15	男性	2021/10/28	2021/10/30	2	重い	心筋炎
29991	16	男性	2021/10/17	2021/10/20	3	重い	心筋炎
30031	17	男性	2021/10/30	未記入	0	重い	心筋炎
30040	14	男性	2021/11/7	2021/11/08	1	重い	心筋炎 心膜炎 胸痛 発熱
30068	14	男性	2021/11/5	2021/11/06	1	重い	心筋炎
30077	19	男性	2021/11/13	2021/11/15	2	重い	心筋炎 胸痛
30078	17	男性	2021/11/6	2021/11/06	0	重い	心筋炎 胸痛 呼吸困 駆出率 発熱
30120	16	男性	2021/11/7	2021/11/07	0	重い	心筋炎

「オドレら正気か？」でコロナやワクチンの分析をやっているが、生放送の人気も高く、数万人が視聴していて、終了後数日経つと、たちまち10万人に達してしまう。テレビの煽り報道に反発する国民が激増している。

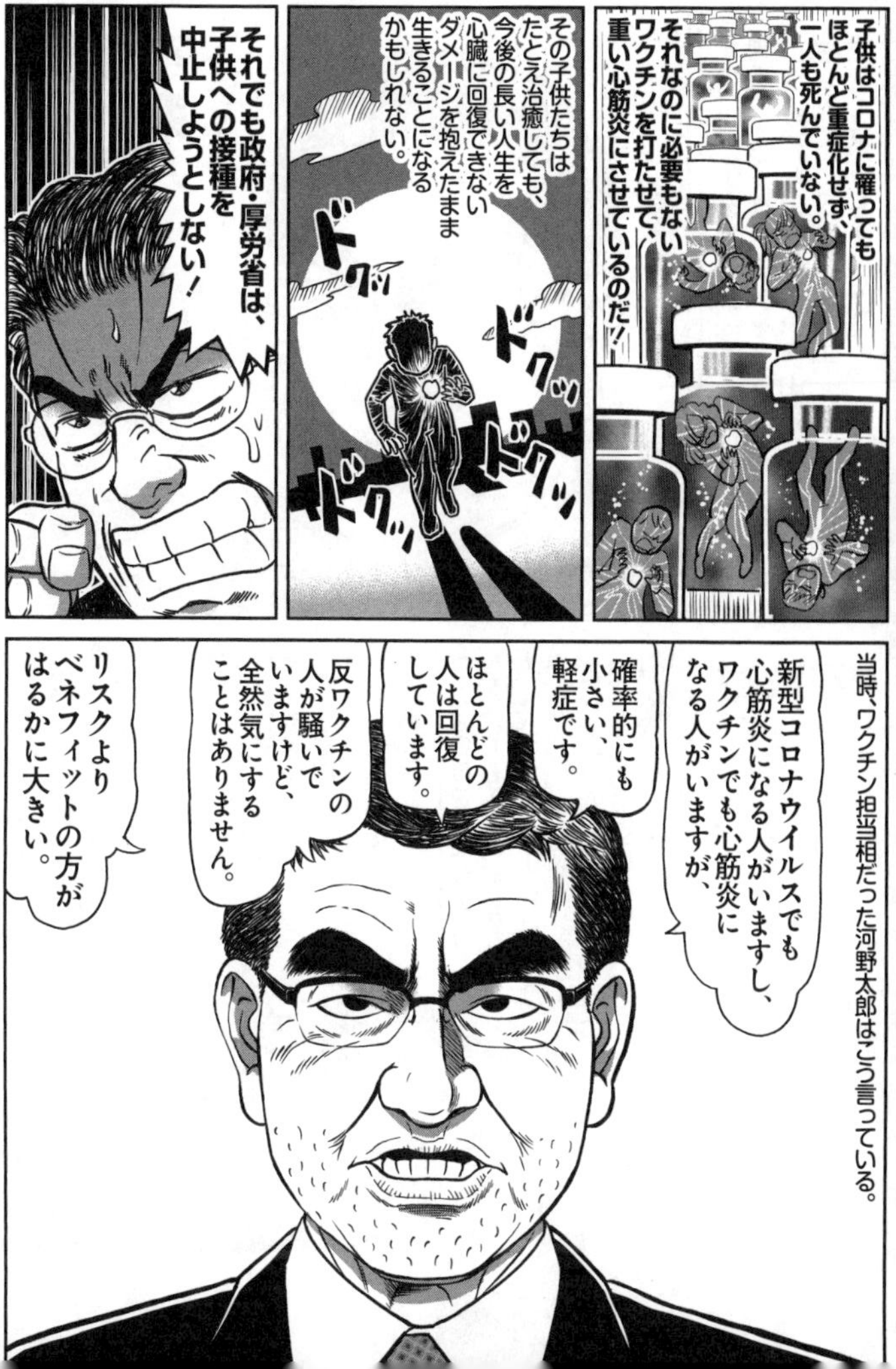
子供はコロナに罹ってもほとんど重症化せず、一人も死んでいない。
それなのに必要もないワクチンを打たせて、重い心筋炎にさせているのだ！
その子供たちはたとえ治癒しても、今後の長い人生を心臓に回復できないダメージを抱えたまま生きることになるかもしれない。
ドクッ
ドクッ
ドクッ
ドクッ
それでも政府・厚労省は、子供への接種を中止しようとしない！
当時、ワクチン担当相だった河野太郎はこう言っている。
新型コロナウイルスでも心筋炎になる人がいますし、ワクチンでも心筋炎になる人がいますが、
確率的にも小さい、軽症です。
ほとんどの人は回復しています。
反ワクチンの人が騒いでいますけど、全然気にすることはありません。
リスクよりベネフィットの方がはるかに大きい。

今年は逆襲の年だ。コロナ煽り、ワクチン煽りの「全体主義」に対する逆襲は、世界的に拡大していくだろう。

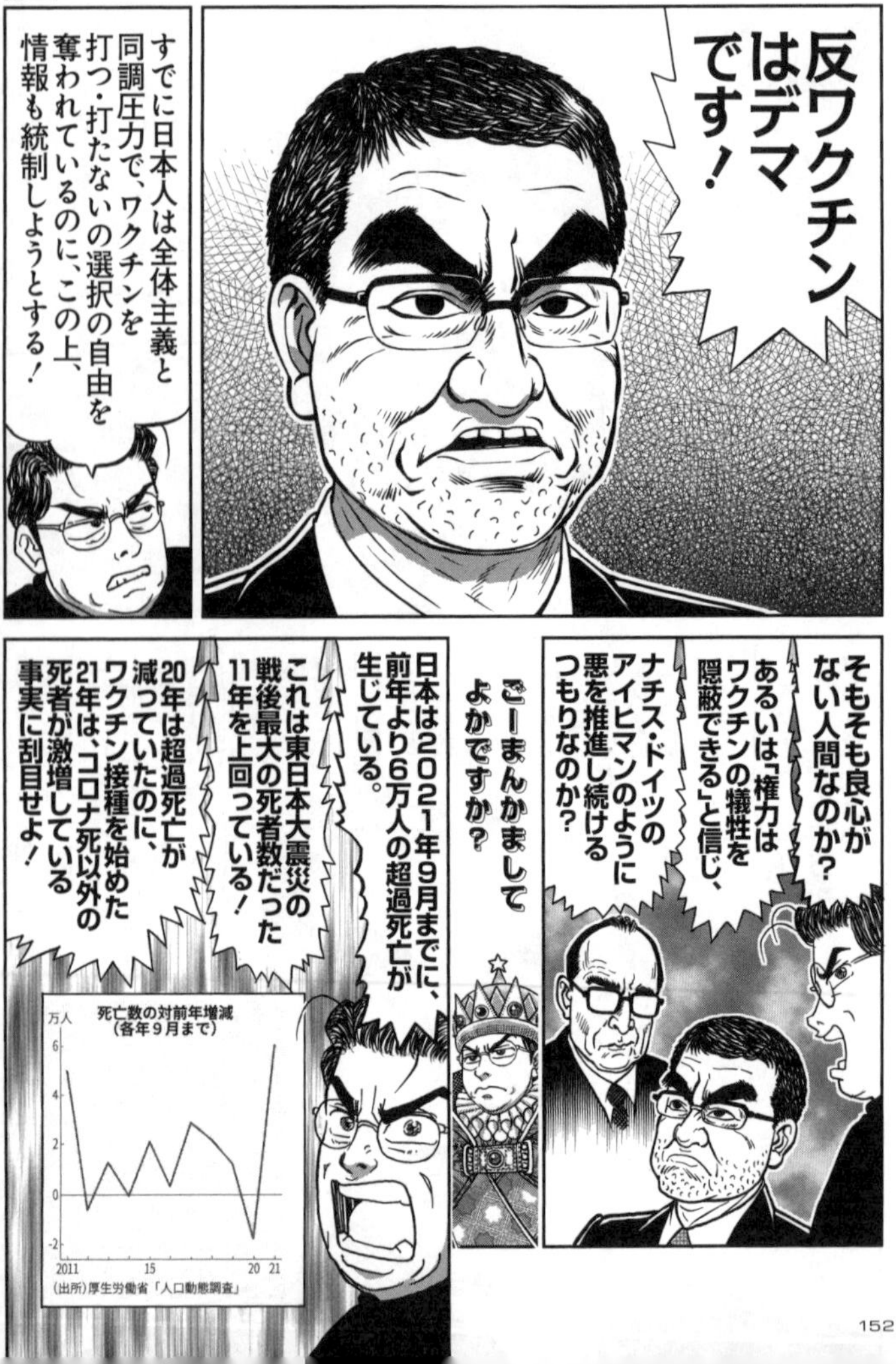

反ワクチンはデマです！
すでに日本人は全体主義と同調圧力で、ワクチンを打つ・打たないの選択の自由を奪われているのに、この上、情報も統制しようとする！
そもそも良心がない人間なのか？
あるいは「権力はワクチンの犠牲を隠蔽できる」と信じ、
ナチス・ドイツのアイヒマンのように悪を推進し続けるつもりなのか？
ごーまんかましてよかですか？
日本は2021年9月までに、前年より6万人の超過死亡が生じている。
これは東日本大震災の戦後最大の死者数だった11年を上回っている！
20年は超過死亡が減っていたのに、ワクチン接種を始めた21年は、コロナ死以外の死者が激増している事実に刮目せよ！
死亡数の対前年増減
（各年9月まで）
万人
6
4
2
0
-2
2011
15
20
21
（出所）厚生労働省「人口動態調査」

特別寄稿

ワクチン薬害被害者の声と、ワクチン推進派の言説

泉美木蘭

（2022年1月11日配信／「小林よしのりライジング」Vol.422「トンデモ見聞録」より加筆修正）

2022年1月7日放送のNHK『ニュースウオッチ9』で、ワクチン接種後に体調が悪化した女性のインタビューが放送された。

1回目の接種後、動機と不整脈と悪寒が止まらないまま、ほぼ寝たきりになり、ご飯も食べられなくなったというこの女性は、2か月半もの休職を余儀なくされた。接種から13日後に病院を受診したところ、「**心筋炎**」と診断されている。

診察した医師は、NHKのインタビューに「**ワクチン接種の直接の影響であろうと考えた**」と回答していた。

また、女性の15歳の息子も、2回目接種後に体調不良で食欲不振に陥っており、今後、7歳の娘が接種対象になった場合について、母親と

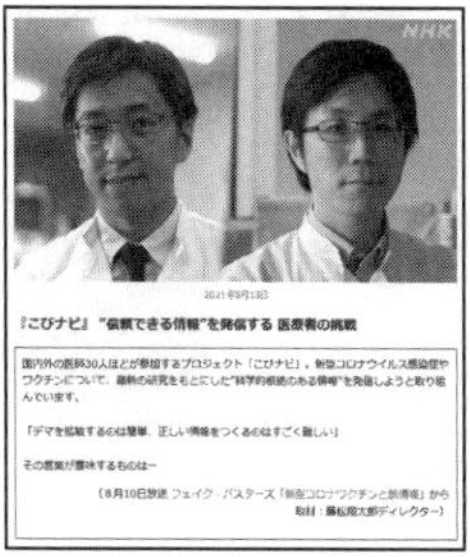
NHK
『こびナビ』"信頼できる情報"を発信する 医療者の挑戦
国内外の医師30人ほどが参加するプロジェクト「こびナビ」。新型コロナウイルス感染症やワクチンについて、最新の研究をもとにした"科学的根拠のある情報"を発信しようと取り組んでいます。
「デマを拡散するのは簡単、正しい情報をつくるのはすごく難しい」
その言葉が意味するものは—
（8月10日放送 フェイク・バスターズ「新型コロナワクチンと誤情報」から
取材：藤松翔太郎ディレクター）

https://www.nhk.or.jp/gendai/comment/0016/topic031.html
NHKオンライン

しての危機感をのぞかせ、「もうちょっと様子を見てもいいかもしれない」と発言している。

ＮＨＫは、これまでコロナの恐怖を煽りまくり、「こびナビ」を持ち上げて、ワクチン慎重派の意見を一方的に「フェイク」と決めつける番組を作ってまで接種圧を高めてきた。だが、薬害が隠蔽できない水域にまで達し「アリバイ作り」を始めたのではないか、と勘繰りたくなる報道だ。

河野太郎前ワクチン担当相は、心筋炎について、自身のＹｏｕＴｕｂｅチャンネルで「また反ワクチンの人が騒いでいますけども」などと嘲笑し、次のように語っていた。

「新型コロナウイルスに感染すると、心筋炎、かなりの割合、けっこう重症の心筋炎になる方がいます。ワクチンでも心筋炎になる人がいるんですけども、確率的にも小さいし軽症です。ほとんどの人は回復しています。

ですから、『ワクチン打ったら心筋炎ガー!』って、また、反ワクチンの人が騒いでいますけども、それは全然気にすることはありません」

（河野太郎公式ＹｏｕＴｕｂｅチャンネル『たろうとかたろう』）

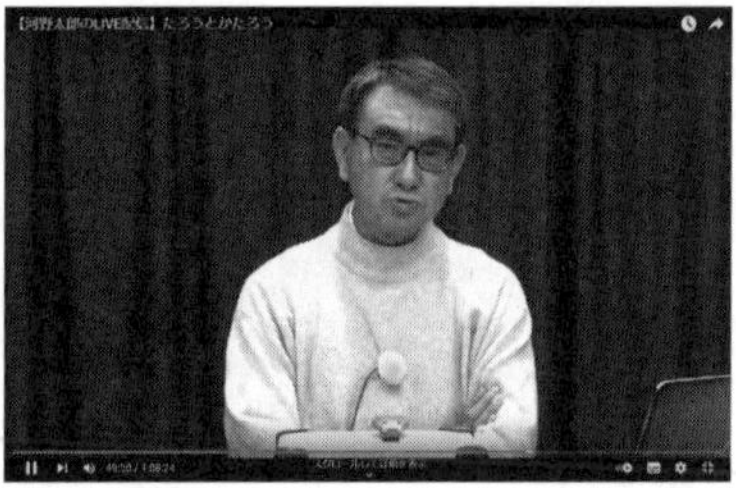

https://www.youtube.com/watch?v=4_tj824NI4Q

女性の症状が、「軽症」とはまったく思えない。2か月以上も休職になれば、食うや食わずに陥り、生活保護に頼るしかなくなる人だって少なくないだろう。

河野太郎は、現実に苦しんでいる人の姿を見てどう感じるのだろう。娘への接種を控えたがっている被害女性に対して、「全然気にすることはありません」と言えるのか？

そして、大勢のワクチン心筋炎患者、死者の前で、同じことが言えるのか？

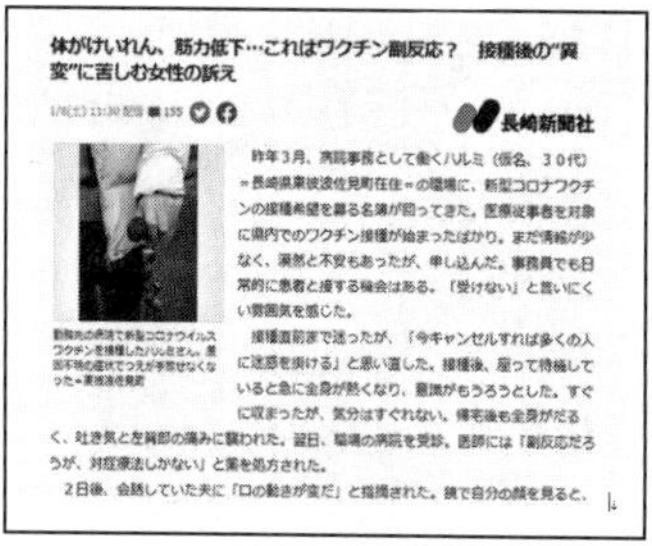

体がけいれん、筋力低下…これはワクチン副反応？　接種後の"異変"に苦しむ女性の訴え

長崎新聞社

昨年3月、病院事務として働くハルミ（仮名、30代）＝長崎県東彼杵郡波佐見町在住＝の職場に、新型コロナワクチンの接種希望を募る名簿が回ってきた。医療従事者を対象に県内でのワクチン接種が始まったばかり。まだ情報が少なく、漠然と不安もあったが、申し込んだ。事務員でも日常的に患者と接する機会はある。「受けない」と言いにくい雰囲気を感じた。

接種直前まで迷ったが、「今キャンセルすれば多くの人に迷惑を掛ける」と思い直した。接種後、座って待機していると急に全身が熱くなり、意識がもうろうとした。すぐに収まったが、気分はすぐれない。帰宅後も全身がだるく、吐き気と左背部の痛みに襲われた。翌日、職場の病院を受診。医師には「副反応だろうが、対症療法しかない」と薬を処方された。

2日後、会話していた夫に「口の動きが変だ」と指摘された。鏡で自分の顔を見ると、

勤務先の病院で新型コロナウイルスワクチンを接種したハルミさん。原因不明の症状でつえが手放せなくなった

https://nordot.app/852368123359707136?c=174761113988793844

マスコミによるワクチン薬害の報道は、少しずつだが出始めている。

２０２２年1月8日には、長崎新聞が、接種後の異変に苦しむ女性のインタビュー記事を掲載。病院の事務職として働いていた30代女性は、職域接種を直前まで迷ったものの、「受けない」と言いにくい雰囲気を感じて接種したという。

ところが接種後、急に全身が熱くなり、意識が朦朧として、帰宅後も全身のだるさと吐き気、左背部の痛みに襲われた。翌日、職場の病院を受診したが、医師からは「**副反応だろうが、対症療法しかない**」と薬を処方され、その2日後には、顔の左側だけ口角が下がるという異変が発生。さらに、体のあちこちが痙攣するようになり、やがて歩くこともできなくなって入院となった。

検査をしても原因はわからず、医師はワクチンの影響を否定。女性は、医師から「**疲労だから数週間すれば治る**」「**あなた痩せすぎだから。ちゃんと食べてる？**」などと言われて不信感が

募ったという。

接種から10か月経った現在も、症状は回復しておらず、杖が手放せない状態で、子供たちと遠くに遊びに行くこともできない。改めて医師に「ワクチンが原因ですよね」と尋ねると、今度は否定せず「これからこの症状と付き合っていくしかない」と軽い調子で言われて、失望したという。

医師の様子があまりに冷たく閉口するが、凄まじい「ワクチン接種圧」がかかる病院という組織、そして、大勢の人々に接種している現場の医師として、もはや、患者の声に耳を傾けるという超基本的な「職責」すら、打ち捨てられてしまったのではないか？

苛烈な副反応や、酷い後遺症を訴える人は、自身の良心に呵責を加える不都合な存在となり、まともに対応できないという心理が生まれていることも想像される。「だってしょうがないだろ、全体がこの状況なんだから」と、責任の所在を蒸発させてしまってはいないだろうか？

女性は、長崎新聞の取材に対してこう訴えている。

「メディアがワクチンのメリットばかりを発信し、実際にある副反応への対策や情報発信をしないのはフェアじゃない。私よりも重篤な症状に苦しんでいる人もいる。3回目接種や子供たちへの接種が進められているが、接種のリスクを知ったうえで検討してほしい」

ワクチンのメリットや安全性が「証明されている」と断言し、素人が専門家に意見するな、などと言ってきた「こびナビ」は、この女性に対してどう答えるのか？

昨年9月、「こびナビ」のメンバーで日本救急医学会救急科専門医の木下喬弘は、読売新聞の取材にこう答えている。

「日本で接種が進む新型コロナワクチンは、有効性や安全性が証明されている」

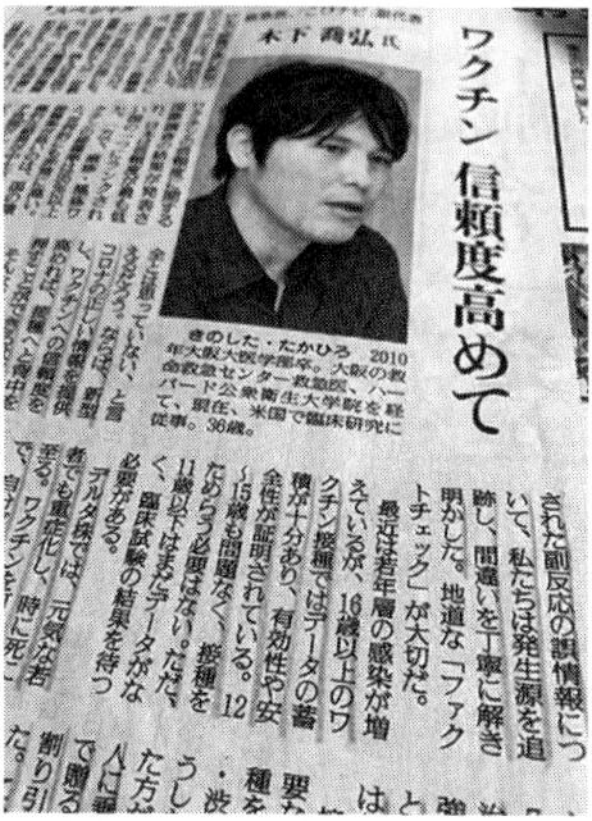
ワクチン 信頼度高めて

木下喬弘氏

きのした・たかひろ 2010年大阪大医学部卒。大阪の救命救急センター救急医、ハーバード公衆衛生大学院を経て、現在、米国で臨床研究に従事。38歳。

された副反応の誤情報について、私たちは発生源を追跡し、間違いを丁寧に解き明かした。地道な「ファクトチェック」が大切だ。

最近は若年層の感染が増えているが、16歳以上のワクチン接種ではデータの蓄積が十分あり、有効性や安全性が証明されている。12〜15歳も問題なく、接種をためらう必要はない。ただ、11歳以下はまだデータがなく、臨床試験の結果を待つ必要がある。

デルタ株では、元気な若者でも重症化し、時に死に至る。ワクチン

読売新聞2021年9月3日付朝刊

「16歳以上のワクチン接種ではデータの蓄積が十分あり、有効性や安全性が証明されている。12〜15歳も問題なく、接種をためらう必要はない」

以下は、同じく「こびナビ」のメンバー・峰宗太郎のツイートだ。

〈素人等を馬鹿にしている、答えを押し付けている、とか言われたんだけどさ…あの…小学校とかでもの習うときに先生にそういう感想を抱いてきたの？相当ひねくれてるでしょ。知識に非対称があるならお伝えするし、明らかな間違いなら指摘するでしょ。言い方・態度・目上が云々以前に本筋見ろ！見るんだ！〉（2021年7月28日）

〈今の『神風』願望はイベルメクチンのようだが、本物の神風とも言えるワクチンがあるのにね。お可哀想に〉（2021年3月7日）

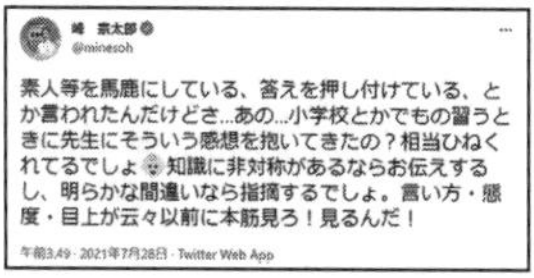
峰 宗太郎
@minesoh

素人等を馬鹿にしている、答えを押し付けている、とか言われたんだけどさ...あの...小学校とかでもの習うときに先生にそういう感想を抱いてきたの？相当ひねくれてるでしょ 知識に非対称があるならお伝えするし、明らかな間違いなら指摘するでしょ。言い方・態度・目上が云々以前に本筋見ろ！見るんだ！

午前3:49 · 2021年7月28日 · Twitter Web App

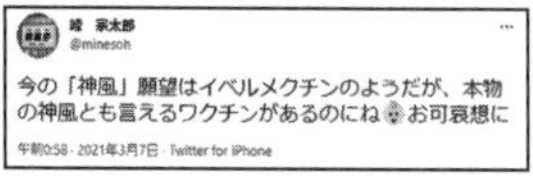
峰 宗太郎
@minesoh

今の「神風」願望はイベルメクチンのようだが、本物の神風とも言えるワクチンがあるのにね お可哀想に

午前0:58 · 2021年3月7日 · Twitter for iPhone

峰宗太郎氏のTwitter@minesoh

再び、木下喬弘によるツイートを紹介しておく。

〈コロナワクチンで集団免疫を達成できるのかという不安は確かにあるのですが、実行再生産数が10-18と言われる麻疹でも達成できたわけですから、今回もなんとかなると信じたいです。mRNAワクチンは神〉（２０２１年２月７日）

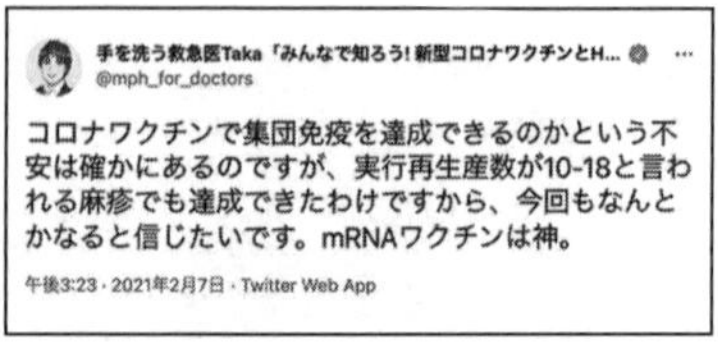

日本救急医学会救急科専門医・木下喬弘氏のTwitter@mph_for_doctors

地方の新聞は、（本書の第10章「子供の接種を止めろ！」でも触れている）たけし氏の意見広告が掲載されるなど、全国紙に比べればまだワクチン薬害に関する報道の自由が残されているようだ。

テレビ業界も似ていて、２０２１年12月23日には、東海地方を圏内とするCBCテレビ『チャント！』で、ワクチンを接種して３日後に急死した75歳男性の遺族へのインタビューが放送されている。

番組でアンカーマンを務める大石邦彦アナウンサーは、これまでCBCテレビの公式YouTubeチャンネルで、ワクチンに関して公式発表されているデータを基にしたさまざまな疑念を伝えている人物だが、とうとうテレビ地上波での放送に踏み切る段階まできたようだ。

遺族となった息子と妻は、亡くなった男性の遺影に手を合わせながら、

「テレビが報道してくれるそうです」「うれしいなあ」

と語りかけ、

「ワクチンが引き金になっているなというのは、素人ながらにも間違いないだろうなと思いましたね」

「コロナワクチンなんて接種しなければよかったと思いました」

と語った。

亡くなった男性は、慢性的な肺炎を持病として抱えてはいたものの、日々の生活に影響を与えるほどではなく、接種直前までずっと元気だったという。

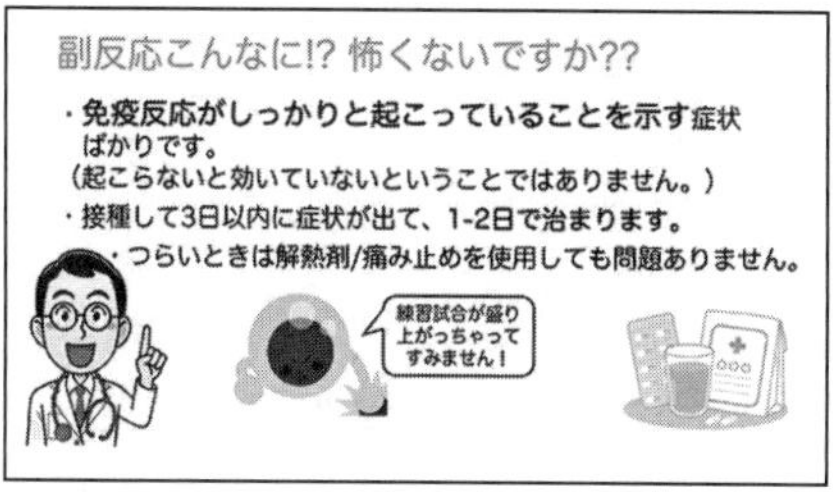
副反応こんなに!? 怖くないですか??
・免疫反応がしっかりと起こっていることを示す症状ばかりです。
（起こらないと効いていないということではありません。）
・接種して3日以内に症状が出て、1-2日で治まります。
・つらいときは解熱剤/痛み止めを使用しても問題ありません。
練習試合が盛り上がっちゃってすみません！

「こびナビ - COV-Navi」


だが、ファイザー1回目接種の2日後に38℃の発熱で寝込み、その翌日、食後に「気分が悪くなった」と言って1人でトイレに向かい、その個室内で死亡。

前日に、心配して病院へ行こうかと話した家族に対して、男性は、

「大丈夫だ、ワクチンを打ったらこういうものだから大丈夫。問題ない」

と話していたという。

こびナビが、結成当初、発熱などの副反応について、いかにも軽く感じさせるように表現したスライドを、マスコミ各社にばらまいて紹介させていたことを思い出す。

「免疫反応がしっかりと起こっていることを示す症状ばかりです」

「接種して3日以内に症状が出て、1-2日で治まります」

（「こびナビ」トップページに掲載されていたもの。現在は削除）

男性は、このデタラメの情報を信じて、家族を心配させないために「こういうものだから大丈夫」と話し、すぐに回復することを信じながら、死んでしまったのだ！

男性の死因は、持病の肺炎が急激に悪化したこととされ、接種後の死亡として国には提出されたものの「評価不能」と処理されていた。

大石キャスターは、男性にワクチンを接種した医師にも取材。医師は、顔にモザイクをかけ、音声を変えた状態でカメラの前に登場し、接種当日の男性が非常に元気だったことを証言。そして、こう述べた。

「私にワクチンとの因果を言うのはちょっと権限がないんですけど、白か黒かと聞かれたら、グレー、かなり濃いグレーだとは思います」

「注射を打たなかったら、死ななかったのではと思います」

「たまたまかもしれないけど、やっぱり可能性はありますよね。だから、白ではないと思うんですよ。でも黒じゃないと認められないんですね」

遺族の息子は、自分たちと同じように、ワクチンで死亡した家族を抱える人々について、次のように語った。

「ワクチンを打たせなければよかったと思っていらっしゃるんじゃないでしょうかね、ウチと同じように」

「『打っちゃダメだよ』と言える材料がもっと欲しい気がします」

「『ウチの人の場合は、これがあるから副反応のリスクがさらに高いから、（接種を）やめてもいいんじゃないかな』という判断材料が、もう少し世間に出回ってもらうとありがたい気がしますね」

こういった遺族の言葉、亡くなった人の遺した言葉を、ワクチン接種圧を高めてきた政治家、医者、学者、活動家たちはどう受け止めるのだろうか?

以下は、感染症専門医の忽那賢志大阪大教授が書いた「Yahoo!ニュース個人」の配信記事だ。

「ワクチン接種による効果は目に見えにくい一方で、副反応は認識されやすすく、ちょっとした副反応のニュースも大きく報道されます」

「ニュースの見出しに『ワクチン接種後死亡0.003% 米国内で1170件』とあります。これだけを見ると『ワクチン接種のせいで1170人が死んだのか……恐いワクチンだ』と思ってしまいそうです(報道する側にもそのような意図が見え隠れする気がします)。

しかし、実際にはこの1170人の方はワクチン接種をした後に亡くなったというだけで、ワクチン接種と関連があるかどうかは不明です」

「65歳以上の高齢者は1年間に123万人亡くなっています(平成30年人口動態調査)。つまり、1日当たり約3400人の高齢者の方が亡くなれています。今後、高齢者にワクチン接種が進んでいけば、因果関係はなくともワクチン接種後に亡くなられる方は必ず出てきますが、その数が『ワクチン接種をしていない高齢者』と比べて明らかに多いのかどうかを慎重に評価する必

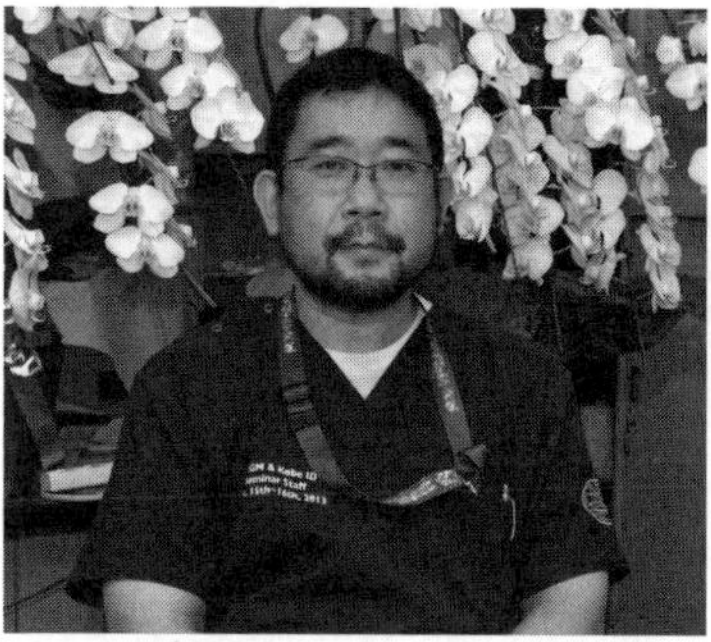

感染症専門医の忽那賢志大阪大教授　写真/朝日新聞社

要があります」
（２０２１年２月21日配信・Ｙａｈｏｏ！ニュース個人「新型コロナワクチンの副反応の報道をどのように捉えればよいのか」）

また、「ファクターＸ」で知られる山中伸弥京都大学ｉＰＳ細胞研究所所長・教授はこう話している。

「ワクチンでこの成分に対する免疫ができると、ウイルスは体に侵入できなくなります。発熱などの副反応が多くの人で起こりますが、数日で必ず治ります」

「ワクチンを打つと将来何か起こるんじゃないか、不妊になるんじゃないか、という心配をされているかもしれません。それは根拠のないデマです。ワクチンは、あなたを感染から守ります」

「そして、多くの人がワクチン接種すると社会全体の感染が減ります」
（２０２１年９月28日配信・京都府公式ＹｏｕＴｕｂｅチャンネル）

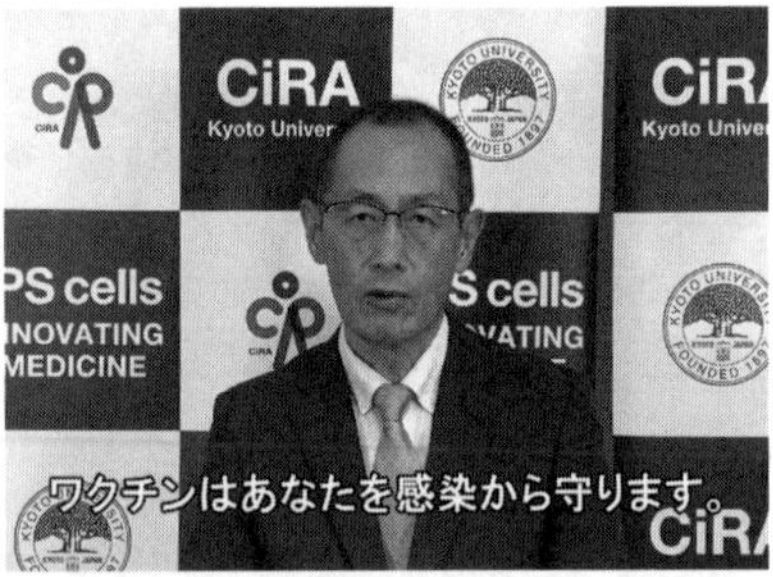

山中伸弥京都大学iPS細胞研究所所長・教授。肩書は2022年3月末に所長を退任し同研究所教授に（京都府公式YouTubeチャンネル）

昨今のワクチンの無力ぶりを問われて、いとも簡単に前言を翻し、「最初から自分はこうなると思っていた」という風情を醸《かも》している卑怯者も出始めている。二木芳人昭和大医学部内科学講座臨床感染症学部門客員教授がその代表だ。二木は平日お昼のワイドショー番組でこんなコメントをしていた。

「新しいタイプのワクチンですので、当初は、僕らもちょっと疑心暗鬼だったわけです。本当にこんなたった1年で、そんないいワクチンが、それも安全なワクチンができるものかなと思っていたんですけれども、それが意外にもできた。95％の有効率とはすごいワクチンですよね（以下、ワクチン絶賛の解説）」

（2021年6月15日）

ところが、たった半年でシレッと発言内容が変わってしまう。

「この程度のワクチンだろうということは、もう当初から言われていたわけですね。パンデミックが起こったときにすぐ作れるワクチンですから」

「パンデミックを抑えにいくには、ある程度効果はあるんですが、根本的にパンデミックを解決するにはもう少しいいワクチンが必要」

「今、私たちが使っているワクチンはその程度」

「この調子でいけば、日本でも4回目、5回目なんてことが出かねません」

（2022年1月1日　テレビ朝日『朝まで生テレビ！』）

人々の未来を考えない、軽薄な人間たちの言うことを信じて、死んでしまったり、重いワクチン後遺症を抱えてしまったりした人に対して、彼らはまず謝罪するべきだ。

【PROFILE】

泉美木蘭（いずみ・もくれん）

1977年、三重県生まれ。作家。小説『会社ごっこ』（太田出版）、『オンナ部』（バジリコ）、『エム女の手帖』（幻冬舎）、『AiLARA「ナジャ」と「アイララ」の半世紀』（Echelle-1）等のほか、小林よしのり氏との共著『新型コロナ-専門家を問い質す』（光文社）も上梓している。「小林よしのりライジング」にて社会時評「泉美木蘭のトンデモ見聞録」を、幻冬舎Plusにて「オオカミ少女に気をつけろ！～欲望と世論とフェイクニュース」を連載中。東洋経済オンラインでも定期的に記事を執筆している。TOKYO MX『モーニングCROSS』コメンテーター

忽那賢志という卑屈な医者

（2022年1月18日「小林よしのりライジング」Vol.423より）

小林よしのり

2022年3月にも開始されようとしている子供への新型コロナワクチン接種を阻止すべく、戦う『ゴー宣』読者・たけし社長が始めた、新聞に全面意見広告を載せる作戦は着実に成果を上げてきたようだ。

それにしても、新聞の力はわしが思っていたよりもまだまだ大きいということを、今回改めて認識させられた。

「世界のゴー宣ファンサイト」に寄せられた声などを見ても、身内にワクチン接種を思いとどまるよう説得する際に、その根拠を示すのに「ネットに載っている」と言うのと、「新聞に載っている」

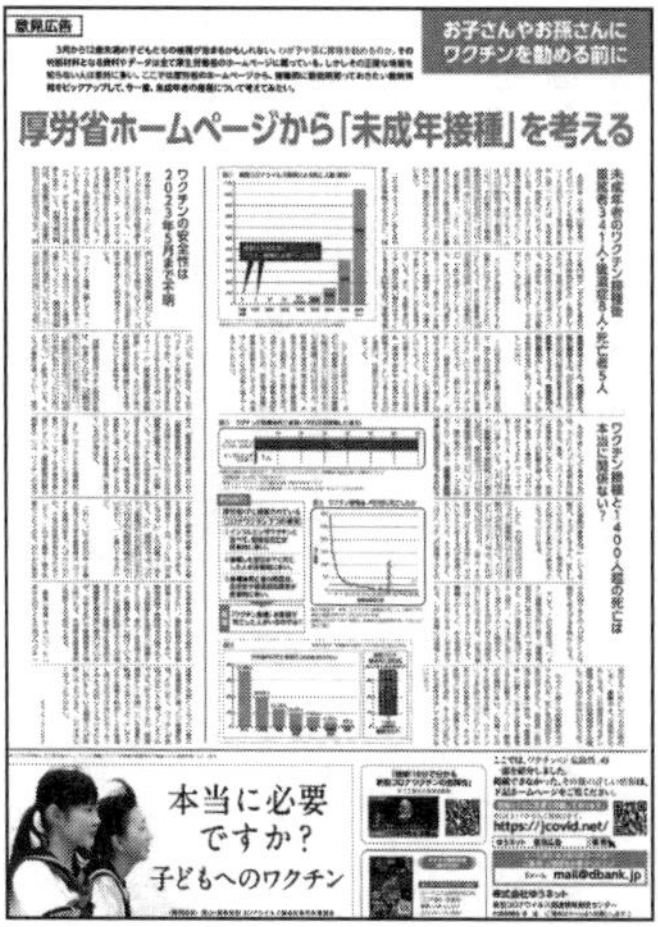

たけし社長が意見広告を初めて出したのは2021年11月30日。3大ブロック紙の一つに数えられる西日本新聞紙だった

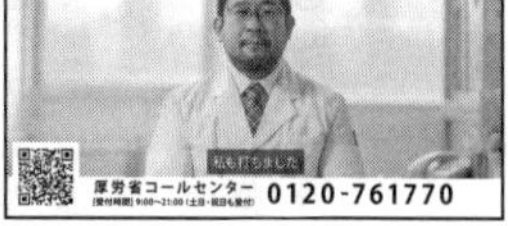

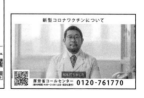

と広告を見せるのとでは、効果が格段に違うようだ。

新聞なんかとっくに過去のメディアだとずいぶん前から言われていて、実際に部数も下がり続けているわけだが、それでもやっぱり紙媒体の新聞に対する信頼感や影響力は、今なお相当なものなのだ。

それならば、新聞報道には重大な責任があるということは特に強調しておく必要がある。

新型コロナやワクチンについて、新聞は責任ある報道をしてきただろうか？　到底そうは言えない。新コロについてはひたすら恐怖を煽り、3密回避だの人流抑制だのを推奨し、ワクチンを唯一の解決策のように扱い、ワクチンの危険性についてはほとんど無視してきたのが今までの新聞報道ではなかったか。

2021年12月28日付の朝日新聞朝刊には、大阪大学教授・忽那賢志のインタビュー記事が載った。

まったく同じ文面の記事でも、Web版と紙媒体では印象がかなり異なる。Web版はどんな記事でもすべてフラットに並ぶのに対して、紙面の場合は何面のどの部分に載るか、スペースは何段組みか、見出しの大きさはどれくらいかといった違いで、はっきりと格付けがなされるのだ。

忽那のインタビュー記事が載ったのは「第1社会面トップ」で、これは1面トップに次ぐ特等席だ。スペースは7段組み、見出しも5段抜きの大きさで、忽那のカラー写真入り。1面の主な記事紹介にもカラー写真入りで載せられている。新聞記事としては超VIP待遇である。

つまり朝日新聞はこの記事によって忽那の意見を最大に尊重し、信頼できるものとして権威づけたことになる。

では、この記事で忽那は何を語ったのか？

忽那賢志という卑屈な医者

記事本文は、こんな記述で始まる。

忽那はまず、ワクチン接種について「**まだ受けていない方がいれば、ぜひ検討してほしい。オミクロン株に感染しても重症化することを防ぐことができる**」と話す。3回目接種（ブースター接種）についても「**感染そのものを防ぐ効果を高めることができる**」という。

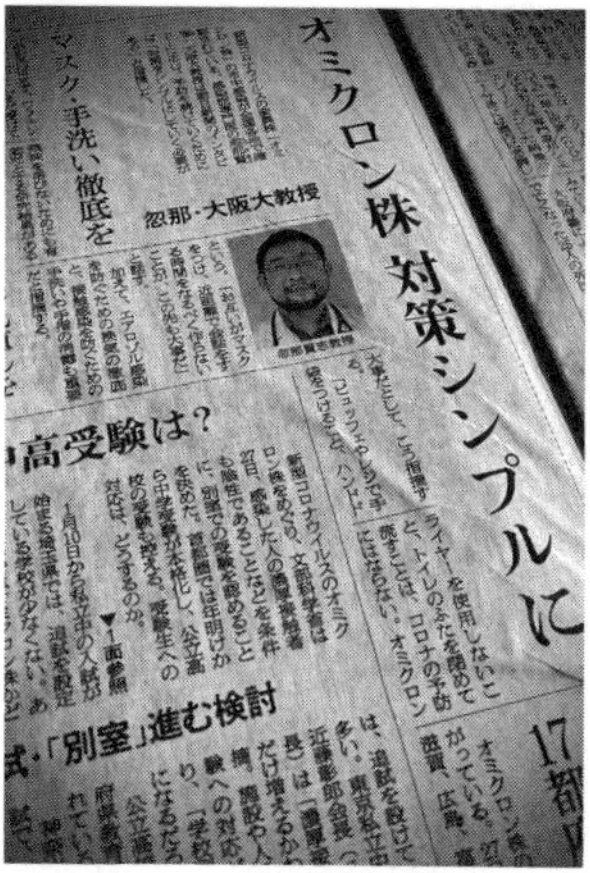

朝日新聞2021年12月28日付朝刊

一切の躊躇もない、ワクチン激推し。しかもこの短い発言の中に、嘘がてんこ盛りだ。

武漢株をターゲットにして作られた現在のワクチンがオミクロン株に効かないことは、テレビ御用達専門家の二木芳人（昭和大学医学部客員教授）や北村義浩（日本医科大学特任教授）ですら認め始めている。

オミクロン株に感染しても重症化しないのは、オミクロン株そのものが重症化しない弱いウイルスだからであって、ワクチンとは何も関係がない。

3回目の接種で感染自体を防げるというのも大嘘だと、事実が証明してしまった。

3回目接種の先進国であるフランスやイスラエルは、今こうなってしまっている。ほとんど垂直に上昇している黒の実線がフランス、その次の点線がイスラエルだ!

もうこうなると、3回目接種をしたからこそ感染しやすくなっているとしか考えようがない。

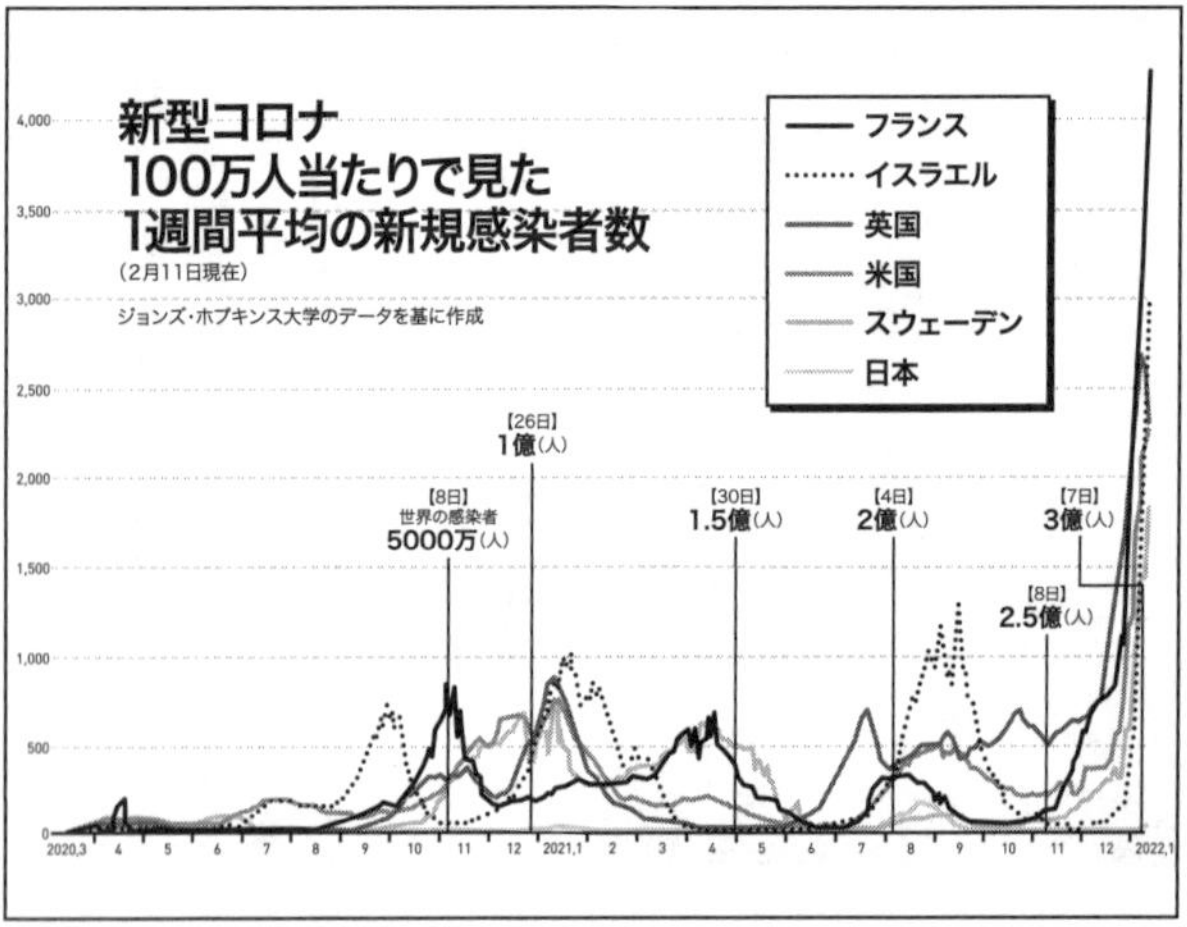
新型コロナ
100万人当たりで見た
1週間平均の新規感染者数
(2月11日現在)
ジョンズ・ホプキンス大学のデータを基に作成
フランス
イスラエル
英国
米国
スウェーデン
日本
【8日】世界の感染者 5000万(人)
【26日】1億(人)
【30日】1.5億(人)
【4日】2億(人)
【8日】2.5億(人)
【7日】3億(人)
4,000
3,500
3,000
2,500
2,000
1,500
1,000
500
0
2020,3
4
5
6
7
8
9
10
11
12
2021,1
2
3
4
5
6
7
8
9
10
11
12
2022,1

米コロンビア大学医学部の研究チームは、既存の新型コロナワクチンは2回目の接種をしてもオミクロン株を中和する抗体効能が低いという結果をまとめ、科学誌『ネイチャー』に掲載された。

北里大学の研究チームでも、ワクチンを2回接種して3か月経った人のオミクロン株に対する中和抗体の値は、デルタ株の場合と比べてファイザーでは平均72%低下、モデルナは平均82%低下したという実験結果をまとめた。

忽那はこれらの結果を覆すデータを提示するわけでもなく、ただ「**ワクチンは効く**」と断言するだけなのだ。

そして忽那は、ワクチンを打ったうえで「**基本的な感染対策の徹底**」が必要だと強調する。

飛沫感染の防止にもっとも有効なのはマスクの着用。飛沫を飛ばさないと同時に、飛沫を浴びないためにも有効だとする研究結果があるという。

「お互いがマスクをつけ、近距離で会話をする時

間をなるべく作らないことが、この先も大事だ」と話す。

デルタ株までの新型コロナ感染のメインルートは腸に多い「ACE2受容体」からで、つまりは「糞口感染」であるという研究結果がほぼ確定しているのに、それを完全に無視して「飛沫感染」を前提としている。

しかも仮に飛沫感染だとしても、ウイルスはマスクの網目を楽々通り抜けるというのに、その事実も無視し、何が何でもマスクを外せない状況を続けさせようとするのだ。

そして忽那は、徹底的に「糞口感染」の否定にかかる。

飲食店に限らず、不特定多数の人が利用するトイレでも感染対策は日常化したが、忽那が疑問を呈するものもある。トイレを流すときにフタを閉めることに関してはこうだ。

「トイレを介した感染は稀。リスクが『ほぼゼロ』から『ほぼほぼゼロ』になるくらい」

記事の最後でも、重ねてこう言っている。

「ビュッフェやレジで手袋をつけること、ハンドドライヤーを使用しないこと、トイレのフタを閉めて流すことは、コロナの予防にはならない。オミクロン株が広がったとしても、これらの不要と考えられることをやめ、シンプルな感染対策にしていくことが重要だ」

この発言を結論に持ってきたのは記事を書いた久保田侑暉記者で、朝日新聞はそれを第1社会面のトップ記事にした。つまり糞口感染の完全否定は単に忽那個人の見解に留まらず、朝日新聞の見解であると解釈していい。

だがそれならば、ダイヤモンド・プリンセス号

でウイルスがもっとも多く発見されたのが「浴室内トイレの床」だったという事実はどう説明するのか？

国立感染研の調査によると、患者が宿泊した各部屋での検出頻度は、浴室内トイレ床13か所(39%)、枕11か所(34%)、電話機・机8か所(24%)、ＴＶリモコン7か所（21%）など。

便器内ではなく、「床」なのだ。つまり、便器から舞い上がったウイルスが落下したわけだ。これだけで、フタを閉めたほうがいいとわかる。

忽那は根拠も示さず、ただ「**トイレを介した感染は稀**」と断言し、朝日新聞はその発言に権威を与えたのだ。

感染対策で「トイレのフタを閉める」と言ったのはわしと井上正康氏くらいのはずで、これはわしと井上氏を否定したのに等しい。

忽那はわしと井上氏が直接討論を申し入れたら逃げた。忽那はＡｂｅｍａＴＶで中川淳一郎氏と直接対決した際に完敗しており、議論になったら必ず負けるとわかっているのだ。

ところが忽那は『文藝春秋』という権威があるとされる雑誌で井上氏の著書を「読んではいけないトンデモ本」呼ばわりし、今度は朝日新聞という権威があることになっている新聞で糞口感染説を完全否定してきた。

自分の論理では一切戦えず、権威をバックにつけて一方的に攻撃してくる、そういう卑怯者なのだ。

しかも忽那のバックには、政府までついている。

忽那は昨年の春頃から政府広報や首相官邸の動画などに度々登場しているが、極めつきはこの新聞全面の政府広報だ。

この広告は２０２１年6月27日に朝日新聞ほか、読売新聞、毎日新聞、日本経済新聞、産経新聞、北海道新聞、東京・中日新聞、西日本新聞、釧路新聞、十勝毎日新聞、室蘭民報、函館新聞、東奥日報、陸奥新報、デーリー東北、秋田魁新報、北羽新報、岩手日報、岩手日日新聞、山形新聞、荘内日報、河北新報、福島民報、福島民友、上毛新聞、茨城新聞、下野新聞、千葉日報、神奈川新聞、埼玉新聞、新潟日報、北日本新聞、北國・富山新聞、福井新聞、日刊県民福井、信濃毎日新聞、長野日報、南信州新聞、山梨日日新聞、静岡新聞、岐阜新聞、東愛知新聞、市民タイムス、京都新聞、

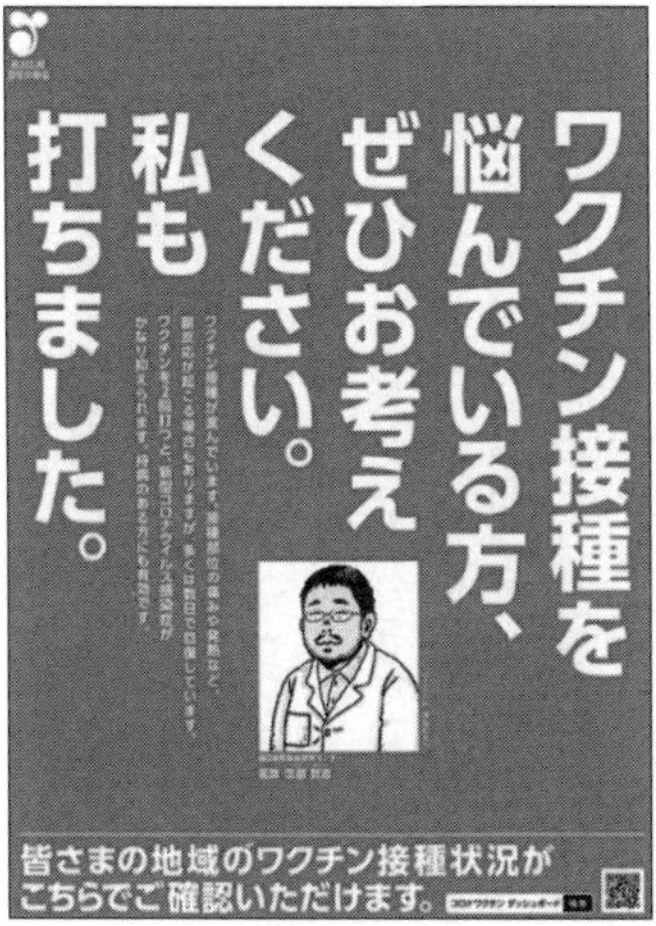
ワクチン接種を
悩んでいる方、
ぜひお考え
ください。
私も
打ちました。
皆さまの地域のワクチン接種状況が
こちらでご確認いただけます。

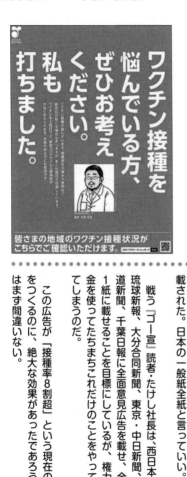

神戸新聞、山陽新聞、中國新聞、日本海新聞、山陰中央新報、山口新聞、島根日日新聞、四國新聞、愛媛新聞、徳島新聞、高知新聞、佐賀新聞、長崎新聞、大分合同新聞、熊本日日新聞、宮崎日日新聞、南日本新聞、琉球新報、沖縄タイムス、南海日日新聞、八重山毎日新聞、宮古毎日新聞に、28日にも苫小牧民報、中部経済新聞、伊勢新聞、奈良新聞、紀伊民報、宇部日報、夕刊デイリーに掲載された。日本の一般紙全紙と言っていい。

　戦う『ゴー宣』読者・たけし社長は、西日本新聞、琉球新報、大分合同新聞、東京・中日新聞、北海道新聞、千葉日報に全面意見広告を載せ、全国紙1紙に載せることを目標にしているが、権力は税金を使ってたちまちこれだけのことをやってのけてしまうのだ。

　この広告が「接種率8割超」という現在の状況をつくるのに、絶大な効果があったであろうことはまず間違いない。

そしてこの広告を見てワクチン接種を決め、死んだり重篤な後遺症に苦しんでいる人がどれだけいるか、わかったものではない。

ここで、にこやかな忽那のイラストを描いているのは『ハチミツとクローバー』や『3月のライオン』で知られる人気漫画家の羽海野チカだ。漫画家というものは大抵が世間知らずだから、人気が出たらすぐさまプロパガンダに利用されてしまう。そしてこの広告、科学的なデータは一切なく、ただイメージだけでワクチン接種を勧めている。この説明文で忽那が言っていることは、これだけだ。

「ワクチン接種が進んでいます。接種部位の痛みや発熱など、副反応が起こる場合もありますが、多くは数日で回復しています。ワクチンを2回打つと、新型コロナウイルス感染症がかなり抑えられます。持病のある方にも有効です」

すべてが嘘八百である。もちろん、接種後に死んだ人、重篤な副反応に悩まされ続けている人がいることなど一切言っていない。しかも、ここでは**ワクチン「2回」でかなり抑えられる**と断言しているのに、その半年後には朝日新聞でしゃあしゃあと「3回目」を打てと言っているのだから、どれだけツラの皮が厚いのだろうか。

ところが忽那と「新聞広告」を巡っては、もっと驚くべきことがある。

2021年11月29日付の日本経済新聞朝刊に、見開き2面を使ったファイザー社の広告が載った。

向かって右ページはこんな紙面。

マスクをしたままキスというのが何とも気色悪いが、問題は左ページである。

なんと忽那は「ファイザー株式会社の広告」に出て、ワクチンの宣伝をしているのだ!!

ここで忽那は特にコロナに罹っても重症化しな

忽那賢志という卑屈な医者

い若者に対して、

「自分はまだ若くて元気だからワクチンは必要ないと考える人もいるかもしれませんが、自分の家族や周りの人を感染から守ることができるのであれば接種する意義は十分あると言えるのではないでしょうか」

「自身や家族を守り、さらには社会全体も守る一員という意識をもってワクチン接種を考えることが大切です」

と、ワクチン接種を推奨している。

繰り返し言うが、これは「ファイザー社の企業広告」である。**忽那は中立・公正な立場ではない。ファイザーの広告塔なのだ!!**

ネットニュース編集者の中川淳一郎氏はこれについて、ツイッターでこう批判した。

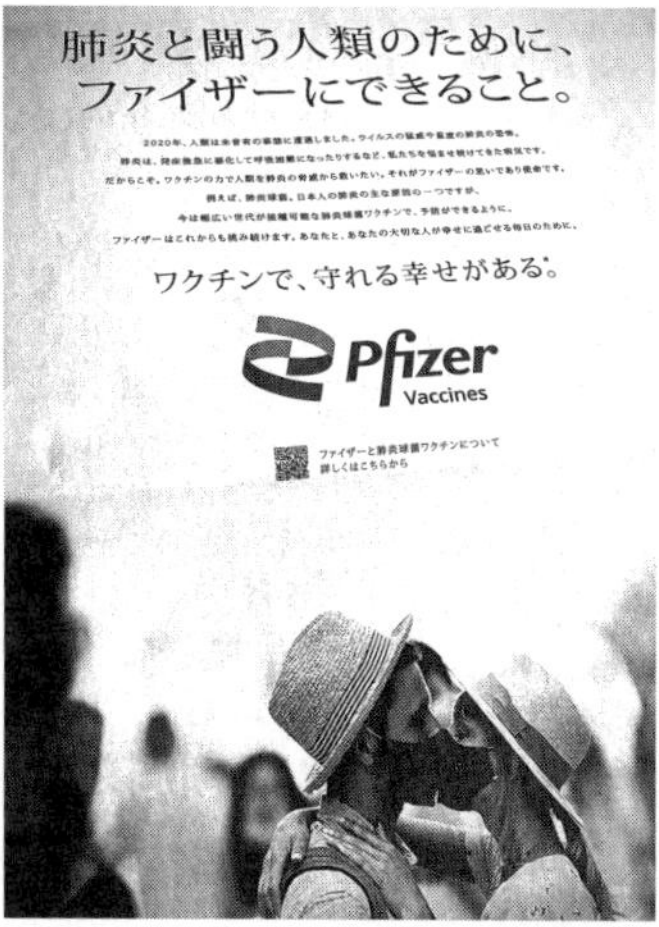

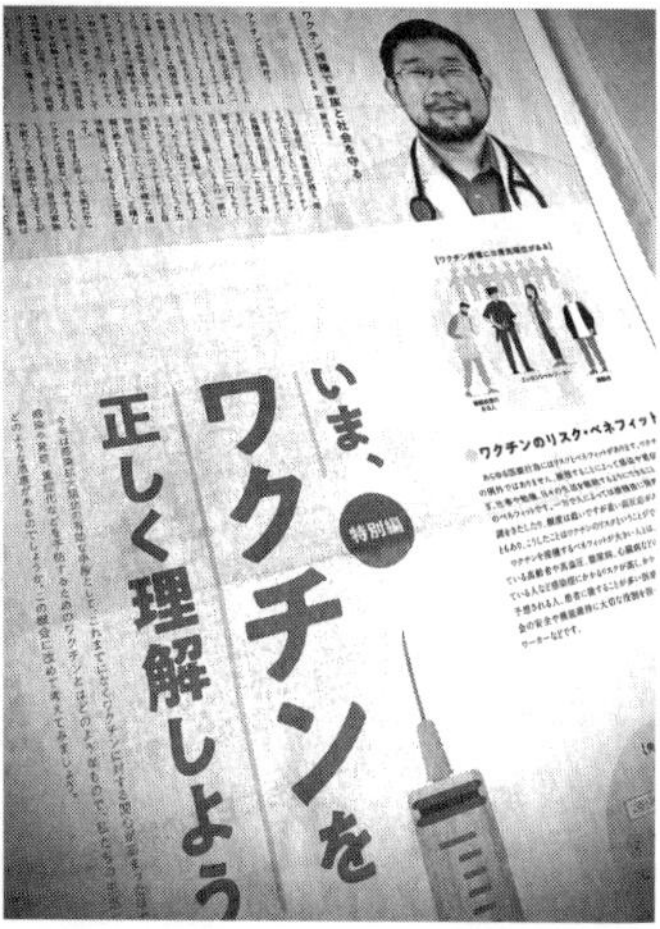

「ごめん、コレ冷静に考えると『ステマ』案件だぞ。このように広告タレントとして出ている人物が、メディアに出て関連する商品を推奨する行為は完全にステマ案件だぞ。しかもテレビで。そして人々の健康を扱う商品で。Welqってレベルじゃねーぞ！『ペニーオークションステマ』の小森純は開き直っていいぞ」

この「ステマ」、すなわち「ステルス・マーケティング」とは、それが宣伝であることを気づかれないようにして宣伝することで、企業が介在しているにもかかわらず、それを隠したり偽ったりして行う情報発信である。

「WELQ（ウェルク）」とはDeNAが運営していた巨大医療情報サイトだが、執筆者は医療専門家ではなく、DeNAが格安で素人のライターに書かせてノーチェックで載せていたために「肩こりの原因は何？　⇒それは守護霊や怨霊の仕業と言われています」といったトンデモ記述や、盗作記事が氾濫して問題となり、閉鎖された。そしてその中には、医療情報記事と見せかけて健康関連商品を売り込むステマも相当あったようだ。

「『ペニーオークションステマ』の小森純」とは、モデルの小森純が詐欺事件で摘発されたネットオークション会社から40万円の謝礼を受け取って、「アロマ加湿器を225円で落札した」という嘘のネット投稿をしていた件で、小森はこれによって芸能界を干された。

他にもタレントのグッチ裕三が番組で絶賛していたメンチカツ屋が、実は自身がオーナーであったと発覚して炎上した騒動などもあるが、いずれにしても、忽那のファイザーステマが許されるのだったら、みんな開き直って全然かまわないのではないか。

朝日新聞は、忽那がファイザーの広告塔であることが明確となった後にインタビュー記事を第1社会面トップに載せ、忽那はそこで自身がファイ

忽那賢志という卑屈な医者

ザーの宣伝をしていることを隠してワクチンを推奨している。

　完全なるステマ記事であり、朝日には今後ステマを批判する資格は一切ない。

　忽那はファイザーの広告で若者へのワクチン接種を勧めているが、2021年8月29日付のYahoo!ニュース記事「**子どもは新型コロナワクチンを接種した方が良い？　接種するメリットとデメリット**」では、子供へのワクチン接種も強く推奨している。

　ワクチン賛成派である長崎大学教授の森内浩幸でさえ、子供に打つことには逡巡している。それが最低限の良心だろうと思うのだが、忽那には一切の逡巡がない。リスクをろくに考えず、しかも「**子どもは大人と比べて重症化しにくい**」「**子ども自身にとってはワクチン接種する意義は大人と比べて相対的に低い**」と認めていながら、それでもワクチン接種を推進するのだ。

　そして、その理由は信じがたいものだったので、ここに掲載しておこう。

「わかりやすく忽那家の例で考えてみましょう。私には中学生の娘が2人いますが、特に持病があるわけでもないので、感染したとしても学校を休む必要はありますが、重症化する可能性はかなり低いです。

**　2人の娘が接種するメリットは、男性で高血圧の持病を持ち肥満でもある（最近ちょっとやせました）私が感染して重症化するのを防ぐという意義があるわけです。**

**　持病のない子どもにとっては、接種する自身よりも利他的な意義が大きいということを子どもにも理解してもらったうえで接種を検討しなければなりません」**

　つまり、高血圧で肥満の自堕落な自分がコロナに罹りたくないから、持病もなく重症化もしない自分の娘がリスクを負ってでもワクチンを打つべきだと言っているのだ！

しかも呆れたことに、忽那はこう付け加えている。

「**まあ私がコロナに感染して死んだら娘たちも困るわけですから、そういう意味では回り回って自身のためと言えなくもないかもしれません**」

要するに、こう言っているのだ。

「オマエら、親の稼ぎで食ってるんだから、オレが倒れたら困るだろ？　オマエらは健康でワクチンを打つ必要は低いし、逆に打ったことで健康を害するかもしれないけれど、オマエらがオレのために打つことは、回り回ってオマエら自身のためとも言えるんだよ！」

これが、親が自分の子供に言うことか!?

ここまでくると、もう人としての良心が根本的に欠落している生物だとしか思えない。だからこそ、何の躊躇もなくワクチンを推奨しまくることができるのだろう。

こんな男が権力と結託し、朝日新聞や『文藝春秋』に権威づけられ、テレビに出まくって、製薬会社のためにワクチン推奨の旗を振り、子供までも犠牲にしようとしているのだ。

現在の全体主義的状況は、政府・専門家・新聞・テレビ・製薬会社がスクラムを組んで形成しているわけだが、たけし社長はこのうち「新聞」を突き崩そうとしている。

新聞が気にするのは企業スポンサーだけではない。読者の動向も大きく注目している。

地方紙・ブロック紙に意見広告が掲載され、それを支持する読者の声が続々と新聞社に寄せられ、逆に反論や抗議はほぼ皆無という情報は、すでに新聞業界で共有されており、これに影響されたと思われるような記事が少しずつ表れているという報告が「世界のゴー宣ファンサイト」に寄せられている。

全国紙への掲載はいまだ実現していないが、すでに地方紙・ブロック紙から全国紙を包囲するという状況は着実にかたちづくられつつある。

ごーまんかましてよかですか？

もしかしたら、2021年末という時点で忽那のステマ記事を書いた朝日新聞が最後まで取り残されて、戦前の戦意高揚、戦後の自虐史観普及に次いで、3回目の「最大戦犯新聞」となるかもしれない。

そんな日が実現することを楽しみにしながら、たけし社長の挑戦を見守り、応援していきたい。

【追記】2022年2月23日、日本経済新聞にたけし社長の意見広告が掲載された。さらに他紙にも掲載の予定だ。

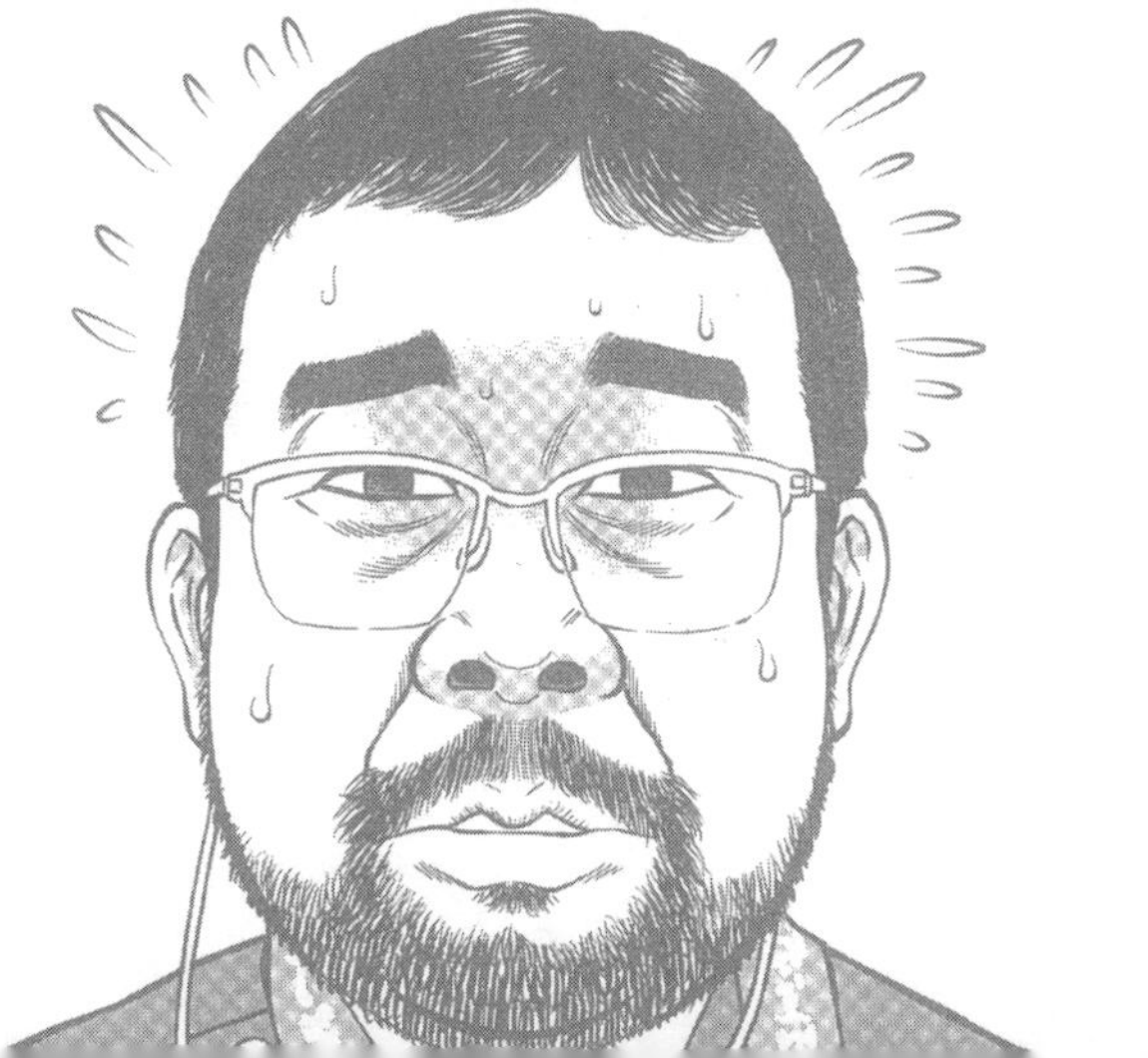

ゴーマニズム宣言 SPECIAL

コロナ論05

第9章 ファクターXとオミクロン株

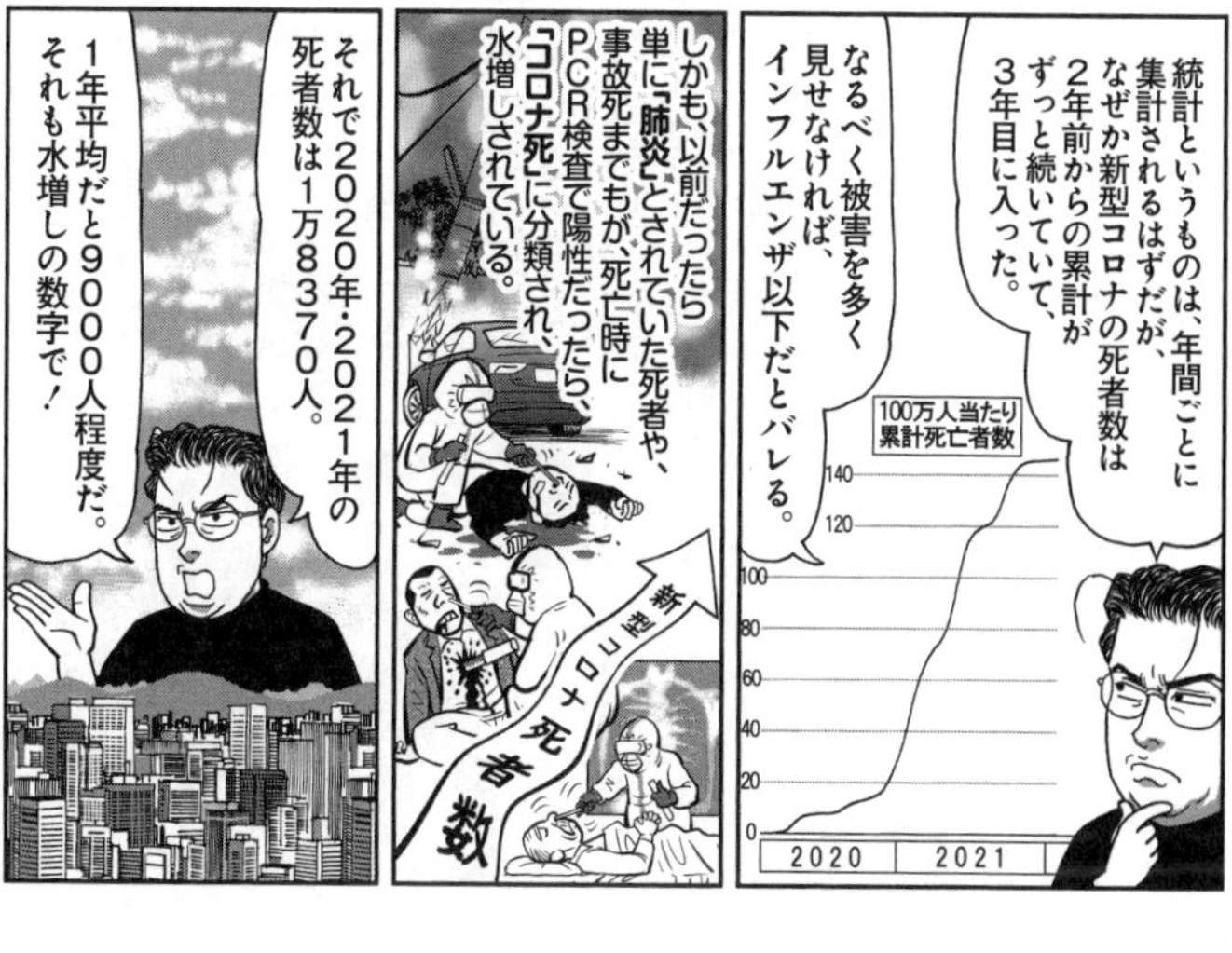

統計というものは、年間ごとに集計されるはずだが、なぜか新型コロナの死者数は2年前からの累計がずっと続いていて、3年目に入った。
なるべく被害を多く見せなければ、インフルエンザ以下だとバレる。
100万人当たり累計死亡者数
140
120
100
80
60
40
20
0
2020
2021
しかも、以前だったら単に「肺炎」とされていた死者や、事故死までもが、死亡時にPCR検査で陽性だったら、「コロナ死」に分類され、水増しされている。
新型コロナ死者数
それで2020年・2021年の死者数は1万8370人。
1年平均だと9000人程度だ。それも水増しの数字で！

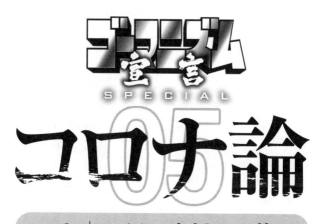

自称専門家や医者たちは、「コロナはインフルエンザ並みではない」と必死で弁解するが、無理だ!?子供や若者が死ぬか否かは決定的な要因だ!?今後わしはもっとインフルエンザ以下のコロナを徹底的に証明してやる!?

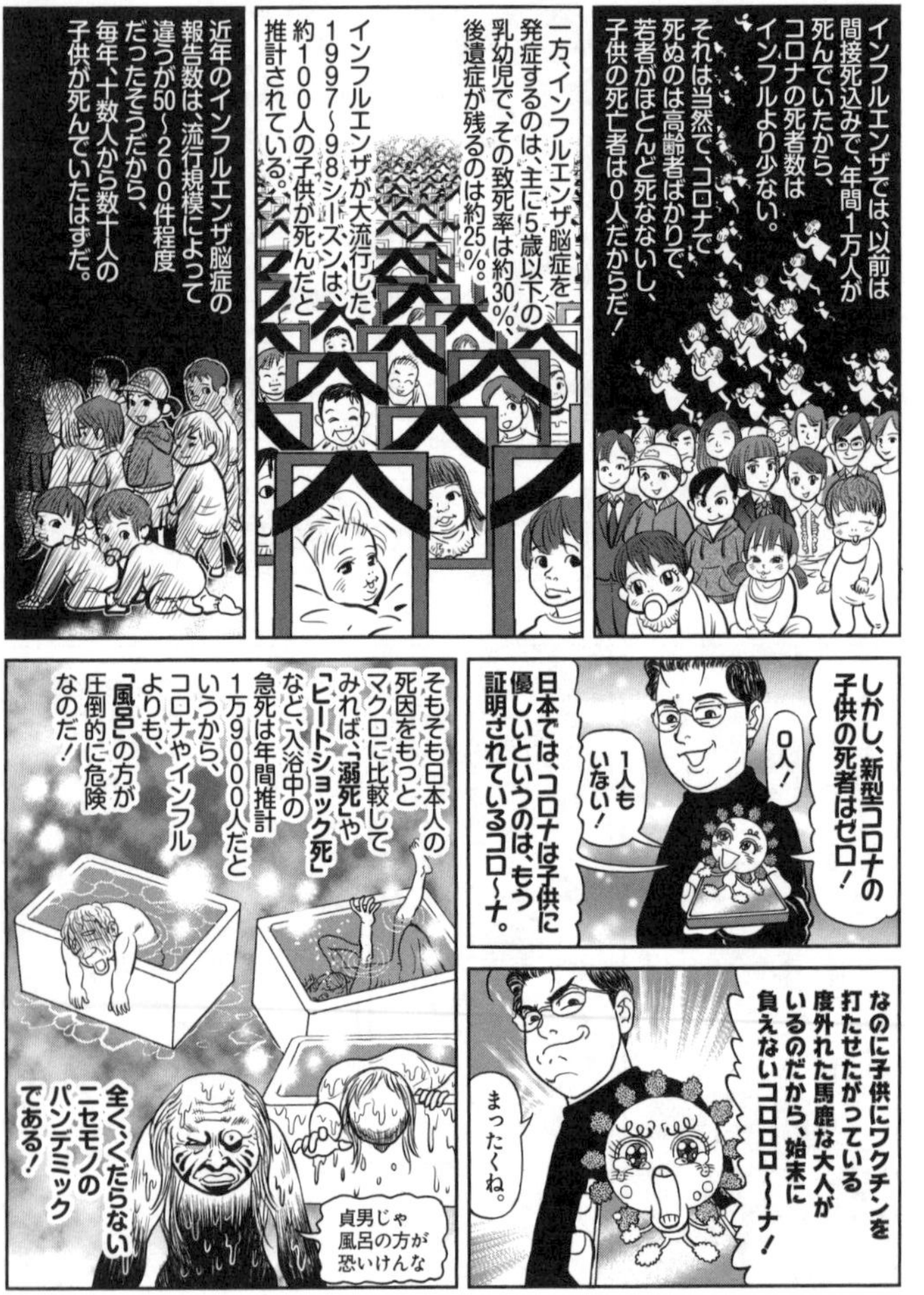

インフルエンザでは、以前は間接死込みで、年間1万人が死んでいたから、コロナの死者数はインフルより少ない。

それは当然で、コロナで死ぬのは高齢者ばかりで、若者がほとんど死なないし、子供の死亡者は0人だからだ!

一方、インフルエンザ脳症を発症するのは、主に5歳以下の乳幼児で、その致死率は約30%、後遺症が残るのは約25%。

インフルエンザが大流行した1997~98シーズンは、約100人の子供が死んだと推計されている。

近年のインフルエンザ脳症の報告数は、流行規模によって違うが50~200件程度だったそうだから、毎年、十数人から数十人の子供が死んでいたはずだ。

しかし、新型コロナの子供の死者はゼロ!

0人!

1人もいない!

日本では、コロナは子供に優しいというのは、もう証明されているコロ~ナ。

なのに子供にワクチンを打たせたがっている度外れた馬鹿な大人がいるのだから、始末に負えないコロロロ~~ナ!

まったくね。

そもそも日本人の死因をもっとマクロに比較してみれば、「溺死」や「ヒートショック死」など、入浴中の急死は年間推計1万9000人だというから、コロナやインフルよりも、「風呂」の方が圧倒的に危険なのだ!

全く、くだらないニセモノのパンデミックである!

貞男じゃ風呂の方が恐いけんな

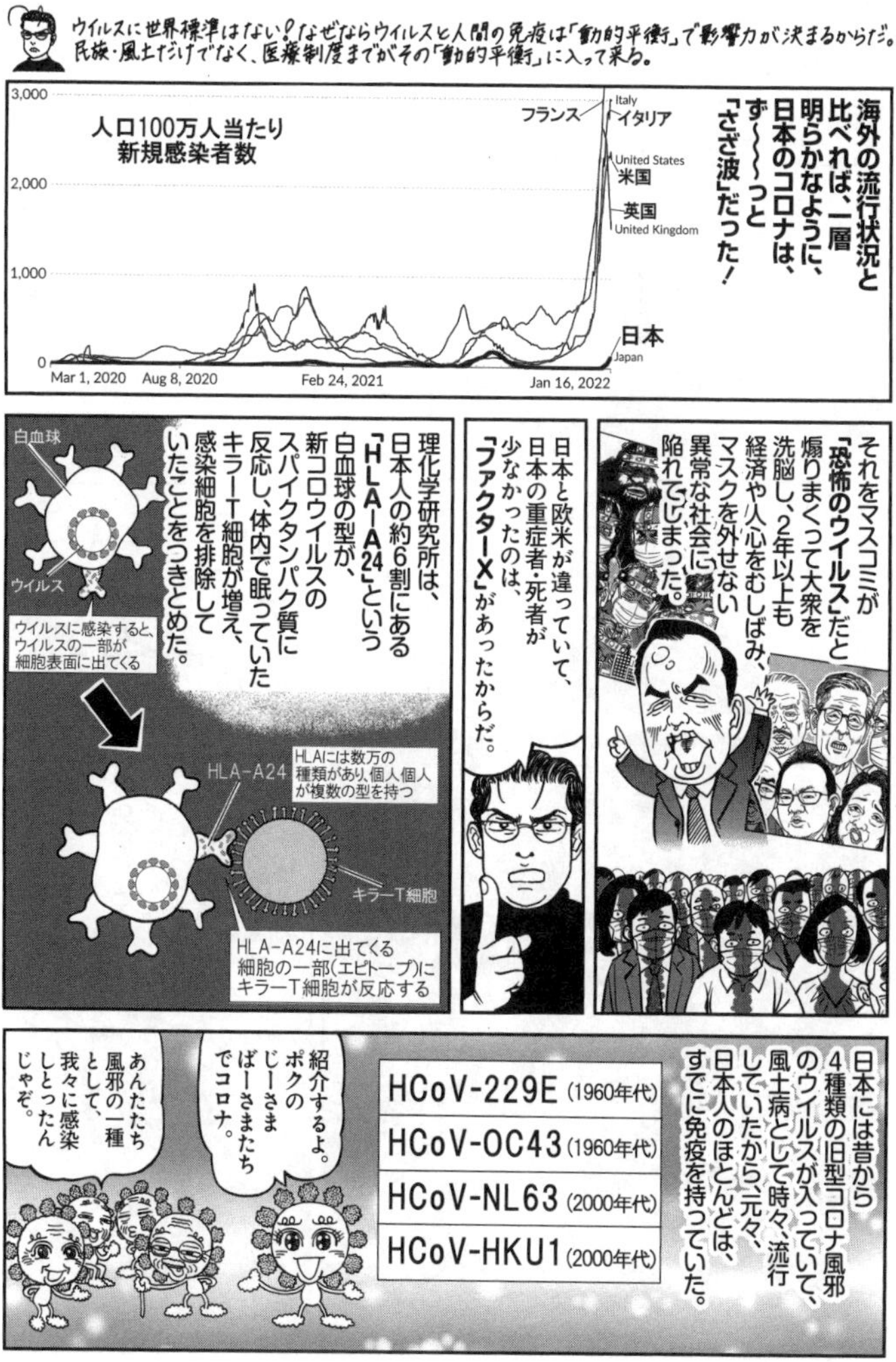
ウイルスに世界標準はない！なぜならウイルスと人間の免疫は「動的平衡」で影響力が決まるからだ。
民族・風土だけでなく、医療制度までがその「動的平衡」に入って来る。
海外の流行状況と比べれば、一層明らかなように、日本のコロナは、ず〜〜っと「さざ波」だった！
人口100万人当たり
新規感染者数
3,000
2,000
1,000
0
Mar 1, 2020
Aug 8, 2020
Feb 24, 2021
Jan 16, 2022
フランス
Italy
イタリア
United States
米国
英国
United Kingdom
日本
Japan
それをマスコミが「恐怖のウイルス」だと煽りまくって大衆を洗脳し、2年以上も経済や人心をむしばみ、マスクを外せない異常な社会に陥れてしまった。
日本と欧米が違っていて、日本の重症者・死者が少なかったのは、「ファクターX」があったからだ。
理化学研究所は、日本人の約6割にある「HLA-A24」という白血球の型が、新コロウイルスのスパイクタンパク質に反応し、体内で眠っていたキラーT細胞が増え、感染細胞を排除していたことをつきとめた。
白血球
ウイルス
ウイルスに感染すると、ウイルスの一部が細胞表面に出てくる
HLA-A24
HLAには数万の種類があり、個人個人が複数の型を持つ
キラーT細胞
HLA-A24に出てくる細胞の一部(エピトープ)にキラーT細胞が反応する
日本には昔から4種類の旧型コロナ風邪のウイルスが入っていて、風土病として時々、流行していたから、元々、日本人のほとんどは、すでに免疫を持っていた。
HCoV-229E (1960年代)
HCoV-OC43 (1960年代)
HCoV-NL63 (2000年代)
HCoV-HKU1 (2000年代)
紹介するよ。ボクのじーさまばーさまたちでコロナ。
あんたたち風邪の一種として、我々に感染しとったんじゃぞ。

阪大教授・忽那賢志はファイザーの新聞広告にも出た製薬会社の宣伝マンだ。だが朝日新聞は昨年12月28日、それを隠してワクチンを推奨する忽那のインタビュー記事を載せた。メディアの良識を捨て去ったステマ記事だ！ ワクチン屋の回し者どもの実態を暴き続けるブログマガジン小林よしのりライジング配信中!!

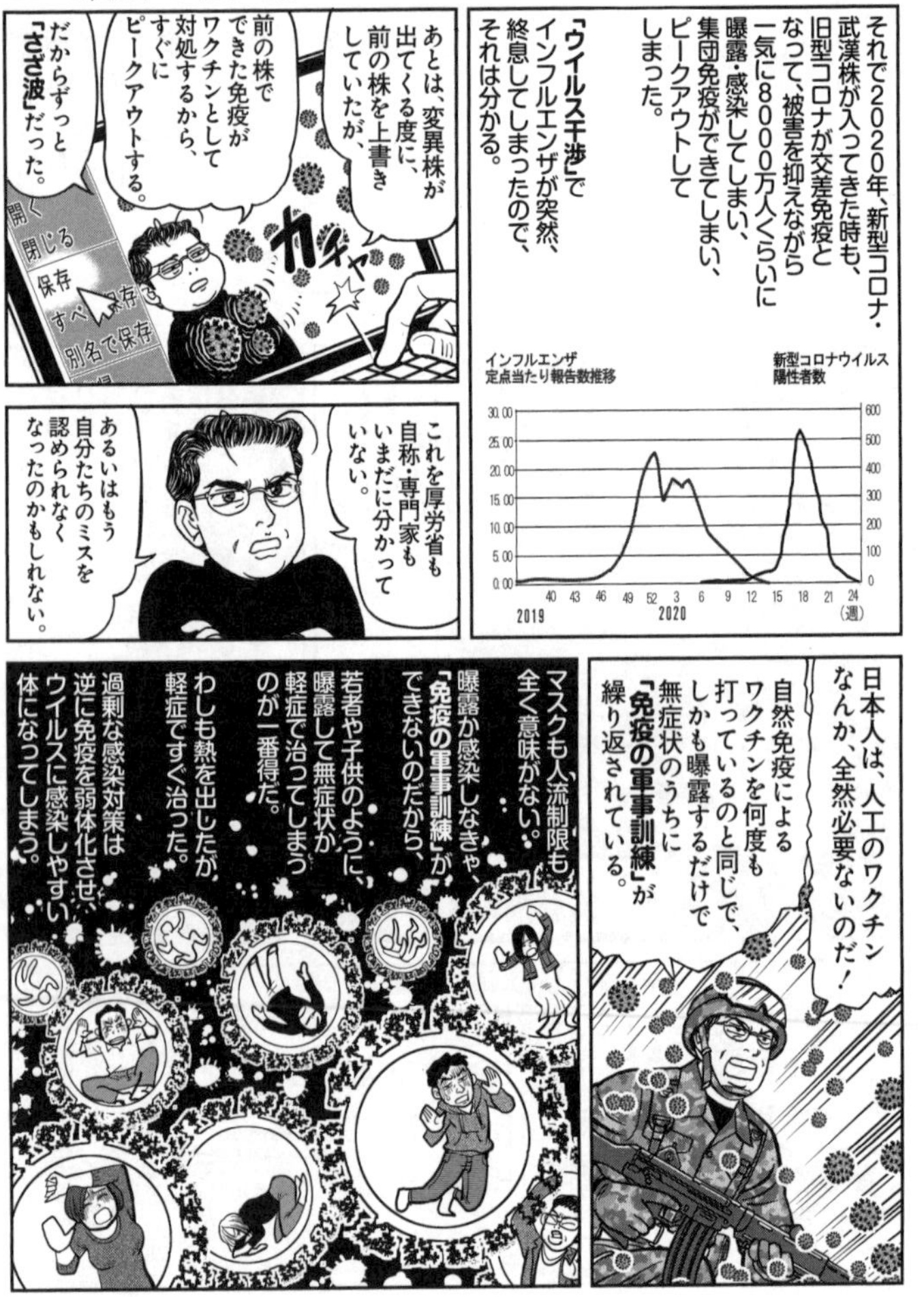

それで2020年、新型コロナ・武漢株が入ってきた時も、旧型コロナが交差免疫となって、被害を抑えながら一気に8000万人くらいに曝露・感染してしまい、集団免疫ができてしまい、ピークアウトしてしまった。
「ウイルス干渉」でインフルエンザが突然、終息してしまったので、それは分かる。
インフルエンザ 定点当たり報告数推移
新型コロナウイルス 陽性者数
30.00 25.00 20.00 15.00 10.00 5.00 0.00
600 500 400 300 200 100 0
40 43 46 49 52 3 6 9 12 15 18 21 24 (週)
2019 2020
あとは、変異株が出てくる度に、前の株を上書きしていたが、
前の株でできた免疫がワクチンとして対処するから、すぐにピークアウトする。
だからずっと「さざ波」だった。
開く
閉じる
保存
別名で保存
カチャ
これを厚労省も自称・専門家もいまだに分かっていない。
あるいはもう自分たちのミスを認められなくなったのかもしれない。
日本人は、人工のワクチンなんか、全然必要ないのだ！
自然免疫によるワクチンを何度も打っているのと同じで、しかも曝露するだけで無症状のうちに「免疫の軍事訓練」が繰り返されている。
マスクも人流制限も全く意味がない。
曝露か感染しなきゃ、「免疫の軍事訓練」ができないのだから。
若者や子供のように、曝露して無症状か軽症で治ってしまうのが一番得だ。
わしも熱を出したが、軽症ですぐ治った。
過剰な感染対策は逆に免疫を弱体化させ、ウイルスに感染しやすい体になってしまう。

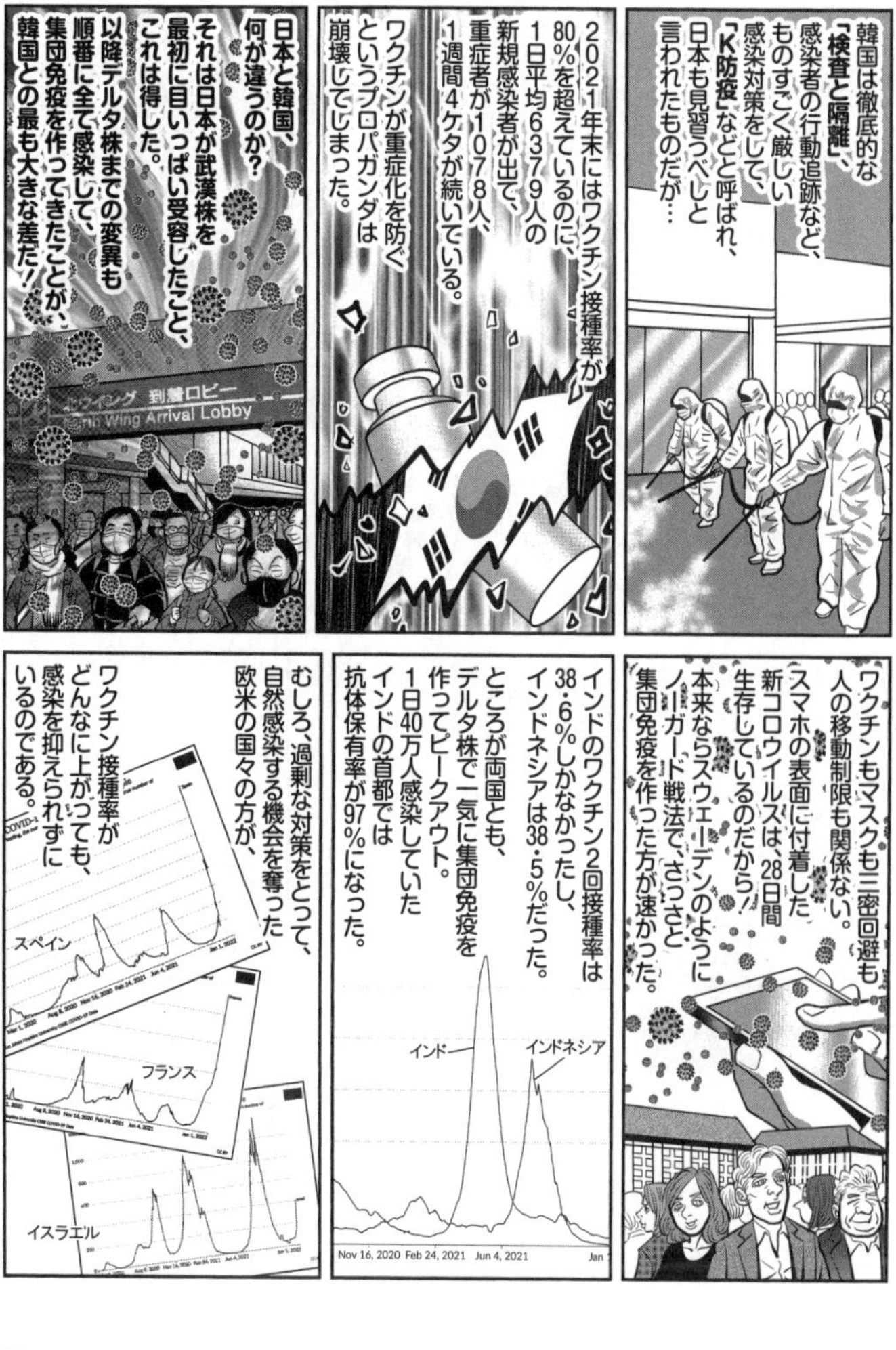
韓国は徹底的な「検査と隔離」、感染者の行動追跡など、ものすごく厳しい感染対策をして、「K防疫」などと呼ばれ、日本も見習うべしと言われたものだが…
2021年末にはワクチン接種率が80%を超えているのに、1日平均6379人の新規感染者が出て、重症者が1078人、1週間4ケタが続いている。
ワクチンが重症化を防ぐというプロパガンダは崩壊してしまった。
日本と韓国、何が違うのか？
それは日本が武漢株を最初に目いっぱい受容したこと、これは得した。
以降デルタ株までの変異も順番に全て感染して、集団免疫を作ってきたことが、韓国との最も大きな差だ！
ウイング　到着ロビー
Wing Arrival Lobby
ワクチンもマスクも三密回避も人の移動制限も関係ない。
スマホの表面に付着した新コロウイルスは、28日間生存しているのだから！
本来ならスウェーデンのようにノーガード戦法で、さっさと集団免疫を作った方が速かった。
インドのワクチン2回接種率は38・6%しかなかったし、インドネシアは38・5%だった。
ところが両国とも、デルタ株で一気に集団免疫を作ってピークアウト。
1日40万人感染していたインドの首都では抗体保有率が97%になった。
インド
インドネシア
Nov 16, 2020　Feb 24, 2021　Jun 4, 2021　Jan
むしろ、過剰な対策をとって、自然感染する機会を奪った欧米の国々の方が、
ワクチン接種率がどんなに上がっても、感染を抑えられずにいるのである。
スペイン
フランス
イスラエル

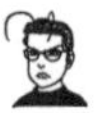

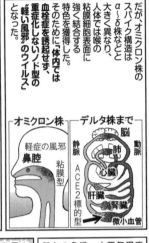

オミクロンの1月16日時点の「実効再生産数」を見たら、全国も東京も急激に下がっている。ピークアウトしたのは1月8日くらいだ。すでに集団免疫が出来て下がり始めてから、東京都ほか各知事たちは「まん延防止措置」と言い出した。いつもこの手だ。

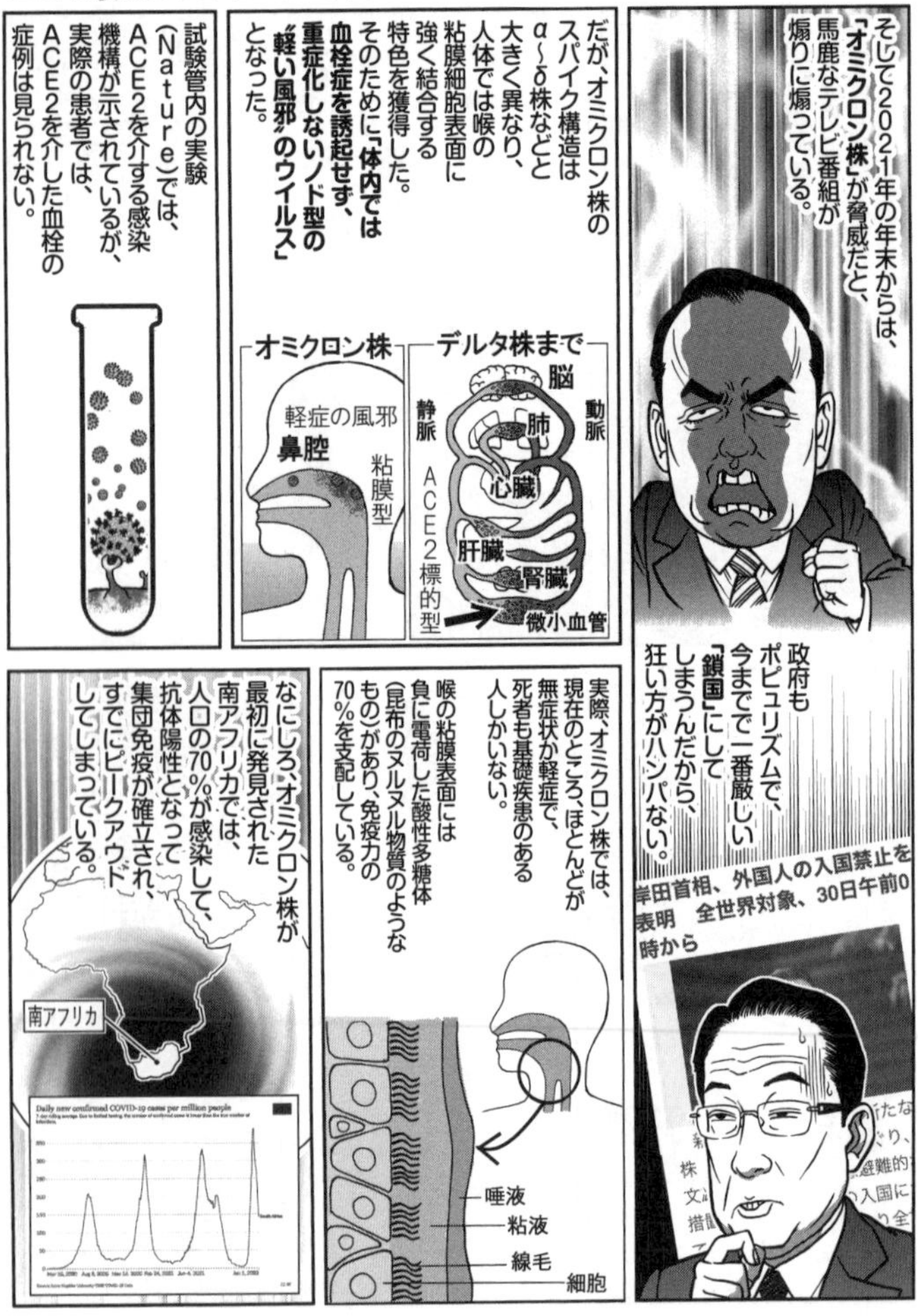

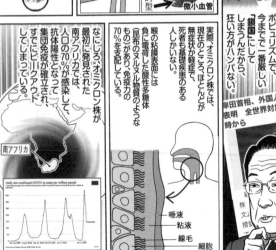

そして2021年の年末からは、「オミクロン株」が脅威だと、馬鹿なテレビ番組が煽りに煽っている。
だが、オミクロン株のスパイク構造はα～δ株などと大きく異なり、人体では喉の粘膜細胞表面に強く結合する特色を獲得した。そのために「体内では血栓症を誘起せず、重症化しないノド型の“軽い風邪”のウイルス」となった。
オミクロン株
軽症の風邪
鼻腔
粘膜型
デルタ株まで
脳
静脈
動脈
肺
心臓
ACE2標的型
肝臓
腎臓
微小血管
試験管内の実験（Nature）では、ACE2を介する感染機構が示されているが、実際の患者では、ACE2を介した血栓の症例は見られない。
政府もポピュリズムで、今までで一番厳しい「鎖国」にしてしまうんだから、狂い方がハンパない。
岸田首相、外国人の入国禁止を表明　全世界対象、30日午前0時から
実際、オミクロン株では、現在のところ、ほとんどが無症状か軽症で、死者も基礎疾患のある人しかいない。
喉の粘膜表面には負に電荷した酸性多糖体（昆布のヌルヌル物質のようなもの）があり、免疫力の70%を支配している。
唾液
粘液
線毛
細胞
なにしろ、オミクロン株が最初に発見された南アフリカでは、人口の70%が感染して、抗体陽性となって集団免疫が確立され、すでにピークアウトしてしまっている。
南アフリカ
Daily new confirmed COVID-19 cases per million people

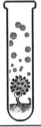

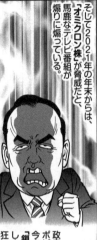

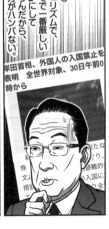

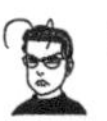

知事たちはピークアウトを察知したら、すぐに「まん延防止措置」とか「緊急事態宣言」を要請する。自分の政策で、感染者が減ったという手柄に見せかけ、支持率を上げるためだ。この手をポピュリズムの政権も取って支持率を上げるから、どうしようもない。

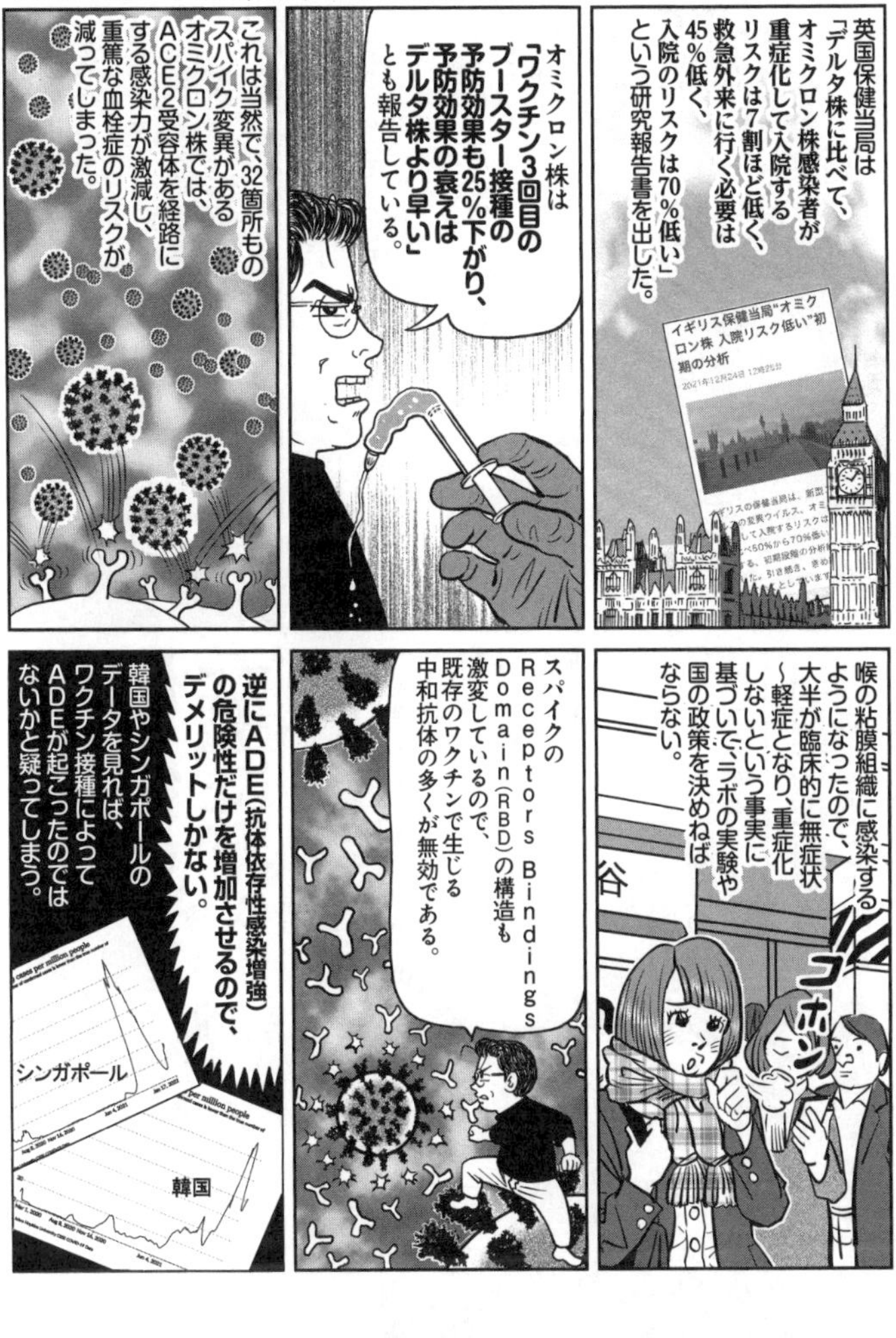

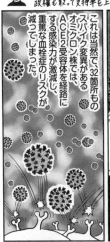

英国保健当局は「デルタ株に比べて、オミクロン株感染者が重症化して入院するリスクは7割ほど低く、救急外来に行く必要は45％低く、入院のリスクは70％低い」という研究報告書を出した。
イギリス保健当局"オミクロン株 入院リスク低い"初期の分析
2021年12月24日 12時25分
オミクロン株は「ワクチン3回目のブースター接種の予防効果も25％下がり、予防効果の衰えはデルタ株より早い」とも報告している。
これは当然で、32箇所ものスパイク変異があるオミクロン株では、ACE2受容体を経路にする感染力が激減し、重篤な血栓症のリスクが減ってしまった。
喉の粘膜組織に感染するようになったので、大半が臨床的に無症状〜軽症となり、重症化しないという事実に基づいて、ラボの実験や国の政策を決めねばならない。
谷
ゴホッ
スパイクのReceptors Bindings Domain（RBD）の構造も激変しているので、既存のワクチンで生じる中和抗体の多くが無効である。
逆にADE（抗体依存性感染増強）の危険性だけを増加させるので、デメリットしかない。
韓国やシンガポールのデータを見れば、ワクチン接種によってADEが起こったのではないかと疑ってしまう。
シンガポール
韓国

また新たな変異株が現れる可能性は0ではない。しかしそれを言い出したら、永遠に自粛が続いて、社会への打撃が巨大になる。バカじゃないなら、コロナは終わりとするべきだ。

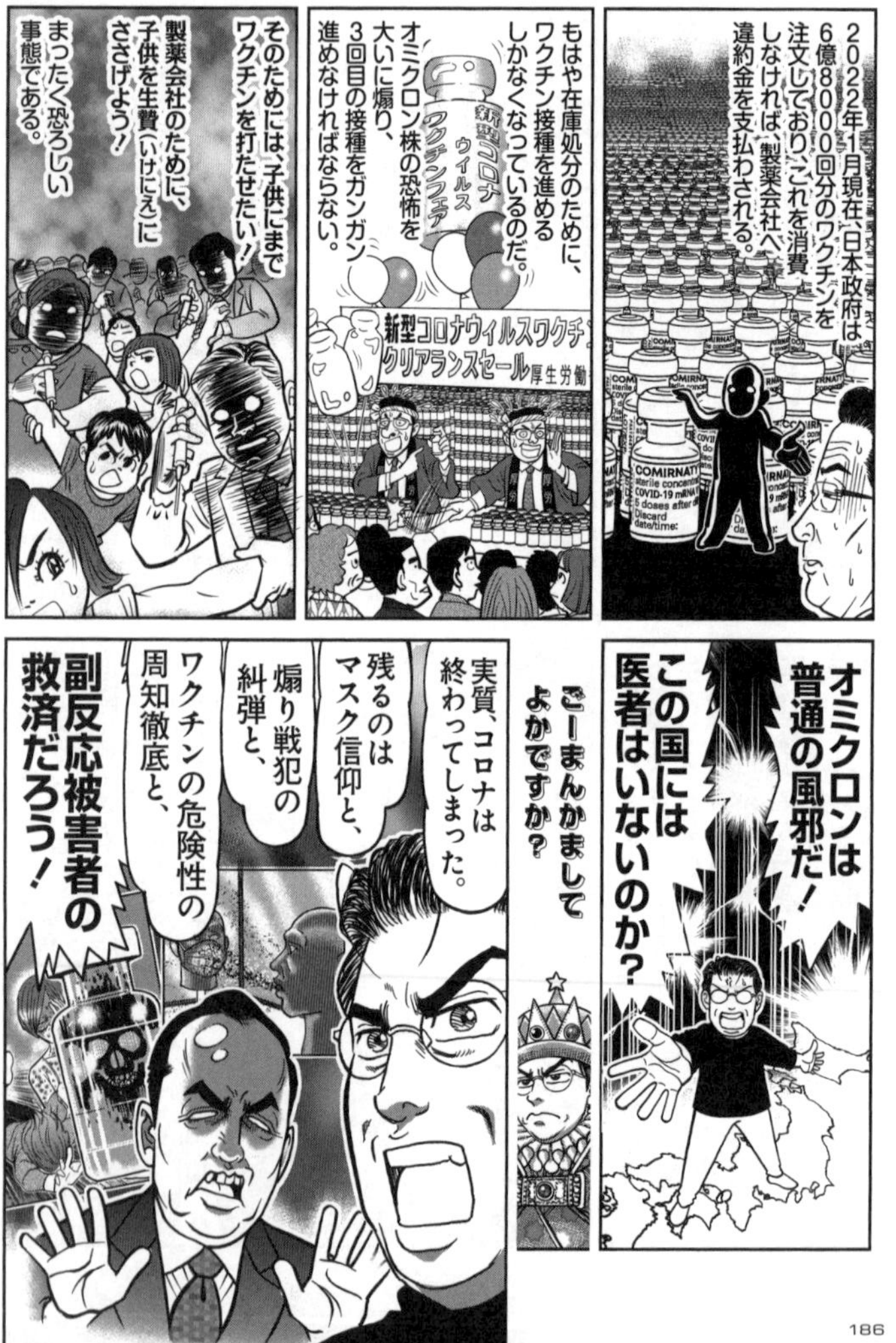
2022年1月現在、日本政府は6億8000回分のワクチンを注文しており、これを消費しなければ、製薬会社へ違約金を支払わされる。
COMIRNATY
もはや在庫処分のために、ワクチン接種を進めるしかなくなっているのだ。
新型コロナウィルスワクチンフェア
オミクロン株の恐怖を大いに煽り、3回目の接種をガンガン進めなければならない。
新型コロナウィルスワクチ
クリアランスセール 厚生労働
そのためには、子供にまでワクチンを打たせたい！
製薬会社のために、子供を生贄(いけにえ)にささげよう！
まったく恐ろしい事態である。
オミクロンは普通の風邪だ！
この国には医者はいないのか？
ごーまんかましてよかですか？
実質、コロナは終わってしまった。
残るのはマスク信仰と、
煽り戦犯の糾弾と、
ワクチンの危険性の周知徹底と、
副反応被害者の救済だろう！

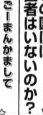

3回目接種を推し進める一方で、ワクチンの大量在庫を廃棄した過去

2021年末から、世界的にオミクロン株の感染が急拡大するなか、各国でコロナワクチンの3回目（ブースター）接種が進んでいる。

だが、希望者への3回目接種を終え、すでに2021年12月から4回目の接種を始めているワクチン先進国・イスラエルでは感染爆発が収まらず、ワクチンの効果に疑問符がついているのだ。イスラエル最大級の医療機関であるシェバ・メディカルセンターが、4回目接種を終えた医療関係者154人に接種2週間後の抗体レベルなどを調べた結果、「3回目接種の後よりわずかに抗体値は上昇したが、オミクロン株に対しては部分的な防御しかもたらさなかった」という。

感染第6波が到来した日本では、医療従事者や高齢者を中心に3回目接種が急がれているが、効果が期待できないワクチンの接種を推し進めれば、心筋炎や血栓症などの副反応、ウイルスの感染や症状をかえって促進してしまうADE（抗体依存性感染増強）といった「リスク」だけを引き受けることになる。そもそも、日本では「ワクチン関連死」が疑われる事例が、すでに1474件も積み上がっているにもかかわらず（2022年2月18日現在）、2月末からは5～11歳の子供への接種も始まった。もともと子供は新型コロナに感染しにくく、罹患したとしても重症化することは極めて稀で、死者はいまだゼロにとどまっている。厚生労働省はワクチン接種のベネフィットばかりを強調してきたが、オミクロン株に対してはリスクしかないのは明らかだ。なぜ、政府は効果の極めて薄いワクチン接種を、これほど強硬に推進しているのか。

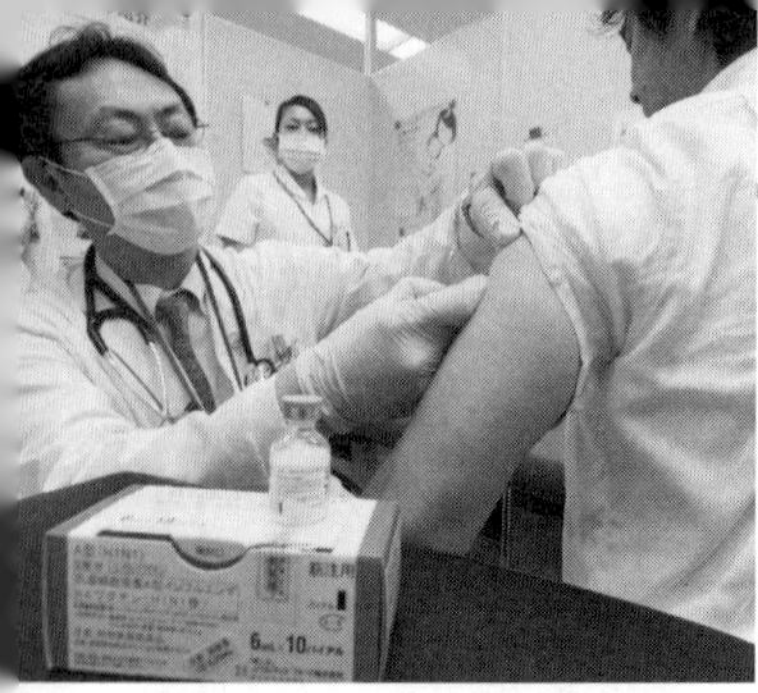

2009年、新型インフルエンザが発生すると、日本は国内で必要なワクチンを調達できず、海外製薬企業からの輸入に頼った。過去の反省を活かせず、同じ過ちを繰り返している　写真／朝日新聞社

海外製薬企業には違約金 在庫の大多数は廃棄処分

　日本はコロナワクチンを6億回分以上も確保しているが、実は、これまでの接種回数は2億1457万1982回にとどまっており（2022年2月15日現在）、4億回分超の在庫を抱えている。これは、オミクロン株がこれまでのコロナに比べて弱毒性で、重症化リスクが低いことを国民が理解しているため、3回目の接種予約が政府の思惑通りに進んでいない証だ。

　振り返れば、新型インフルエンザ（H1N1型）が発生した2009年も、日本はワクチンの在庫を大量に抱え込んでいた。パンデミック（世界的流行）を恐れた政府は、国内産で2700万人分（約259億円）を確保したが、これだけでは足りず、英国のグラクソ・スミスクライン社とスイスのノバルティス社から5000万人分（1126億円）を輸入して不足分を補った。ただ、輸入するワクチンは効果を高めるために、国内産には含まれない免疫補助剤を加えており、特例承認を初適用した。現在のコロナワクチンが辿った経緯と同じようなことが、10年前に起きていたことになる。

　その後、状況は大きく変わる。当初2回だった接種回数が1回に変更され、大量のワクチンが余剰在庫となったのだ。政府は国産ワクチンを供給する際、買い占めを防ぐために返品を認めていなかったが、多くの医療機関が在庫を抱え、これが問題化すると返品に応じて国費で買い戻すことになる。輸入したワクチンに至っては、ほとんど使用されず、製薬企業に約92億円の違約金を支払ったうえ、455億円分が廃棄処分となった……。

　大量の在庫が積み上がるコロナワクチンは、今後、どんな道を辿るのか。

ゴーマニズム宣言 SPECIAL

コロナ論 05

第10章｜子供の接種を止めろ！

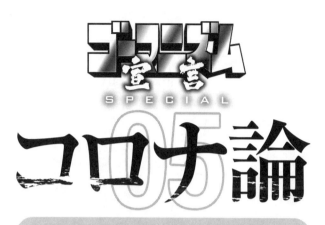

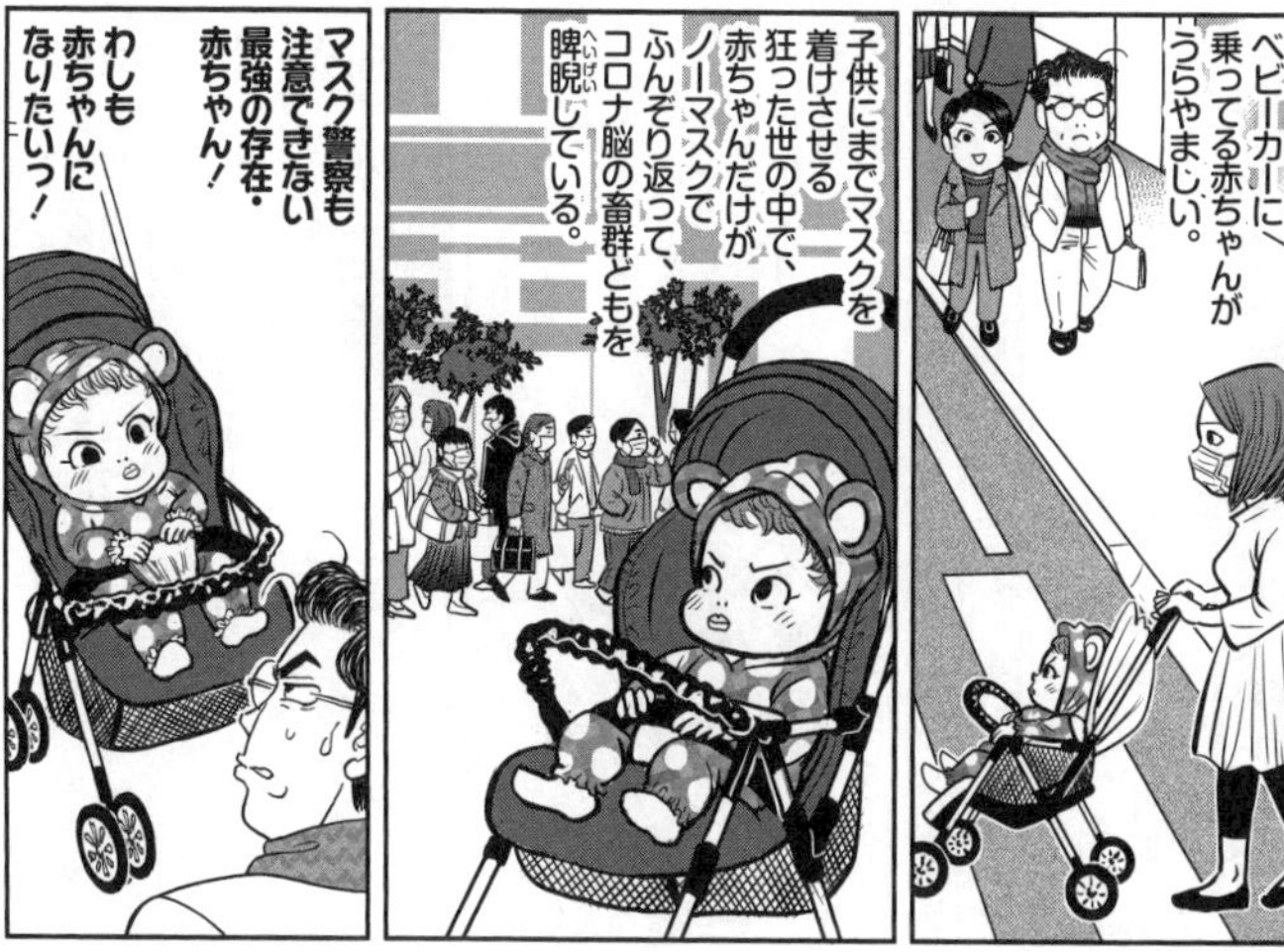
ベビーカーに、乗ってる赤ちゃんがうらやましい。
子供にまでマスクを着けさせる狂った世の中で、赤ちゃんだけがノーマスクでふんぞり返って、コロナ脳の畜群どもを睥睨《へいげい》している。
マスク警察も注意できない最強の存在・赤ちゃん！
わしも赤ちゃんになりたいっ！

扶桑社が朝日と読売に出してくれた『コロナ論』のカラー全面広告は凄かった。読者の中には「宮沢りえのサンタフェ以来の衝撃」と言う者までいた。わし、ヌードにはなってないけどな。

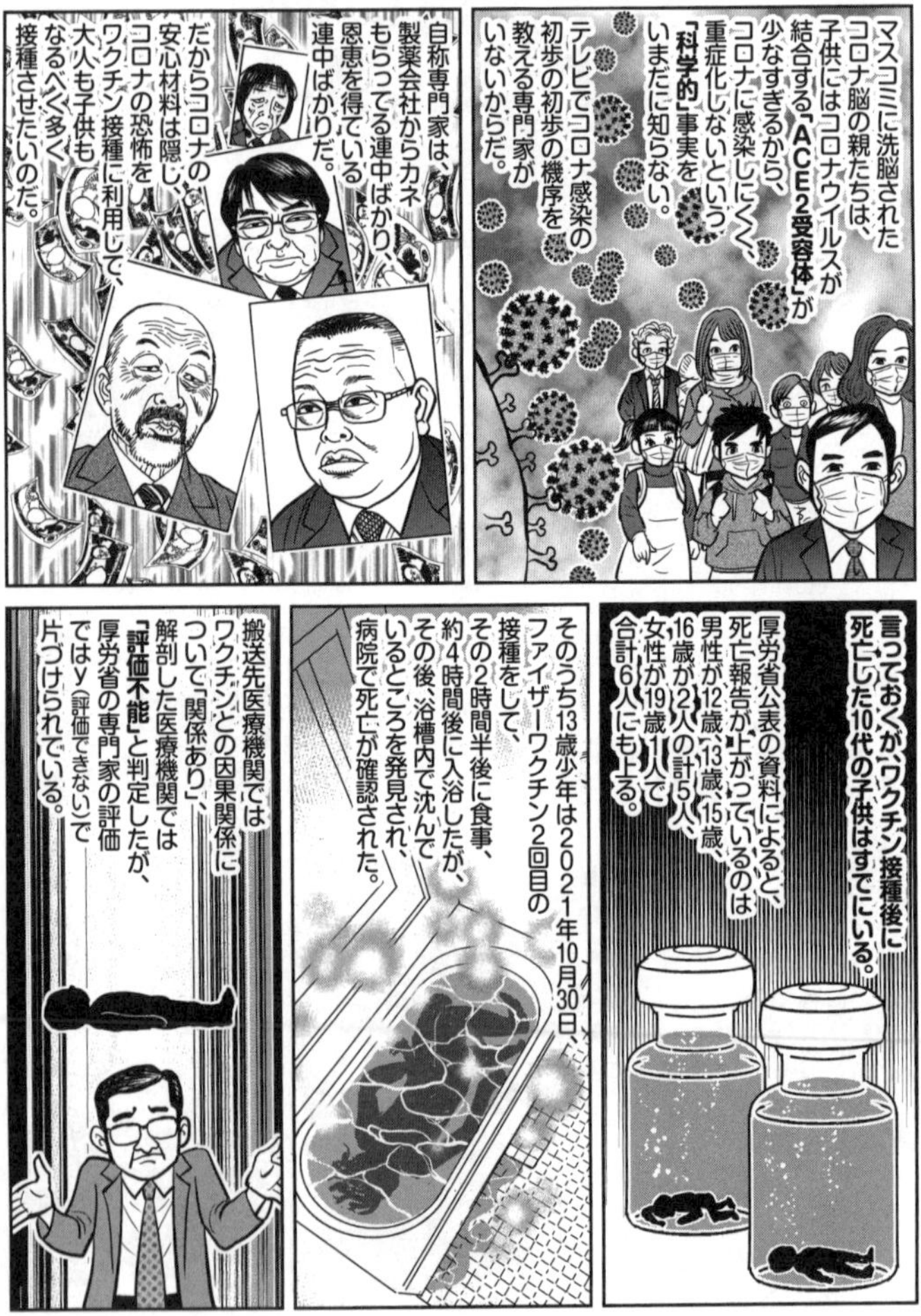

マスコミに洗脳されたコロナ脳の親たちは、子供にはコロナウイルスが結合する「ACE2受容体」が少なすぎるから、コロナに感染しにくく、重症化しないという「科学的」事実をいまだに知らない。

テレビでコロナ感染の初歩の初歩の機序を教える専門家がいないからだ。

自称専門家は、製薬会社からカネもらってる連中ばかり、恩恵を得ている連中ばかりだ。

だからコロナの安心材料は隠し、コロナの恐怖をワクチン接種に利用して、大人も子供もなるべく多く接種させたいのだ。

言っておくが、ワクチン接種後に死亡した10代の子供はすでにいる。

厚労省公表の資料によると、死亡報告が上がっているのは男性が12歳、13歳、15歳、16歳が2人の計5人、女性が19歳1人で合計6人にも上る。

そのうち13歳少年は2021年10月30日、ファイザーワクチン2回目の接種をして、その2時間半後に食事、約4時間後に入浴したが、その後、浴槽内で沈んでいるところを発見され、病院で死亡が確認された。

搬送先医療機関ではワクチンとの因果関係について「関係あり」、解剖した医療機関では「評価不能」と判定したが、厚労省の専門家の評価ではγ（評価できない）で片づけられている。

現在1月25日、オミクロンの新規陽性者は全国で5万人弱、東京で1万人弱、弱毒化してほとんどが無症状・軽症、死者が全国で16人、東京都で0人、だがマスコミは陽性者数だけで煽っている。

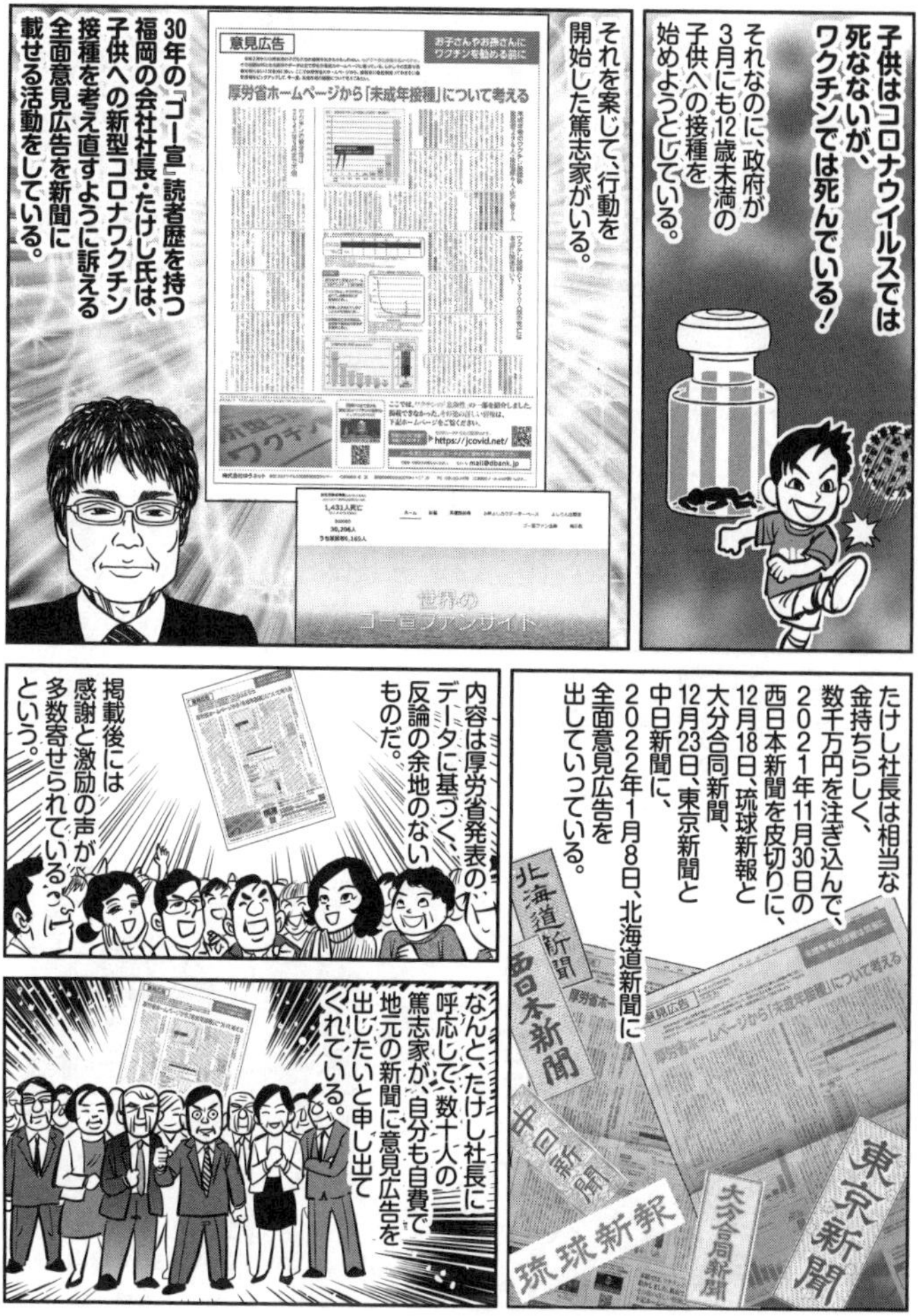

子供はコロナウイルスでは死なないが、ワクチンでは死んでいる!
それなのに、政府が3月にも12歳未満の子供への接種を始めようとしている。
それを案じて、行動を開始した篤志家がいる。
意見広告
お子さんやお孫さんに ワクチンを勧める前に
厚労省ホームページから「未成年接種」について考える
https://jcovid.net/
mail@dbank.jp
世界の ゴー宣ファンサイト
30年の『ゴー宣』読者歴を持つ福岡の会社社長・たけし氏は、子供への新型コロナワクチン接種を考え直すように訴える全面意見広告を新聞に載せる活動をしている。
たけし社長は相当な金持ちらしく、数千万円を注ぎ込んで、2021年11月30日の西日本新聞を皮切りに、12月18日、琉球新報と大分合同新聞、12月23日、東京新聞と中日新聞に、2022年1月8日、北海道新聞に全面意見広告を出していっている。
北海道新聞
西日本新聞
中日新聞
琉球新報
大分合同新聞
東京新聞
内容は厚労省発表のデータに基づく、反論の余地のないものだ。
掲載後には感謝と激励の声が多数寄せられているという。
なんと、たけし社長に呼応して、数十人の篤志家が、自分も自費で地元の新聞に意見広告を出したいと申し出てくれている。

オミクロンの陽性者数だけで煽られて洗脳される馬鹿もいる。インフルエンザ流行期なら軽症・重症の患者だけで1000万人、感染者なら1億に達して集団免疫が確立し、ピークアウトしていたはずなのに。

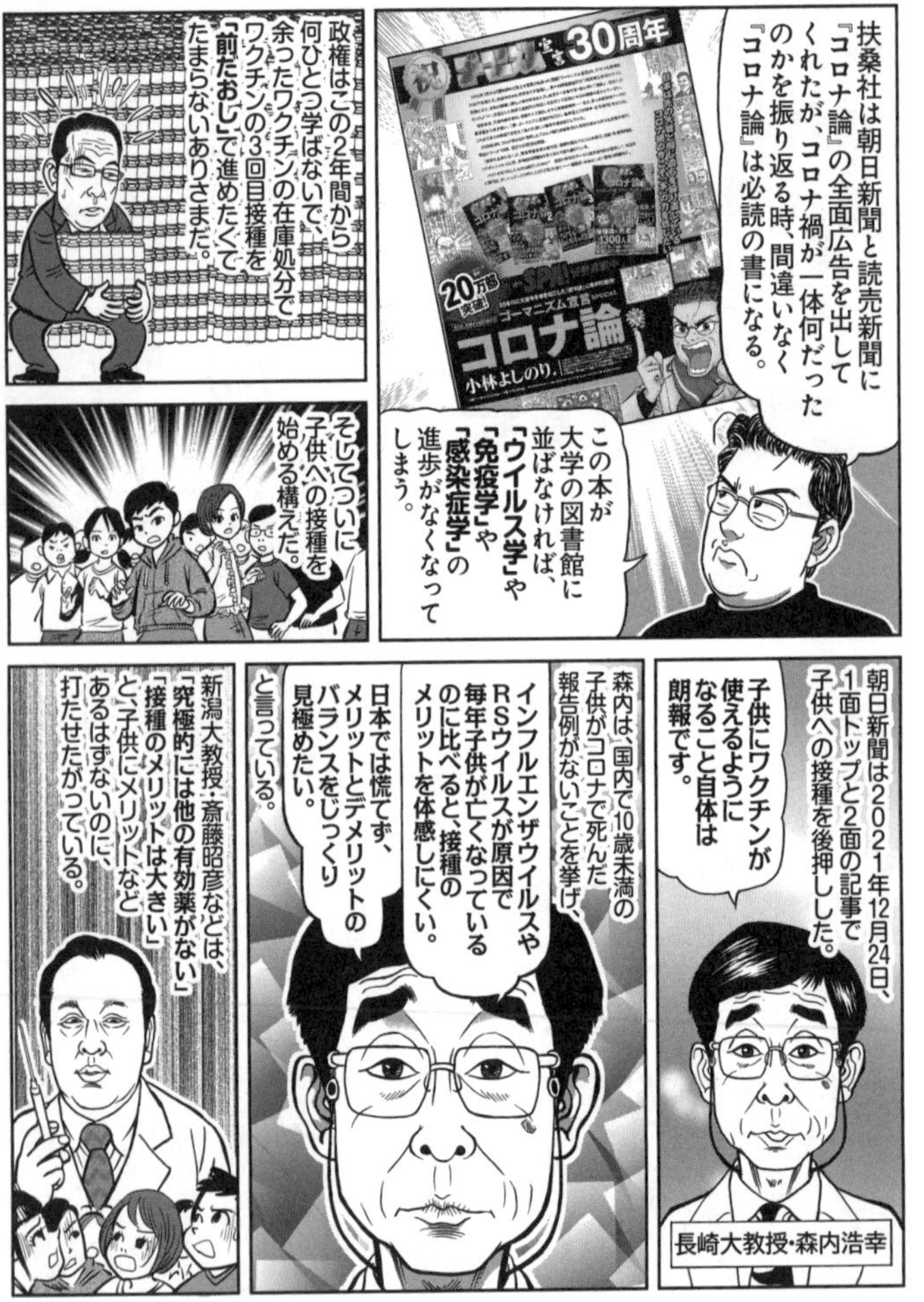

扶桑社は朝日新聞と読売新聞に『コロナ論』の全面広告を出してくれたが、コロナ禍が一体何だったのかを振り返る時、間違いなく『コロナ論』は必読の書になる。
30周年
20万部突破!
ゴーマニズム宣言
コロナ論
小林よしのり。
政権はこの2年間から何ひとつ学ばないで、余ったワクチンの在庫処分でワクチンの3回目接種を「前だおし」で進めたくてたまらないありさまだ。
この本が大学の図書館に並ばなければ、「ウイルス学」や「免疫学」や「感染症学」の進歩がなくなってしまう。
そしてついに子供への接種を始める構えだ。
朝日新聞は2021年12月24日、1面トップと2面の記事で子供への接種を後押しした。
子供にワクチンが使えるようになること自体は朗報です。
長崎大教授・森内浩幸
森内は、国内で10歳未満の子供がコロナで死んだ報告例がないことを挙げ、
インフルエンザウイルスやRSウイルスが原因で毎年子供が亡くなっているのに比べると、接種のメリットを体感しにくい。
日本では慌てず、メリットとデメリットのバランスをじっくり見極めたい。
と言っている。
新潟大教授・斎藤昭彦などは、「究極的には他の有効薬がない」「接種のメリットは大きい」と、子供にメリットなどあるはずないのに、打たせたがっている。

たかがただの風邪のオミクロンに怯えて思考停止して子供にまで毒ワクチンを打とうとする畜群馬鹿大人だらけの末法日本において、思考をやめない人の数少ない情報拠点、それがブログマガジン「小林よしのりライジング」！YouTube削除の言論弾圧に屈しない爆笑生放送「オドレら正気か？」共々、鋭意配信中!!
一方、国立成育医療研究センターが2021年9月に実施したインターネット調査では、小学1〜3年生の50％が「接種を受けたい」という結果だったという。
小学1〜3年
0
20
40
60
80
100
(%)
とても受けたい
どちらかというと受けたい
親がコロナ脳・ワクチン脳だから影響を受けたのだろうが、万が一の時には、親の責任は重大だとわかっているのだろうか？
大人でも報告例だけで1400人以上も死んでいるワクチンを、子供に打っていいはずがない！
No
年齢(接種時)
性別
接種日
発生日(死亡日)
1403
21歳
男
不明
2021年12月20日
1404
88歳
男
不明
EW0207
不明
1405
95歳
女
2021年7月2日
FJ5929
2021年12月16日
不明
FE8206
2021年8月19日
不明(接種翌日)
1409
2021年7月13
厚生労働省発表(2022年1月21日)
日本のコロナワクチン接種後の状況
1444人死亡
副反応報告
男性 8,627人 重篤 2,515人
女性 22,011人 重篤 3,834人
性別不明76人 重篤21人
合計30,714人
玉川徹を筆頭にテレビはオミクロン株を煽りまくって、ワクチン3回目接種につなげようと必死である。
COVID-19
だが、オミクロン株のスパイク構造は、今までの変異株とは大きく異なり、人体では喉の粘膜細胞表面に強く結合する。そのために体内では血栓症を誘起せず、重症化しないノド型の軽い風邪のウイルスとなった。
これじゃ今までのワクチンじゃ効かない。
線毛
細胞
唾液
粘液
吸着
感染
このワクチンは武漢から広がった株をもとに作られているもの。「効かないワクチン」なんですね。
質の低下を量でカバーするしかない。
日本医科大・北村義浩

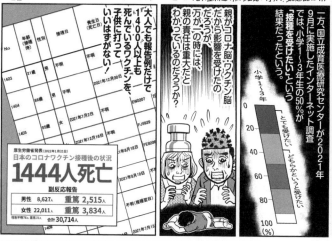

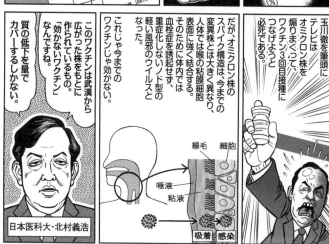

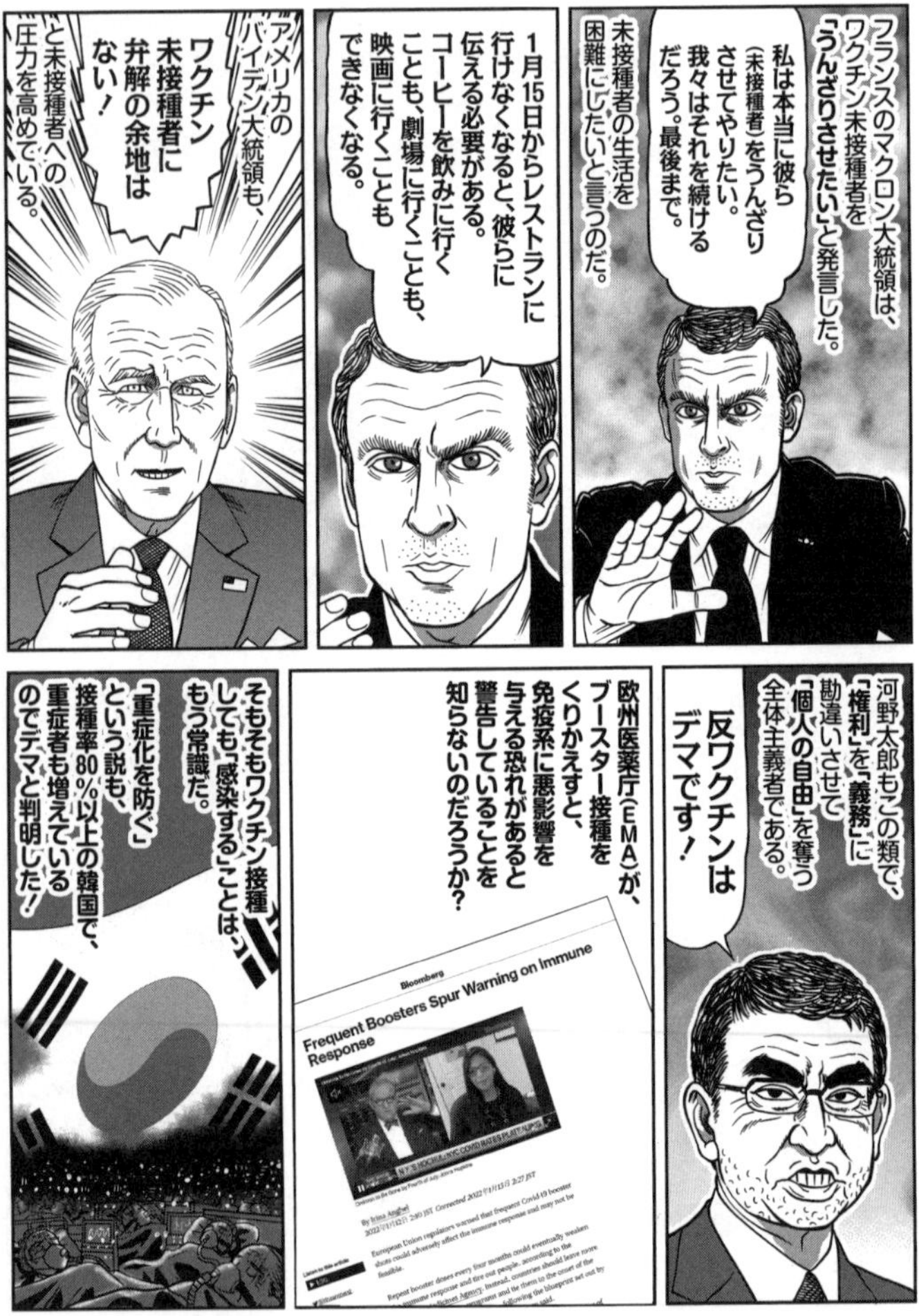
フランスのマクロン大統領は、ワクチン未接種者を「うんざりさせたい」と発言した。

私は本当に彼ら（未接種者）をうんざりさせてやりたい。我々はそれを続けるだろう。最後まで。

未接種者の生活を困難にしたいと言うのだ。

1月15日からレストランに行けなくなると、彼らに伝える必要がある。コーヒーを飲みに行くことも、劇場に行くことも、映画に行くこともできなくなる。

アメリカのバイデン大統領も、
ワクチン未接種者に弁解の余地はない！

と未接種者への圧力を高めている。

河野太郎もこの類で、「権利」を「義務」に勘違いさせて「個人の自由」を奪う全体主義者である。

反ワクチンはデマです！

欧州医薬庁（EMA）が、ブースター接種をくりかえすと、免疫系に悪影響を与える恐れがあることを警告していることを知らないのだろうか？

Bloomberg
Frequent Boosters Spur Warning on Immune Response
European Union regulators warned that frequent Covid-19 booster shots could adversely affect the immune response and may not be feasible.

そもそもワクチン接種しても「感染する」ことは、もう常識だ。

「重症化を防ぐ」という説も、接種率80％以上の韓国で、重症者も増えているのでデマと判明した！

専門家はいまだに、コロナが「ACE2」に吸着することを知らず、インフルエンザが「シアル酸」に吸着することを知らず、オミクロンが「アミノペプチダーゼN」に結合することを知らない。専門家は馬鹿である。

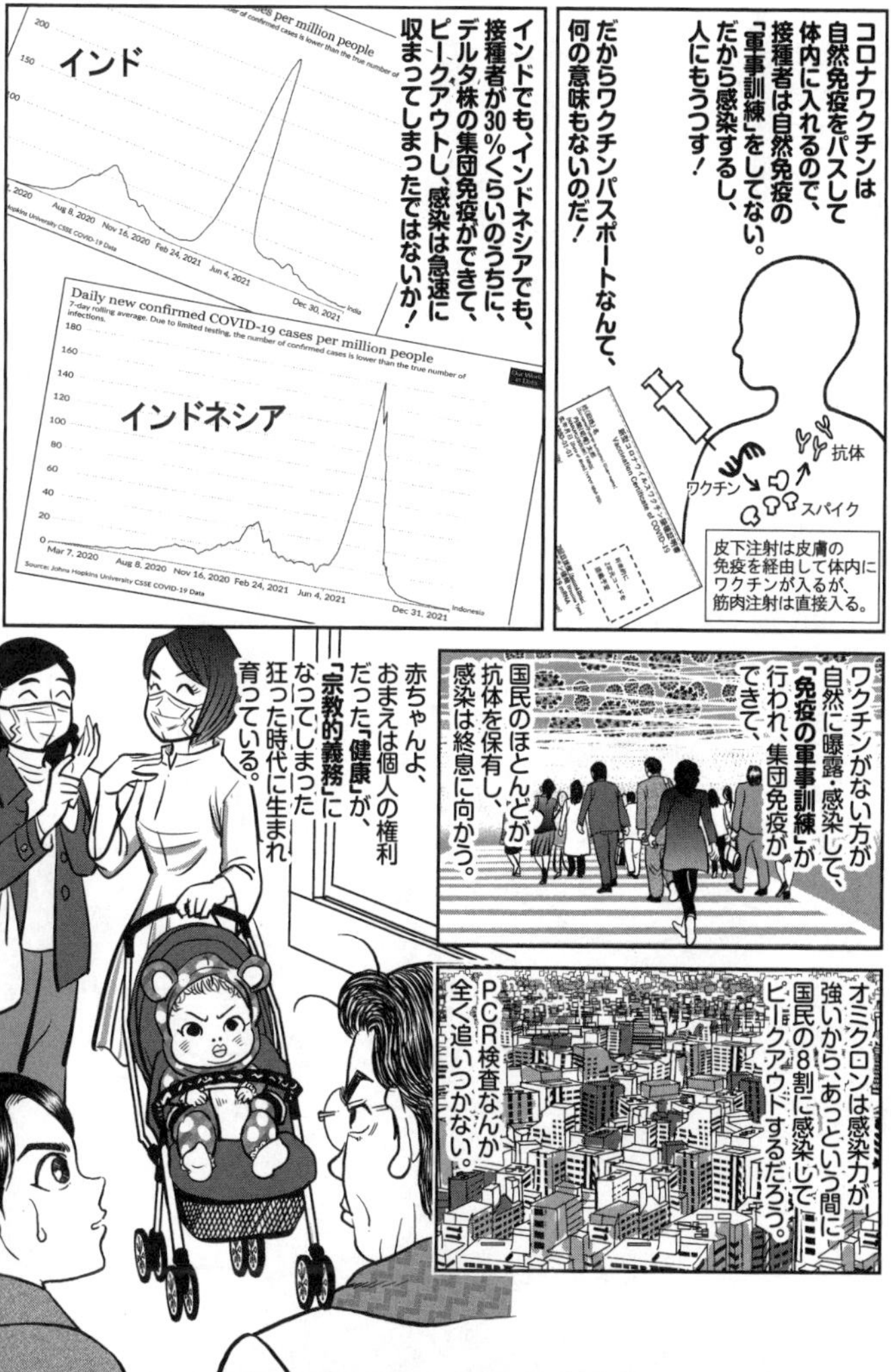

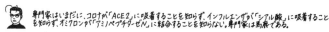

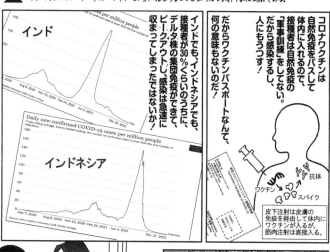

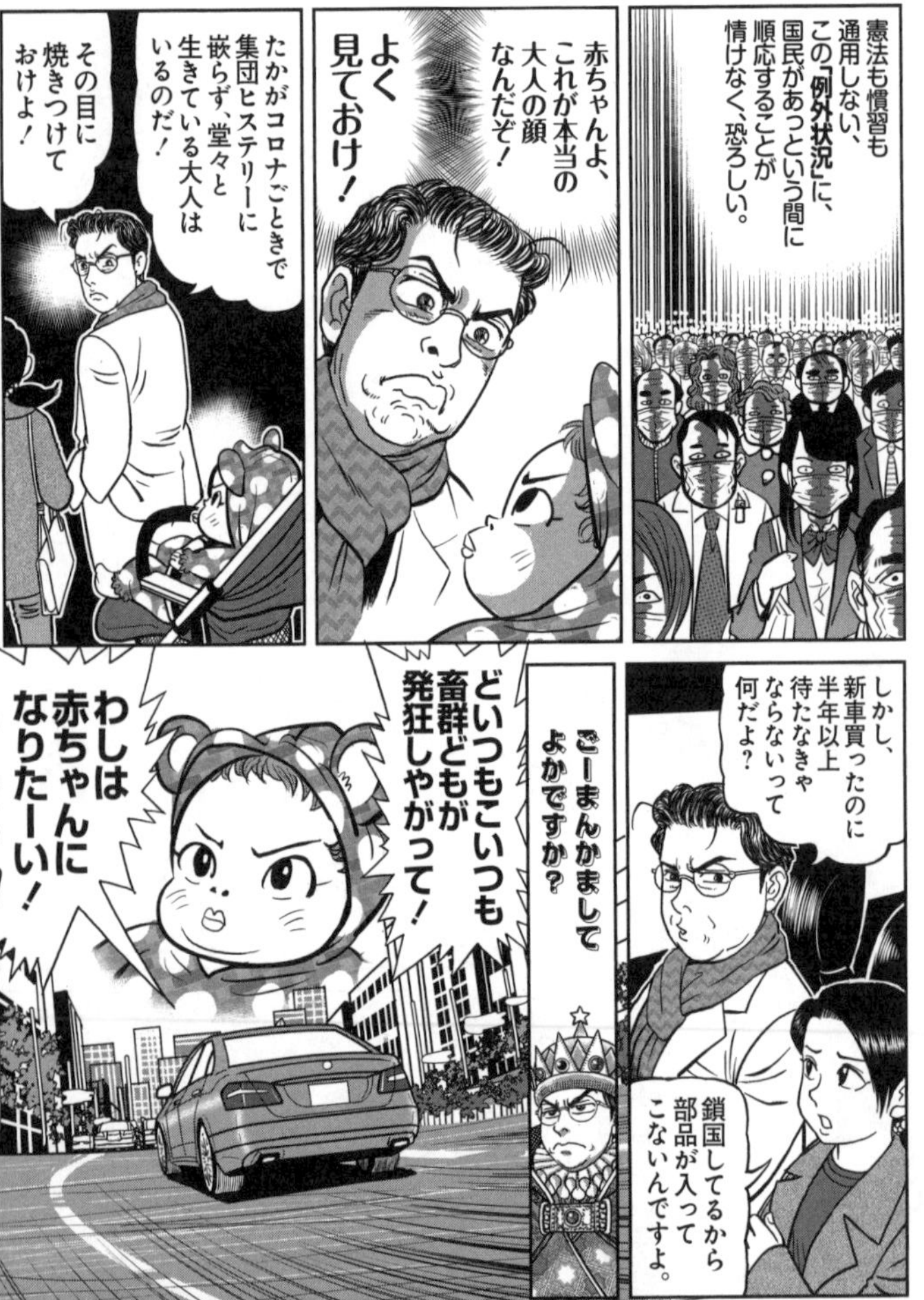
憲法も慣習も通用しない、この「例外状況」に、国民があっという間に順応することが情けなく、恐ろしい。

赤ちゃんよ、これが本当の大人の顔なんだぞ！

よく見ておけ！

たかがコロナごときで集団ヒステリーに嵌らず、堂々と生きている大人はいるのだ！

その目に焼きつけておけよ！

しかし、新車買ったのに半年以上待たなきゃならないって何だよ？

鎖国してるから部品が入ってこないんですよ。

ごーまんかましてよかですか？

どいつもこいつも畜群どもが発狂しやがって！

わしは赤ちゃんになりたーい！

特別寄稿

3人の米国医師からの声明 〜mRNAワクチンから子どもたちの未来を守れ

泉美木蘭

（2021年11月23日配信／「小林よしのりライジング」Vol.417「トンデモ見聞録」より加筆修正）

国立成育医療研究センターが2021年9月に行った調査によると、小学生の55％がコロナワクチンの接種を「すぐに受けたい」と考えていること、保護者も、70％以上が子供への迅速な接種を希望していることがわかったという。

大人たちは苛烈な副反応を経験した後だし、「打たない子供がいじめられるのでは」と心配する声が何度もニュースで取り上げられていたので、さすがに子供に対しては、慎重な考えを示す保護者が半数ぐらいはいるのではないかと想像していたが、甘かったようだ。

小学生のうちで、「接種をすぐに受けたい」と答えたのは、1〜3年で50％、4〜6年で60％。その理由を読むと本当に子供たちに申し訳なくなる。

●他の人にうつしたくないから。とくに家族と友達に。（小学3年生／男児／千葉県）
●自分もまわりも安心できるから（小学5年生／女児／神奈川県）
●自分がワクチンを打っていれば、ま

わりの友達がウレタンマスクだったり、感染対策があまいことを、いちいち気にしなくてすむから。（小学6年生／女児／埼玉県）

●いたいのはいやだけどコロナがはやくおわってほしいから。（小学1年生／女児／東京都）

●みんなが受けてかからなくなったらお父さんの仕事が減ってまた一緒に遊べるから。（小学6年生／女児／福岡県）

●ワクチンをしたらともだちともっとあそべるかもしれない。（小学2年生／女児／栃木県）

●おばあちゃんに会えるから。（小学6年生／女児／東京都）

●ママやパパがうってるから。（小学3年生／男児／香川県）

●はずかしいから。（小学1年生／男児／北海道）

●ワクチンを打たないと、そのことでいじられそうだから。（小学5年生／女児／東京都）

●社会からの目が恐いから。（小学6年生／女児／わからない・答えたくない）

出典：国立成育医療研究センター「コロナ×こどもアンケート」第6回調査報告書

ワクチンを危惧する意見は「トンデモ」なのだと刷り込まれた親が、家庭内で、当然のように「**早くワクチンを打たなきゃ**」「**打たないとお正月は帰れないよね**」というような話をしていたりするのだろう。

テレビやネット、友達との会話などから、ワクチン接種を推奨するスローガンを日常的に浴びてしまうし、満足に遊ばせてももらえず、「ワクチンしかない」と思い込まされている、いや、追い込まれている子供は、少なくないのかもしれない。

親の顔色をうかがって「いい子」でいるように育てられている子供も多い。そうなると、本心では「注射なんて痛いからイヤだ！」と思っていても、はっきり拒絶するという選択肢を、最初から奪われているケースもあるのだろうと想像している。

一方、「受けたくない」と答えたのは、小学1〜3年で42％、4〜6年で33％。

●だっていたいもん。（小学1年生／女児／北海道）

●パパとママがちゅうしゃしたらおねつでたりうでがいたいといっていたから。（小学1年生／男児／神奈川県）

●急いで作ったワクチンだから、打ちたくない。（小学3年生／女児／愛知県）

●熱とかでるのがこわい。異物が入ってるニュース見てこわい。（小学3年生／女児／千葉県）

●子供は死なないし、かかってもすぐになおるから。（小学3年生／女児／兵庫県）

●ワクチンを打ったら、気がゆるむ気がするから。（小学5年生／女児／京都府）

恐怖に感じている子、親の教育やニュースなどから利発に考えている子がいる一方で、「打ったら気がゆるむ気がする」という子供もいた。打たなくても気を緩めていいのだけど……。

ワクチンは打つという子供が多い一方で、身近にコロナにかかった人がいるか、という質問に対しては、大多数が「いない」と回答している。

このアンケートは、2021年8月の「第5波」の後に行われたものなのだが、子供たちは、その時点でコロナ患者を見てもいない。重症者や死者はもっと見ていないだろう。それなのに、ワクチン狂の大人たちに振り回され、悩まされてしまっているのだ。

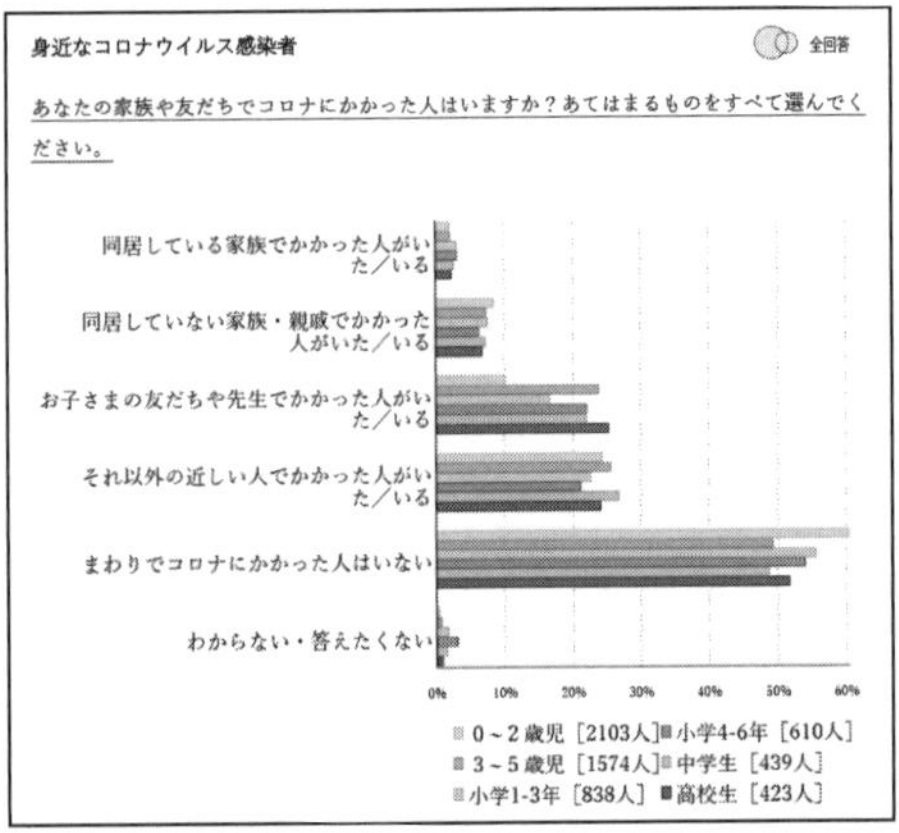

身近なコロナウイルス感染者
全回答
あなたの家族や友だちでコロナにかかった人はいますか？あてはまるものをすべて選んでください。
同居している家族でかかった人がいた／いる
同居していない家族・親戚でかかった人がいた／いる
お子さまの友だちや先生でかかった人がいた／いる
それ以外の近しい人でかかった人がいた／いる
まわりでコロナにかかった人はいない
わからない・答えたくない
0%
10%
20%
30%
40%
50%
60%
0～2歳児［2103人］
小学4-6年［610人］
3～5歳児［1574人］
中学生［439人］
小学1-3年［838人］
高校生［423人］

出典:国立成育医療研究センター「コロナ×こどもアンケート」第6回調査報告書

そもそも日本では「10歳未満」のコロナ感染による死者は0人、「10代」でも3人である。それぞれの死者の詳細は次の通りだ。

日本における10代のコロナ死者

●2021年8月10日：東京都／男性
事故で死亡した後、病院でPCR検査を実施し、陽性確認。

●2021年9月7日：大阪／男性
基礎疾患あり、複数の重症化リスクあり。9月1日、コロナ以外の病状で救急搬送され、到着後のPCR検査で陽性確認。その後、9月7日に死亡。

●２０２１年９月18日：神奈川／女性
慢性肺疾患の基礎疾患があり、在宅で酸素吸入していた患者。８月21日にＰＣＲ検査陽性となり、９月18日に死亡。ワクチンを１回接種していた。

やはり、日本で子供や若者にワクチンを打つ必要はない。それが、現実である。

一方、子供たちのために声を上げる人々もいる。２０２１年10月28日、米国・ワシントンタイムズ紙に、**「子供への拙速なワクチン接種にブレーキをかけるべきだ」**という３人の医学博士からの共同声明が掲載された。

３人は、がんワクチン研究に取り組む、ＦＤＡ（米食品医薬品局）元顧問のラリー・Ｗ・クワーク氏、米国立がん研究所総合がんセンターディレクターで、がんに対するモノクローナル抗体と精密医薬開発の先駆者として知られるスティーブン・Ｔ・ローゼン氏、そして、イスラエルにある世界有数の科学研究機関で部門長を務め、自己免疫とがん治療を研究してきたイディット・シャカール氏だ。

米国では、ｍＲＮＡ／ＤＮＡワクチンの猛スピードでの開発→緊急使用許可→大量接種とい

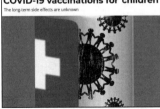

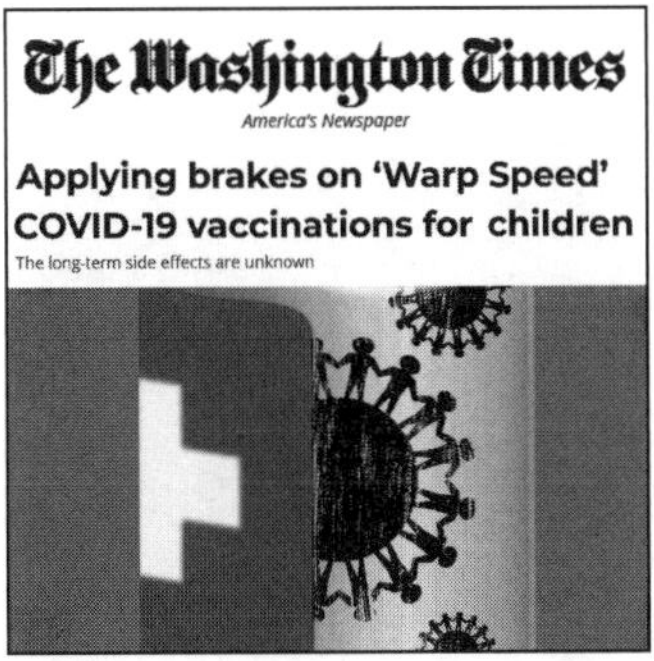
The Washington Times
America's Newspaper
Applying brakes on 'Warp Speed' COVID-19 vaccinations for children
The long-term side effects are unknown

https://www.washingtontimes.com/news/2021/oct/28/applying-brakes-on-warp-speed-covid-19-vaccination/

う一連の展開を「ワープ・スピード作戦」と呼んでいるが、3人は、**「子供たちへのワクチンの大量接種にブレーキをかける緊急の理由がある」**とし、その理由について切々と述べている。重要な内容だが、マスコミからは無視されたままなので、長くなるが、抜粋しながら紹介しよう。

私たちは、30年以上にわたって、ワクチンやその他の実験的医薬品（がん対策）の開発を先導してきた医師・研究者として、COVID-19ワクチンが潜在的に孕む長期的影響について、慎重かつ誠実な公開討論が必要だと感じています。

「ワープ・スピード作戦」では、緊急使用許可を得て、ワクチンを迅速に展開することに成功しましたが、私たちは、子供たちへのワクチンの大量接種にブレーキをかける緊急の理由があると考えています。

成人においては、COVID-19ワクチンによる「心筋炎」「脳内血栓」「神経障害」などの短期的な合併症が発生していることから、私たちは立ち止まることにしましたが、**子供たちにとっての本当の脅威は、未知なる長期的な合併症である、ということを明らかにしなければなりません。**

過去に起きた最悪の医療事故の一つに、「ジエチルスチルベストロール」があります。1940年代に、流産防止薬として一般に広く処方されていましたが、30年後、服用した女性の次の世代の娘たちに、稀に腫瘍が発生したことが原因で回収されるに至りました。

このように、新薬が承認された時点

ですべてがわかるわけではなく、何年も経ってから判明する副作用に気をつけなければなりません。医学の歴史を振り返ると、新薬が、発売後に思わぬ問題を引き起こすという悲劇が何度も起きているのです。

既存のコロナウイルスでもワクチン開発は難しいとされてきたが、今回は、迅速な、しかも、これまで試したことのない新しい製造技術（mRNAまたはDNA）が使用された。

声明によると、「**一つの実験において、二つの変数を変えてはならない」という、科学を学ぶ学生なら、避けなければならないこととして知られている禁じ手が、今回は採られている**という。

今回、生成されたワクチンは、活性成分（ウイルス配列）と非活性成分（不純物を含む製造原料）で構成されており、どちらも健康な成人や子供に対する安全性については、これまでに良好な実績がありません。

しかし、例えば5年後に、パンデミックそのものよりも悪い、長期的な医学的合併症が流行するリスクはどの程度あるのでしょうか？

RNAベースのワクチン（ファイザーとモデルナ社製）は、顕在化するまでに何年もかかる自己免疫疾患を、いくらでも誘発する可能性があります。

これは、mRNAを取り込んだ細胞から発現するウイルス蛋白質と、正常な自己蛋白質の組み合わせの結果、正常な細胞上に新たな標的が作られてし

まい、免疫系が「異物」と認識して攻撃する可能性があるからです。

また、mRNAは、原始免疫系の危険センサーを活性化し、間接的に「炎症促進因子」、特に、自己免疫に関連するインターフェロンの放出を促進します。

この問題は、**2019年に行われた「mRNA肺がんワクチン」の臨床試験で、血液検査の結果、患者の20％に自己免疫の懸念を示す指標の上昇が認められたことからも明らか**になっています。

さらに、RNA分子そのものに直接反応する免疫反応は、「**全身性エリテマトーデス**（**指定難病**）」などの自己免疫疾患を引き起こします。技術の黎明期であった2014年に、mRNACOVID-19ワクチンの発明者が、

このmRNAワクチンの長期的な懸念の可能性について発表しています。

世間では、mRNAワクチンの成分は、「すぐに消失するので安全」というふうに言われているが、実際には、体内のどこを移動し、どのくらいの期間そこに留まるかを制御する「オフ」スイッチは内蔵されていないという。

動物安全性試験では、COVID-19スパイクタンパク質の痕跡が、脳、心臓、そして、その他の重要な器官で検出されていることが認められており、また、欧州医薬品庁の評価報告書では、ほとんどの組織で低レベルのmRNAそのものが検出されたことが認められ

ています。

ワクチンが、血液脳関門を通過して、子供たちの脳に到達することは、未来の人類にとって最大の関心事なのです。


さらに、日本では使用されていないが、ヤンセンワクチン（ジョンソン・エンド・ジョンソンのウイルスベクターワクチン）についての懸念も述べられている。

韓国などで、血栓症などの副反応が大問題になったワクチンだが、医学的には、がんを引き起こす懸念が示されているというのだ。


私たちは、脆弱なリスクグループに対するワクチン接種に反対しているわけではありません。しかし、**コロナで**

重症化することはほとんどなく、特に過去の感染で免疫を持っている子供たちにとっては、縦断的なデータを検討することなく、現在利用可能なワクチンの接種を進めても意味がありません。

子供たちのリスク・ベネフィット分析を行った最近の研究では、1回の接種に起因する死亡者数は、高齢者のコロナ感染に起因する死亡者数の5倍という傾向が示されています。


声明では、子供に対して拙速にワクチンを大量接種するのでなく、他のすでに開発されている治療法にも目を向けるように訴えられている。

そして最後は、こうしめくくられている。

COVID-19ワクチンの長期的な安全性については、まだわからないことがたくさんあります。良心的な医療従事者であれば、今日、親御さんたちの目を見て、これらのワクチンが「確かに安全です」と言うことはできません。

医学生だった私たちは、ヒポクラテスの誓いを立てました。それは、"primum non nocere"、つまり「まず、害を与えないこと」を実践するという約束でした。

意図せずに取り返しのつかない事態を引き起こすかもしれない、公衆衛生上の一律の解決策をやみくもに実行する前に、長期的な安全性の研究が完了するのを辛抱強く待ちましょう。

この声明を、日本の免疫学やウイルス学の権威はどう読むのだろう。

できれば、米国の医師ではなく、日本の医師会から、このような声明が発表されてほしいのだが。

商売を利するから反論しない？

（2021年12月7日「小林よしのりライジング」Vol.418より）

小林よしのり

オミクロン株の登場で、マスメディアは一気に大フィーバーだ。

特に常に煽りのトップランナーだったテレビ朝日系『羽鳥慎一　モーニングショー』の玉川徹（テレビ朝日報道局員）は、今回も煽り芸で視聴率を稼ぐ気満々である。

そんななか、玉川は批判を一切受けつけないことを表明したが、そんな無責任はわしが絶対に許さない。

玉川は明らかにわしの批判を意識している。

そもそも玉川はコロナ禍以前には2回もわしの仕事場を訪れ、わしの意見を聞きに来て、それを自分のコーナーで放送している。

そこで『週刊SPA！』編集部は玉川に「小林よしのりとの対談」を依頼したが、玉川は「多忙」を理由に断った。

そして2021年5月11日、玉川は番組中で「**一部の漫画家とか、元政治家が何言ったってほっときゃいい。社会的影響はほとんどないから**」と言い放った。

玉川を批判している漫画家なんて他にはいないから、「小林よしのり」と名指ししたのと同じだ。ついでに出された「元政治家」は、ときどき玉川について

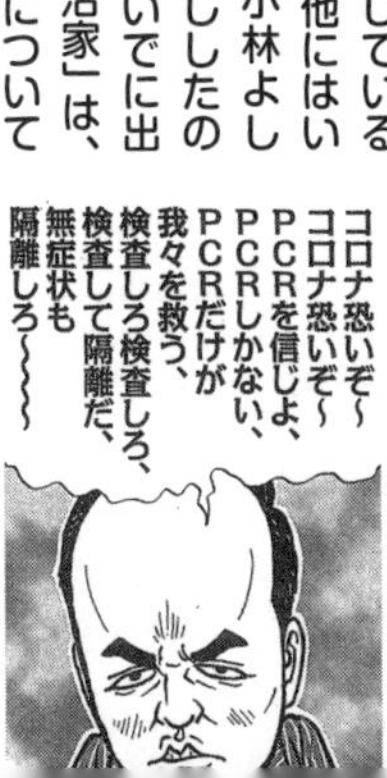
コロナ恐いぞ〜
コロナ恐いぞ〜
PCRを信じよ、
PCRしかない、
PCRだけが
我々を救う、
検査しろ検査しろ、
検査して隔離だ、
無症状も
隔離しろ〜〜〜

批判めいたことも言う橋下徹だろう。

しかしそれなら玉川はなぜ「**社会的影響はほとんどない**」はずのわしにわざわざ2回も取材して、それを結構な尺を取って放送したのか？


玉川がこの日にこんな暴言を吐いた理由は察しがつく。一つは、その2日前にわしがブログで、玉川がわしとの対談依頼を断って逃げたとバラしたからだ。

そしてもう一つ決定的だったのは、この日発売の『SPA!』に『ゴーマニズム宣言』第124章「コロナ君、煽りは犯罪」が載ったからだろう。

この作品では「**煽り魔・玉川徹が最凶戦犯だろう!**」「**玉川の『煽り』の犠牲者のほうが、もはやコロナの犠牲者より多い! 不幸を撒き散らす『煽り』はテロと同じだ!**」「**煽りはテレビからバラ撒かれるサリンと同じ**」と、玉川

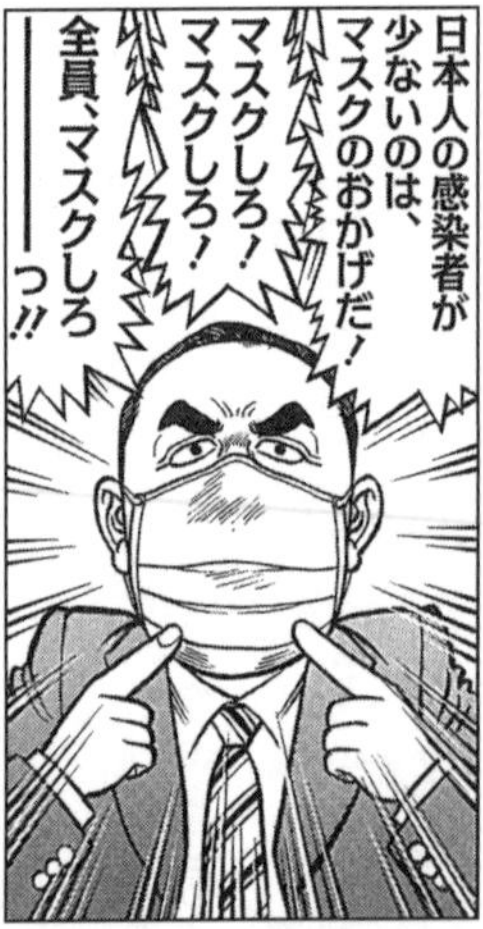
日本人の感染者が少ないのは、マスクのおかげだ!
マスクしろ! マスクしろ!
全員、マスクしろ——っ!!

を徹底的に批判した。これは『コロナ論4』では巻頭に収録したが、いま読み返してもその辛辣さは我ながら相当なものだ。

玉川は本番前にこれを読んで逆上し、しかしそれにまったく反論ができないから、「一部の漫画家」ごときが、と口走ったのではないか。

そう考えると、「**社会的影響はほとんどない**」というセリフも、玉川の「評価」というより、むしろ「願望」なのだと思える。

小林よしのりに社会的影響力があって、自分がコロナ禍を引き起こしたインフォデミックの張本人だという認識が世の中に浸透してしまったら、もう破滅だ。だから何が何でも、小林の社会的影響なんか、ほとんど皆無であってくれと願っているわけだ。

だが、それにしてもスゴイと思うのは、玉川は自分に社会的影響力があると確信しているらしいことだ。

社会的影響力があるのは「テレビ」であって、「玉川徹」ではない！

玉川なんかテレビ朝日を退社して一個人になったら、それこそ何の影響力もない。

個人で戦う覚悟も能力もなく、巨大組織の一員として高給で守られ、あくまでもテレビ局社員という組織人だから「視聴率1％＝100万人」と言われるテレビで発言させてもらえるのに、その分をわきまえることもなく、これが自分の特権であるかのように錯覚し、テレビ放送という「公器」を「私物」として使いまくっているのが玉川徹である。

しかも、そもそも「社会的影響力がないから無視していい」という理屈は完全におかしい。

問題なのは発言者の社会的影響力が大きいか否かではなく、その主張が正しいか否かである！

わしは「玉川がモーニングショーで言っていることは間違っている」と主張したのだから、これに反論するなら「いや、自分の言っていることは正しい。小林こそ間違っている」と、根拠を示して弁明しなければならない。巨大な影響力を持つテレビで毎日発言している者には、当然その責任がある。

ところが玉川は、自分の主張が正しいか否かには一切触れずに「社会的影響力がない者の言うことは無視してい

い」と言ってのけた。

つまり玉川は、社会的影響力さえあれば（玉川の「社会的影響力」はあくまでも「借り物」でしかないが）、言ってることが正しかろうが間違っていようがどうでもよく、どんな批判を受けようが、批判している側に社会的影響力がなければ無視していいと言ったのだ。

これは「言論」そのものを完全否定したのに等しい。つまりは民主主義を否定したのと同じである。そもそも民主主義は「少数派」の意見も尊重するのが原則なのだ。

それに元来、弱者の声というものは常に社会的影響力を持たないのだが、玉川はそんなものは無視していいと言ったのも同然であり、玉川には今後一切、弱者の味方ヅラをする資格はない。

そしてわしに社会的影響力があるか否かは、これから明らかになってくることだ。

そんな玉川徹の詭弁の極めつきが、2021年11月30日の放送で飛び出した。

秋篠宮殿下の記者会見における、**「娘が複雑性PTSDになったのはおそらく、週刊誌、ネット両方の記事にあるのだろうとは思いますけれども、創作、作り話が掲載されていることもあります。誹謗中傷は許容できるものではありません」**という殿下の発言に関連して、玉川はこう言ったのだ。

「例えば反論すればですね、反論したことでまた記事書いたりしてくるわけでしょ。つまりそれを、雑誌メディア等含めて、ビジネスにされちゃう。お金もうけにされちゃうわけですよね。利するだけなんですよね。むしろ火に油になってしまうような状況になって、本当に身動きがとれないっていうふうなことがあると思います。

商売を利するから反論しない?

あの、僕もまあ、卑小ながら個人的な経験で言っても、コロナ禍の中で、いろんなことをいろんな人から言われたりしました。これは一般の人じゃなくて、名前が通っている人も含めてね。でもそれに僕がなんか反論とかしたら、その人のビジネスを利するだけになっちゃうんですよね、ただ単に。彼らの金もうけに協力するだけになるんで、僕は一切相手にしなかったんですけれども、同じようなことが多分言えるんじゃないですかね」

秋篠宮殿下は「相手の商売を利することになるから反論しない」とはまったく言っておられない。むしろ逆に、ある一定の基準を設けて、それを超えたものには反論を出すようにしていく必要があるとおっしゃっている。

それなのに玉川は、秋篠宮殿下が言ってもおられない状況を勝手に想定して、自分も殿下と同じだとして、自分が反論しないことを正当化したのだ。

玉川は皇室関連についてはいいことも言っていたが、こんな手口で**秋篠宮殿下をダシにして自分が言論から逃げることを正当化した**以上、今後皇室について何を言おうが、もう一切評価はできない。

この玉川の発言は、破綻しまくっている。

第一に、週刊誌やネットが眞子さまや皇室に対して行ったことは「**誹謗中傷**」であり、わしが玉川に対して言っているのは「批判」である。

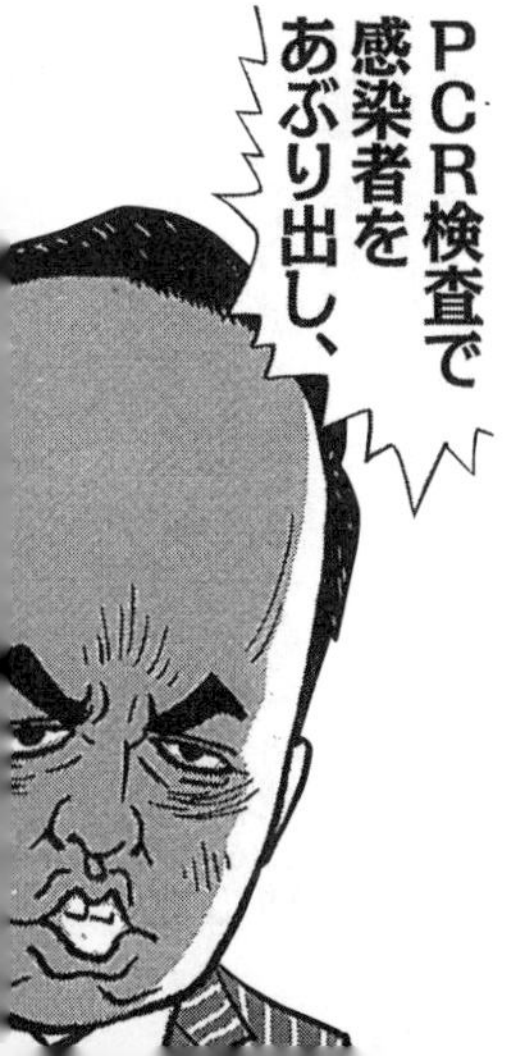
PCR検査で感染者をあぶり出し、

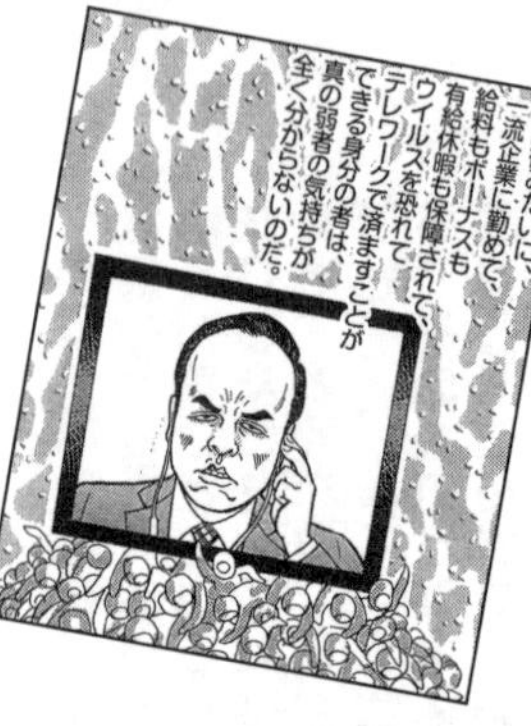
玉川徹みたいに、
一流企業に勤めて、
給料もボーナスも
有給休暇も保障されて、
ウイルスを恐れて
テレワークで済ますことが
できる身分の者は、
真の弱者の気持ちが
全く分からないのだ。

その違いを無視して、わざと混同させているのは非常に卑怯である。

第二に、**皇族の方々はもともと言論の自由が大幅に制限され、反論をしたくてもできない状態にあったのに対して、玉川は言論の自由を享受している。**

わしですら言論の自由を制限されて、YouTubeでは動画が次々削除され、出版で辛うじて発言の場を確保している状態なのに、公器のテレビを私物化してまで言論の自由を最大限に謳歌しまくっている人間が、いざその発言が批判されたら、自分も秋篠宮殿下と同じだから、**「反論の自由を行使していない」**と言い出すとは、卑劣そのものである。

第三に、**自分は「公」のために言っていて、自分を批判する者は「金もうけ」のために言っていると決めつけているのが、とてつもなく幼稚で独善的である。**

そもそも玉川がテレビに出て発言しているのも視聴率のためであり、視聴率のためというのはすなわちテレビ局の金もうけのためなのだ。

もしも玉川が本気で自分は無謬な正義の人間であり、小林よしのりは商売目的の悪人だと信じているのなら、それは完全なるバカだ。

だが、わしの批判を無視する理由が最初は**「多忙」**で、次に**「相手に社会的影響力がないから」**になり、そして**「相手が商売目的だから」**と変転しているところを見ると、とにかく玉川は、わしの批判を無視してもいいという屁理屈を必死で考えて、その場しのぎで言っているようだ。

玉川は尊大そうに振る舞ってはいるが、実は相

商売を利するから反論しない?

当な小心者だというのは見え見えである。**小林よしのりの批判に自分は一切反論ができないから、ただひたすら小林の言論を無視して、テレビの威を借りて一方的に自分の意見をゴリ押ししていくしかない。さもないと大変なことになるという危機感にうち震えているのだろう。**

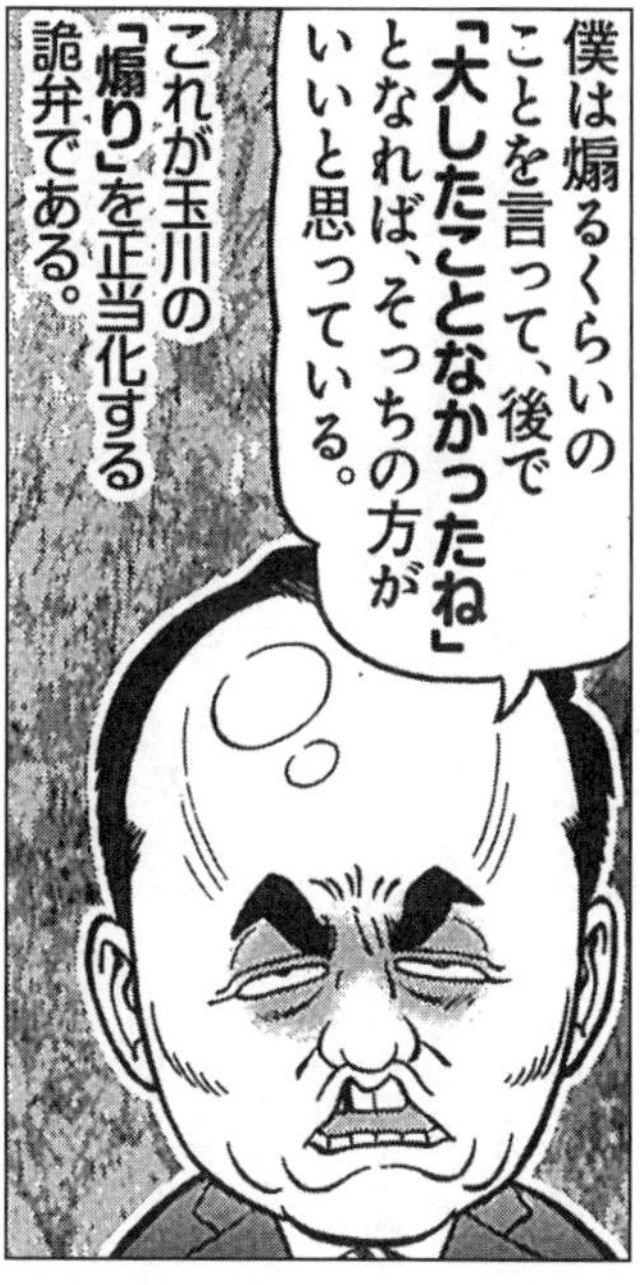
僕は煽るくらいのことを言って、後で「大したことなかったね」となれば、そっちの方がいいと思っている。
これが玉川の「煽り」を正当化する詭弁である。

それにしても、昔から「**小林よしのりは商売のために書いている**」なんて批判は、いったい何度聞いたかわからない。

だが、それは単に「売れてるから」である。売れてなければ「商売のため」だなんて言われたりはしないのだ。

つまりやっぱり玉川は、売れてる作家が言っていると思っていて、それに脅威を感じているわけである。

しかし、**『コロナ論』が商売になっているのはあくまでも結果であって、動機ではない。**そもそも商売が動機だったら『コロナ論』なんてものは描きゃしない。それよりも純然たる娯楽作品を描いたほうがはるかにもうかるのだから。

『コロナ論』は商売のためではなく、「公」のために必要だから描いた。それも1冊で終わらせるつもりだったのに、コロナがいつまで経っても終わらないから、仕方なく何巻も描いているのであり、わしにエンターテインメントの才能があるから、結果として売れているだけのことなのだ。

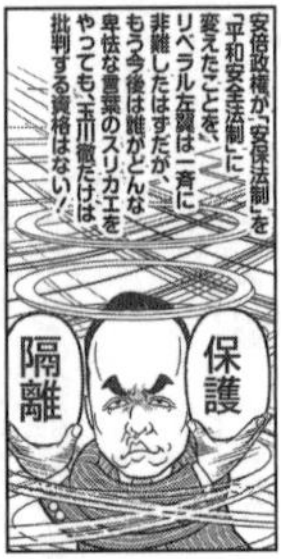
安倍政権が「安保法制」を「平和安全法制」に変えたことを、リベラル左翼は一斉に非難したはずだが、もう今後は誰がどんな卑怯な言葉のスリカエをやっても、玉川徹だけは批判する資格はない！
保護
隔離

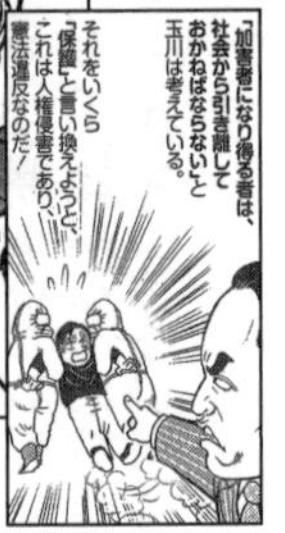
「加害者になり得る者は、社会から引き離しておかねばならない」と玉川は考えている。
それをいくら「保護」と言い換えようと、これは人権侵害であり、憲法違反なのだ！

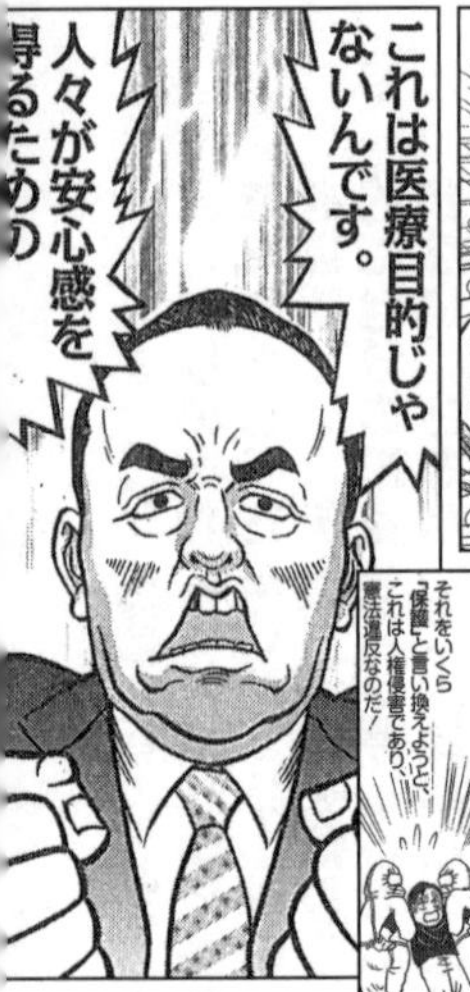
これは医療目的じゃないんです。
人々が安心感を得るための

だがさらに言えば、仮に商売が目的だとして、それが悪いことだろうか？

資本主義にはいい面も悪い面もある。コロナの恐怖が煽りまくられたのに乗じて、製薬会社が効きもしないどころか「有害」でさえあるワクチンを世界中で売りまくっていることこそ、資本主義の最悪の面である。

その一方で、自分の意見を書物にして自由に販売できるということは、民主主義にとって非常に有益なことだ。わしの場合はテレビでもコロナに関しては発言できず、ネット動画すら削除され、自由な言論が許されているのはもう出版くらいだ。しかも手法としても、書籍のほうがグラフや図解などをすべて丁寧に見せられるのだ。

それでも「金もうけ」のためになるから、本も出すべきではないと玉川は言いたいのか？　もう滅茶苦茶が過ぎる。

玉川が「金もうけのため」と悪しざまに言ったのは、一つにはわしの言論を封じるためだが、さらには**玉川自身が金もうけを「汚らわしい」と思っていて、商売そのものを軽蔑し、商売人を差別する感覚を持っているという事実の表れに他ならない。**

商売を利するから反論しない？

商売をすべて悪だと決めつける考え方は、資本主義の中には基本的に健全なものも含まれているという事実すら放棄して、資本主義そのものまで完全に否定するようなものだ。

とんでもなく幼稚で雑な感覚であり、こんなことはせいぜい「中2病」とか言われる10代くらいの未熟な頃なら言ってもいいが、60歳も近くなった大人が言ってたら完全に極左である。

玉川は「自分は左翼じゃない」とよく言うが、それは客観性のないバカだからで、実態は無意識に商売を侮蔑化する極左なのだ。

ところがこの男、テレビでワクチンを推しまくって製薬会社の金もうけに大いに貢献し、「最悪の資本主義」を利しているわけだから、いったい何重に破綻しているんだと途方に暮れてしまう。

とはいえ、玉川がどんな屁理屈をひねり出してわしの批判から逃げたところで、どうせいずれは事実が判明して、すべてが明らかになるのだ。

もしもデルタ型までの新型コロナが飛沫感染・空気感染ではなく、糞口感染だったということだけでも証明されてしまったら、玉川が言ってきたことすべてが、間違っていたことが明らかになる。

あの番組が言ったこと、政治家が言ったこと、専門家が言ったこと全部が誤りで、マスクも要らなかったし、飲食店も全然苦労しなくてよかったことになる。もちろん人流抑制にもステイホームにもまったく意味がなく、完全に無駄な「感染対策」を2年もやらせていたという結論になる。

ワクチンについても同じで、スパイク蛋白質が猛毒だと証明されたら、それまでワクチンを打て、

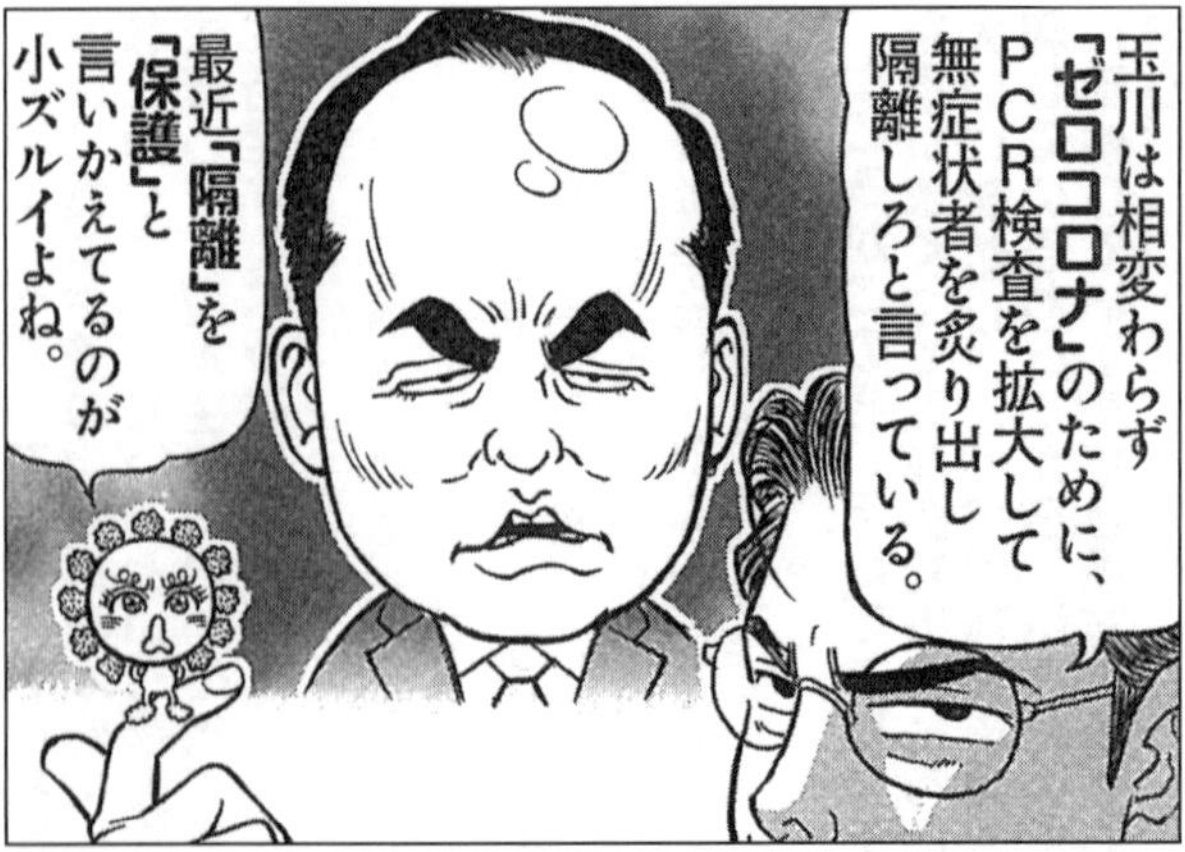
玉川は相変わらず「ゼロコロナ」のために、PCR検査を拡大して無症状者を炙り出し隔離しろと言っている。
最近「隔離」を「保護」と言いかえてるのが小ズルイよね。

もっと打て、早く打てと言い続けていたことすべてが「悪」になってしまうのだ。

そういうこともありうるから、巨大メディアであるテレビは両論併記にして「糞口感染説」も「ワクチン猛毒説」も扱わなければ危ないとわしは言っているのだが、テレビはそれをまったく拒否している。

人の命にも関わる重大で公共的な問題なのに、「社会の公器」としての使命を完全に放棄して、ワクチンが危険だという情報があっても「両論併記」すらせず、相変わらずワクチン推奨一色の論調を続けている。

これは人殺しに繋がることをやっていたという結果になりかねないのに、そういうことに対する自制心など一切ないのだ。

そしてもう引っ込みがつかなくなったから、一方的に自分の考えをゴリ押ししていくだけ。それでいて自分だけが正義だ！　正しいのだ！　と言い続ける。それが玉川徹だ。

この独善性は、非常に危険である。ここまで危険なことをやっている人物は、どれだけ批判されても仕方がないのである。

玉川徹は何度か番組内で謝罪したことがあるが、あれは自分を善良な人間に見せるためのパフォーマンスにすぎない。

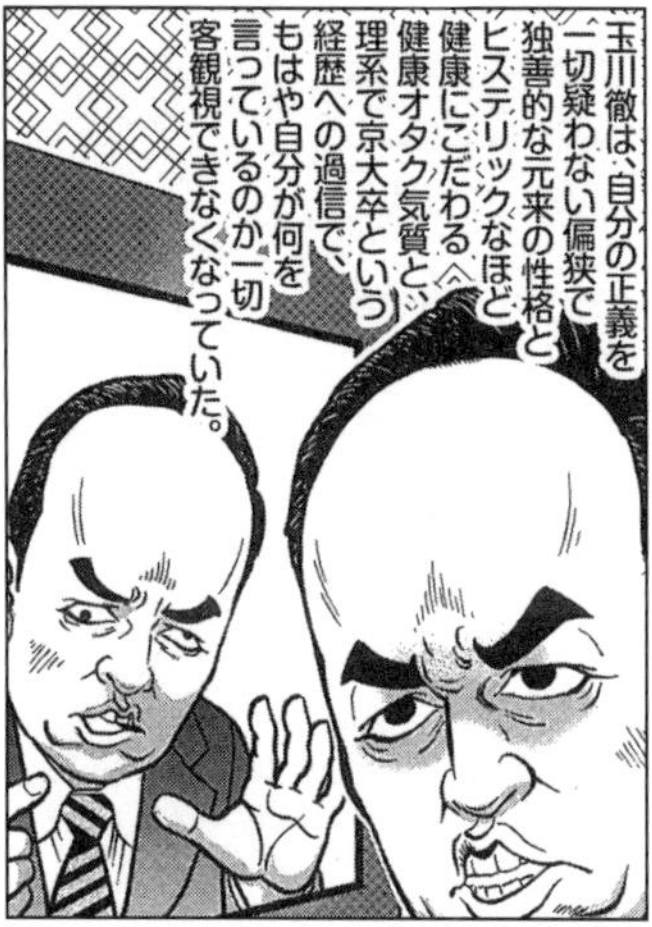
玉川徹は、自分の正義を一切疑わない偏狭で独善的な元来の性格とヒステリックなほど健康にこだわる健康オタク気質と、理系で京大卒という経歴への過信で、もはや自分が何を言っているのか一切客観視できなくなっていた。

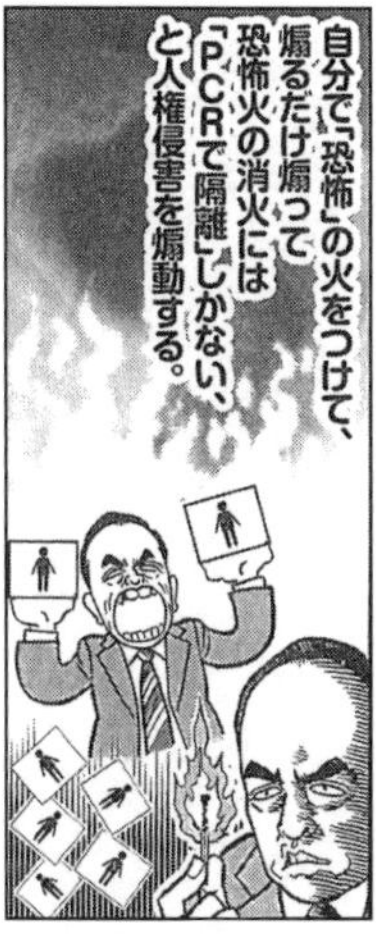
自分で「恐怖」の火をつけて、煽るだけ煽って恐怖火の消火には「PCRで隔離」しかない、と人権侵害を煽動する。

玉川にはもっと決定的に謝罪し、責任を負わなければならないことがある。

それは公器たるテレビを私物化して、両論併記をせず、自分の意見をゴリ押しして、とてつもない被害を招いたことである。

しかし、玉川は責任を負い切れるのだろうか？

ごーまんかましてよかですか？

「万死に値する」という言葉があるが、玉川徹はもうすでに一度や二度死んだ程度じゃ償い切れないほどの罪を犯しているのだ！

ゴーマニズム宣言 SPECIAL

コロナ論05

第11章 | 製薬会社の闇1

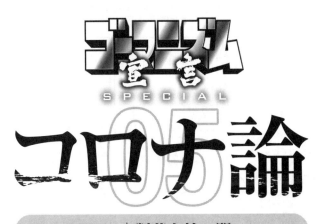

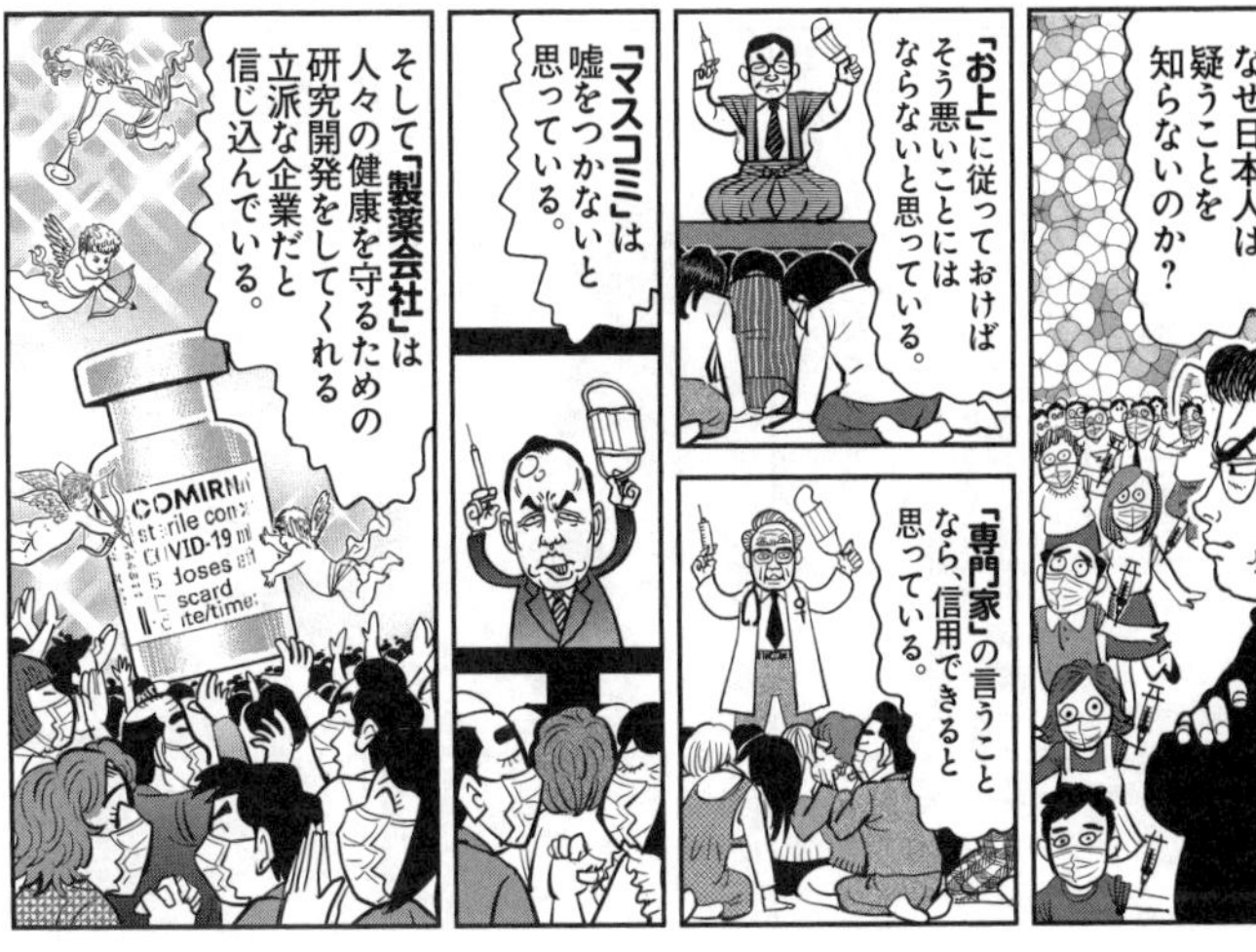

なぜ日本人は疑うことを知らないのか？

「お上」に従っておけばそう悪いことにはならないと思っている。

「専門家」の言うことなら、信用できると思っている。

「マスコミ」は嘘をつかないと思っている。

そして「製薬会社」は人々の健康を守るための研究開発をしてくれる立派な企業だと信じ込んでいる。

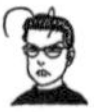

「バモイドワクチン」とは、かつて神戸連続児童殺傷事件を起こした少年Aが信仰していた「バモイドオキ神」をもじってつけたものだ。すでにワクチンで6名の子供の死者が出ているが、3月から何名の子供が死ぬだろうか？

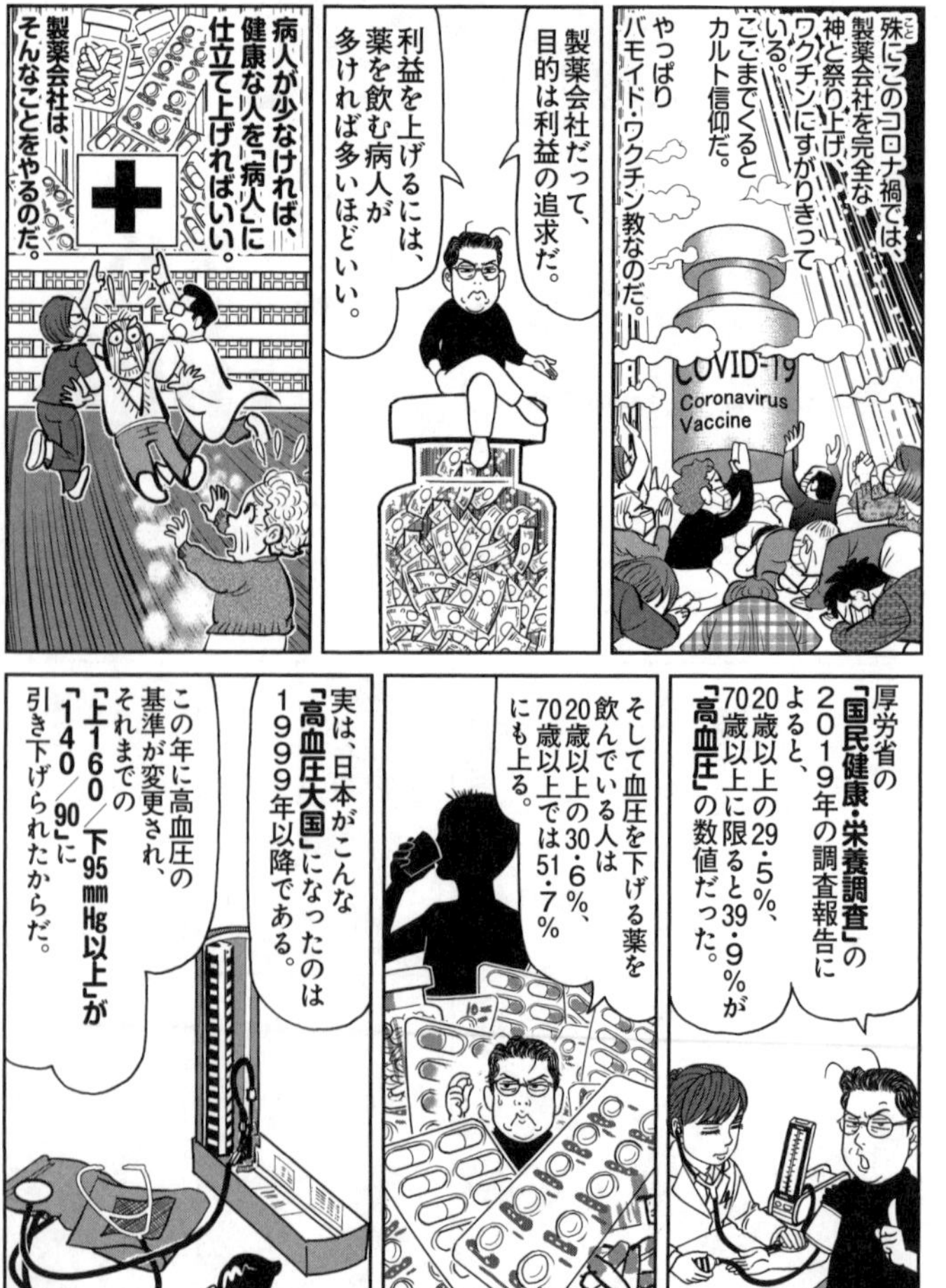

殊《こと》にこのコロナ禍では、製薬会社を完全な神と祭り上げ、ワクチンにすがりきっている。ここまでくるとカルト信仰だ。

やっぱりバモイド・ワクチン教なのだ。

COVID-19
Coronavirus
Vaccine
製薬会社だって、目的は利益の追求だ。

利益を上げるには、薬を飲む病人が多ければ多いほどいい。

病人が少なければ、健康な人を「病人」に仕立て上げればいい。

製薬会社は、そんなことをやるのだ。

厚労省の「国民健康・栄養調査」の2019年の調査報告によると、20歳以上の29・5%、70歳以上に限ると39・9%が「高血圧」の数値だった。

そして血圧を下げる薬を飲んでいる人は20歳以上の30・6%、70歳以上では51・7%にも上る。

実は、日本がこんな「高血圧大国」になったのは1999年以降である。

この年に高血圧の基準が変更され、それまでの「上160／下95mmHg以上」が「140／90」に引き下げられたからだ。

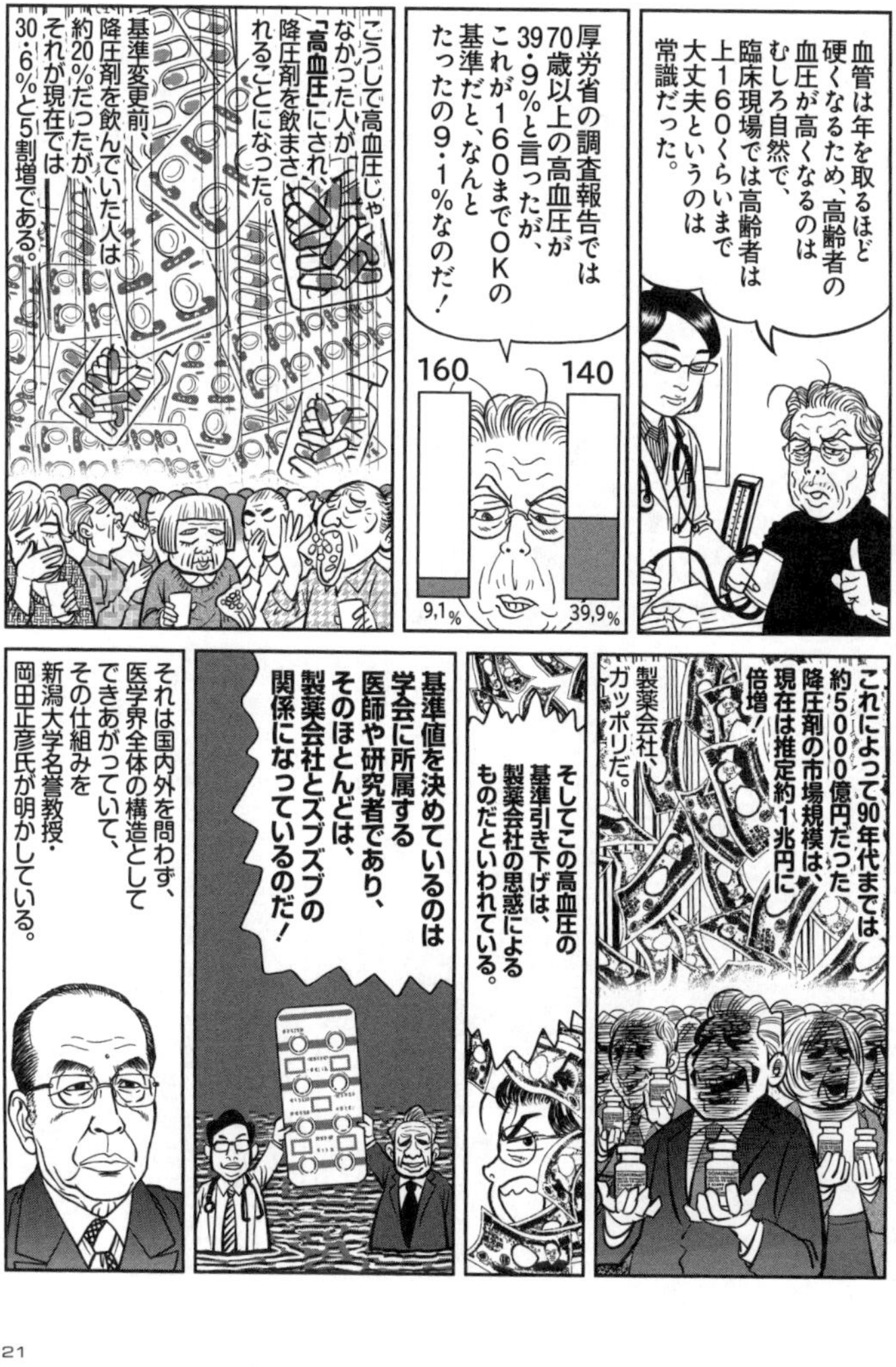

血管は年を取るほど硬くなるため、高齢者の血圧が高くなるのはむしろ自然で、臨床現場では高齢者は上160くらいまで大丈夫というのは常識だった。
厚労省の調査報告では70歳以上の高血圧が39・9%と言ったが、これが160までOKの基準だと、なんとたったの9・1%なのだ！
140
39,9%
160
9,1%
こうして高血圧じゃなかった人が「高血圧」にされ、降圧剤を飲まされることになった。
基準変更前、降圧剤を飲んでいた人は約20%だったが、それが現在では30・6%と5割増である。
これによって90年代までは約5000億円だった降圧剤の市場規模は、現在は推定約1兆円に倍増！
製薬会社、ガッポリだ。
そしてこの高血圧の基準引き下げは、製薬会社の思惑によるものだといわれている。
基準値を決めているのは学会に所属する医師や研究者であり、そのほとんどは、製薬会社とズブズブの関係になっているのだ！
それは国内外を問わず、医学界全体の構造としてできあがっていて、その仕組みを新潟大学名誉教授・岡田正彦氏が明かしている。

オミクロンはアミノペプチダーゼNに結合するから肺でウイルスが増殖しない。したがって普通の風邪だ。新規感染者数は意味がない。それでも恐怖を煽るのだから「医学」のカケラもない。

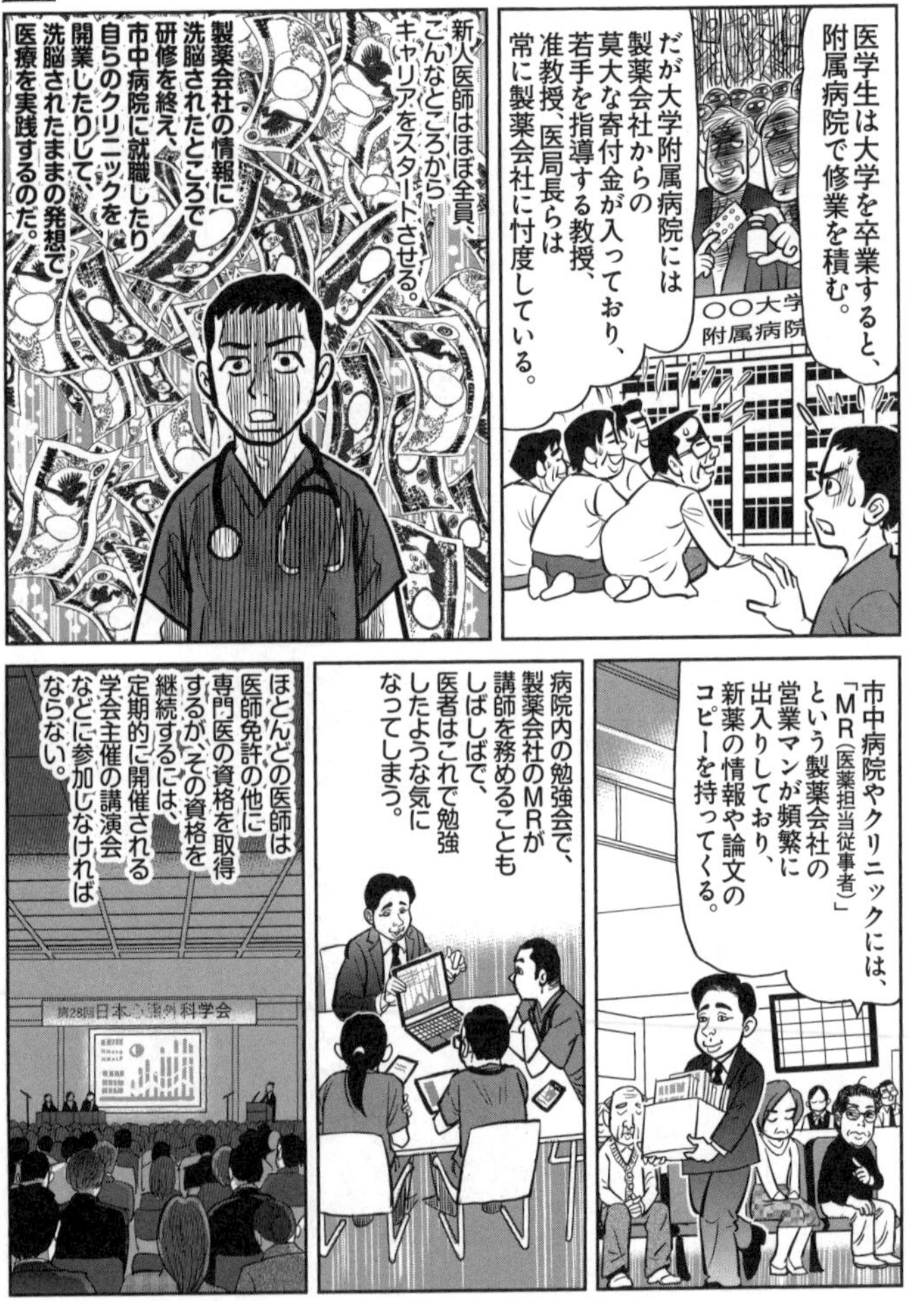
医学生は大学を卒業すると、附属病院で修業を積む。
○○大学附属病院
だが大学附属病院には製薬会社からの莫大な寄付金が入っており、若手を指導する教授、准教授、医局長らは常に製薬会社に忖度している。

新人医師はほぼ全員、こんなところからキャリアをスタートさせる。

製薬会社の情報に洗脳されたところで研修を終え、市中病院に就職したり自らのクリニックを開業したりして、洗脳されたままの発想で医療を実践するのだ。

市中病院やクリニックには、「MR（医薬担当従事者）」という製薬会社の営業マンが頻繁に出入りしており、新薬の情報や論文のコピーを持ってくる。

病院内の勉強会で、製薬会社のMRが講師を務めることもしばしばで、医者はこれで勉強したような気になってしまう。

ほとんどの医師は医師免許の他に専門医の資格を取得するが、その資格を継続するには、定期的に開催される学会主催の講演会などに参加しなければならない。

niconico小林よしのりチャンネルのブロマガ「小林よしのりライジング」、ゴー宣30周年記念特集からコロナ騒動、ワクチン禍の徹底追及まで、文章好きの読者の熱烈な応援を受け配信中！そして生放送「オドレら正気か？」はさらに幅広い視聴者に毎回大好評！文章で動画で、知性も感性も大満足！ぜひご入会ください!!

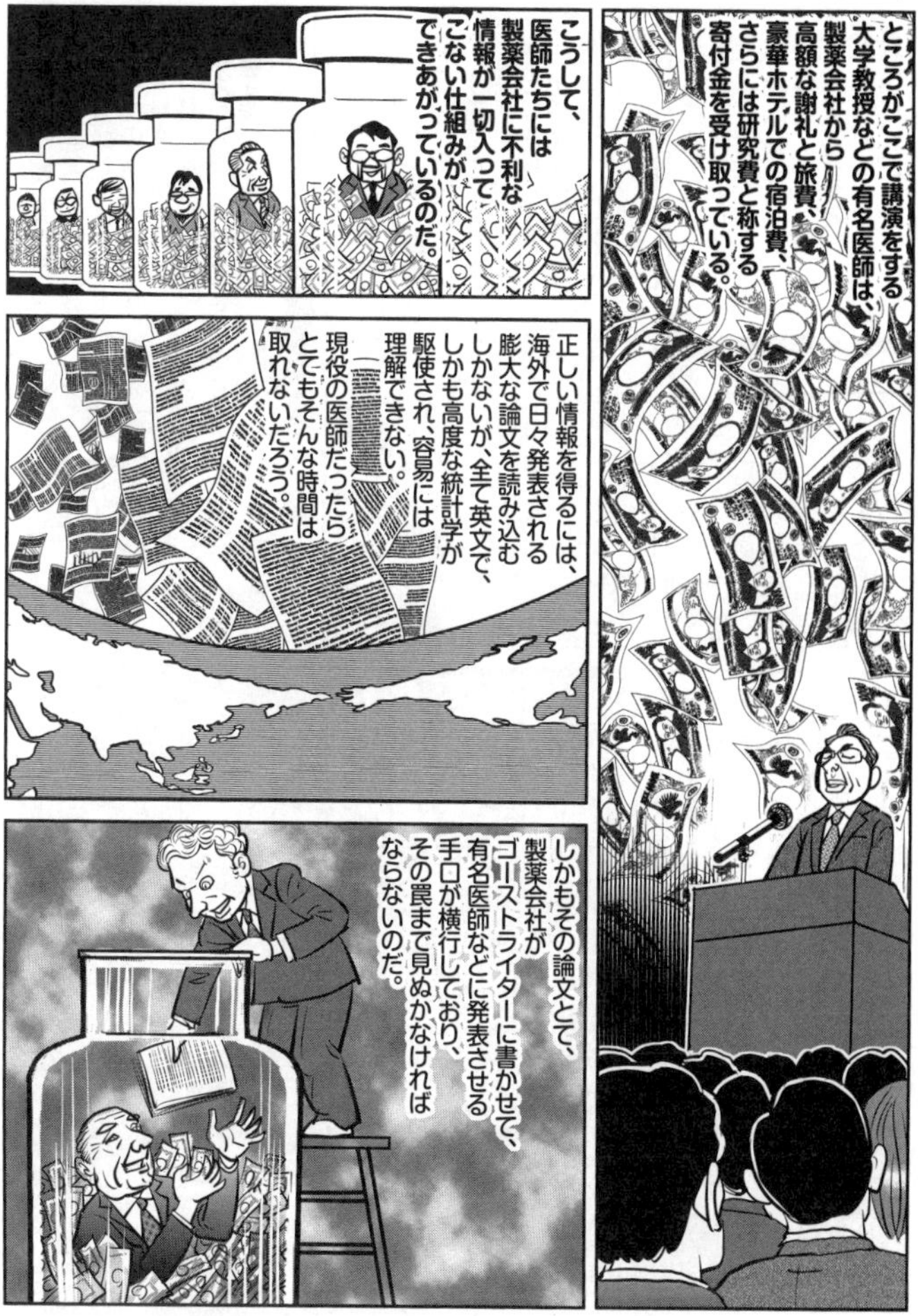
ところがここで講演をする大学教授などの有名医師は、製薬会社から高額な謝礼と旅費、豪華ホテルでの宿泊費、さらには研究費と称する寄付金を受け取っている。

こうして、医師たちには製薬会社に不利な情報が一切入ってこない仕組みができあがっているのだ。

正しい情報を得るには、海外で日々発表される膨大な論文を読み込むしかないが、全て英文で、しかも高度な統計学が駆使され、容易には理解できない。

現役の医師だったらとてもそんな時間は取れないだろう。

しかもその論文とて、製薬会社がゴーストライターに書かせて、有名医師などに発表させる手口が横行しており、その罠まで見ぬかなければならないのだ。

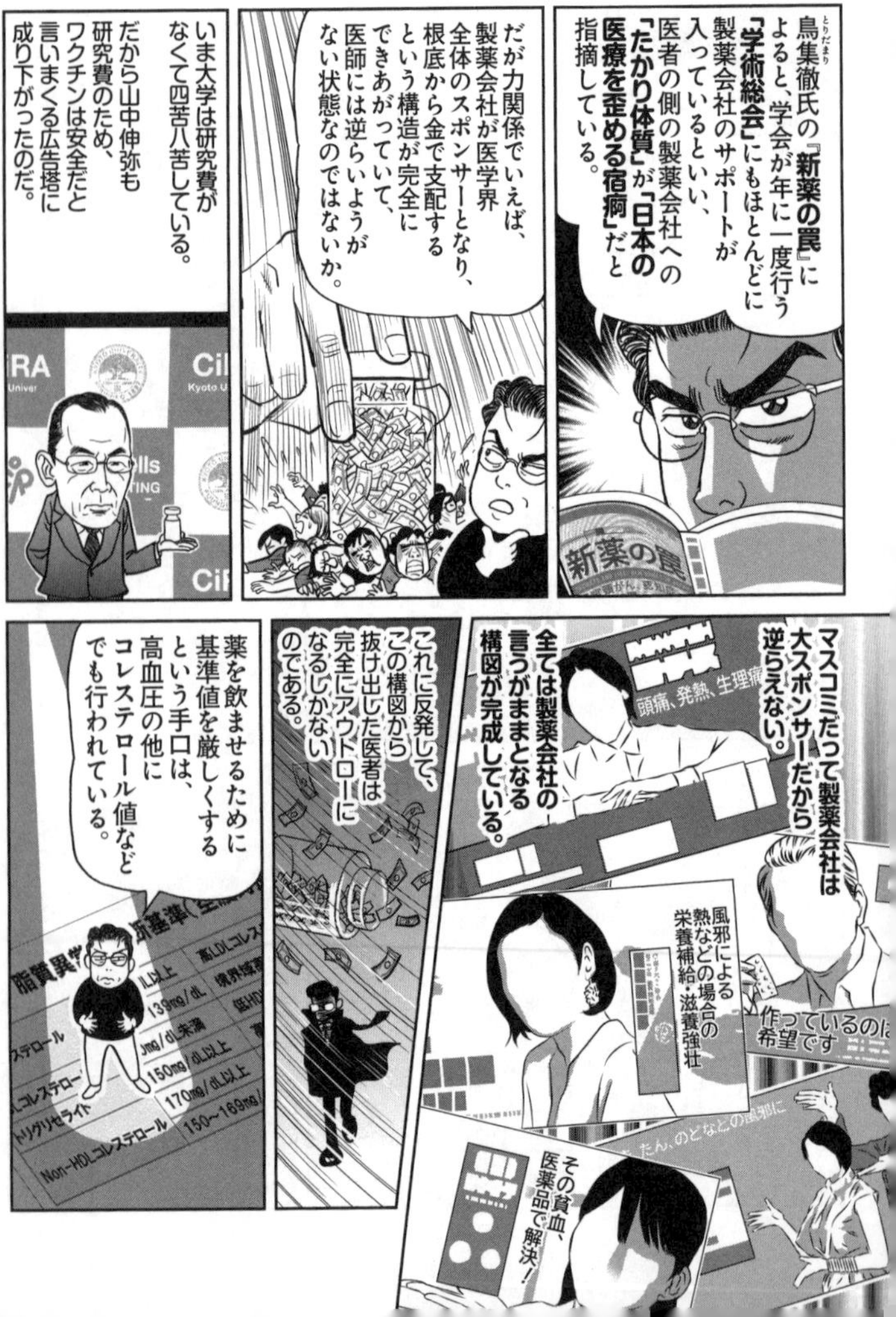
鳥集《とりだまり》徹氏の『新薬の罠』によると、学会が年に一度行う「学術総会」にもほとんどに製薬会社のサポートが入っているといい、医者の側の製薬会社への「たかり体質」が「日本の医療を歪める宿痾」だと指摘している。
新薬の罠
だが力関係でいえば、製薬会社が医学界全体のスポンサーとなり、根底から金で支配するという構造が完全にできあがっていて、医師には逆らいようがない状態なのではないか。
いま大学は研究費がなくて四苦八苦している。
だから山中伸弥も研究費のため、ワクチンは安全だと言いまくる広告塔に成り下がったのだ。
マスコミだって製薬会社は大スポンサーだから逆らえない。
全ては製薬会社の言うがままとなる構図が完成している。
頭痛、発熱、生理痛
風邪による熱などの場合の栄養補給・滋養強壮
作っているのは希望です
たん、のどなどの風邪に
その貧血、医薬品で解決！
これに反発して、この構図から抜け出した医者は完全にアウトローになるしかないのである。
薬を飲ませるために基準値を厳しくするという手口は、高血圧の他にコレステロール値などでも行われている。
脂質異常
境界域
150mg/dL以上
170mg/dL以上
150~169mg/
トリグリセライド
Non-HDLコレステロール

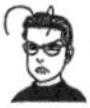

秘書みなぼんが先日、オミクロンに罹った。熱が出たので、家で休めと命令した。葛根湯を飲んで一日寝たら、翌朝治って出勤した。さすが風邪やね。

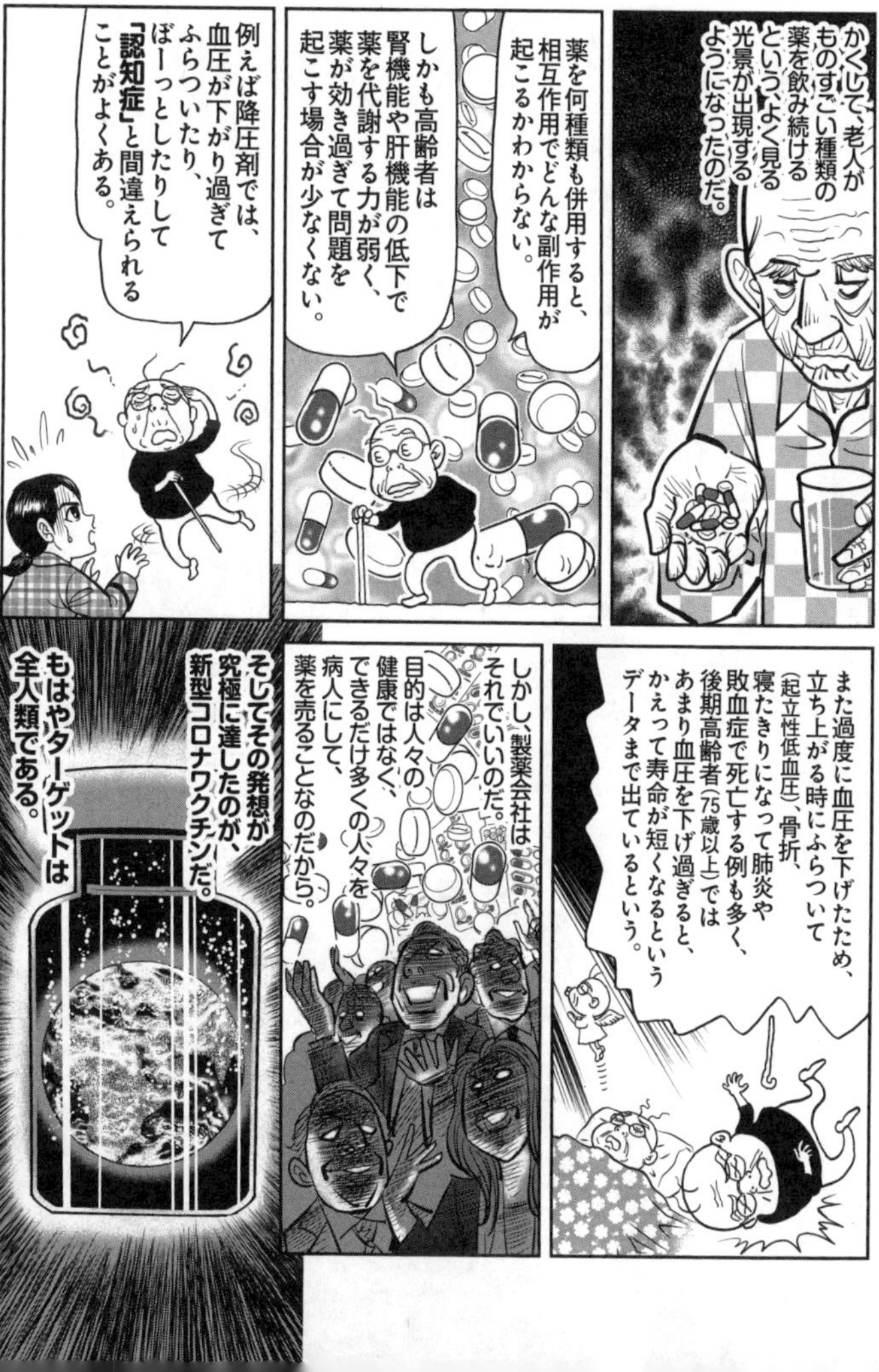

かくして、老人がものすごい種類の薬を飲み続けるという、よく見る光景が出現するようになったのだ。

薬を何種類も併用すると、相互作用でどんな副作用が起こるかわからない。

しかも高齢者は腎機能や肝機能の低下で薬を代謝する力が弱く、薬が効き過ぎて問題を起こす場合が少なくない。

例えば降圧剤では、血圧が下がり過ぎてふらついたり、ぼーっとしたりして「認知症」と間違えられることがよくある。

また過度に血圧を下げたため、立ち上がる時にふらついて(起立性低血圧)、骨折、寝たきりになって肺炎や敗血症で死亡する例も多く、後期高齢者(75歳以上)ではあまり血圧を下げ過ぎると、かえって寿命が短くなるというデータまで出ているという。

しかし、製薬会社はそれでいいのだ。目的は人々の健康ではなく、できるだけ多くの人々を病人にして、薬を売ることなのだから。

そしてその発想が究極に達したのが、新型コロナワクチンだ。

もはやターゲットは全人類である。

マスクを外さなきゃコロナ禍は終わらない。果たして外すのはいつの日か？

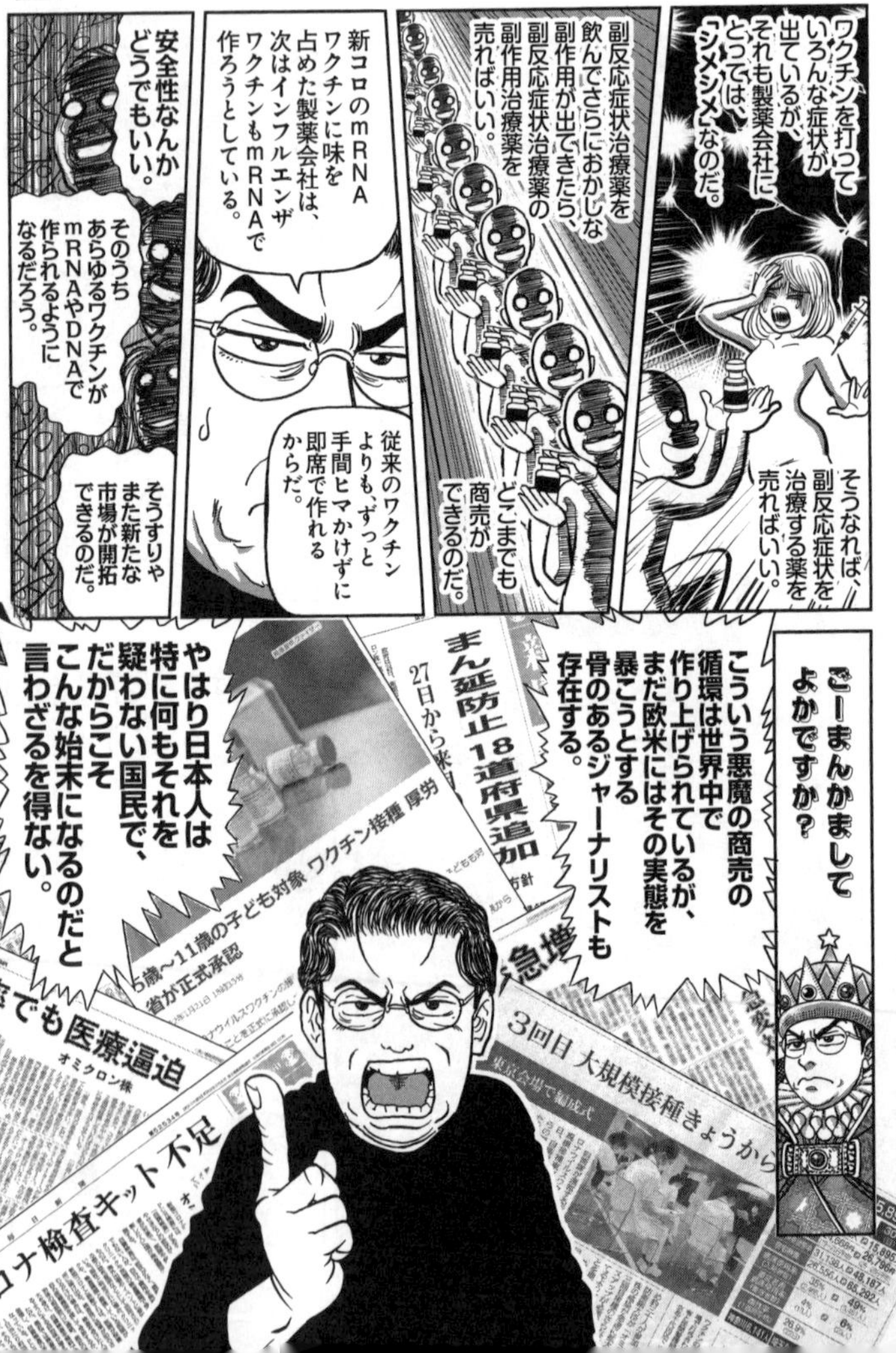
ワクチンを打っていろんな症状が出ているが、それも製薬会社にとっては、「シメシメ」なのだ。
そうなれば、副反応症状を治療する薬を売ればいい。
副反応症状治療薬を飲んでさらにおかしな副作用が出てきたら、副反応症状治療薬の副作用治療薬を売ればいい。
どこまでも商売ができるのだ。
新コロのmRNAワクチンに味を占めた製薬会社は、次はインフルエンザワクチンもmRNAで作ろうとしている。
従来のワクチンよりも、ずっと手間ヒマかけずに即席で作れるからだ。
安全性なんかどうでもいい。
そのうちあらゆるワクチンがmRNAやDNAで作られるようになるだろう。
そうすりゃまた新たな市場が開拓できるのだ。
ごーまんかましてよかですか？
こういう悪魔の商売の循環は世界中で作り上げられているが、まだ欧米にはその実態を暴こうとする骨のあるジャーナリストも存在する。
やはり日本人は特に何もそれを疑わない国民で、だからこそこんな始末になるのだと言わざるを得ない。
まん延防止 18道府県追加
27日から
5歳～11歳の子ども対象 ワクチン接種 厚労省が正式承認
急増
率でも医療逼迫
オミクロン株
3回目 大規模接種きょうから
ロナ検査キット不足

コロナの恐怖を煽る専門家に流れた巨額の「製薬マネー」と蜜月関係

テレビに出演する学者や専門家は、なぜ新型コロナの恐怖を煽るのか。コロナの恐さを強調したほうが視聴率を稼げると判断した番組側が、自分たちに都合がいいコメンテーターを起用しているのも一因だろう。だが、もっとも大きな理由は、製薬企業から著名な医師にばら撒かれる「製薬マネー」だ。日本の主要な製薬企業は、日本製薬工業協会が定めた透明性ガイドラインに基づき、学者や専門家に支払った「謝金」を公開している。これを見ると、テレビでお馴染みの面々が、数千万円もの莫大な金額を製薬企業から受け取っていることがわかる。

特定非営利活動法人「医療ガバナンス研究所」の尾崎章彦氏の調査によれば、2016~2019年に「製薬マネー」をもっとも多く受け取ったのは、三鴨廣繁愛知医科大学教授。その額は7760万4155円にも達し、単純計算で年間2000万円近くのカネを手にしていたことになる。第2位は二木芳人昭和大学客員教授で3084万2256円、第3位は松本哲哉国際医療福祉大学教授で1852万4154円。さらに、第4位の森内浩幸長崎大学教授の1273万3633円、第5位の寺嶋毅東京歯科大学教授の697万103円と続く。いずれも医師の肩書を持ち、テレビで見ない日はないほどの「人気専門家」だ。

未承認のコロナ治療薬をテレビで推奨する医師も!?

製薬企業から医師個人への「謝金」は、講師謝金、原稿執筆料、コンサルティング料などの名目で支払われており、問題はないように思える。だが、「利益相反」の疑いは拭えない。医師は患者の利益を最優先しなければならないが、特定の製薬企業と癒着すれば、本来、必要のない薬が処方されるなど、患者に不利益をもたらす……。利益相反の典型だが、日本ではこの種の事件が後を絶たない。2013年には、ノバルティスファーマの高血圧薬・ディオバンについて、京都府立医科大学、東京慈恵会医科大学などの共同研究で、薬の効果をよく見せるためのデータ改竄が発覚。大問題となったが、各大学には総額11億円の「寄付金」がノバルティス社から支払われていた。

「製薬マネー」を手にした医師もその見返りなのか、製薬企業への〝援護射撃〟を行っている。

『ゴゴスマ』（TBS系）に出演した前出の三鴨氏は、当時、コロナ特効薬と目されたアビガンについて「確かに副作用として肝障害とか生殖毒性というものはありますけど、早期に投与できればきちんと治すことができるというイメージが我われにはある」とコメント。だが、アビガンは効果が認められず、今も治療薬として承認されていない。また、前出の松本氏も2021年8月12日の『報道1930』（BS-TBS）で、「治療薬としての扱いでコロナの感染症に使うことはできないが、イベルメクチンを使ってはいけないということではない」などと発言。だが、イベルメクチンは米感染症学会が臨床試験以外の使用を控えることを推奨するほど、効果が疑わしい代物だ。

前述した調査では、三鴨氏はアビガン製造元の富士フイルム富山化学から2116万円、松本氏はイベルメクチン製造元のMSDから923万円もの「謝金」を受け取っていたことが判明している。製薬企業も、医師も〝コロナ利権〟に群がるハイエナのようだ。

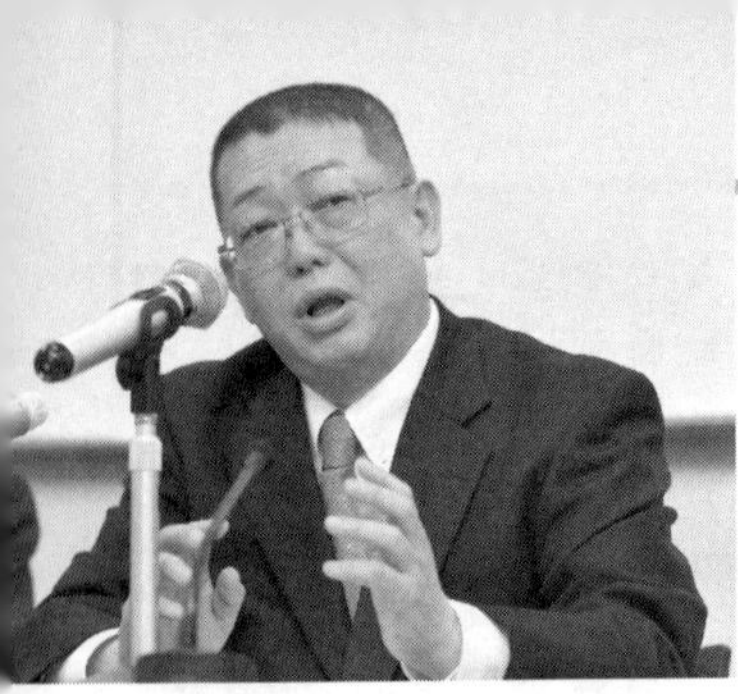

三鴨廣繁愛知医科大学教授は、NPB（日本野球機構）とJリーグが設立した新型コロナウイルス対策連絡会議のアドバイザーも務めている。コロナは金のなる木なのだろうか……　写真／朝日新聞社

ゴーマニズム宣言 SPECIAL

コロナ論 05

第12章 | 製薬会社の闇2

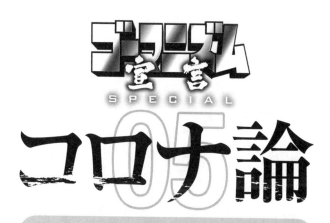

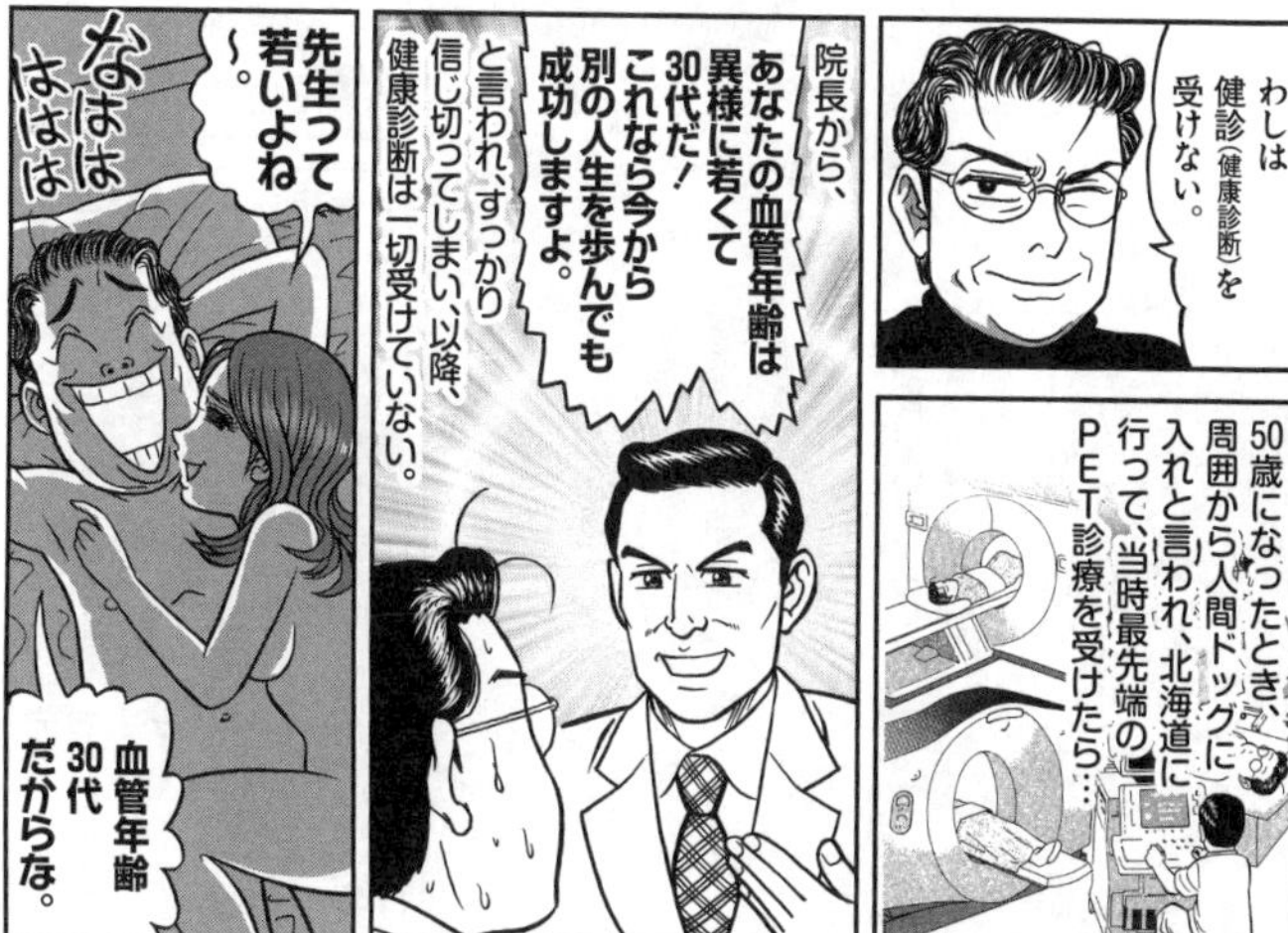
わしは健診（健康診断）を受けない。

50歳になったとき、周囲から人間ドッグに入れと言われ、北海道に行って、当時最先端のPET診療を受けたら…

院長から、
あなたの血管年齢は異様に若くて30代だ！これなら今から別の人生を歩んでも成功しますよ。

と言われ、すっかり信じ切ってしまい、以降、健康診断は一切受けていない。

先生って若いよね～。

なははははは
血管年齢30代だからな。

わしは喘息という基礎疾患がありながら、健康診断も受けず、インフルエンザワクチンも打たず、もう70歳まで生きているのだから、わしの「養生訓」には自信がある。この年齢でまだ女にモテているんだから、わしの健康法は正しかったのだ。

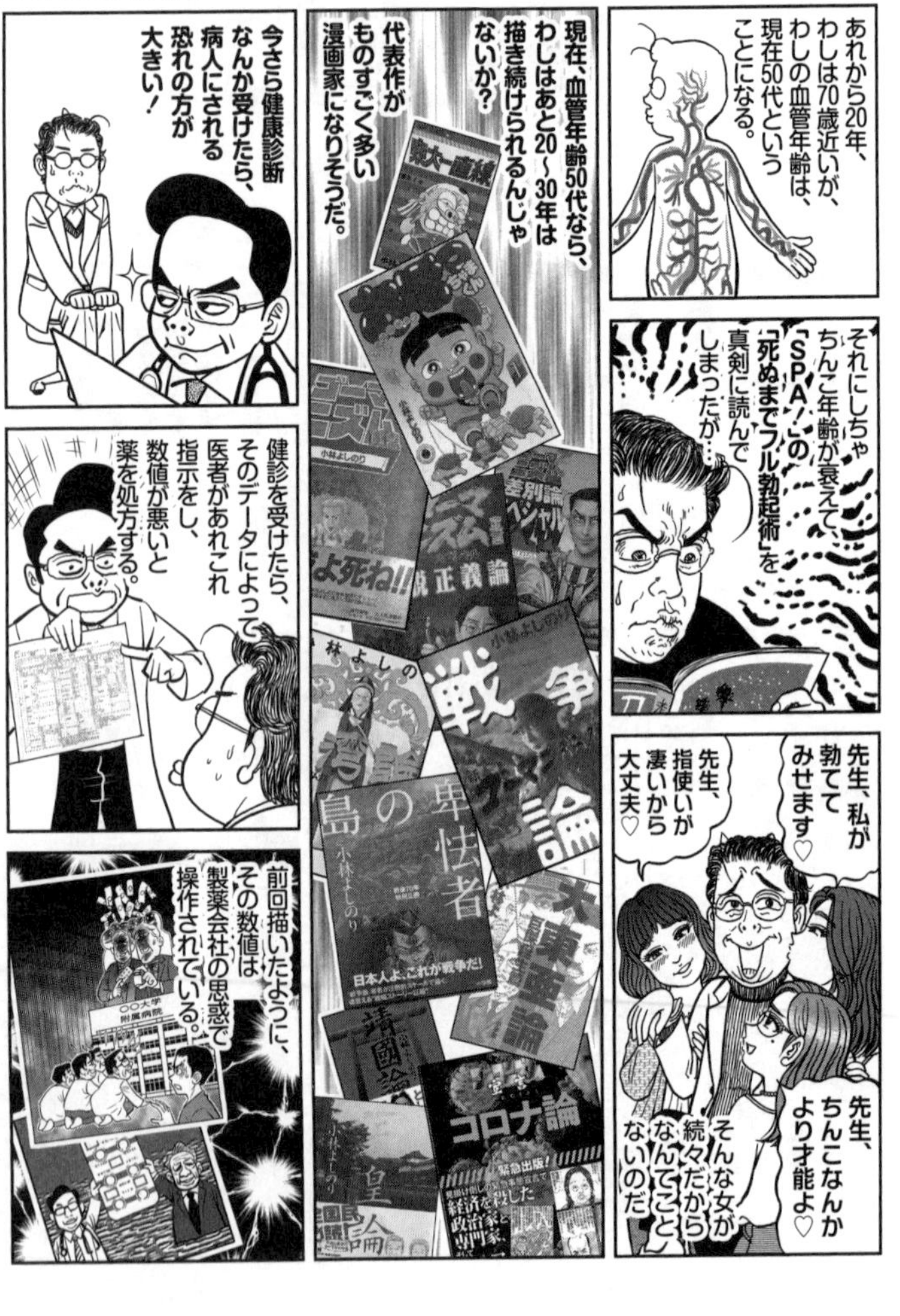
あれから20年、わしは70歳近いが、わしの血管年齢は、現在50代ということになる。
現在、血管年齢50代なら、わしはあと20〜30年は描き続けられるんじゃないか?
代表作がものすごく多い漫画家になりそうだ。
東大一直線
小林よしのり
戦争論
卑怯者の島
日本人よ、これが戦争だ!
コロナ論
緊急出版!
経済を殺した政治家と専門家
今さら健康診断なんか受けたら、病人にされる恐れの方が大きい!
それにしちゃちんこ年齢が衰えて、「SPA!」の「死ぬまでフル勃起術」を真剣に読んでしまったが…
健診を受けたら、そのデータによって医者があれこれ指示をし、数値が悪いと薬を処方する。
先生、私が勃ててみせます♡
先生、指使いが凄いから大丈夫♡
先生、ちんこなんかより才能よ♡
そんな女が続々だからなんてことないのだ
前回描いたように、その数値は製薬会社の思惑で操作されている。
○○大学附属病院

「男系固執カルト」は旧宮家系の男系男子が皇族になると言う。基本的人権を捨てて皇族になる男なんかいない。それを皇室が受け入れるはずもない。つまり「いるいる詐欺」なのだ。「いるいる詐欺」は罰するべきである！

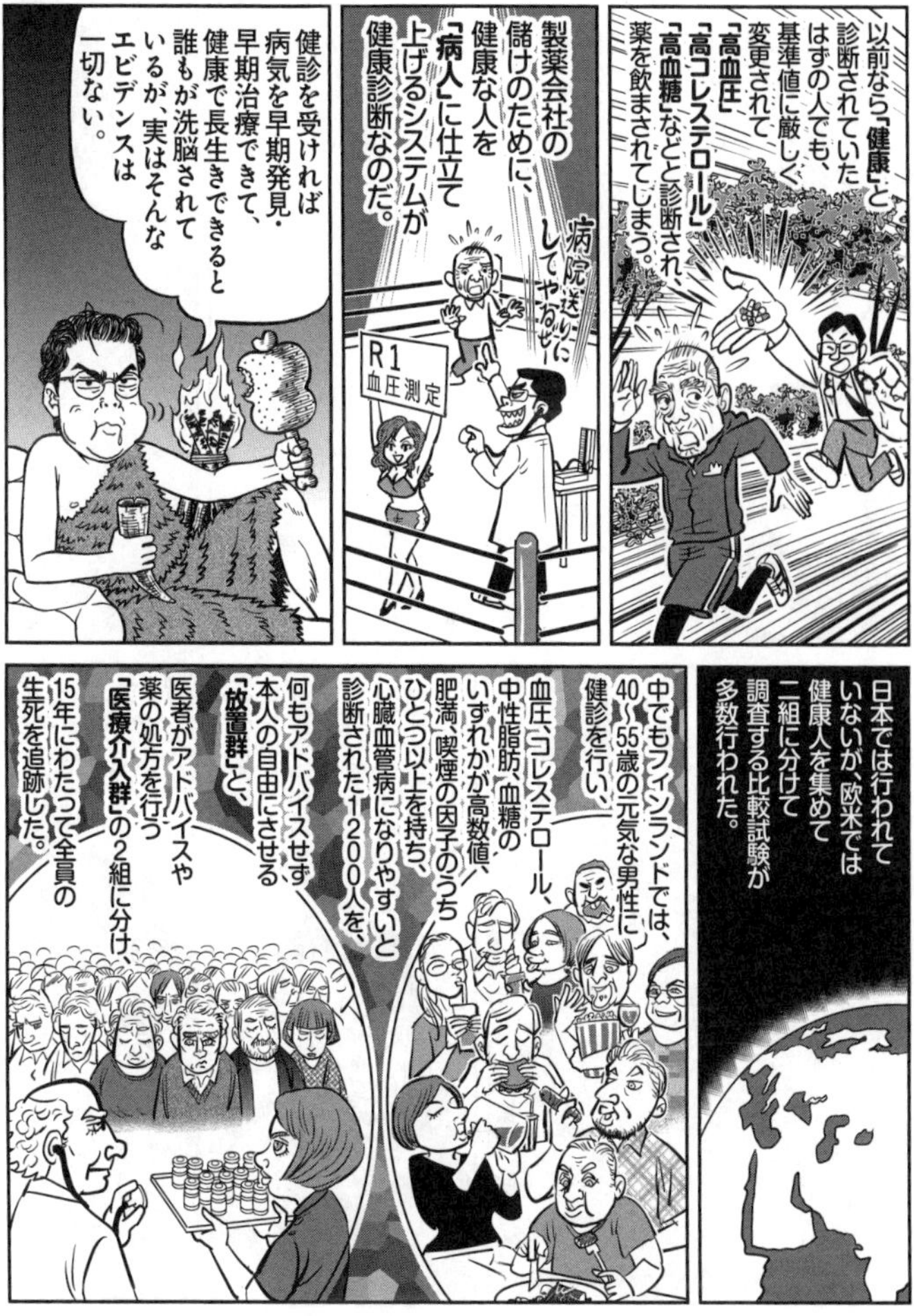
以前なら「健康」と診断されていたはずの人でも、基準値に厳しく変更されて「高血圧」「高コレステロール」「高血糖」などと診断され、薬を飲まされてしまう。
製薬会社の儲けのために、健康な人を「病人」に仕立て上げるシステムが健康診断なのだ。
病院送りにしてやるぜー
R1
血圧測定
健診を受ければ病気を早期発見・早期治療できて、健康で長生きできると誰もが洗脳されているが、実はそんなエビデンスは一切ない。
日本では行われていないが、欧米では健康人を集めて二組に分けて調査する比較試験が多数行われた。
中でもフィンランドでは、40〜55歳の元気な男性に健診を行い、
血圧、コレステロール、中性脂肪、血糖のいずれかが高数値、肥満、喫煙の因子のうちひとつ以上を持ち、心臓血管病になりやすいと診断された1200人を、
何もアドバイスせず本人の自由にさせる「放置群」と、
医者がアドバイスや薬の処方を行う「医療介入群」の2組に分け、
15年にわたって全員の生死を追跡した。

ゴー宣30周年！30年前の作品が、今でも通用するその凄さ！その歩みを振り返りつつ、30年後も通用する論陣を張るのがブログマガジン「小林よしのりライジング」！30年後どころか3年後、もしかしたら3か月後の春には通用しなくなるかもしれないのがデマ屋玉川徹！勝利はすぐだ！ライジング毎週火曜配信中！！

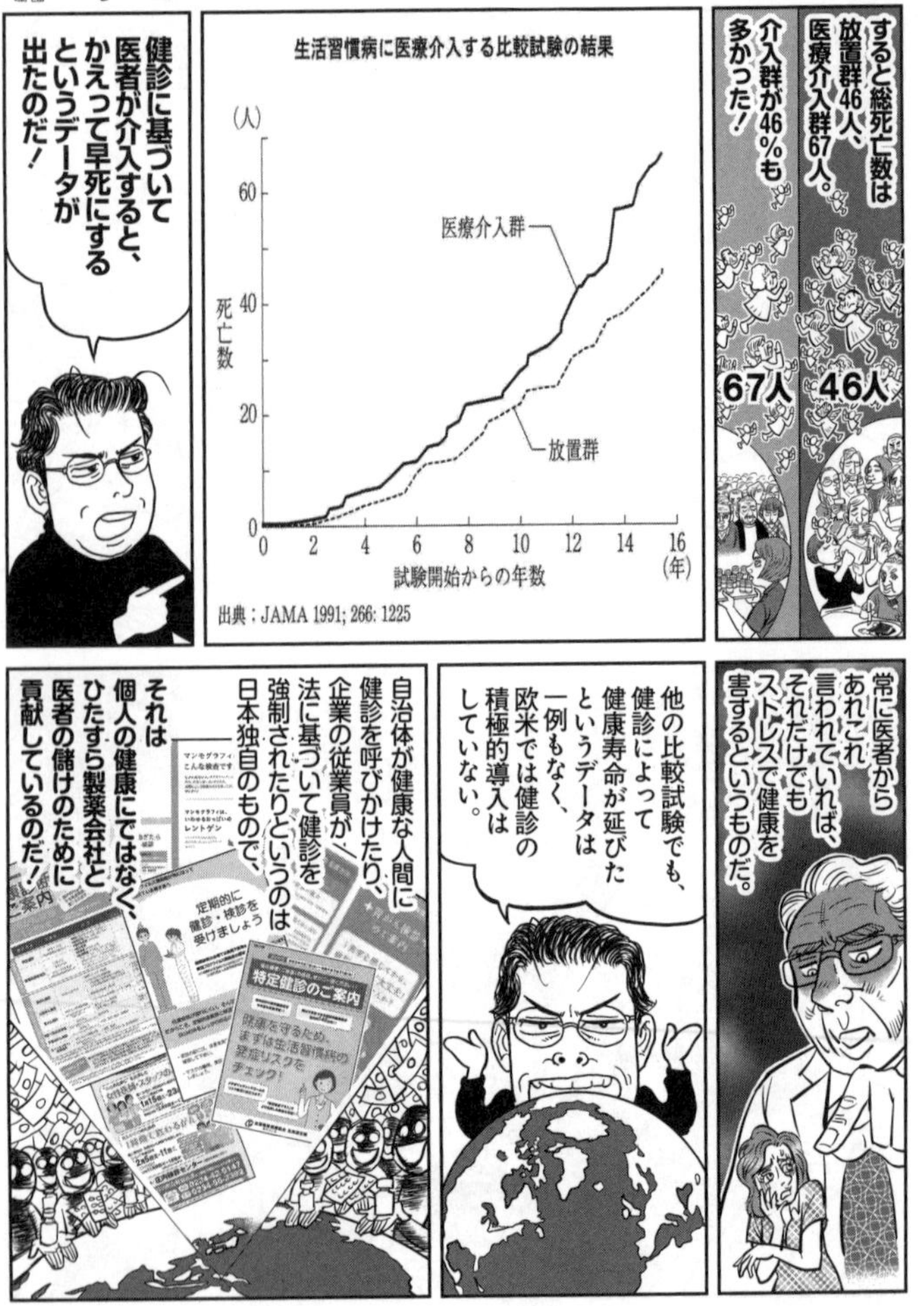

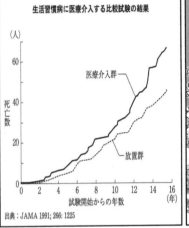

すると総死亡数は放置群46人、医療介入群67人。
介入群が46%も多かった！
67人
46人
生活習慣病に医療介入する比較試験の結果
(人)
60
40
20
0
死亡数
医療介入群
放置群
0 2 4 6 8 10 12 14 16 (年)
試験開始からの年数
出典：JAMA 1991; 266: 1225
健診に基づいて医者が介入すると、かえって早死にするというデータが出たのだ！
常に医者からあれこれ言われていれば、それだけでもストレスで健康を害するというものだ。
他の比較試験でも、健診によって健康寿命が延びたというデータは一例もなく、欧米では健診の積極的導入はしていない。
自治体が健康な人間に健診を呼びかけたり、企業の従業員が、法に基づいて健診を強制されたりというのは日本独自のもので、
それは個人の健康にではなく、ひたすら製薬会社と医者の儲けのために貢献しているのだ！
マンモグラフィ こんな検査です
マンモグラフィは、いわゆるおっぱいのレントゲン
定期的に健診・検診を受けましょう
特定健診のご案内
健康を守るため、まずは生活習慣病の発症リスクをチェック！

2月開催の「ゴー宣道場」には立憲民主党の馬淵澄夫議員が登壇され、野党の立場からでも充分に戦い方がある、奇跡を起こせるということを感じさせてくれました。そして3月13日(日)開催の「ゴー宣道場」『愛子天皇こそ日本の未来!?』には自民党の石破茂議員が登壇されます!? 当日はネット生放送予定、必見ですよー!!

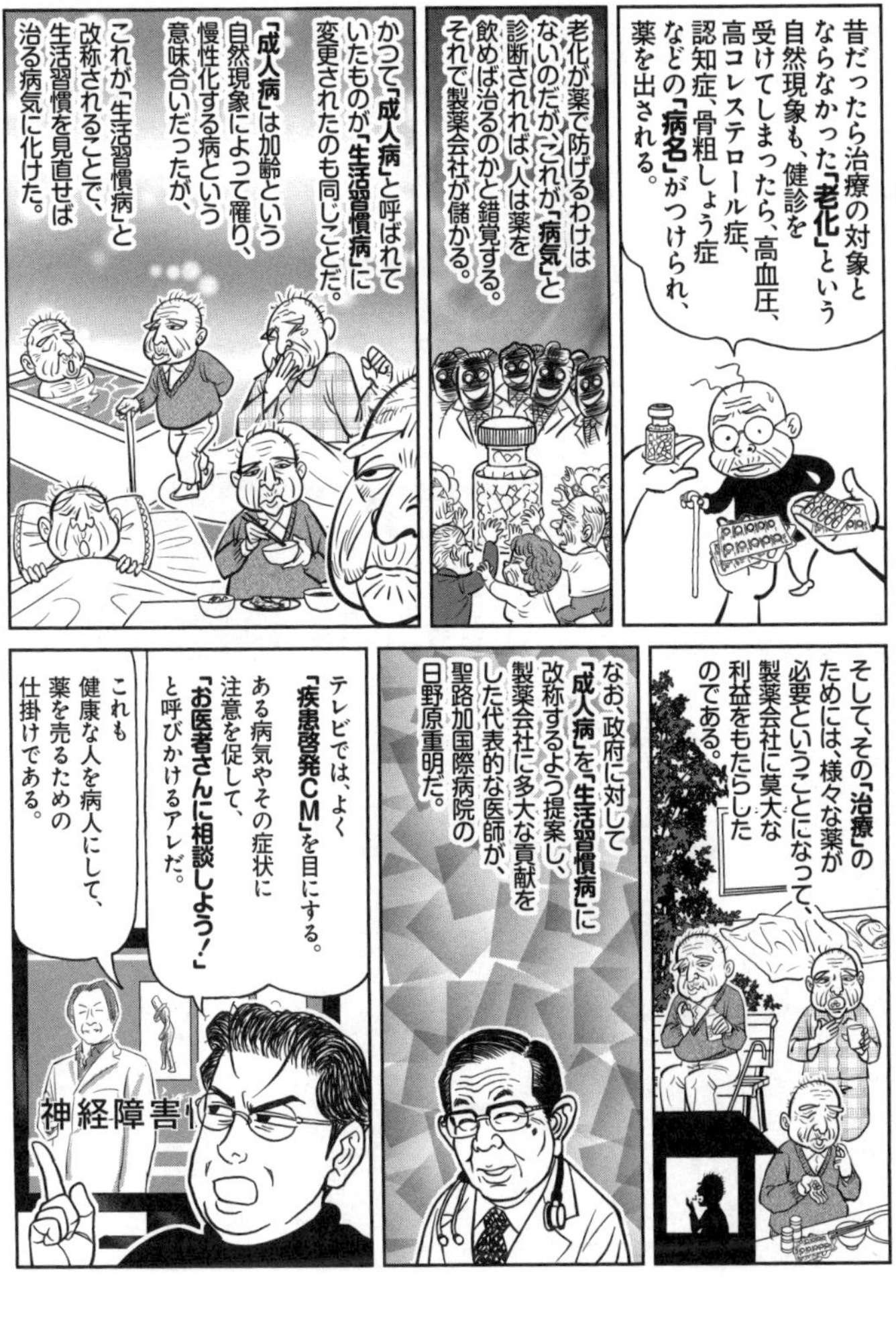
昔だったら治療の対象とならなかった「老化」という自然現象も、健診を受けてしまったら、高血圧、高コレステロール症、認知症、骨粗しょう症などの「病名」がつけられ、薬を出される。

老化が薬で防げるわけはないのだが、これが「病気」と診断されれば、人は薬を飲めば治るのかと錯覚する。それで製薬会社が儲かる。

かつて「成人病」と呼ばれていたものが「生活習慣病」に変更されたのも同じことだ。

「成人病」は加齢という自然現象によって罹り、慢性化する病という意味合いだったが、
これが「生活習慣病」と改称されることで、生活習慣を見直せば治る病気に化けた。

そして、その「治療」のためには、様々な薬が必要ということになって、製薬会社に莫大な利益をもたらしたのである。

なお、政府に対して「成人病」を「生活習慣病」に改称するよう提案し、製薬会社に多大な貢献をした代表的な医師が、聖路加国際病院の日野原重明だ。

テレビでは、よく「疾患啓発CM」を目にする。ある病気やその症状に注意を促して、「お医者さんに相談しよう!」と呼びかけるアレだ。

これも健康な人を病人にして、薬を売るための仕掛けである。

神経障害

コロナの治療薬が出来たという。だが昔から風邪を治す薬が出来たらノーベル賞だと言われてきた。ノーベル賞も妄信する権威だとは思わないが、コロナの治療薬というのも信用しない。「免疫さま」を侮っていたら罰が当たる。

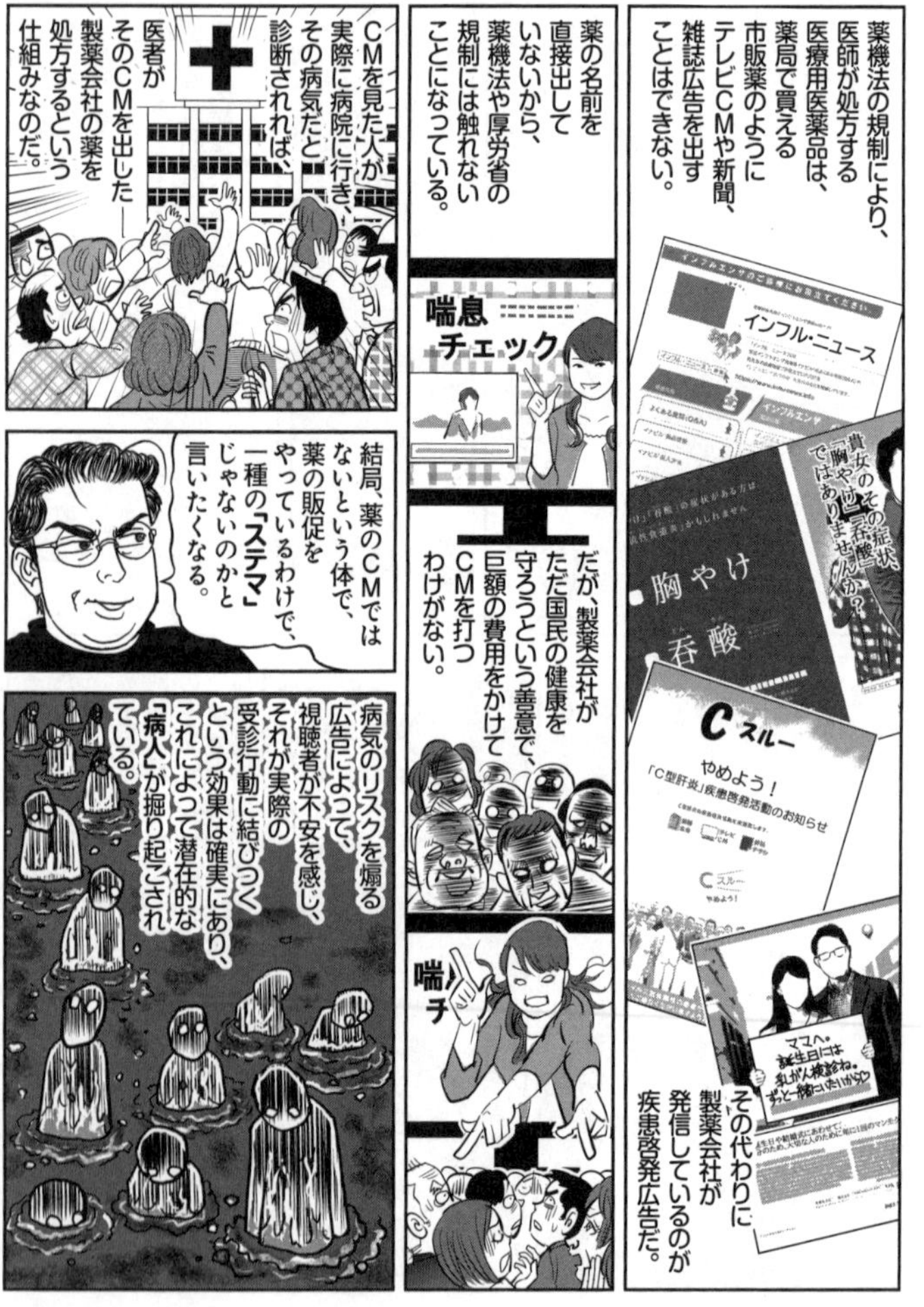

薬機法の規制により、医師が処方する医療用医薬品は、薬局で買える市販薬のようにテレビCMや新聞、雑誌広告を出すことはできない。
インフル・ニュース
貴女のその症状、「胸やけ」「呑酸」ではありませんか？
胸やけ
呑酸
Cスルー
やめよう！
「C型肝炎」疾患啓発活動のお知らせ
ママへ。誕生日には乳がん検診ね。ずっと一緒にいたいから♡
その代わりに製薬会社が発信しているのが疾患啓発広告だ。
薬の名前を直接出していないから、薬機法や厚労省の規制には触れないことになっている。
喘息チェック
CMを見た人が実際に病院に行き、その病気だと診断されれば、医者がそのCMを出した製薬会社の薬を処方するという仕組みなのだ。
だが、製薬会社がただ国民の健康を守ろうという善意で、巨額の費用をかけてCMを打つわけがない。
結局、薬のCMではないという体で、薬の販促をやっているわけで、一種の「ステマ」じゃないのかと言いたくなる。
病気のリスクを煽る広告によって、視聴者が不安を感じ、それが実際の受診行動に結びつくという効果は確実にあり、これによって潜在的な「病人」が掘り起こされている。

米国スタンフォード大学がワクチンで筋肉に注入したmRNAとスパイク抗原が60日経っても残存していて消滅していないという研究結果を出した。政府・厚労省・こびナビこそが「デマ」だった。

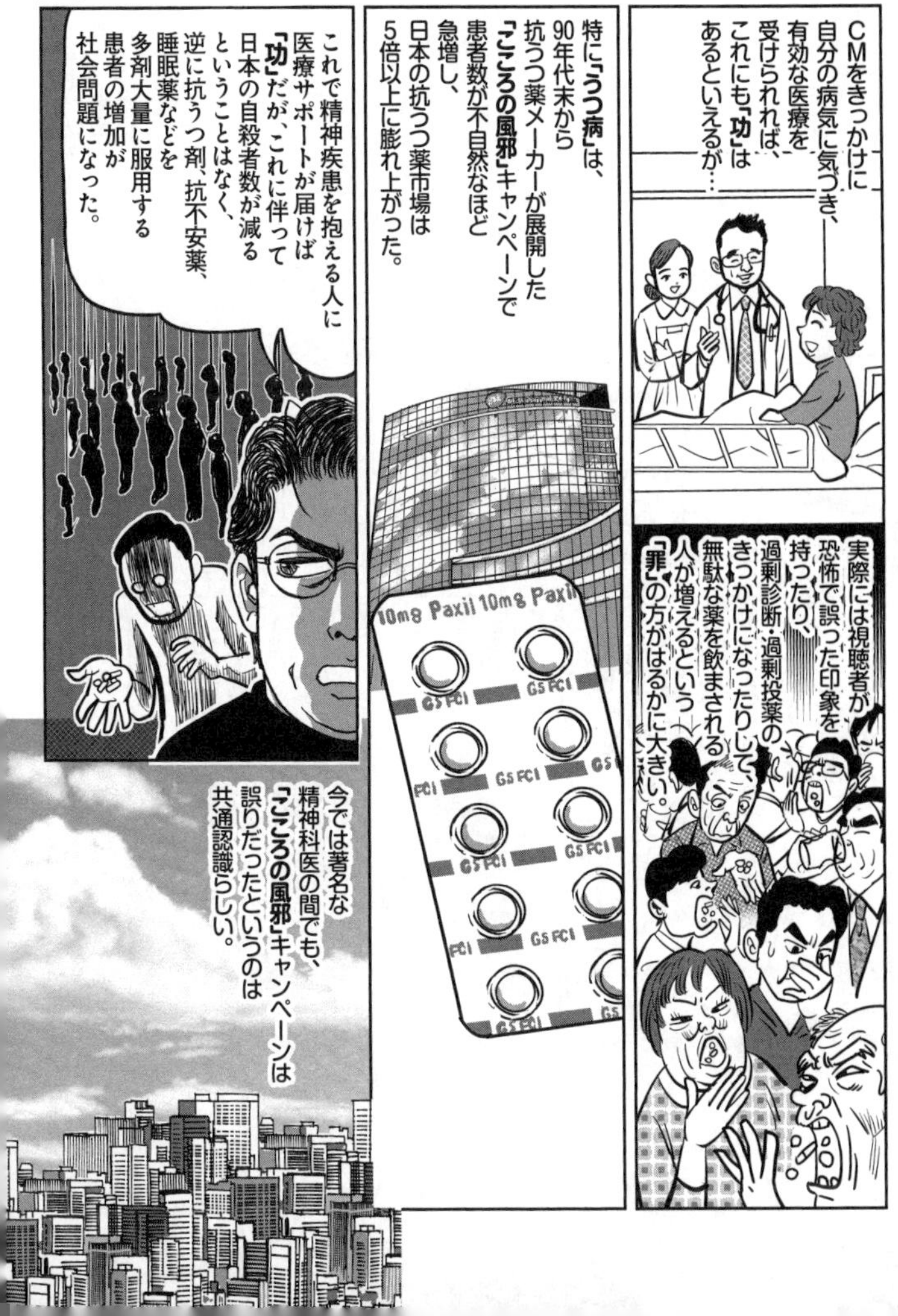
CMをきっかけに自分の病気に気づき、有効な医療を受けられれば、これにも「功」はあるといえるが…
実際には視聴者が恐怖で誤った印象を持ったり、過剰診断・過剰投薬のきっかけになったりして、無駄な薬を飲まされる人が増えるという「罪」の方がはるかに大きい。
特に「うつ病」は、90年代末から抗うつ薬メーカーが展開した「こころの風邪」キャンペーンで患者数が不自然なほど急増し、日本の抗うつ薬市場は5倍以上に膨れ上がった。
10mg Paxil 10mg Paxil
GS FC1
これで精神疾患を抱える人に医療サポートが届けば「功」だが、これに伴って日本の自殺者数が減るということはなく、逆に抗うつ剤、抗不安薬、睡眠薬などを多剤大量に服用する患者の増加が社会問題になった。
今では著名な精神科医の間でも、「こころの風邪」キャンペーンは誤りだったというのは共通認識らしい。

参考文献。『健康診断は受けてはいけない』近藤誠 文春新書。『新薬の罠』鳥集徹 文春e-book。

『長生きしたければ医者にかゝるな!』富家孝 彩図社。

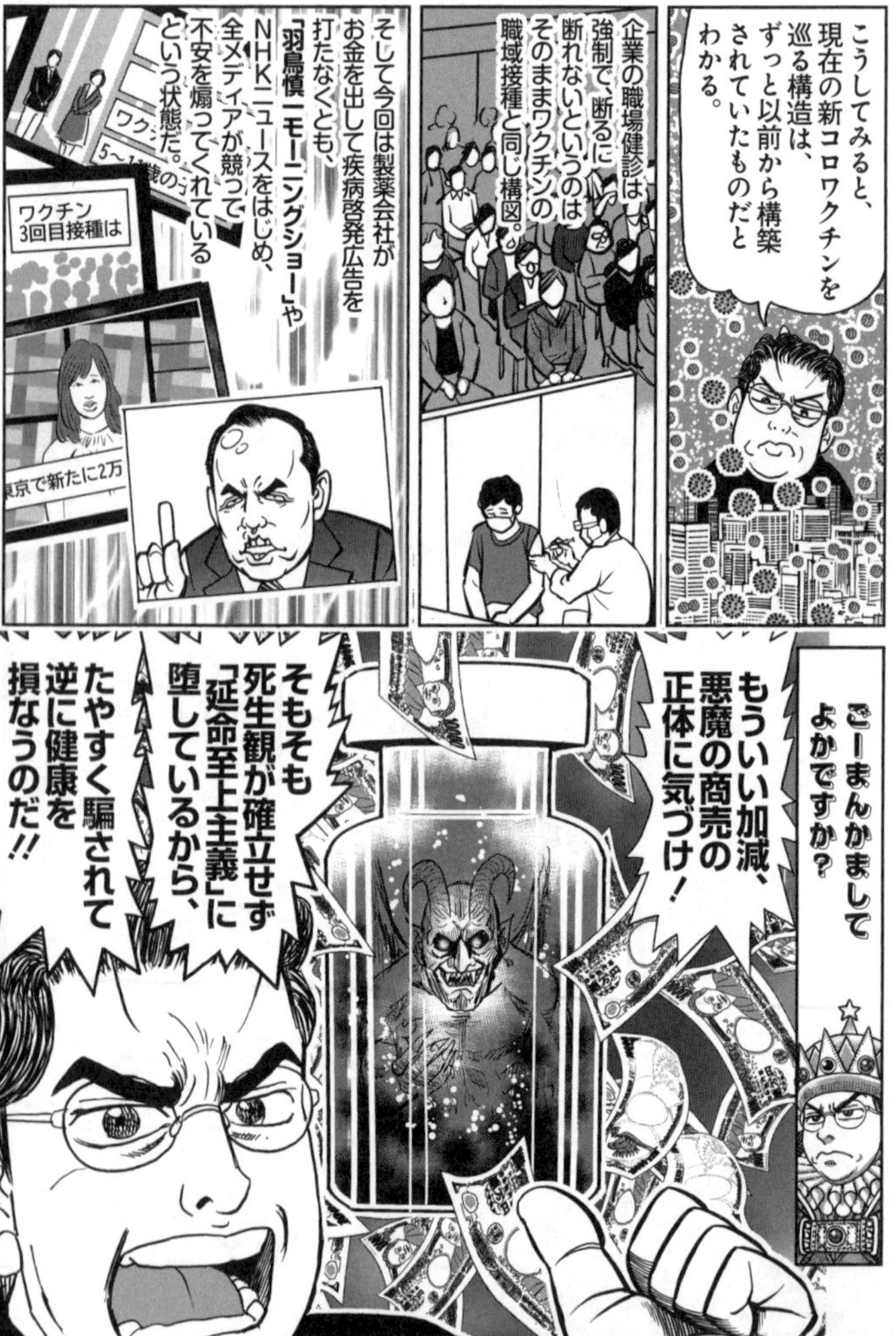
こうしてみると、現在の新コロワクチンを巡る構造は、ずっと以前から構築されていたものだとわかる。
企業の職場健診は強制で、断るに断れないというのはそのままワクチンの職域接種と同じ構図。
そして今回は製薬会社がお金を出して疾病啓発広告を打たなくとも、「羽鳥慎一モーニングショー」やNHKニュースをはじめ、全メディアが競って不安を煽ってくれているという状態だ。
ワクチン
ワクチン3回目接種は
東京で新たに2万
ごーまんかましてよかですか?
もういい加減、悪魔の商売の正体に気づけ!
そもそも死生観が確立せず「延命至上主義」に堕しているから、たやすく騙されて逆に健康を損なうのだ!!

特別寄稿

嘘・大げさ・まぎらわしい！ mRNAワクチンは誇大広告です

泉美木蘭

（2022年1月25日配信／「小林よしのりライジング」Vol．424「トンデモ見聞録」より加筆修正）

外来でコロナの相談を受けている東京都内の医師から話を聞いたが、症状が出た人は、大抵は37℃くらいの微熱で、人によって声がガラガラになる程度。倦怠感はないという。

人はこれを**「風邪」**と呼んできた。

最初にオミクロン株が発見された南アフリカは、世界中から渡航制限をかけられ「エンガチョ」されたが、結局、重症者は出なかった。さすがに**WHO（世界保健機関）が、コロナを理由にした渡航制限は「経済的・社会的な負担を各国に強いる」と述べ、「こうした対策が効果的でないことが明らかになった」「実施する価値がない」**など、はっきりと制限の撤廃を勧告している。

国と国との移動だけでなく、国内での人々の移動を制限することにも価値はない。ようやくその結論が出て、欧州各国からは、国内の規制を撤廃する動きが出てきたわけだが、空気の中に漂う、空気のような日本人は、世界から見れば10分の1程度の流行レベルで、これから規制を強めていこうと息巻いている。

同時に、ワクチン追加接種の圧力もじりじり高められている。

2022年1月23日には、イスラエル保健省が、**「ワクチン4回目接種が、3回目接種と比**

べて、感染したり重症化したりするリスクを減少させる」という分析結果を発表。60歳以上で、ファイザー製ワクチンを4回接種した市民約40万人と、3回接種の約60万人を比較したところ、4回接種者は感染予防効果が2倍、重症化予防効果が3倍になったという。

ところが、これを報じた共同通信の記事（2022年1月24日付）には、その根拠について、**「細かいデータは明らかにしていない」**と書かれているから、たまげた。

つまり、

「細かいデータは、ぼくたち見てませーん。なんだかよくわかりませーん。でも、イスラエルがそう言ってるから、そうみたいでーす！」

という内容が、全国に配信されているのだ。

しかもこの報道と同じ日、「4回目接種で重症化予防効果は3倍　イスラエル保健省」というタイトルで放送されたテレビ朝日系列（ANN）のニュースでは、細かいデータが明らかにされていないという点は完全に省かれていて、代わりに**「今回の調査で、効果が認められたかたちになりました」**と断言。こんな不確かな情報を堂々と報じて大丈夫なのか？

何しろイスラエルでは、このニュースのほんの1週間前、テルアビブの国立病院から**「ファイザー製やモデルナ製を4回目接種した医療関係者270人超を調査したところ、抗体レベルは上昇したものの、オミクロン株を防ぐには不十分だった」「4回目を接種しても、多くの人がオミクロン株に感染している」**と指摘があったばかりなのだ。（共同通信2022年1月18日付）

4回目接種をしたのは、医療従事者のほか、免疫不全の病気など、高齢者の中でも特に感染症に弱い状態の人たちだという。ここで疑問が浮かぶ。

【疑問1】免疫不全などの病気で、優先接種を受けた老人は、他の人よりも感染症対策の厳しい施設に暮らしていたり、厳重な自己隔離をしていたりなど、そもそもの条件が異なっているのではないか？

【疑問2】 未接種者の中には、一定数「接種できない」終末期の高齢者が含まれている。3回目接種者の中にも「もう4回目を打つことはできない、臨終間際の老人」が存在していると思われるが、その点は考慮して算出された数値なのか？

【疑問3】「重症者」が、本当に「純粋コロナ患者」と言えるのか？ 他の原因で重症状態である人は含まれていないか？

これらの腑に落ちない点について、納得できる根拠があるなら、ぜひ見て考えたいと思うのだが、肝心のデータが明らかにされていない。あまりに雑な報道なのだ。

「4回目の効果」をそこまで誇るのなら、「多くが3回目接種済みのイスラエル」と「まだ2回接種者がほとんどの国」、「そもそも接種が進んでいない国」との比較をしてみてもよいだろう。

おあつらえ向きの国があるのでやってみよう。次ページのグラフはイスラエル、日本、南アフリカの接種率だ。日本は3回目接種者はまだ2％程度。南アフリカは1回目接種率30％未満の国である。

新規感染者数を比較したグラフ（次ページ図）を見てもらいたい。

イスラエル、どうした！

このグラフを大々的に報じたとき、「よし、急いで3回目、4回目を打って、イスラエルに追いつこう！」と思う日本人がどのぐらいいるのだろうか。

「4回目接種で3倍の効果アリと認められた」などと科学的根拠の不確かな情報を垂れ流す前に、入手できるデータをしっかり検証してくれよと思う。

mRNAワクチンについては、これまでもヒドい宣伝のオンパレードだった。

最初は**「有効性95％」**というファイザーの宣

●人口10万人あたりの新規感染者数

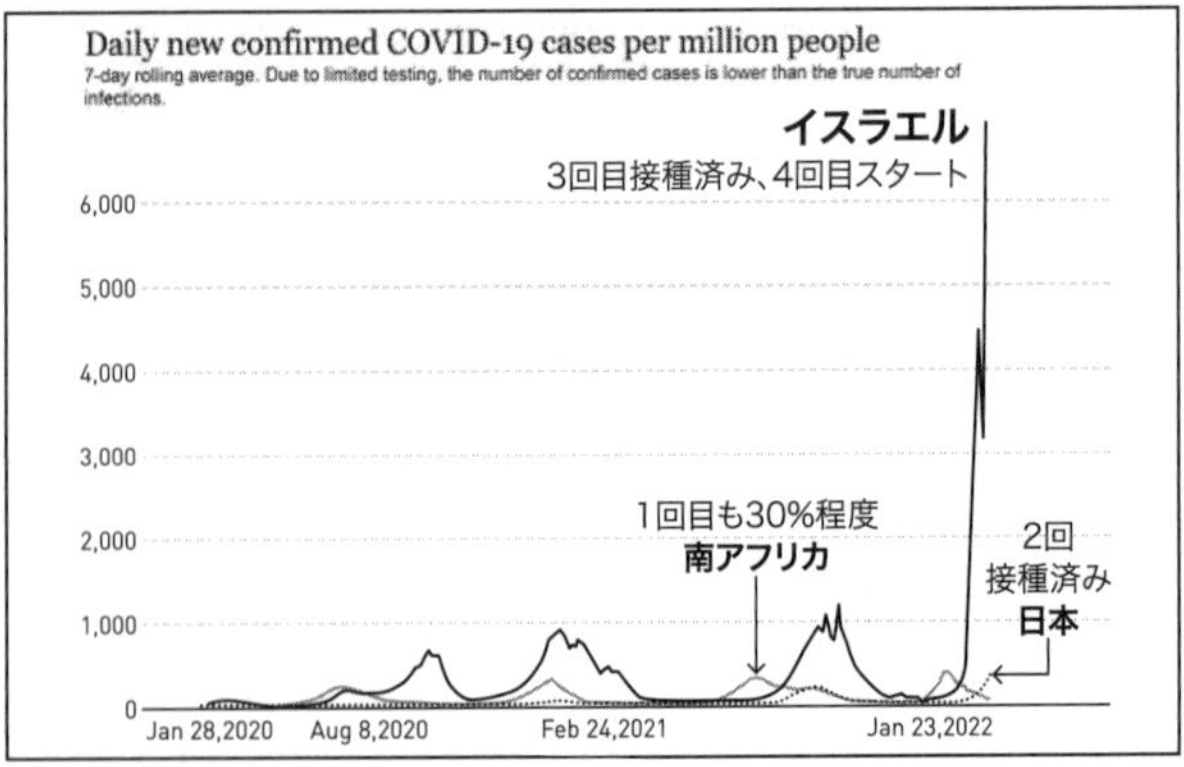
Daily new confirmed COVID-19 cases per million people
7-day rolling average. Due to limited testing, the number of confirmed cases is lower than the true number of infections.
イスラエル
3回目接種済み、4回目スタート
6,000
5,000
4,000
3,000
2,000
1,000
0
1回目も30%程度
南アフリカ
2回
接種済み
日本
Jan 28,2020
Aug 8,2020
Feb 24,2021
Jan 23,2022

出典:ジョンズ・ホプキンス大学 システム科学工学センター COVID-19 Data

伝コピーを、宮坂昌之（大阪大学免疫学フロンティア研究センター招聘教授）、二木芳人（昭和大学医学部客員教授）、忽那賢志（大阪大学医学部教授）をはじめ、こびナビ系の連中が鵜呑みにして、**「すごいワクチン」「打たない手はない」「mRNAワクチンは神」**など、至るところで大絶賛を繰り返していた。

ところが、今となっては「2回じゃダメだ、3回打たねば！」「3回では重症化する、4回目を打てば効果が出る！」など、目もあてられないグダグダぶり。権威ある学者や医者が、ガンクビそろえて宣伝しまくった**「有効性95％」**は、一体どこへ吹き飛んでしまったのか。

そもそも、**「有効性95％」**という数字も、「本物と偽薬をそれぞれ2万人に接種したところ、本物からは発症者が8人、偽薬からは発症者が162人出た」という結果から導いた数字だった。この結果なら、**「4万人に接種しようがしまいが、99％は発症しない」**という表現を切り出すこともでき、**「ワクチンなんて、いらない**

んじゃない?」という宣伝だってできる。だが、製薬会社は、都合の悪い部分は隠す。

ワクチンを絶賛する言説というのは、製薬会社が編み出したトリックが下敷きになっており、すべては、販路拡大・売り上げ増大のための「誇大広告」なのだ。

ここで思い出すのが、40年以上前からテーマソングを変えつつ流れているこのCMだ。

「広告の、『嘘』『大げさ』『まぎらわしい』に関するご意見は、JARO 公益社団法人日本広告審査機構」

消費者・視聴者からの広告に対する疑念や意見を集めて広告主に伝え、必要ならば是正を勧告しているJAROだ。ワクチンに関する広告は、「嘘、大げさ、まぎらわしい」の権化だから、本来なら苦情が殺到すべき事態だろう。

日本では、広告一つ、番組一つ打つにも、さまざまな法的規制・業界の規制・自主規制など

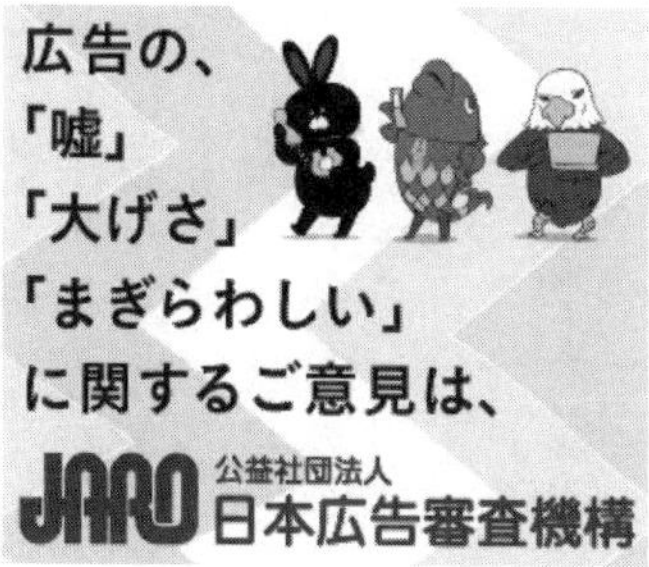
広告の、
「嘘」
「大げさ」
「まぎらわしい」
に関するご意見は、
JARO
公益社団法人
日本広告審査機構

が存在しており、表現には十分注意しなければならない。国民に監視を促すJAROのような機構や、BPO(放送倫理・番組向上機構)、国民生活センターなども存在するし、さらには、政府が消費者庁として調査や勧告なども行っている。決して「売りたきゃなんでも自由に言っていい」という世界ではないはずなのだ。

そのうえ、ワクチンは「医薬品」に当たる。**「薬**

機法」（医薬品、医療機器等の品質、有効性及び安全性の確保等に関する法律）が適用されるはずではないか。

薬機法とは、医薬品や医療機器など、広告が適正を欠いた場合に、国民の保健衛生に危害を発生させる恐れがあるものについて、厳しく規制するための法律だ。

第1条には、国の責務が明記されているほか、医師、歯科医師、薬剤師、獣医師その他の医薬関係者に対しても、**「医薬関係者の責務（第1条の5）」**という項目が設けられ、

「医薬品等の有効性及び安全性その他これらの適正な使用に関する知識と理解を深めること」

「正確かつ適切な情報の提供に努めなければならない」

などの文言が明記されている。

この法律は、医薬品を販売したり処方したりする側だけでなく、国民にも相応の意識を求めている。第1条の6には**「国民の役割」**という項目があり、次のように記されている。

「国民は、医薬品等を適正に使用するとともに、これらの有効性及び安全性に関する知識と理解を深めるよう努めなければならない」

薬機法には、危険ドラッグなどの指定薬物の規制内容が含まれていることから、このような文言が盛り込まれたのだと思われるが、基本的に「薬物は、よく考えて、流されて使っていてはいけませんよ」という「自覚」を促している法律でもあるのだ。

そして、今回のｍＲＮＡワクチンの宣伝が、この法律に引っかかるのではないかと思われるのは、次の条文だ。

第66条　何人も、医薬品、医薬部外品、

化粧品、医療機器又は再生医療等製品の名称、製造方法、効能、効果又は性能に関して、明示的であると暗示的であるとを問わず、虚偽又は誇大な記事を広告し、記述し、又は流布してはならない。
2 医薬品、医薬部外品、化粧品、医療機器又は再生医療等製品の効能、効果又は性能について、医師その他の者がこれを保証したものと誤解されるおそれがある記事を広告し、記述し、又は流布することは、前項に該当するものとする。

効能や効果について、虚偽や誇大な記事などを流布するのは、「誇大広告」として薬機法で禁止されており、医者や専門家などがその効果を保証したり、強く推薦したりするような内容もまた、法律違反になるのだ。

この条文が、「**何人も**」で始まっていることについて、複数の法律家が、**薬機法による誇大広告の規制対象は、広告主や製薬会社だけに限定されるものではなく、その広告を流布するメディアや、ブロガー、一般個人、患者などにも当てはまり、違反が疑われる場合は、取り締まり対象になると解説している。**

ブログやSNS、動画などで、医者がmRNAワクチンについて、虚偽の内容やトリックまみれの誇大な有効性をばらまき、接種推奨するのは、薬機法違反ではないのか?

「ワクチン広告医」ばかりを選んでテレビ番組に出演させて、来る日も来る日もワクチン賛美の言葉を発信し続ける放送事業者も、同様に取り締まり対象ではないのか?

薬機法や医療法などの「広告」の部分についてまとめられた「医療広告ガイドライン」によれば、「誇大広告」の定義とは、次の通りだ。

●伝聞や科学的根拠に乏しい情報の引用

医学的・科学的な根拠に乏しい文献やテレビの健康番組での紹介による治療や生活改善法等の紹介は、それらだけをもっては客観的な事実であるとは証明できないため、誇大広告として取り扱う。

⇒

「そういうデータはありませーん」「細かいデータはないけど、イスラエルが効果あるって言ってまーす」という、科学的根拠に乏しい伝聞によって、ワクチンの効果を断言するのは、誇大広告だと思います！

●「○○の症状のある二人に一人が○○のリスクがあります」

●「こんな症状が出ていれば命に関わりますので、今すぐ受診ください」

科学的な根拠が乏しい情報であるにもかかわらず、特定の症状に関するリスクを強調することにより、医療機関への受診を誘導するものは、誇大広告として取り扱う。

⇒

2年間ず～っとこの手の話法で、コロナと肺炎、味覚障害、脱毛などのリスクばかり強調し、PCR検査とワクチン接種へと誘導しています！

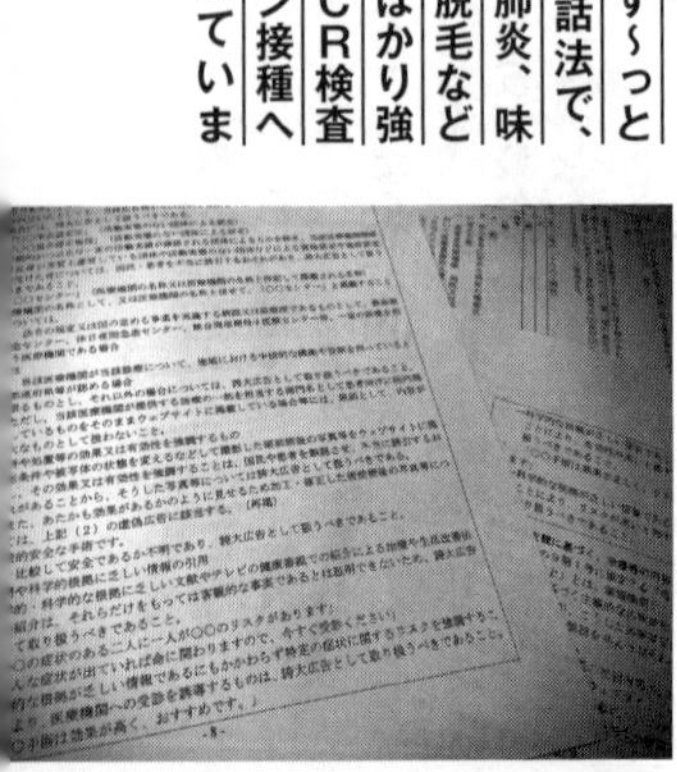

●「○○手術は効果が高く、おすすめです」

科学的な根拠が乏しい情報であるにもかかわらず、特定の手術や処置等の有効性を強調することにより、有効性が高いと称する手術等の実施へ誘導するものは、誇大広告として取り扱う。

⇒ **人体実験中のmRNAワクチンについて、科学的な根拠が乏しい情報を基に、有効性だけを強調して、接種へと誘導しています！**

やはり「4回目接種で重症化予防効果3倍」という報道は、完全にアウトだと思う。

厚労省は、ネット上の広告やホームページについて、誇大広告の監視体制を強化したいようで、「医療機関ネットパトロール」という専門サイトを立ち上げて、「医療機関のウェブサイトに、うそや大げさな表示があったら、情報をお寄せください」と、国民に対して監視を呼び掛けている。

だが、もはや、厚労省のウェブサイトそのものが、「嘘、大げさ、まぎらわしい」の連続で、通報しなければならないという有様だ。日頃、美容整形やサプリメント、化粧品、トクホ食品などに対しては眼を光らせておいて、国のやっていることは完全に法律違反。それが今の日本なのだろう。

ワクチン賛美は、完全なる誇大広告！　JARO案件です！

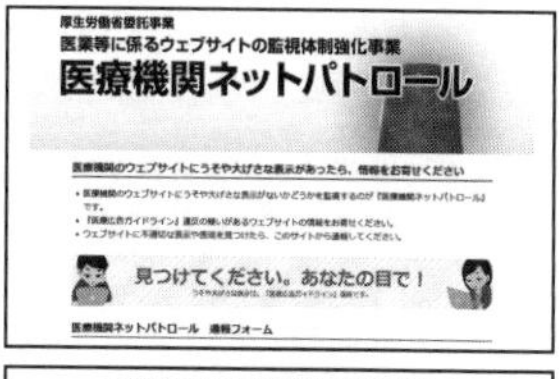

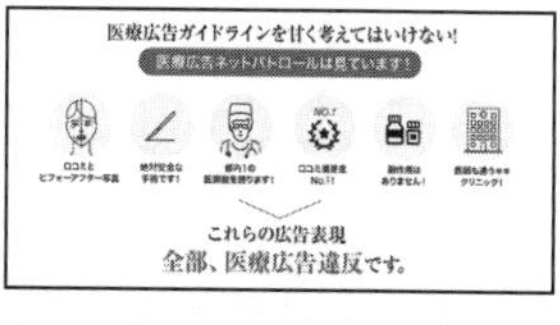

ゴーマニズム宣言 SPECIAL

05 コロナ論

最終章｜なんてったってスマホ

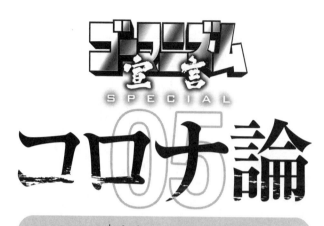

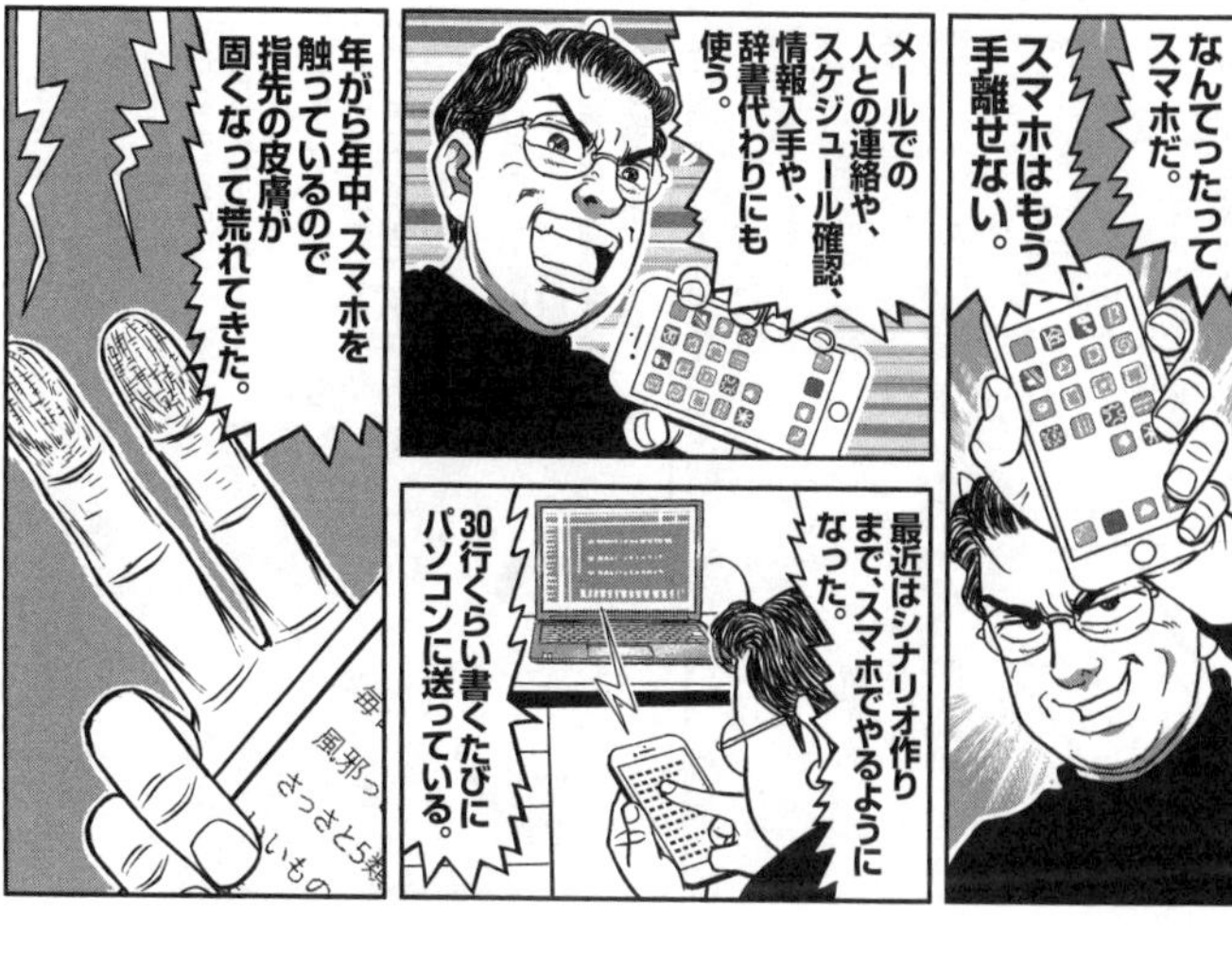
なんてったってスマホだ。
スマホはもう手離せない。
メールでの人との連絡や、スケジュール確認、情報入手や、辞書代わりにも使う。
最近はシナリオ作りまで、スマホでやるようになった。
30行くらい書くたびにパソコンに送っている。
年がら年中、スマホを触っているので指先の皮膚が固くなって荒れてきた。

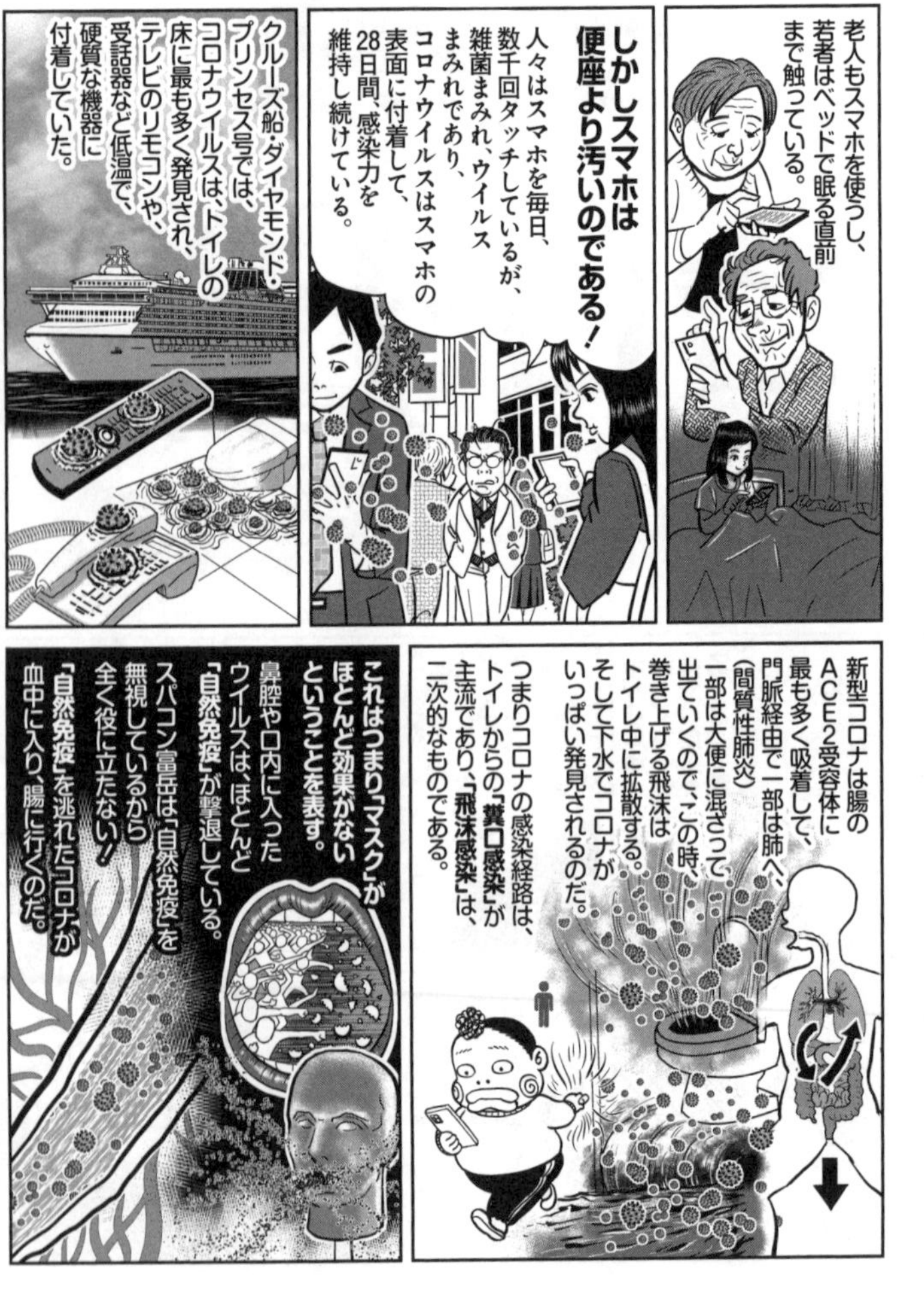
老人もスマホを使うし、
若者はベッドで眠る直前
まで触っている。

しかしスマホは便座より汚いのである！

人々はスマホを毎日、数千回タッチしているが、雑菌まみれ、ウイルスまみれであり、コロナウイルスはスマホの表面に付着して、28日間、感染力を維持し続けている。

クルーズ船・ダイヤモンド・プリンセス号では、コロナウイルスは、トイレの床に最も多く発見され、テレビのリモコンや、受話器など低温で、硬質な機器に付着していた。

新型コロナは腸のACE2受容体に最も多く吸着して、門脈経由で一部は肺へ、(間質性肺炎)一部は大便に混ざって出ていくので、この時、巻き上げる飛沫はトイレ中に拡散する。そして下水でコロナがいっぱい発見されるのだ。

つまりコロナの感染経路は、トイレからの「糞口感染」が主流であり、「飛沫感染」は、二次的なものである。

これはつまり「マスク」がほとんど効果がないということを表す。

鼻腔や口内に入ったウイルスは、ほとんど「自然免疫」が撃退している。

スパコン富岳は「自然免疫」を無視しているから全く役に立たない！

「自然免疫」を逃れたコロナが血中に入り、腸に行くのだ。

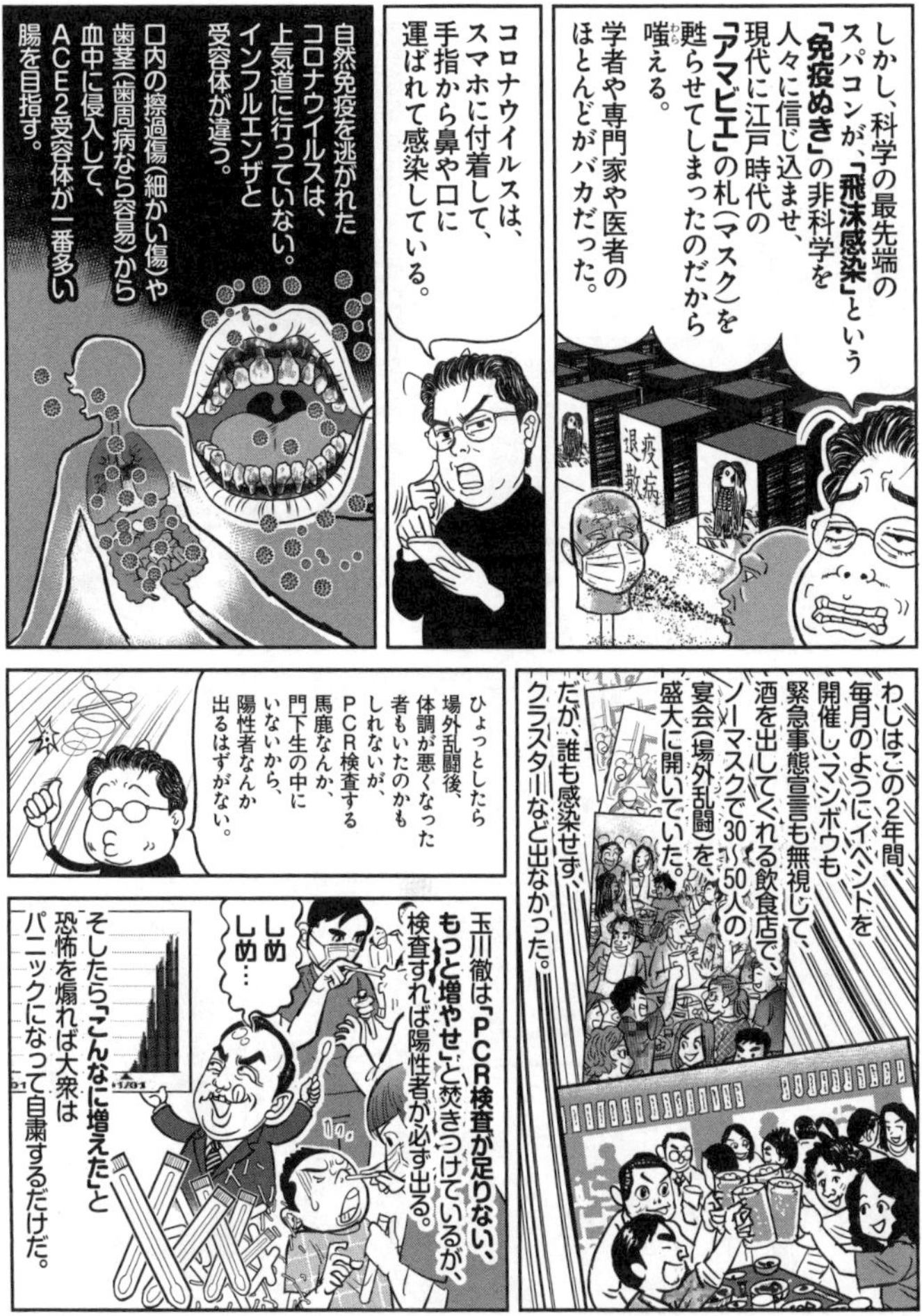
しかし、科学の最先端のスパコンが、「飛沫感染」という「免疫ぬき」の非科学を人々に信じ込ませ、現代に江戸時代の「アマビエ」の札（マスク）を甦らせてしまったのだから嗤《わら》える。

学者や専門家や医者のほとんどがバカだった。

疫病退散
コロナウイルスは、スマホに付着して、手指から鼻や口に運ばれて感染している。

自然免疫を逃がれたコロナウイルスは、上気道に行っていない。インフルエンザと受容体が違う。

口内の擦過傷（細かい傷）や歯茎（歯周病なら容易）から血中に侵入して、ACE2受容体が一番多い腸を目指す。

わしはこの2年間、毎月のようにイベントを開催し、マンボウも緊急事態宣言も無視して、酒を出してくれる飲食店で、ノーマスクで30〜50人の宴会（場外乱闘）を、盛大に開いていた。

だが、誰も感染せず、クラスターなど出なかった。

ひょっとしたら場外乱闘後、体調が悪くなった者もいたのかもしれないが、PCR検査する馬鹿なんか、門下生の中にいないから、陽性者なんか出るはずがない。

玉川徹は「PCR検査が足りない、もっと増やせ」と焚きつけているが、検査すれば陽性者が必ず出る。

しめしめ…

そしたら「こんなに増えた」と恐怖を煽れば大衆はパニックになって自粛するだけだ。

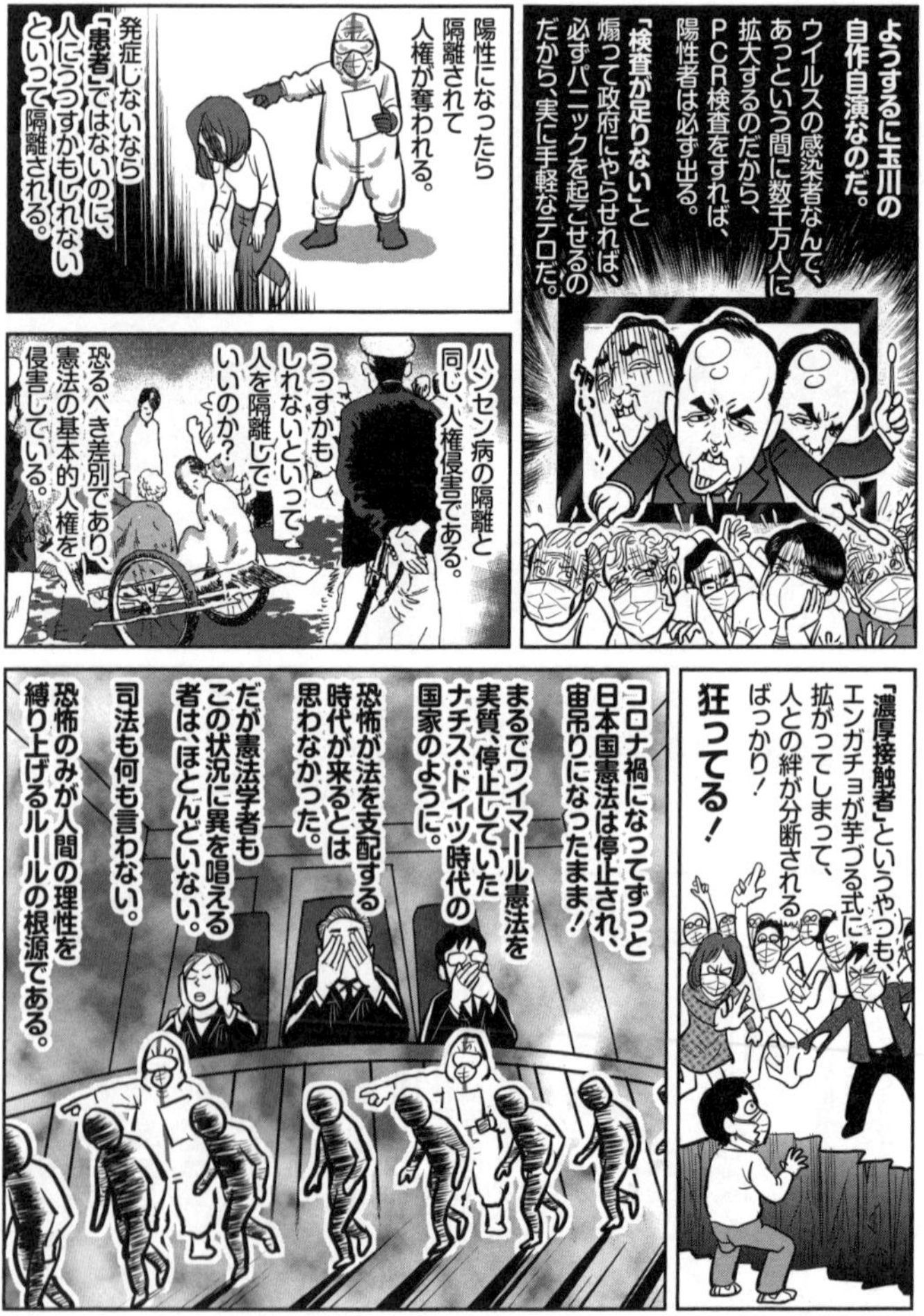

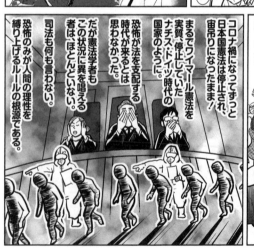

ようするに玉川の自作自演なのだ。

ウイルスの感染者なんて、あっという間に数千万人に拡大するのだから、PCR検査をすれば、陽性者は必ず出る。

「検査が足りない」と煽って政府にやらせれば、必ずパニックを起こせるのだから、実に手軽なテロだ。

陽性になったら隔離されて人権が奪われる。

発症しないなら「患者」ではないのに、人にうつすかもしれないといって隔離される。

ハンセン病の隔離と同じ、人権侵害である。

うつすかもしれないといって人を隔離していいのか？

恐るべき差別であり、憲法の基本的人権を侵害している。

「濃厚接触者」というやつも、エンガチョが芋づる式に拡がってしまって、人との絆が分断されるばっかり！

狂ってる！

コロナ禍になってずっと日本国憲法は停止され、宙吊りになったまま！

まるでワイマール憲法を実質、停止していたナチス・ドイツ時代の国家のように。

恐怖が法を支配する時代が来るとは思わなかった。

だが憲法学者もこの状況に異を唱える者は、ほとんどいない。

司法も何も言わない。

恐怖のみが人間の理性を縛り上げるルールの根源である。

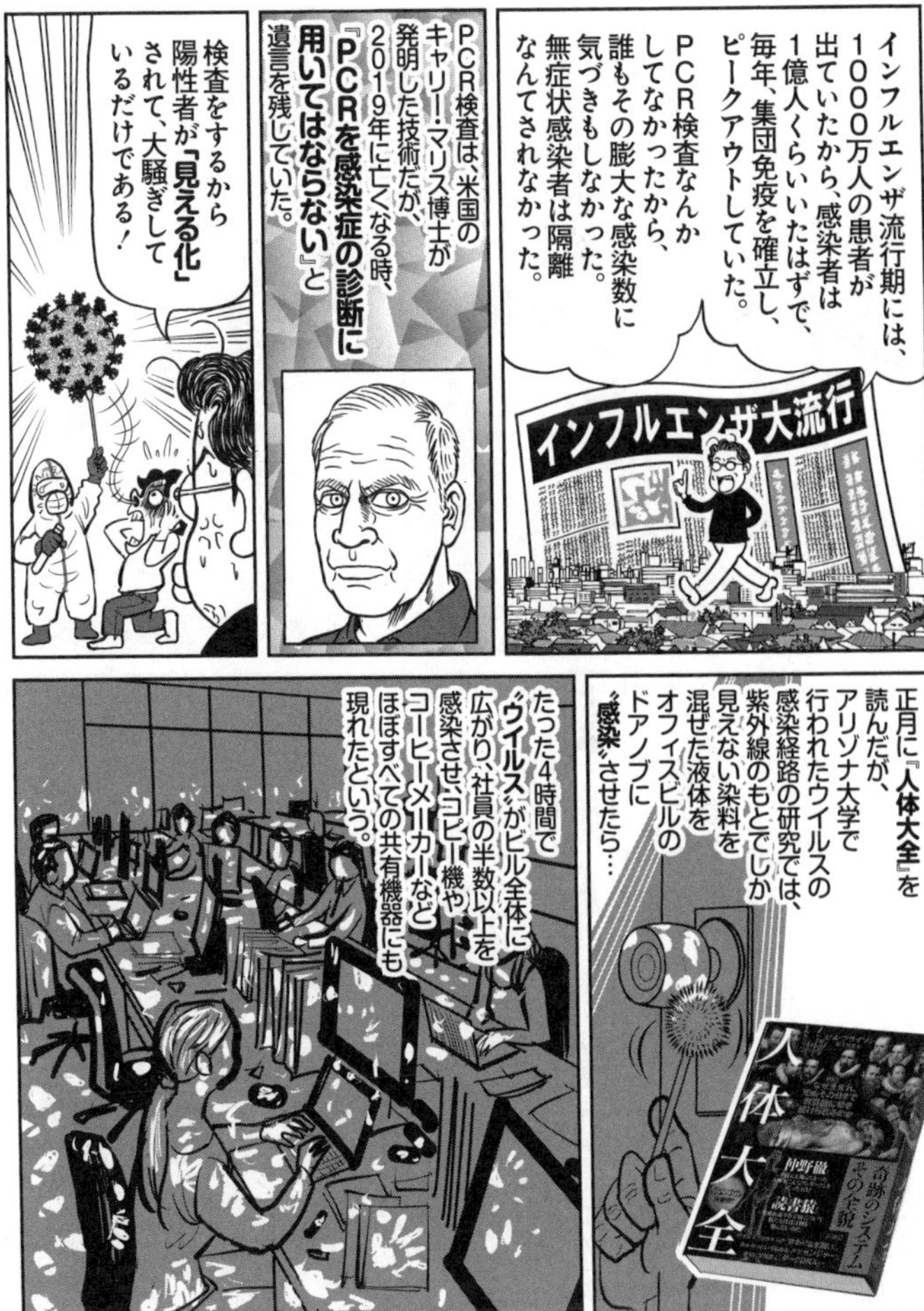
インフルエンザ流行期には、1000万人の患者が出ていたから、1億人くらいいたはずで、毎年、集団免疫を確立し、ピークアウトしていた。

PCR検査なんかしてなかったから、誰もその膨大な感染数に気づきもしなかった。無症状感染者は隔離なんてされなかった。

インフルエンザ大流行
PCR検査は、米国のキャリー・マリス博士が発明した技術だが、2019年に亡くなる時、『PCRを感染症の診断に用いてはならない』と遺言を残していた。

検査をするから陽性者が「見える化」されて、大騒ぎしているだけである！

正月に『人体大全』を読んだが、アリゾナ大学で行われたウイルスの感染経路の研究では、紫外線のもとでしか見えない染料を混ぜた液体をオフィスビルのドアノブに〝感染〟させたら…

人体大全
たった4時間で〝ウイルス〟がビル全体に広がり、社員の半数以上を感染させ、コピー機やコーヒーメーカーなどほぼすべての共有機器にも現れたという。

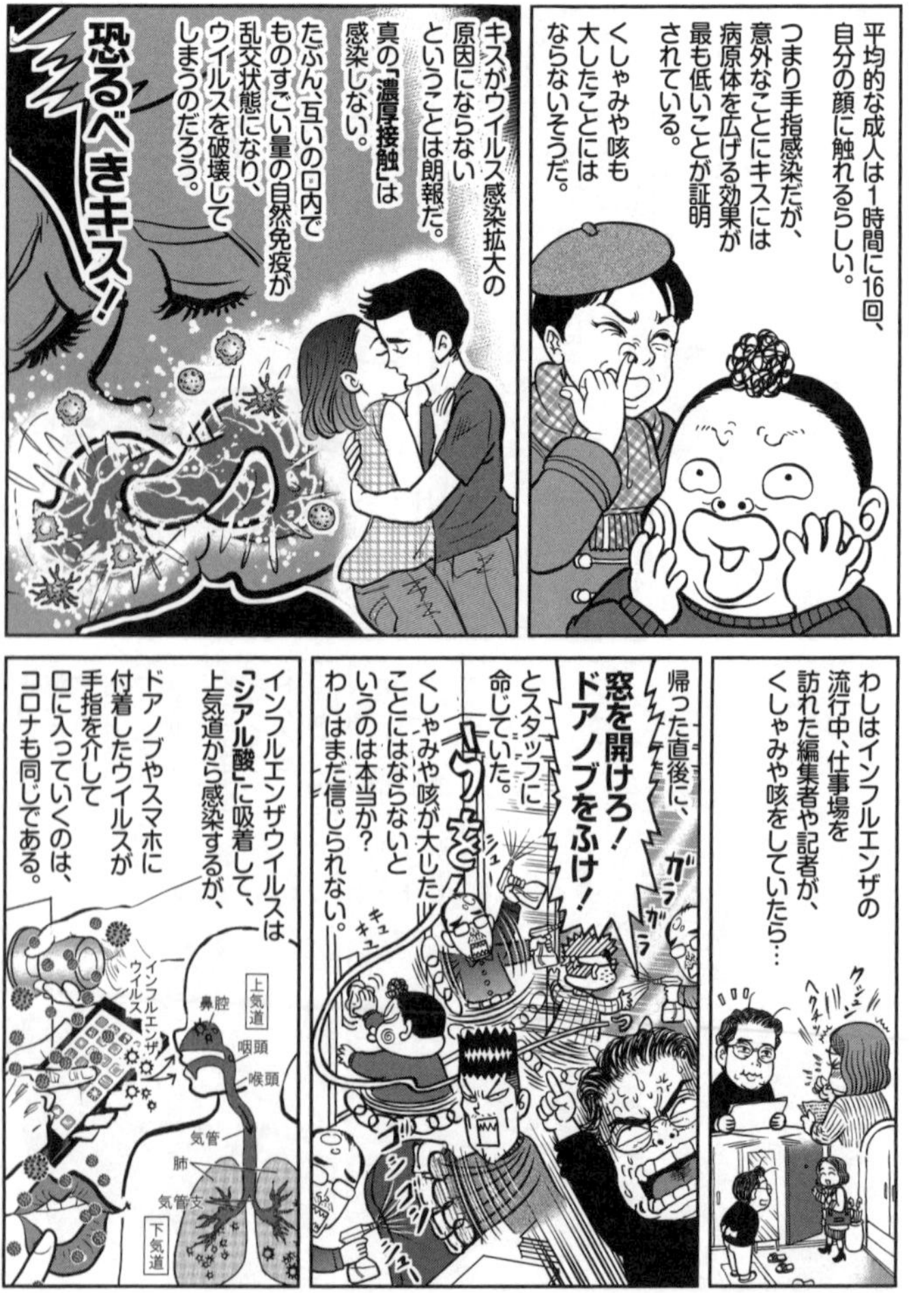

平均的な成人は1時間に16回、自分の顔に触れるらしい。
つまり手指感染だが、意外なことにキスには病原体を広げる効果が最も低いことが証明されている。
くしゃみや咳も大したことにはならないそうだ。
キスがウイルス感染拡大の原因にならないということは朗報だ。
真の「濃厚接触」は感染しない。
たぶん、互いの口内でものすごい量の自然免疫が乱交状態になり、ウイルスを破壊してしまうのだろう。
恐るべきキス!
わしはインフルエンザの流行中、仕事場を訪れた編集者や記者が、くしゃみや咳をしていたら…
クシュン
ヘクチッ
帰った直後に、
窓を開けろ! ドアノブをふけ!
とスタッフに命じていた。
ガラ ガラ
くしゃみや咳が大したことにはならないというのは本当か? わしはまだ信じられない。
インフルエンザウイルスは「シアル酸」に吸着して、上気道から感染するが、
ドアノブやスマホに付着したウイルスが手指を介して口に入っていくのは、コロナも同じである。
インフルエンザウイルス
上気道
鼻腔
咽頭
喉頭
気管
肺
気管支
下気道

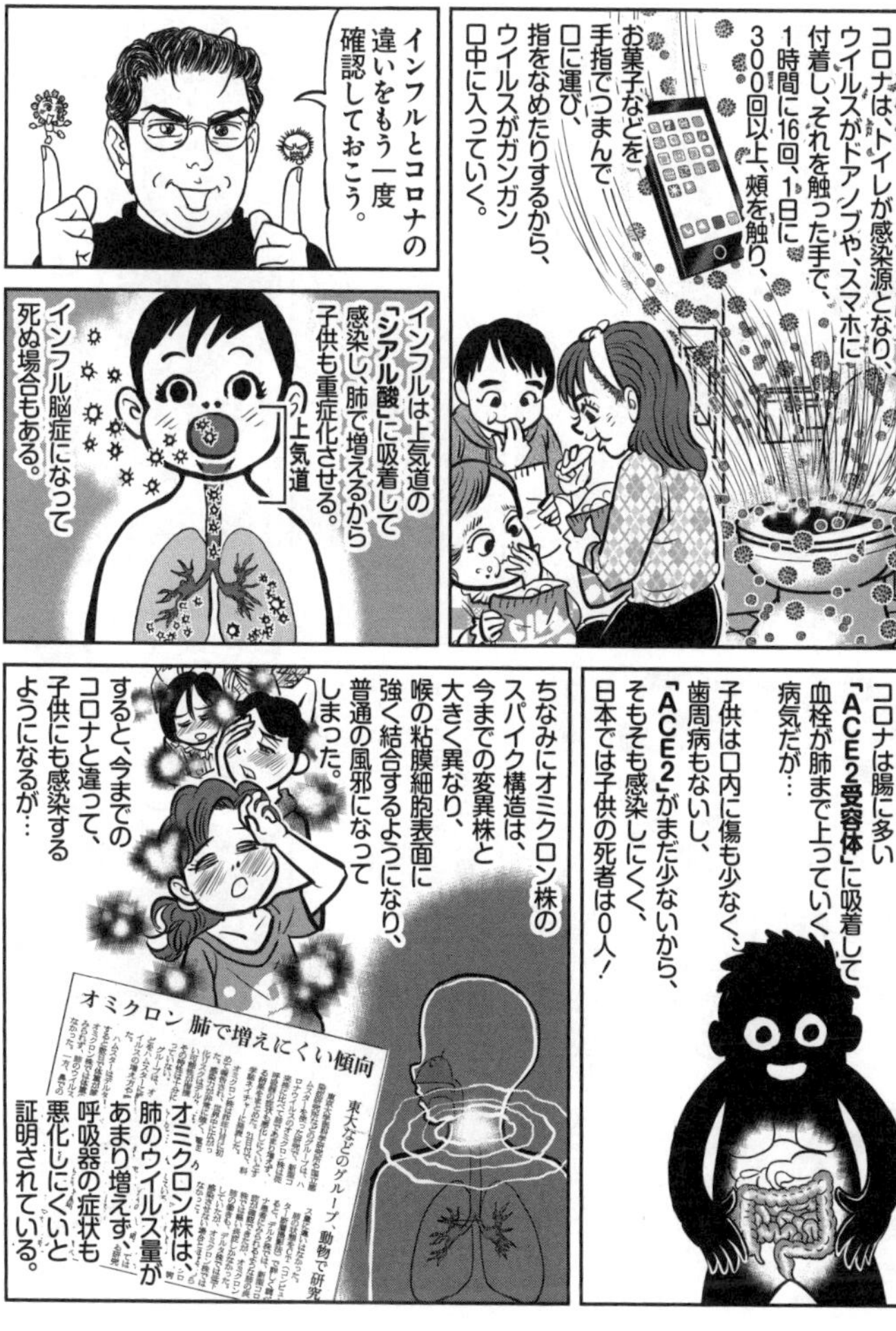
コロナは、トイレが感染源となり、ウイルスがドアノブや、スマホに付着し、それを触った手で、1時間に16回、1日に300回以上、頬を触り、お菓子などを手指でつまんで口に運び、指をなめたりするから、ウイルスがガンガン口中に入っていく。

インフルとコロナの違いをもう一度確認しておこう。

インフルは上気道の「シアル酸」に吸着して感染し、肺で増えるから子供も重症化させる。

上気道
インフル脳症になって死ぬ場合もある。

コロナは腸に多い「ACE2受容体」に吸着して血栓が肺まで上っていく病気だが…

子供は口内に傷も少なく、歯周病もないし、「ACE2」がまだ少ないから、そもそも感染しにくく、日本では子供の死者は0人！

ちなみにオミクロン株のスパイク構造は、今までの変異株と大きく異なり、喉の粘膜細胞表面に強く結合するようになり、普通の風邪になってしまった。

すると、今までのコロナと違って、子供にも感染するようになるが…

オミクロン　肺で増えにくい傾向
東大などのグループ、動物で研究
オミクロン株は、肺のウイルス量があまり増えず、呼吸器の症状も悪化しにくいと証明されている。

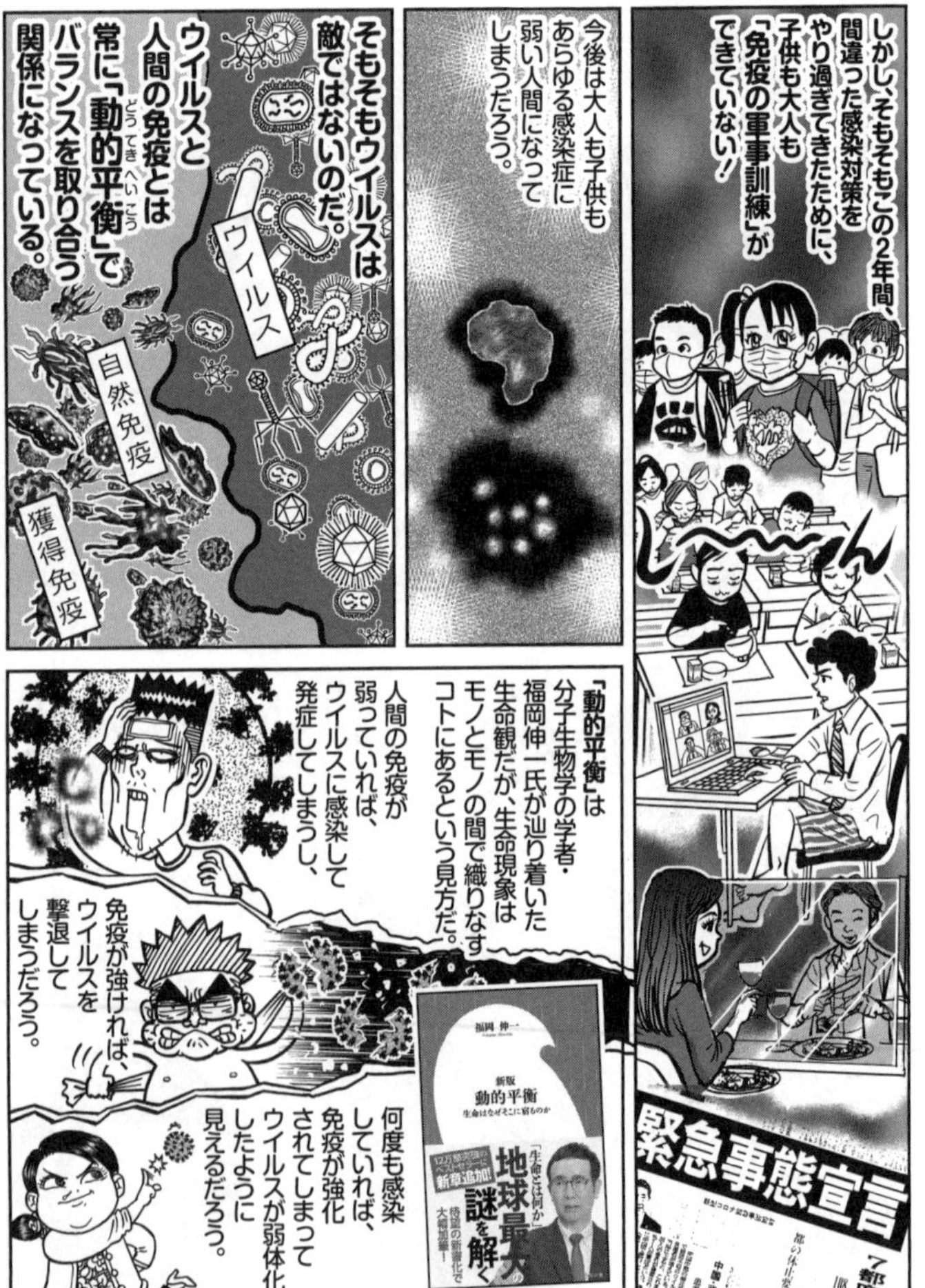
しかし、そもそもこの2年間、
間違った感染対策を
やり過ぎてきたために、
子供も大人も
「免疫の軍事訓練」が
できていない！
今後は大人も子供も
あらゆる感染症に
弱い人間になって
しまうだろう。
そもそもウイルスは
敵ではないのだ。
ウイルス
自然免疫
獲得免疫
ウイルスと
人間の免疫とは
常に「動的平衡《どうてきへいこう》」で
バランスを取り合う
関係になっている。
緊急事態宣言
「動的平衡」は
分子生物学の学者・
福岡伸一氏が辿り着いた
生命観だが、生命現象は
モノとモノの間で織りなす
コトにあるという見方だ。
人間の免疫が
弱っていれば、
ウイルスに感染して
発症してしまうし、
免疫が強ければ、
ウイルスを
撃退して
しまうだろう。
福岡 伸一
新版
動的平衡
生命はなぜそこに宿るのか
新章追加!
「生命とは何か」
地球最大の
謎を解く
何度も感染
していれば、
免疫が強化
されてしまって
ウイルスが弱体化
したように
見えるだろう。

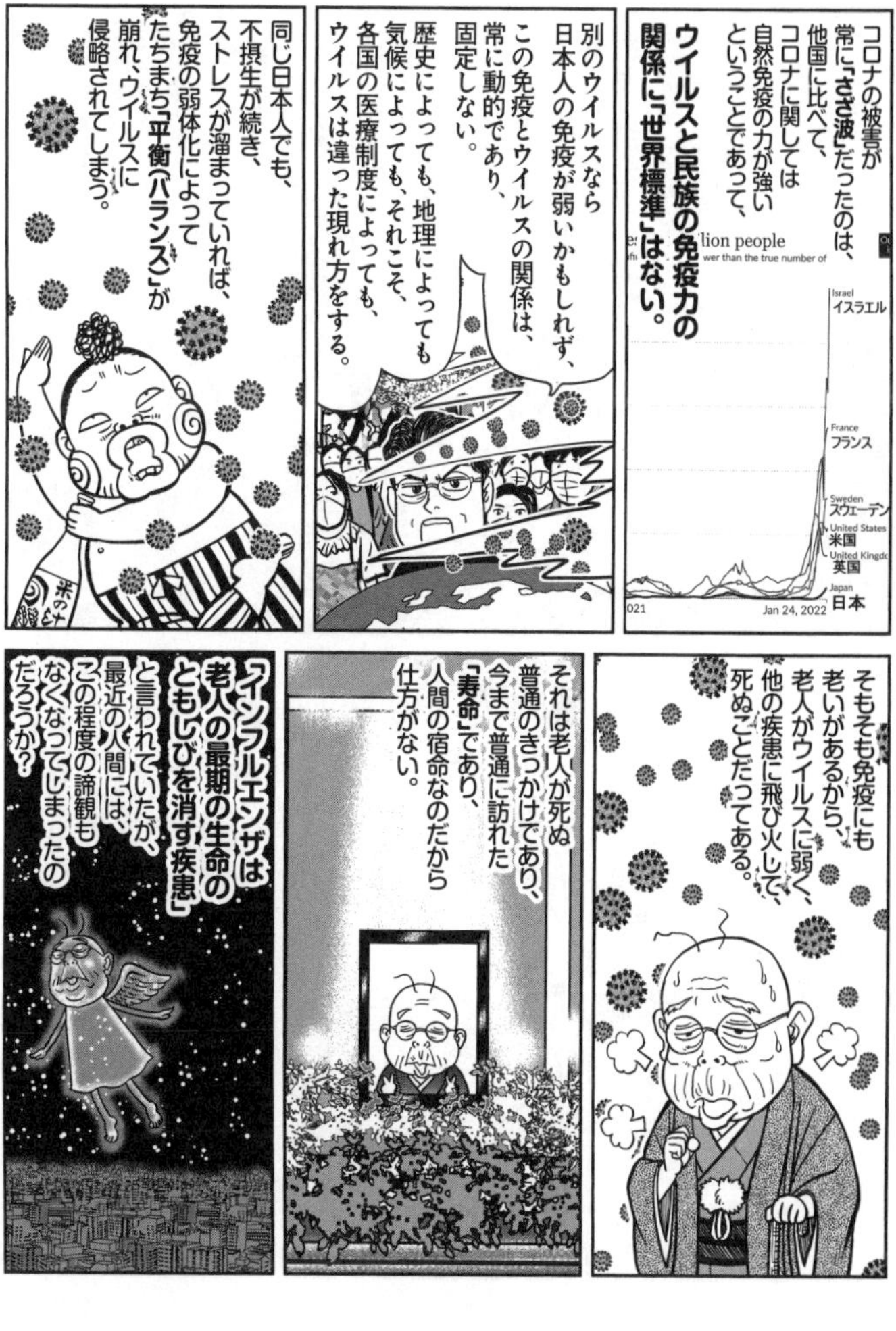

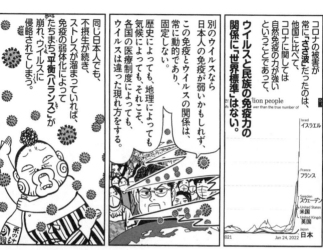

コロナの被害が
常に「さざ波」だったのは、
他国に比べて、
コロナに関しては
自然免疫の力が強い
ということであって、
ウイルスと民族の免疫力の
関係に「世界標準」はない。
lion people
wer than the true number of
Israel
イスラエル
France
フランス
Sweden
スウェーデン
United States
米国
英国
Japan
日本
2021
Jan 24, 2022
別のウイルスなら
日本人の免疫が弱いかもしれず、
この免疫とウイルスの関係は、
常に動的であり、
固定しない。
歴史によっても、地理によっても
気候によっても、それこそ、
各国の医療制度によっても、
ウイルスは違った現れ方をする。
同じ日本人でも、
不摂生が続き、
ストレスが溜まっていれば、
免疫の弱体化によって
たちまち「平衡(バランス)」が
崩れ、ウイルスに
侵略されてしまう。
そもそも免疫にも
老いがあるから、
老人がウイルスに弱く、
他の疾患に飛び火して、
死ぬことだってある。
それは老人が死ぬ
普通のきっかけであり、
今まで普通に訪れた
「寿命」であり、
人間の宿命なのだから
仕方がない。
「インフルエンザは
老人の最期の生命の
ともしびを消す疾患」
と言われていたが、
最近の人間には、
この程度の諦観も
なくなってしまったの
だろうか?

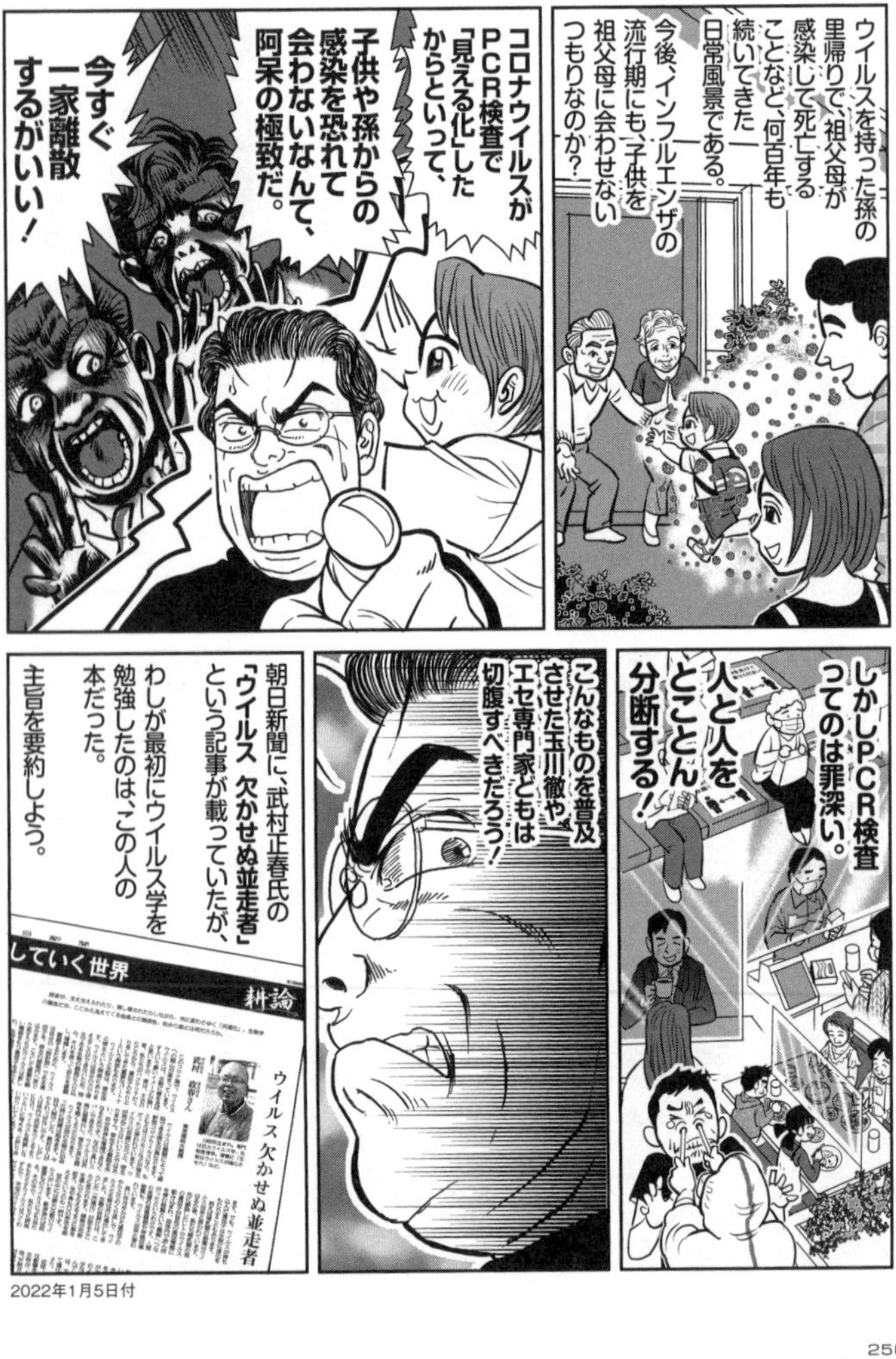
ウイルスを持った孫の里帰りで、祖父母が感染して死亡することなど、何百年も続いてきた日常風景である。
今後、インフルエンザの流行期にも、子供を祖父母に会わせないつもりなのか？
コロナウイルスがPCR検査で「見える化」したからといって、
子供や孫からの感染を恐れて会わないなんて、阿呆の極致だ。
今すぐ一家離散するがいい！
しかしPCR検査ってのは罪深い。
人と人をとことん分断する！
こんなものを普及させた玉川徹やエセ専門家どもは切腹すべきだろう！
朝日新聞に、武村正春氏の「ウイルス 欠かせぬ並走者」という記事が載っていたが、
わしが最初にウイルス学を勉強したのは、この人の本だった。
主旨を要約しよう。
していく世界
耕論
ウイルス 欠かせぬ並走者
2022年1月5日付

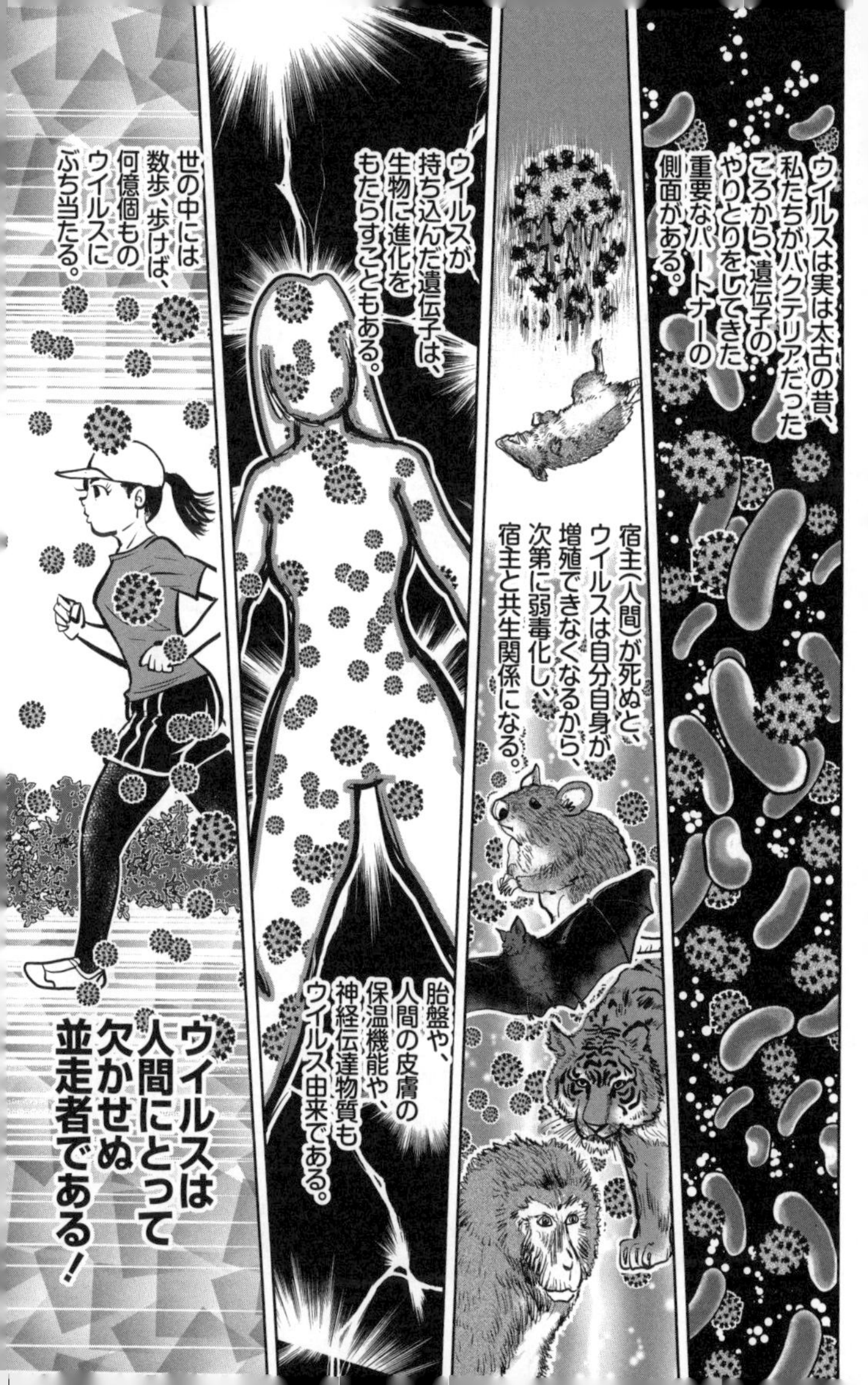
ウイルスは実は太古の昔、私たちがバクテリアだったころから、遺伝子のやりとりをしてきた重要なパートナーの側面がある。

宿主(人間)が死ぬと、ウイルスは自分自身が増殖できなくなるから、次第に弱毒化し、宿主と共生関係になる。

ウイルスが持ち込んだ遺伝子は、生物に進化をもたらすこともある。

胎盤や、人間の皮膚の保温機能や、神経伝達物質もウイルス由来である。

世の中には数歩、歩けば、何億個ものウイルスにぶち当たる。

ウイルスは人間にとって欠かせぬ並走者である!

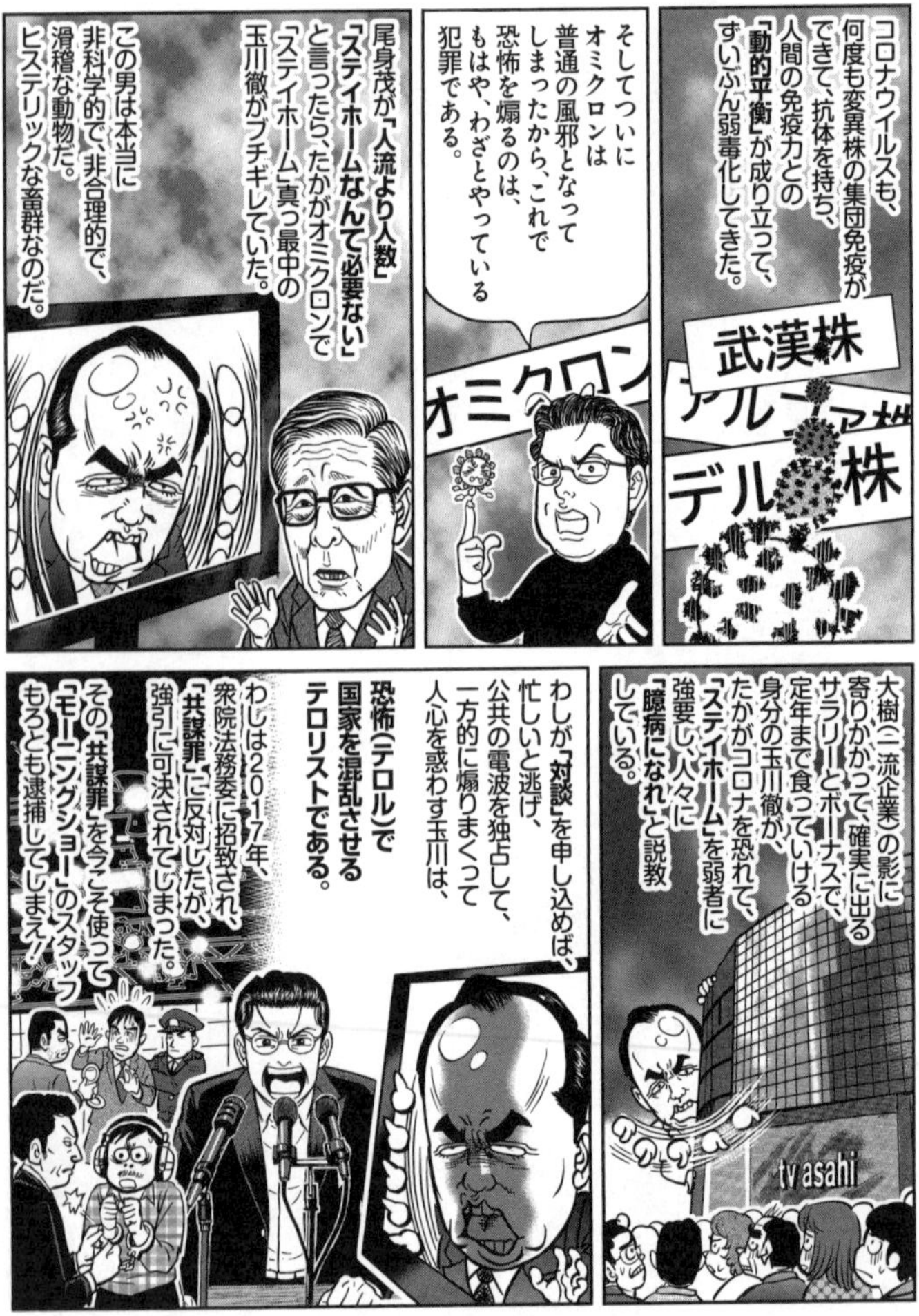
コロナウイルスも、何度も変異株の集団免疫ができて、抗体を持ち、人間の免疫力との「動的平衡」が成り立って、ずいぶん弱毒化してきた。
武漢株
そしてついにオミクロンは普通の風邪となってしまったから、これで恐怖を煽るのは、もはや、わざとやっている犯罪である。
オミクロン
尾身茂が「人流より人数」「ステイホームなんて必要ない」と言ったら、たかがオミクロンで「ステイホーム」真っ最中の玉川徹がブチギレていた。
この男は本当に非科学的で、非合理的で、滑稽な動物だ。ヒステリックな畜群なのだ。
大樹（一流企業）の影に寄りかかって、確実に出るサラリーとボーナスで、定年まで食っていける身分の玉川徹が、たかがコロナを恐れて、「ステイホーム」を弱者に強要し、人々に「臆病になれ」と説教している。
tv asahi
わしが「対談」を申し込めば、忙しいと逃げ、公共の電波を独占して、一方的に煽りまくって人心を惑わす玉川は、
恐怖（テロル）で国家を混乱させるテロリストである。
わしは2017年、衆院法務委に招致され、「共謀罪」に反対したが、強引に可決されてしまった。
その「共謀罪」を今こそ使って「モーニングショー」のスタッフもろとも逮捕してしまえ！

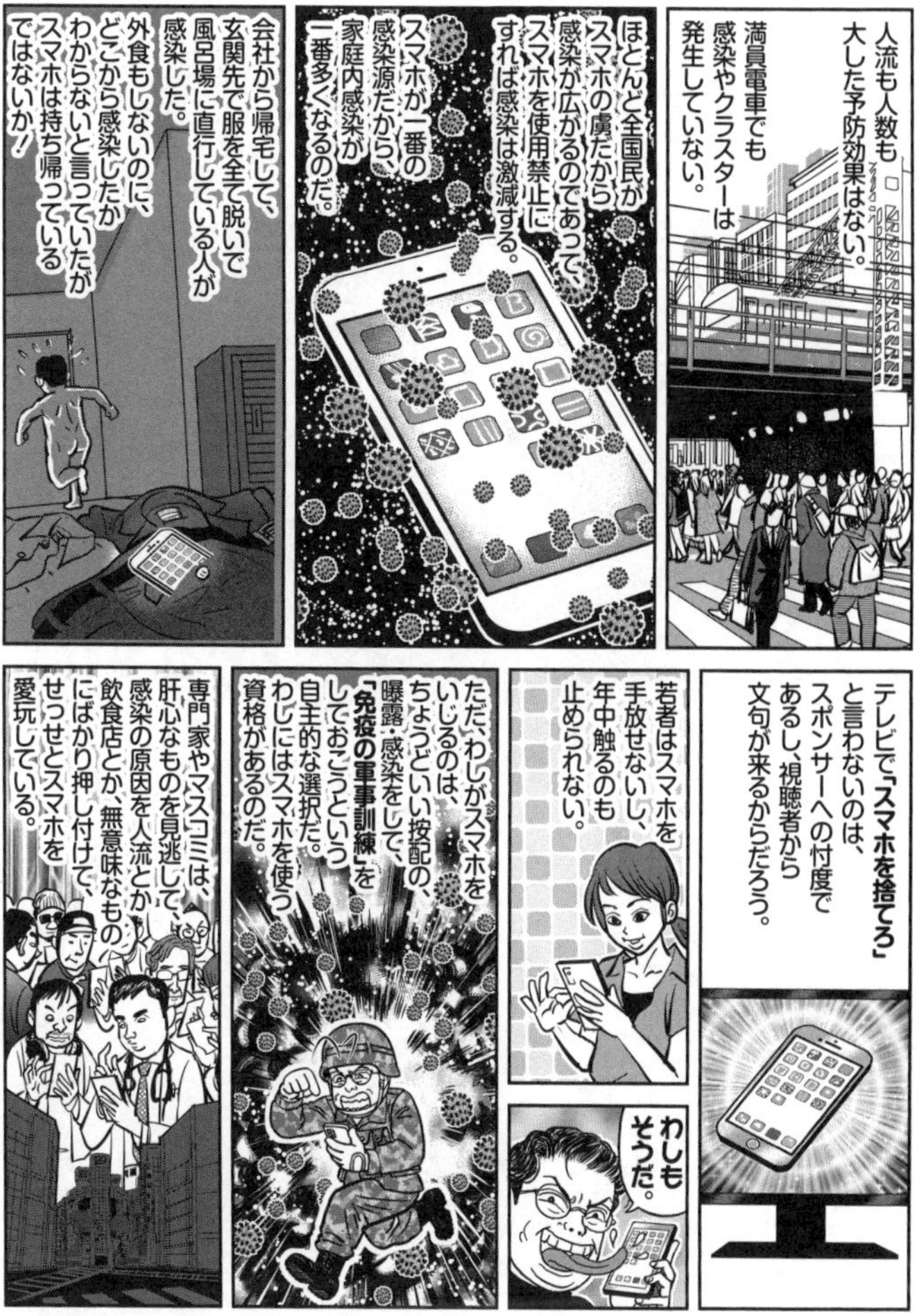
人流も人数も
大した予防効果はない。
満員電車でも
感染やクラスターは
発生していない。
ほとんど全国民が
スマホの虜だから
感染が広がるのであって、
スマホを使用禁止に
すれば感染は激減する。
スマホが一番の
感染源だから、
家庭内感染が
一番多くなるのだ。
会社から帰宅して、
玄関先で服を全て脱いで
風呂場に直行している人が
感染した。
外食もしないのに、
どこから感染したか
わからないと言っていたが
スマホは持ち帰っている
ではないか！
テレビで「スマホを捨てろ」
と言わないのは、
スポンサーへの忖度で
あるし、視聴者から
文句が来るからだろう。
若者はスマホを
手放せないし、
年中触るのも
止められない。
わしも
そうだ。
ただ、わしがスマホを
いじるのは、
ちょうどいい按配の、
曝露・感染をして、
「免疫の軍事訓練」を
しておこうという
自主的な選択だ。
わしにはスマホを使う
資格があるのだ。
専門家やマスコミは、
肝心なものを見逃して、
感染の原因を人流とか
飲食店とか、無意味なもの
にばかり押し付けて、
せっせとスマホを
愛玩している。

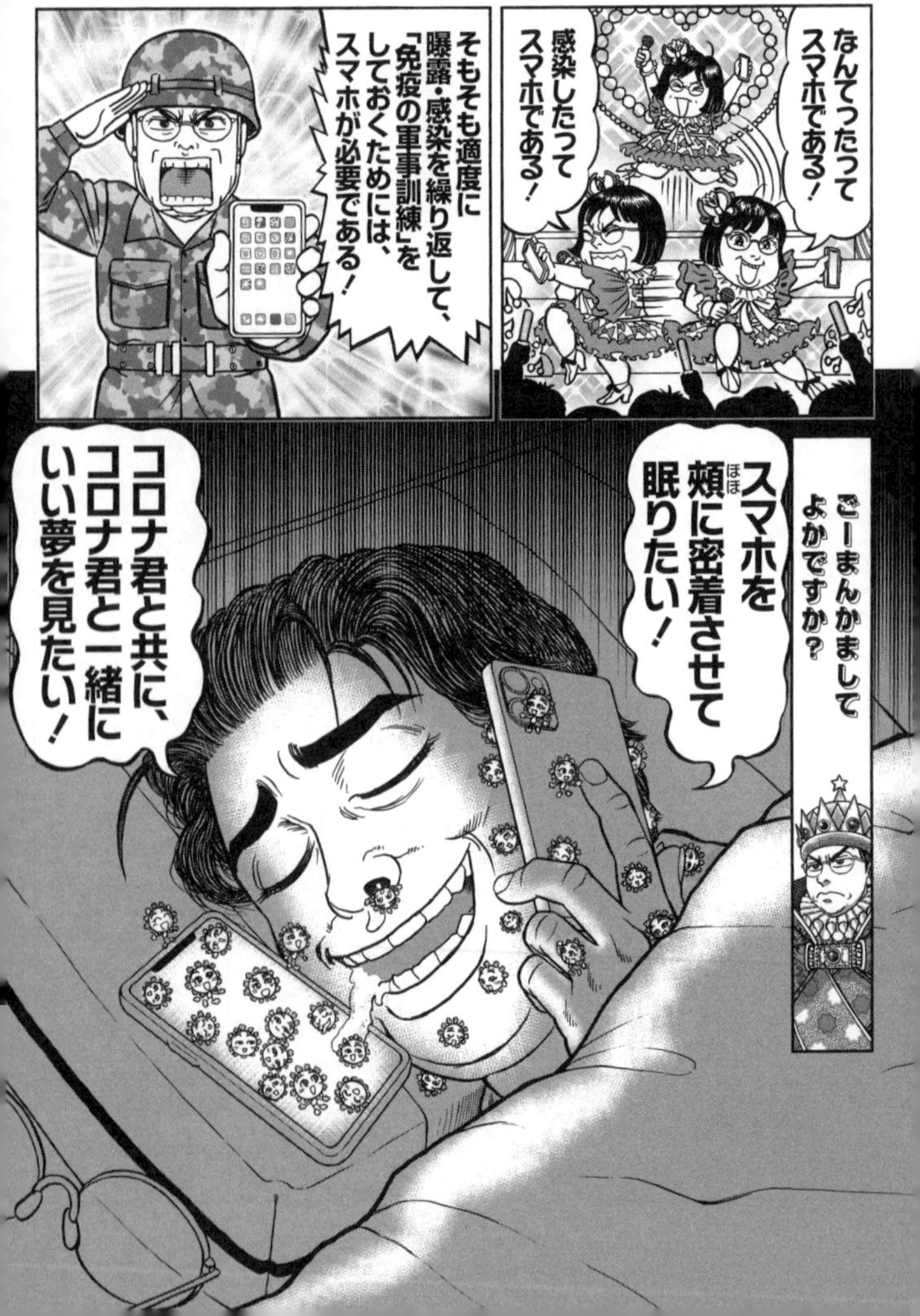
なんてったってスマホである！

感染したってスマホである！

そもそも適度に曝露・感染を繰り返して、「免疫の軍事訓練」をしておくためには、スマホが必要である！

ごーまんかましてよかですか？

スマホを頬《ほほ》に密着させて眠りたい！

コロナ君と共に、コロナ君と一緒にいい夢を見たい！

読者からの副反応報告

ワクチン接種後の死亡者が１４００人を超えた。ワクチンの副反応による重大な後遺症がSNSなどを通じてこれだけ数多く訴えられているにもかかわらず、それら声なき声に、政治家も、専門家も、そしてメディアも、耳を傾けようとはせず、今も黙殺し続けている……。コロナワクチンを巡って、実際に我われの周囲では今、何が起きているのか？　今回、『コロナ論』シリーズの読者から寄せられた悲痛な声をピックアップした。

読者からの副反応報告

現状で、コロナワクチンが子供(大人も)にとってデメリットしかないことは承知してます。

私は自衛官です。妻は看護師で、8歳の娘と6歳の息子がいます。


この1年以上もの間、コロナ脳の妻とはコロナやワクチンの話で喧嘩ばかりです。

そこで、この年末休暇の帰省を利用して妻のお父さんも自宅に呼んで、いろいろな資料やデータとこれまでに学んだ知識をフル総動員して説得を試みました。

(中略)

ワクチンのデメリットは理解してくれて、現状、子供たちに打つことは保留中です。

しかしながら、妻は今後子供たちが学校で接種の有無を理由にいじめや差別が考えられる場合には打つと言ってます。

義父も同意見で、いじめや差別されないためにワクチン打つべきだと言い、あろうことか、接種して子供が死んだとしてもしょうがないということです。

妻もそのようです。

つまり、周りの空気や多数派の意見でどうするか考えるということで、親としての倫理がない状況です。

(中略)

実は子供たちへの接種でギクシャクしている家庭は他にもあるのではないでしょうか。

ワクチンが絡む家庭の問題は非常に難しいと思います。


初めてこのようなお便りを送付させていただきます。

学生時代から、脱正義論、戦争論等を拝読し、特に台湾論には衝撃を受けました。

わしズムも全巻購入しましたが、自身の年齢も50歳近くになり、最近は先生の創作意欲に追従できず、ブログを拝見させていただくにとどまる中途半端な読者ですが、コロナ論を読んでいたにもかかわらず2回目のコロナワクチンを接種してから、なんとも形容できない、確かにワクチンの影響によるものなのか自分でもわからない、微妙な倦怠感に悩まされており、子供への接種を反対する立場から、コロナ論への賛同を匿名ながら、また乱文で恐縮ですが送付いたします。


1年前の第4波の際、ある宿泊療養施設の内部を見る機会がありましたが、陽性者の方はとてもお元気でいらっしゃいました。

若い方はお弁当を2個食べられる等、とても病人とは思えず、2週間も個室にいるのなら、内職か陽性者専用の工場等でできるバイトでもやってもらったほうがよいぐらいに思いました。

インフルエンザのほうが明らかに危険です。


また、感染抑止対策とはいえ、あんなに元気な人のために、大きなホテルを何日も公費で借り上げるのは、予算配分から見ても明らかにやり過ぎですし、そこに配属される看護師も疲弊してしまい、疲弊するがゆえに、私から見れば過度に完璧な医療物品の配備を求めてまた予算を使うという、悪循環に陥っているように感じました。


ワクチン接種が進んでいるのですから、もう無症状者を2週間も隔離する必要はないはずですし、陽性になってもあんなに元気ならば、それほど恐れる必要はありません。

特に若い方はワクチン等必要ありません。

不思議なことに、宿泊療養者の症状を対象とした研究や調査の類いもまったく行われていないように思います。

せっかく莫大な予算を投じて無症状の健康な陽性者がホテルに集められていたのですから、ファクターXを解明する研究を国をあげて実施してほしかったです。

（後略）


いつもYouTubeを拝聴しております。

私は、福岡県にあります大学病院で事務職として働いております、25歳の社会人です。


私は、この新型コロナウイルス（騒動）が始まってから、一貫して、客観的なデータと人間としての倫理観をもって観察してきました。

勤務先が大学病院ということもありそれなりに、感染者も入院してきますが、どう考えてもすべての対策を異常なまでにやり過ぎだと思ってきました。


そんなとき、小林よしのり先生のYouTubeチャンネルと出会い、あ、やっぱりこの感覚は間違ってないんだと確信しました。

だから、職場の多くの職員がワクチンを接種しようとも、私は打ちませんでした。


私も、先生の動画を人に勧めたりしていて、少しずつ目を覚まし始めた人もいます。

だから、何度YouTubeから削除されようとも小林先生には、動画をアップし続けてほしい、そう心から願っております。

1日も早くコロナ騒動が終わり、マスクやソーシャルディスタンスが、まったく無意味だと皆さんが気がつく日が来るよう、私も信念を持っていきたいと思います。


よしりん先生、こんにちは。中1、小1の母です。

学校でのマスクの着用をやめさせるにはどうしたらよいのでしょうか?

小1の娘はマスクが苦しいと言っていますが、外していると先生やクラスメートに注意されるそうです。

鬼ごっこが大好きな元気で明るい子ですが、昼休みは教室でお絵描きしたり折り紙したり静かに過ごすそうです。

クラスの中は泣く子が多いし、泣きやまないし、イライラして当たってくる子が多いようです。


娘も宿題をやっていると、イライラすると言うことがあります。

お姉ちゃんのときにはそんなことはありませんでした。

昨日は頭が痛いと言いました。


いつまでマスク生活が続くのか。もう子供たちは限界です。

コロナ論4拝読しました。私は40代女性です。


コロナワクチンを接種したことを後悔しています。

2021年6月にファイザー社製のコロナワクチンを2回接種済み。

1回目の接種後に37℃の微熱と倦怠感があり、2回目接種後には、38℃の熱と吐き気、倦怠感で2日間仕事を休みました。


2021年10月に職場の健康診断があり、11月に心電図で不整脈があることがわかり要精密検査とのことで、循環器内科を受診しました。

ホルター心電図で1日の不整脈を測ったら、1万回ほどありました。


昨年までは、健康診断結果に洞性徐脈と書かれていましたが、心臓には既往歴ありません。

コロナワクチンとの因果関係を調べたいです。


余談ですが、2021年11月30日、肩関節周辺炎が酷く、整形外科で肩に痛み止めと抗生物質を混ぜたものを筋肉注射してもらったら、直後に吐き気、倦怠感、目眩、手指の痺れがあり、しばらくベッドで休んでから、帰宅しました。

自分の身体の中で何が起きているのか知りたいです。

担当の医師に症状を訴えましたが、整形外科の権威のある先生らしくて、「10mmにも満たない痛み止めを注入して、指が痺れることはあり得ない」と全否定されました。

目の前の患者の訴えを無視されて悲しかったし、肩の痛みより辛い症状が出て、注射の意味があったのか、疑問です。


久しぶりにゴー宣購入。

コロナについて、やっと本当のことを教えてもらったと安心しました。


私は自分には合わないなとワクチン接種はしてません。

以前娘が子宮頸がんワクチン接種で大変な目に遭い、幸い後遺症はなかったものの、医者や保健所に問い合わせても、相手にされず。

その後、ニュースで、後遺症で意識不明になった女の子が報道されていて、本当に酷いことが起こっていたと愕然。

なぜ、キャンペーンで当時の中学生に打たせたのかと、今も腹立たしいです。

私は基本、インフルのワクチン接種もしませんし、子供にもさせませんが、この子宮頸がんをなぜさせたか。

娘がみんな打ってるのに! と、その言葉に負けました。悲しい。


これからはもっと冷静に、コロナ差別はおしまいに!

マスクより息苦しいです。


よしりん先生。いろいろな先生の著書、拝読させていただいております!

その中でもコロナ論はみんなにお勧めしたい一冊です。


私事ですが、フィリピンのマニラに2020年4月まで主人について駐在してましたがコロナにより本帰国となりました。

私自身、当初からコロナの致死率は、黄色人種は欧米人と比べて低いことは気がついてましたが、ロックダウンが始まるや否や、日本人が通院するような診療施設は一時的に閉鎖されたり、受け入れができない状況になりました。

それにより、コロナ以外の病気に罹った場合の対処法がなくなりました。

フィリピンは、コロナよりも大変な状況になるデング、マラリア、アメーバ、結核、狂犬病などがあるのに……さらに経済活動が止まることで、みるみる治安も悪くなりました。


ロックダウンによる閉鎖感(軍による主な道路の封鎖や、スポーツをしている人々の連行もありました)に心は限界に達し、子育てをできる状況ではなくなりました。

幸い、日本への一時退避を主人の会社が提案してくれたことにより、最悪の状態を避けられましたが、あのまま残っていたらと思うとゾッとします。

よしりん先生は、こう言った状況を経験していらっしゃらないにもかかわらず、コロナ禍における日本の全体主義はおかしいと啓蒙しておられます。


コロナが恐いんじゃない、コロナを通した、集団圧力が一番恐い!

先生のコロナ論で、確信に変わりました。

それと、フィリピンでの生活で戦争論が役に立ちました!

こちらもありがとうございました!


初めまして。30代になりたての0歳児の母です。

私の父は開業医で、町医者として小さなクリニックですが真面目に25年余りやってきました。

コロナ論、3巻とも拝読しました。

この本との出会いも父の勧めからだったのですが、我われの終始思っていることをこうも痛快かつ論理的に代弁してくれて胸のすく思いです。


コロナのバカ騒ぎが始まった当初から、コロナ論に書かれていることは父の主張していたことと瓜真っ二つで、私が自分なりに考えていることともまったく一致しているからです。

医者が(並の思考力のある一般人でも)少し考えればわかるはずなのにもかかわらず、なんと地元の医師会の中でもコロナの指定感染症2類扱いおよび前代未聞のmRNAワクチンの危険性について真実を訴える(もしくは見解を表に出そうとする)人は父以外誰一人いないというのです!

父はこの現状や日々メディアを妄信する自分の患者達の対応などからストレスが限界を超えかけ、一瞬、いっそもう思考停止して連日くるワクチン接種の応援依頼に応じたほうが楽なのではないかという考えまで頭をよぎったそうです。

そんなとき、よしりんの本に出会い、信念を曲げてはならぬと奮い立つことができたようです。


私たちは味方です。勇気を出してくれて本当にありがとう。

私も人生これからという0歳の息子がいて、妊娠中からずっと食べ物や与えるものに神経をとがらせてきたので、親が手塩にかけて育てた子に謎の遺伝子ワクチンを平気で打つまでに日本人は自分の頭で考える力を失ってしまったのかと、失望を通り越して呆れ果てる日々です。

私はもともとマスクが大嫌いですが、毎日息子と散歩していても、見る顔すべて白く覆われていて気色が悪いです。

こんな狂った世の中で大切な息子が育っていくなんて絶対いや。

一刻も早く終わらせなければ。


長くなりましたが、父ともども本当に応援しています！

小林先生の作品を毎回楽しみにしているファンの者です。


コロナワクチンについて、私は8月まで福岡県の大学病院で働いていましたが、職員の優先接種の副作用が多数発生しておりずっと心配していました（私は接種しないまま8月に退職しました）。

数日にわたる40℃近い熱などで苦しんだ者が多く、受けたくないとハッキリ口にする者も多数でした。


65歳以上の優先接種で、大学でワクチン接種を済ませた老人が2、3日後に副作用で再来院し、1か月の長期入院に及んだという本末転倒のケースにも数件遭遇しています。

私の知人の70歳女性は、ワクチン接種翌日に副作用で血圧が210〜60と乱れ意識がおかしくなり、搬送先のかかりつけ医の処置室で意識を失い、大学病院へ緊急搬送となりました。

大動脈損傷の手術を受け、奇跡的に命を取りとめました。

しかし、もし大動脈が破れていれば死んでいたはずです。


かかりつけ医は、ワクチンの副作用と断言しており、おそらく似た事例が頻発しているのだと思います。このような本当の現場の声が黙殺されているのです。

先生のブログに書いてある通り、ワクチンの副作用についてゴー宣で取り上げて頂くことが、若者や子供たちの人生を救うことになると思います。

私も周りの人間には、ワクチンは打つなゴー宣を読め!と常々伝えています。


何も期待できない世の中ですが、ゴー宣を片手に私も頑張っています。

先生のご活躍に期待しております。


………………………………………………………………


いつも作品を拝読しています。

私の息子(16)は陸上自衛隊高等工科学校に昨年から入っているのですが、昨年12月15日に同じ学年のカヌー部の子が突然死しました。

学校からの説明によると「部活中にカヌーから落ち、
背中の痛みを訴えたので入院させたが翌日、突然亡くなった」とのことです。

息子から聞いた死因は「大動脈瘤解離」。

看護師の妻曰く、壮健な少年がなるようなものではないとのこと。

当校は自衛隊の一部ですので、10月頃にワクチンの一斉接種がありました。

ワクチンの副作用だと考えると、悔しくてなりません。


………………………………………………………………


コロナ論拝読し、家族(妻、長男、長女)にはワクチン接種は様子見したほうがよいことを伝えていましたが、三者とも2度ワクチン接種を受け、ご多分にもれず高熱を発しました。

3度目を受けるつもりなら、その前にコロナ論を読んでみてくれと言っていますが、職場での同調圧力とコロナ脳と化した家族には通用しそうにありません。

本日(1月9日)、妻とワクチン接種とPCR検査の件で話をしたところ、妻曰く「職場ではそうはいかないの!そんな考えは聞きたくない。はい、もうこの話は終わり!」と大声で一方的に話を打ち切られ、話し下手の自分に腹を立てています。

はぁ〜。


小林よしのり先生、こんにちは。

私は2児の母です。

小1の娘は1学期から学校がつまらない、行きたくない、マスク苦しい、頭痛い等言っています。

担任に話し、アゴマスクを黙認してもらい、マスク警察にも負けず通っていました。

3学期になり、担任が心を病んで来られなくなってしまいました。

代わりの先生が完全コロナ脳。

小1の子供に対し、コロナコロナオミクロンオミクロンと、恐怖を煽ってくる。

友達と手を繫ぐな、しゃべるな。発表のときには紙に書いて見せるのだそうです。

みんなに考えて書くようにと、(必要なとき以外はしゃべらない)(隣のクラスの子とは遊ばない)などと書かせたそうです。

また、鼻出しマスクの子は職員室に行くように言われたそうです。

娘は頭痛い、気持ち悪いと言うので休ませています。

教頭先生から今のご時世、連絡帳の手渡しはやめて下さいと電話がありましたので、恐怖を煽るのはやめるように、子どもの心に寄り添うに伝えましたが、まったく現状は変わりません。


クラスのお友達お母さんにも話しましたが、やり過ぎ、子供は被害者だ、と感じてはいるのですが、一緒に抗議してくれる方はいらっしゃらないようです。

子どもたちは先生絶対ですし、親も学校に意見する勇気はない。

ウチのようにおかしいことをおかしいと思う親子は、黙って去るしかないのでしょう。

オミクロンになり、ようやく終わると楽観していたのは束の間。

世の中はまた恐怖。周りのみんな本気で怖がっています。

マスクは常識。礼儀。2年ですっかりマスク信者が増えました。

ノーマスクは変人。学校でのマスク強制もこのまま変わる気がしません。


インスタで発信し、ノーマスク仲間と繋がっているのですが、やはり一般人。

ただの主婦。ただの母。

どうしたらこの空気を変えられるでしょう。

怒りと疲弊の繰り返し。みんなノイローゼです。

子どもたちもこのままではおかしくなる一方です。力を貸して下さい。


…………………………………………………………


わたくし、現在モデルナをほぼ強制で打たされている治安維持に携わる公務に就いている者です。

2回目のワクチンが去年7月中旬頃までに全員接種完了しましたが、それから年末にかけて30～40代が6人くらい亡くなっています。

総勢4万弱の組織でどの部署で亡くなったとしても訃報は必ずどの部署にも出るようになっているのでわかるのです。

死因はコロナウイルスではないことは確実です。

なぜならばコロナウイルスで亡くなったとなれば注意喚起のために必ず内部広報で出すからです。

他にも一般的に考えられる死因は数多あるので何が原因で亡くなったのかは推測の域を出ませんが、ただ言えるのは「毎年こんなに若い人は死んでないなあ」ということです。


モデルナの容量減らして3回目打たされていますが、手足しびれ、まっすぐ歩けない、高熱等々、屈強な連中が接種後ダメージを受けています。

大丈夫か？　このワクチンと思わざるを得ません。

同じ組織の直接の知り合いで筋肉モリモリ30代も去年夏に突然死してしまい皆首を傾げています。

国民に先駆けて打たされるのは職務の性質上かまわない。

しかし国は亡くなった者たちに報いるためにも、こういった組織的に行った治験実績を公表して国家運営に資するべき。

犬死にさせてはならないと思います。

私は養護老人ホーム(特養ではない)に勤める介護職員です。

施設ご利用者定員は50名です。例年はご利用者の死亡は1年に2～3人です。

去年6月7月にご利用者の1、2回目新型コロナワクチン接種をして現在までの8か月で8人が亡くなられました。

この件で監査が入る予定はないようです。

上層部も異常事態とは考えていない様子で何も言われません。

死因は心房ブロック、慢性心不全、肺炎、老衰、マヒ性腸閉塞、誤嚥性肺炎です。

(私が想像していた)血管障害が直接関係者する症状は、鮮血尿1名でした。

亡くなられてもおかしくない年齢。

比較的お元気に見えるお年寄りが亡くなられるのはよくあることです。

私の考え……薬害訴訟をしても一件一件を見ると勝てそうにない。


コロナ論を拝読しました。

私には保育園児の娘と息子がいます。

保育園でクラスターが発生し娘がコロナに感染しました。

妻はワクチン接種者ですが、私は未接種者です。

ワクチン否定者ではないのですが、出来合いのワクチンを接種する気になれず接種を見送りました。

家が狭く、また娘を一つの部屋に軟禁することなどできず、マスクや消毒はしていましたが、完全な感染対策にはほど遠く、おそらく家族全員が感染したと思われます。

息子は姉が大好きで、隙を見ては抱きつき舐めまわしていました。

私は娘が転がった布団の上で寝ていましたし、食事も発熱まで娘と一緒にとっていました。

妻は眼前で娘に咳をされてました。


以下症状です。娘、40℃の熱が一晩。息子、無症状。

妻、無症状。私、筋肉痛、関節痛、持病の耳鳴りの悪化です。

コロナが毒性のあるウイルス性の感染症であることは間違いないです

が、社会を止める必要性はなく、コロナより恐い致命的な病気は他に五万とあります。

娘は「私はちゃんとマスクをして、保育園でも一人でおしゃべりしないで給食を食べていたのに、なんでコロナになったの?」「もうパパやお友達と遊べないの?」「私はバイキンマンなの?」と落ち込んでいます。不憫です。


私は濃厚接触者のため職務を禁じられています。妻は看護師ですが、約20日の自宅軟禁を指示されました。

濃厚接触者という烙印を押されて医療従事者がどんどん現場から退場させられています。

これこそが医療崩壊です。

また不要な手術は先送りにされています。


しかし、美容整形以外に不要な手術などあるのでしょうか。

我われはただでさえ家計が苦しいのにさらに収入減です。

家でエネルギーに満ち溢れた2人の子供をつきっきりで見て、育児ノイローゼ気味です。

息子は家のものを壊しまくっています。

マスコミによる視聴率欲しさの空騒ぎと、政治家による老人票欲しさの日和見主義、感染者芸能人のマスコミに忖度した感想発信等でこの国は混乱しています。

コロナに関しては、よしりんがおっしゃる通りです。

影響力のあるよしりんによるますますの発信を期待しております。

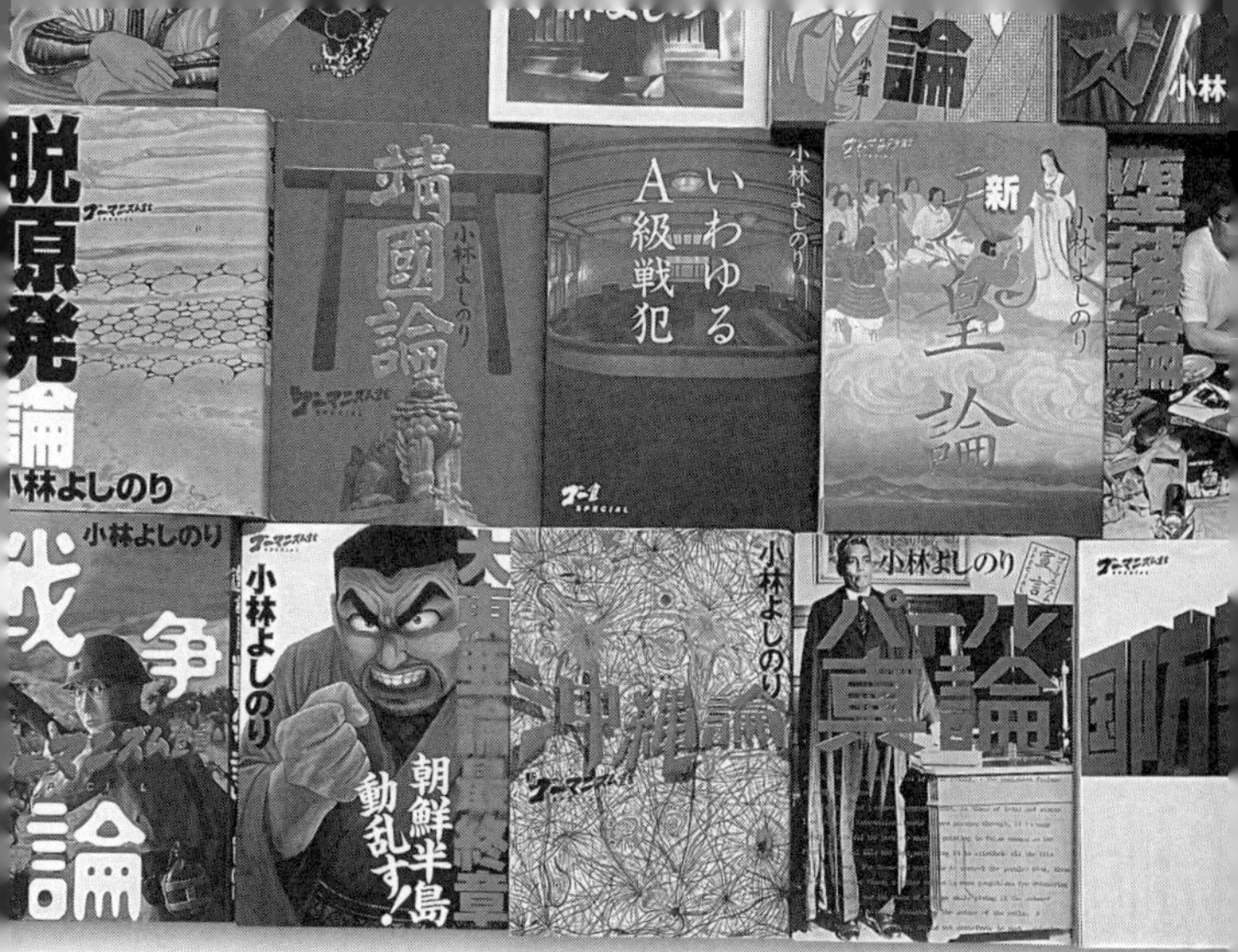

30th ANNIVERSARY BEGINNER'S BOOK GUIDE

『ゴーマニズム宣言』執筆開始30周年

ビギナーズ・ブックガイド

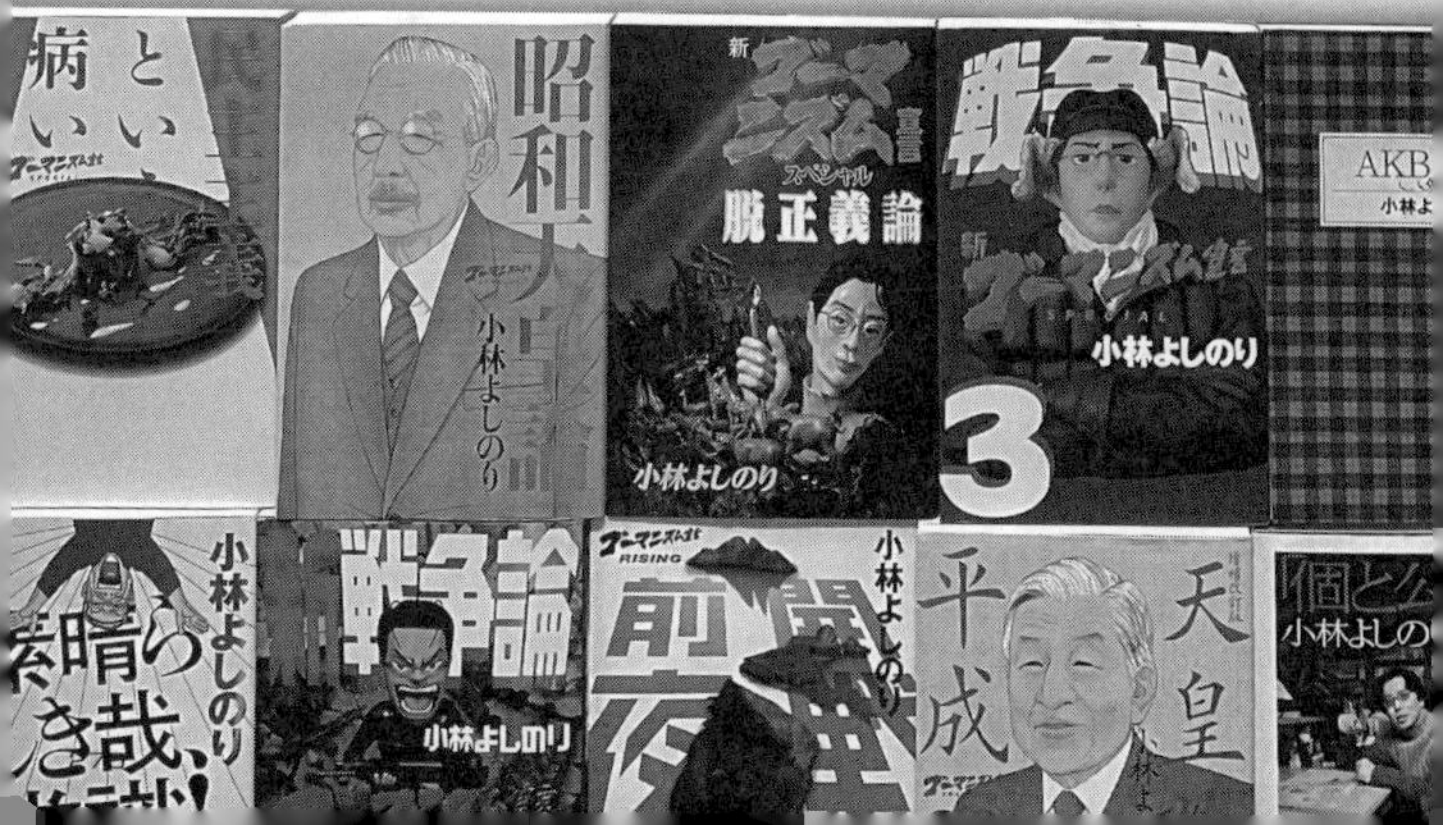

『ゴーマニズム宣言』（以後、『ゴー宣』）は1992年1月に『週刊SPA!』（扶桑社）で連載を開始。その後、他誌への移籍を経て2018年にSPA!に復帰し、今年で30周年となった。

「ゴーマニズム」はわしの造語であり、たとえ傲慢と言われようと、自らの直感と常識を基に忌憚なく意見を表明するという、わしの主義を表している。

ゴー宣はスタート時から「権威主義」との戦いをメインテーマにしてきた。

「なんやしらんが、学者さんの言うことだから真実だろう」

「なんやしらんが、新聞・テレビで報じていたから本当だろう」

「なんやしらんが、賞をとった作品だから面白いんだろう」

……といった、なんやしらんが「権威」だから持ち上げる世間に対して、何の権威も持たない漫画家が挑戦し、その「権威」の言うことが変だったら、どんなに世間が崇めていても、容赦なく「王様は裸だ！」と言ってやる。それこそが「ゴーマニズム」である。

それで、最初に出版された単行本の帯には「権威よ死ね!!」というコピーがつけられた。

コロナ禍ほど、専門家・マスコミ・政治家といった「権威」がこぞって間違えまくった事例はないし、そんな間違った「権威」が無批判で通用する「権威主義」が横行したこともない。だからこそ、『コロナ論』シリーズは『ゴー宣』の真骨頂といえるものになった。

そして今は『コロナ論』を介して『ゴー宣』を読み始めた人も多くなってきた。そこで、『ゴー宣』を遡って読みたい人のためのブックガイドを記しておこう。

シリーズ第1弾の記念碑的作品

『ゴーマニズム宣言』

初版1993年7月 扶桑社

当時の国際貢献を礼賛する風潮を批判し、政治家や学者などの権威に反撃の狼煙を上げた

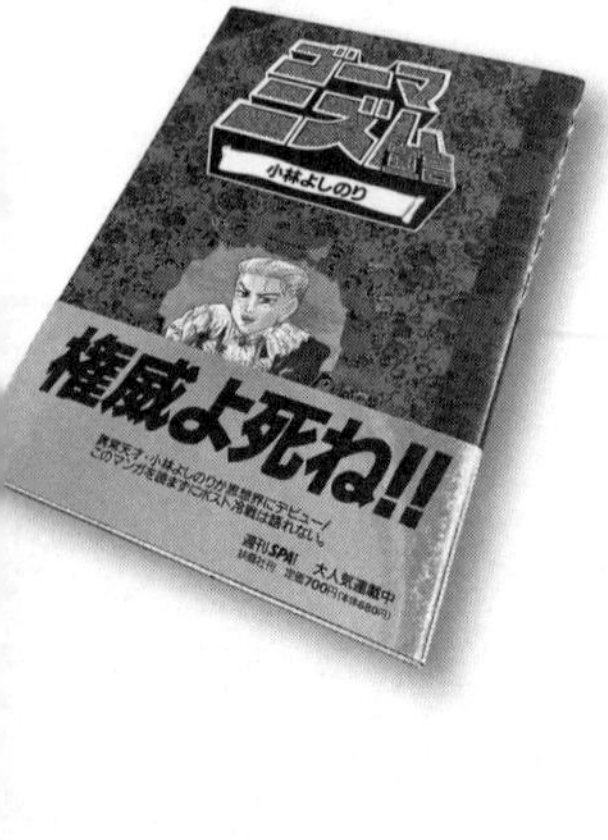

『ゴーマニズム宣言』執筆開始30周年
ビギナーズ・ブックガイド

ゴー宣の誕生から24年間の歴史をまとめた〝ベスト盤〟的な一冊が新書『ゴーマニズム戦歴』だ。わし自身による作品解説・制作裏話などに加え、重要な作品を数多く収録している。

差別と表現の自由を巡る戦い、本当に命懸けだったオウム真理教との戦い、薬害エイズ訴訟における戦い、従軍慰安婦論争から『戦争論』シリーズに至る自虐史観との戦い、そして、実は「親米ポチ」でしかなかったことが判明した保守知識人との戦い、さらに皇位の安定継承を目指す戦いと、『コロナ論』以前の流れがほぼ俯瞰できる。

『ゴー宣』の単行本には、さまざまな話題を扱った雑誌連載を収録したレギュラー単行本と、一冊ワンテーマでまとめた「スペシャル」がある。

以下、スペシャルの中から『ゴー宣』ビギナーへのオススメ本を紹介する。

戦いの歴史をテキストで総括

『ゴーマニズム戦歴』

初版2016年7月
ベスト新書＝ベストセラーズ

『ゴー宣』の戦いを体系的に理解できる。時代を先取りした題材選びに、改めて唸らされる

これがスペシャルの第1弾。当時マスコミがほとんど扱わなかった部落差別問題と、それに伴う表現自主規制問題について描き、学校の勉強ではよくわからなかった差別の問題が、理解できたという反響を多くもらった。

部落解放同盟とは、部落差別は解消しなければいけないという点では一致したが、人間の差別感情そのものの認識については完全に見解が分かれた。そのことまでも併せて記載している。

描き下ろしの「SPECIAL」第1弾

『ゴーマニズム宣言 差別論スペシャル』

初版1995年10月 解放出版社／文庫版初版1998年8月 幻冬舎文庫

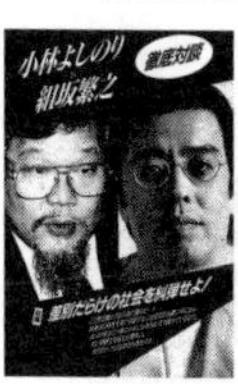
小林よしのり
組坂繁之
徹底対談
差別だらけの社会を糾弾せよ!

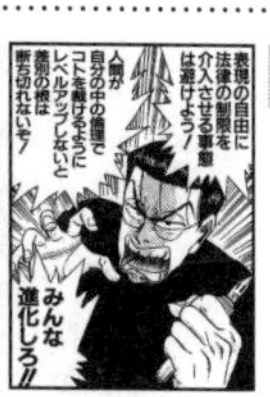
表現の自由に法律の制限を介入させる事態は避けよう!
人間が自分の中の倫理でコトを避けるようにレベルアップしないと差別の根は断ち切れないぞ!
みんな進化しろ!!

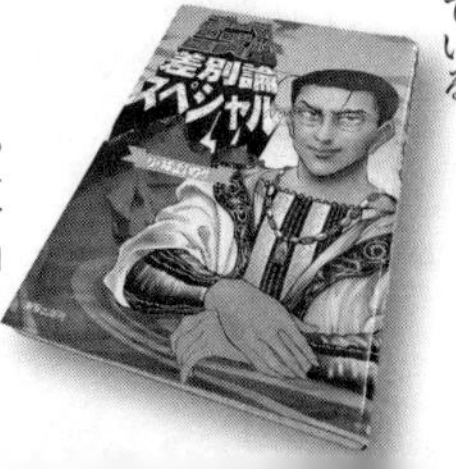

出版元が解放出版社であることからわかるように、部落解放同盟・中央執行委員長で最高指導者の組坂繁之氏が制作に協力した異色作。それまでの知識人によるきれいごととは一線を画し、出版社の表現規制も厳しく批判した

薬害エイズ訴訟の支援運動に参加した経験を総括した一冊。

国と製薬会社を謝罪させるという奇跡的勝利を収めた薬害エイズ運動だが、そこにはそれを単に「美談」にするわけにはいかない裏面があった。

市民運動が必要な場面は確かにある。しかし、運動には大きな陥《かん》穽《せい》がある。運動に参加した学生たちがその陥穽にはまりそうな危機を感じ、緊急出版した。

20年以上も前にこの本を読んで影響を受けた人たちが現在、その運動の陥穽を十分に意識したうえで、新たな薬害を引き起こす子供へのワクチン接種を阻止するための新しい運動を展開している。実に感慨深い。

薬害エイズ事件の舞台裏を描く

『新ゴーマニズム宣言スペシャル 脱正義論』

初版1996年9月 幻冬舎

薬害エイズ事件の被害者支援団体が活動に傾倒。左翼に取り込まれた舞台裏を描く

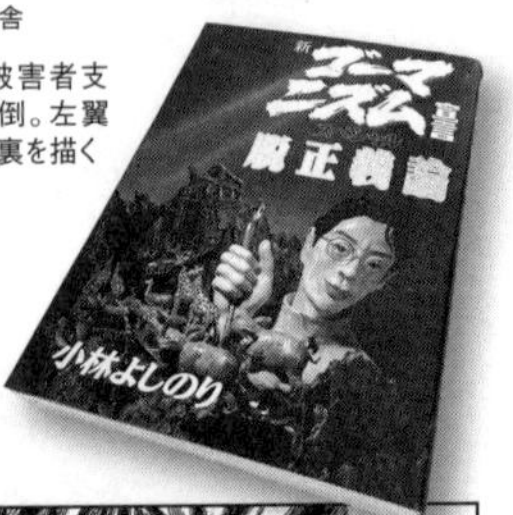

新ゴーマニズム宣言
脱正義論
小林よしのり

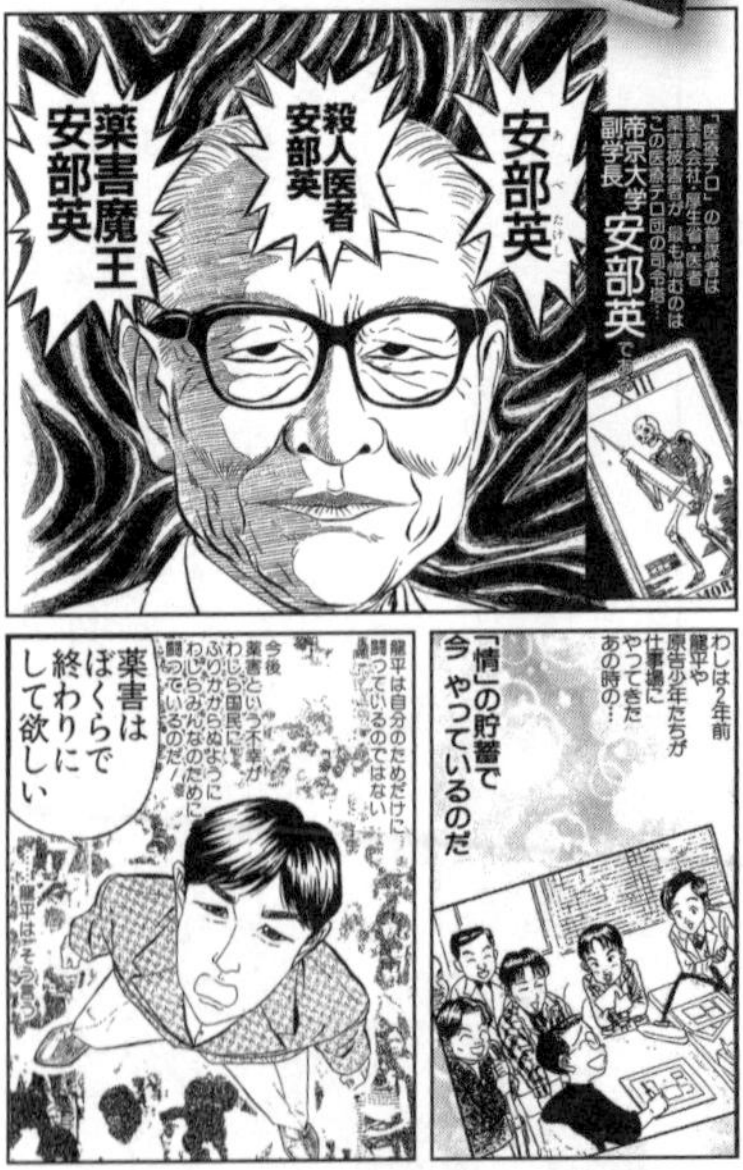

「医療テロ」の首謀者は製薬会社・厚生省・医者
薬害被害者が最も憎むのはこの医療テロ団の司令塔…
帝京大学副学長 安部英である
安部《あべ》英《たけし》
殺人医者安部英
薬害魔王安部英
わしは2年前龍平や原告少年たちが仕事場にやってきたあの時の…
「情」の貯蓄で今やっているのだ
龍平は自分のためだけに闘っているのではない
今後薬害という不幸がわしらから国民にふりかからぬようにわしらみんなのために闘っているのだ!
薬害はぼくらで終わりにして欲しい
龍平はそう言う

小林氏は製薬会社と厚生省（現・厚生労働省）の欺瞞を暴き、国を謝罪させたが、その後、左翼に乗っ取られた被害者支援団体から追放された

『ゴー宣』最大のヒット作で、代表作。

全体主義的に日本を覆っていた、「戦争をした日本は『悪』だった」という「自虐史観」の空気を一掃した書。

単に大東亜戦争（太平洋戦争ではない）の歴史検証をしただけではなく、わし自身の中にある、戦争に行った祖父の記憶や、特攻隊員の遺書に記されたリアルな心情から説き起こすことで、歴史に繋がる感覚が自然に湧くように描いた。

そして、全体を貫くテーマは「個と公」である。人間の「個」はどのように形成されるのか、そして「公」とは何か、「個」とはどういう関係にあるのかという、戦後日本の知識人がほとんど理解していなかった概念に踏み込んだ。

続編の『戦争論2』（初版2001年10月）は具体的な歴史検証がメインだが、入稿直後に「9・11テロ」が発生したため、それに対する見解を「第1章」として付け足し、アメリカ批判を行った。すると、それまで『戦争論』を絶賛していたはずの保守知識人たちが一斉に「アメリカの批判をするな！」と言い出した。

これで、日本の自称保守は祖先がアメリカと戦ったことも忘れ果て、ただアメリカの言いなりになればいいとしか考えない「親米ポチ」でしかなかったことが明らかになった。

イラク戦争の最中に出版された『戦争論3』（初版2003年7月）では、この戦争がアメリカの侵略であり、国際法違反であることを

90万部突破の大ベストセラー！

『新ゴーマニズム宣言SPECIAL 戦争論』

初版1998年7月 幻冬舎

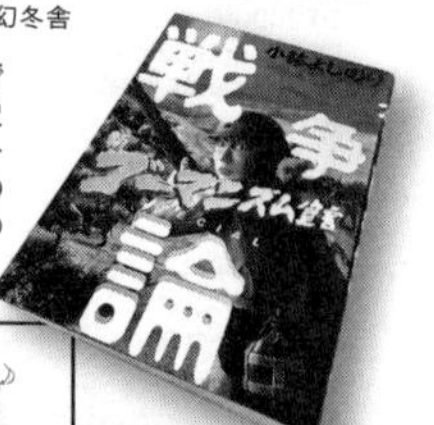
戦争論
ゴーマニズム宣言

戦後民主主義で蔓延した自虐史観を一掃した一方、「ネトウヨの生み親」との批判も

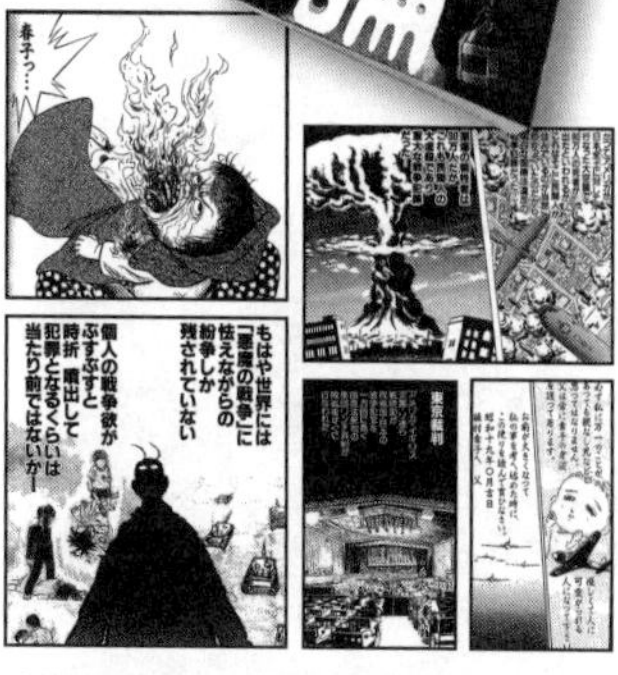
春子っ……
もはや世界には「悪魔の戦争」に怯えながらの紛争しか残されていない
個人の戦争欲がぶすぶすと時折噴出して犯罪となるくらいは当たり前ではないか－

敗戦国を裁いた極東軍事裁判の正当性に疑義を呈するなど、それまでの「日本悪し」の風潮に大東亜戦争肯定論を突きつけた問題作。日本人の戦争観にパラダイムシフトをもたらす

論じ、これに尻尾を振ってついていく「親米ポチ」保守を徹底批判した。

それから12年を経て出版した『新戦争論1』（初版2015年1月）は、アメリカの失敗が明確となったイラク戦争の総括や、『戦争論』がネトウヨを生んだ」という批判に対する反論などを描いている。

他の関連作には、『新ゴーマニズム宣言SPECIAL 靖国論』（初版2005年8月）、『いわゆるA級戦犯―ゴー宣SPECIAL』（初版2006年6月）、『慰安婦』（初版2020年1月 以上、幻冬舎）、『新ゴーマニズム宣言SPECIAL 平成攘夷論』（初版2007年7月）、『ゴーマニズム宣言SPECIAL パール真論』（初版2008年6月 以上、小学館）などがある。

台湾と沖縄は以前に観光で訪れて以来、どちらも気になる地だった。

そんななか、当時の連載誌『SAPIO』（小学館）の勧めで台湾を取材して、日本統治時代を知る人々に出会い、さらには李登輝元総統（1923〜2020）と対談したことから、台湾とは何かということと、日本と台湾の関係を巡る、戦後の日本人も台湾人も知らない歴史を一気に描き上げた。

台湾で翻訳版も出版されてベストセラーになったが、外省人（中国系台湾人）にとって都合の悪い歴史を描いたために大炎上となり、焚書騒動も起こって、わしは一時台湾への入国を禁止された。

独立国家の真の姿を台湾に見る

『新ゴーマニズム宣言SPECIAL 台湾論』

初版2000年11月 小学館／
文庫版初版2008年11月　小学館文庫＝小学館
翻訳版『台灣論・新傲骨精神』
初版2001年2月 前衛出版社

中国の圧力に屈さず独立を守る台湾を通して、対米追従に終始する日本の危機を照射する

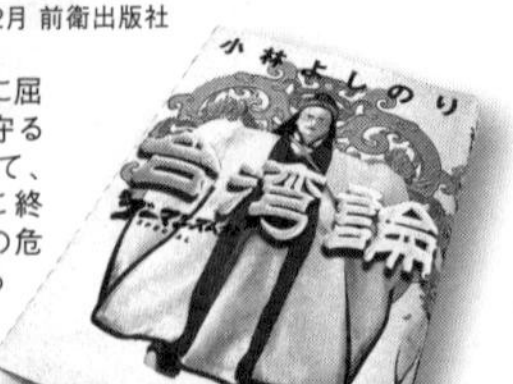
小林よしのり
台湾論

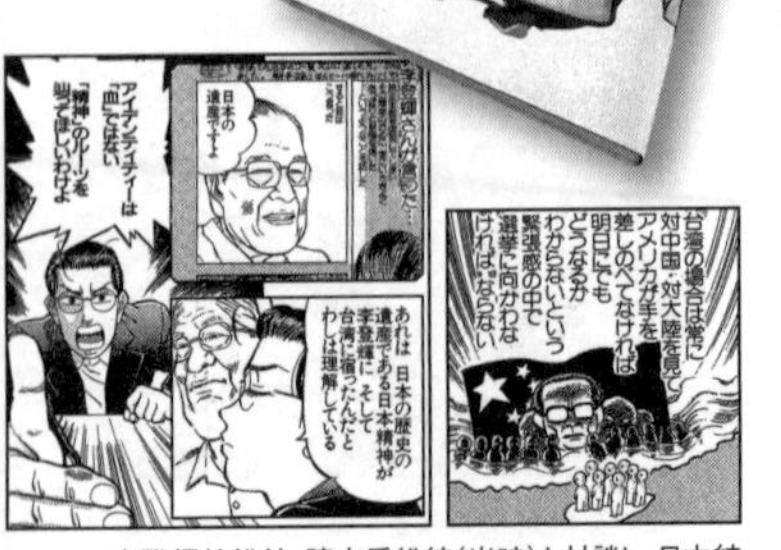
台湾の場合は常に対中国・対大陸を見てアメリカが手を差しのべてなければ明日にでもどうなるかわからないという緊張感の中で選挙に向かわなければならない
日本の遺産ですよ
あれは日本の歴史の遺産である日本精神が李登輝に宿ったんだとわしは理解している
アイデンティティーは「血」ではない「精神」のルーツを知ってほしいわけよ

李登輝前総統、陳水扁総統（当時）と対談し、日本統治時代の台湾政策は搾取ではなく、投資経営だった史実に焦点を当て、日台関係から国家像を読み解く

沖縄県民こそ愛国者だった!

『新ゴーマニズム宣言SPECIAL 沖縄論』

初版2005年6月 小学館

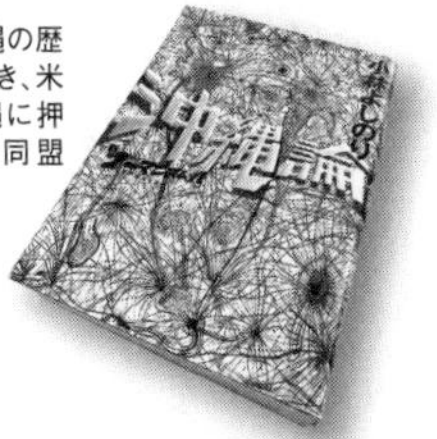
沖縄論

知られざる沖縄の歴史と文化を描き、米軍基地を沖縄に押しつける日米同盟の欺瞞を暴く

台湾の次はやはり沖縄について描きたいという思いから制作。ここでも、沖縄とは何かということと、本土と沖縄の関係を巡る、戦後の日本人が知らない歴史を描き上げた。

これは沖縄でベストセラーになったが、沖縄の言論空間を牛耳る左翼にとって都合の悪い歴史を描いたために、読んだことを公言できない「禁断の書」扱いにされた。また、本土の人間にとっても、本土が沖縄にいかに冷淡だったかという都合の悪い歴史を描いたために、なるべく触れないでおこうという扱いにされてしまった。

あいにくだが、それでもわしは「不都合な真実」を描いてしまうのだ。

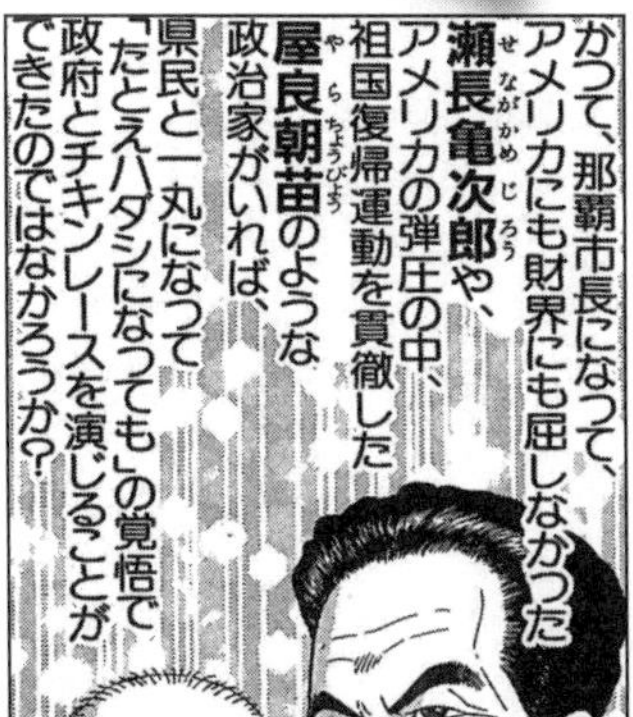
かつて、那覇市長になって、
アメリカにも財界にも屈しなかった
瀬長亀次郎《せながかめじろう》や、
アメリカの弾圧の中、
祖国復帰運動を貫徹した
屋良朝苗《やらちょうびょう》のような
政治家がいれば、
県民と一丸になって
「たとえハダシになっても」の覚悟で
政府とチキンレースを演じることが
できたのではなかろうか?

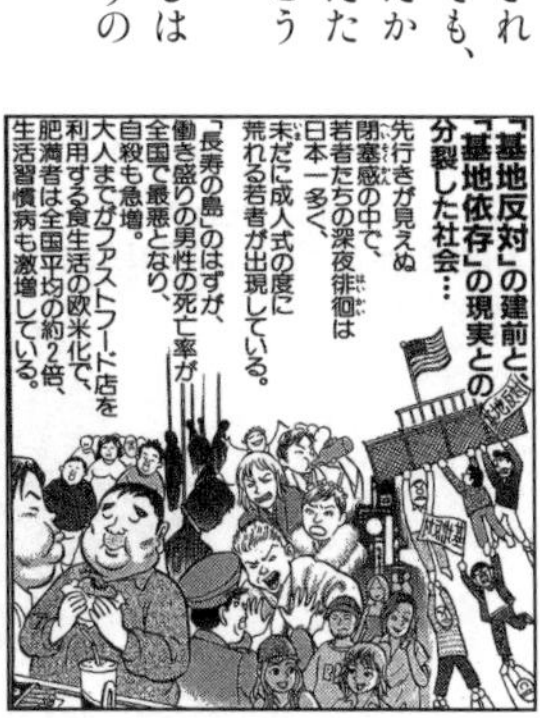
「基地反対」の建前と、「基地依存」の現実との分裂した社会…
先行きが見えぬ
閉塞感の中で、
若者たちの深夜徘徊《はいかい》は
日本一多く、
未《いま》だに成人式の度に
荒れる若者が出現している。
「長寿の島」のはずが、
働き盛りの男性の死亡率が
全国で最悪となり、
自殺も急増。
大人までがファストフード店を
利用する食生活の欧米化で、
肥満者は全国平均の約2倍、
生活習慣病も激増している。

最終章では、本土復帰前、米国への抵抗運動を展開し、「米軍がもっとも恐れた男」として知られる政治家・瀬長亀次郎を描く。真性保守を自任する作者は正反対の左翼活動家を取り上げることで、不毛な左右の思想対立を批判した

『戦争論』への批判の中に「天皇について触れていない」というものがあり、わしは天皇について勉強して、『天皇論』を描かなければならないと決めていた。

そうして2009年6月、天皇についての基礎知識を網羅した『ゴーマニズム宣言SPECIAL　天皇論』（小学館）を出版。すると、袂を分かっていた保守派の多くが戻ってきた。実は連中も天皇とは何かを全然知らず、この本を読んでこっそり勉強したのだ。

これに続いて、敗戦前後の昭和天皇の奇跡的な活躍を描いた『ゴーマニズム宣言SPECIAL　昭和天皇論』（初版2010年3月　幻冬舎）を挟み、三部作の最後として『ゴーマニズム宣言SPECIAL　新天皇論』（初版2010年12月　小学館）を出版した。

『新天皇論』は、女性天皇・女系天皇の正当性を徹底的に論証し、愛子さまを将来の天皇にするための本である。ところがこれを出すと、いったん戻ってきた「自称保守派」が猛批判に転じ、再び全員出ていった。

「自称保守派」は全員、天皇は男系男子でなければいけないと主張する男尊女卑の極みであり、しかもその男系男子継承は「側室」がなければ続かないということすら理解できない、狂信者たちだったのだ。

『天皇論　平成29年』は、2009年の『天皇論』を増補改訂した決定版。『天皇論』を出版後に誤りが判明したり考え方が変わったりした部分を修正し、新たに天皇陛下（現・上皇陛下）の生前退位についての章を加えた。天皇の生前退位にも自称保守派は総がかりで猛反対したが、その歴史の記録にもなっている。

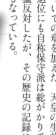

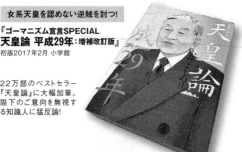

女系天皇を認めない逆賊を討つ!

『ゴーマニズム宣言SPECIAL
天皇論　平成29年：増補改訂版』
初版2017年2月 小学館

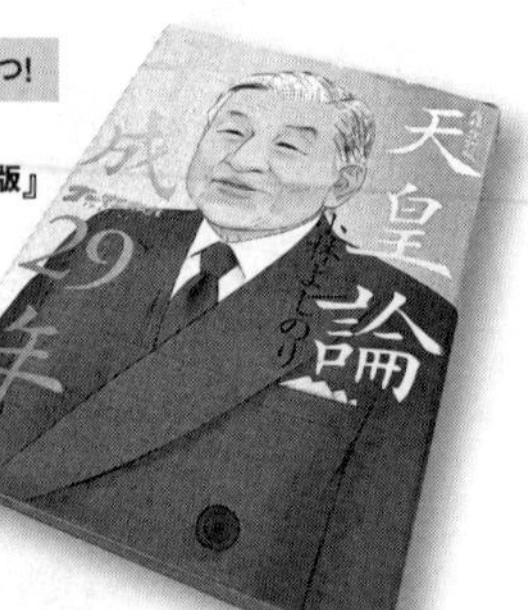

22万部のベストセラー
『天皇論』に大幅加筆。
陛下のご意向を無視する知識人に猛反論!

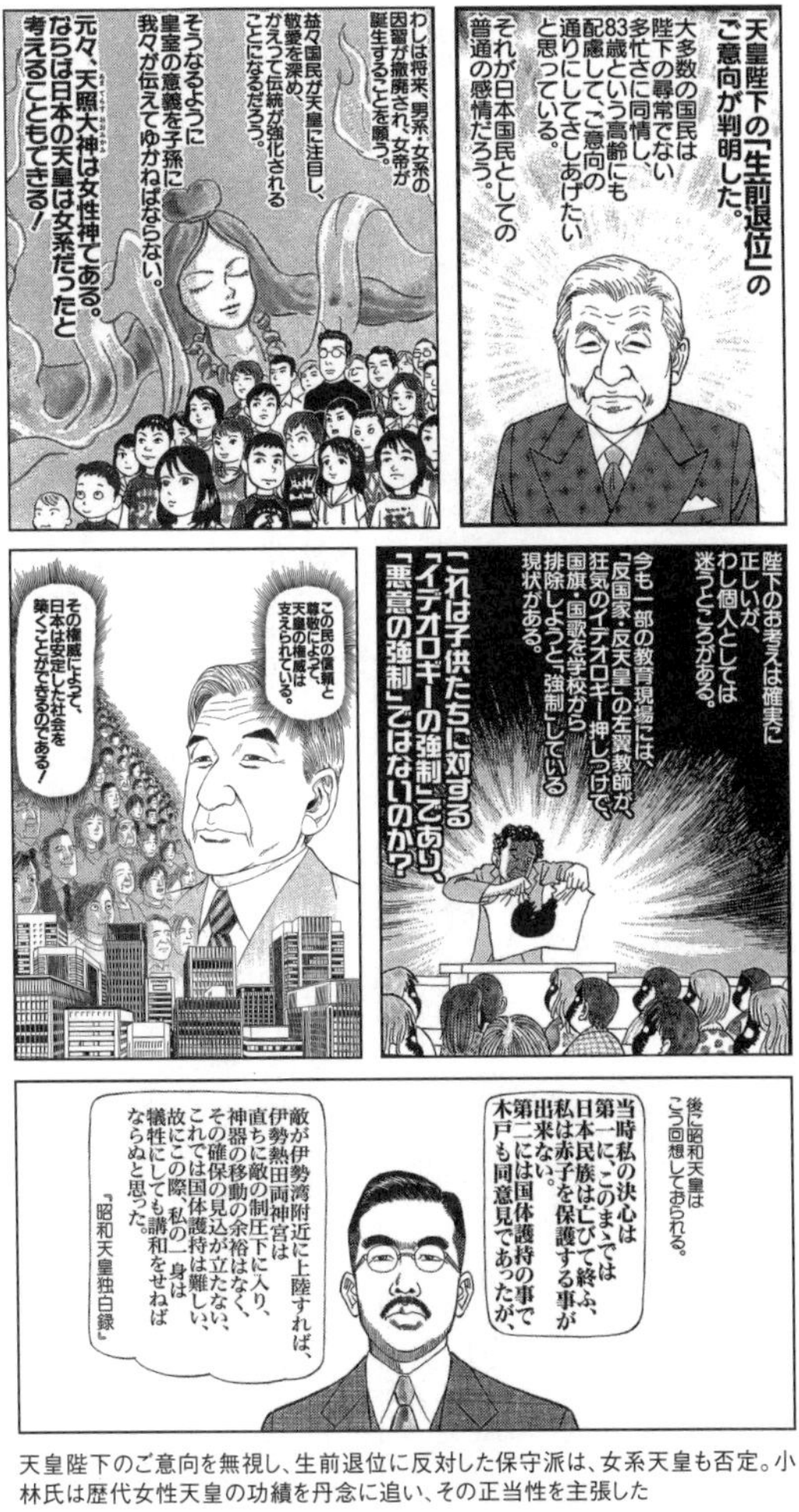
天皇陛下の「生前退位」のご意向が判明した。

大多数の国民は陛下の尋常でない多忙さに同情し、83歳という高齢にも配慮して、ご意向の通りにしてさしあげたいと思っている。

それが日本国民としての普通の感情だろう。

わしは将来、男系・女系の因習が撤廃され、女帝が誕生することを願う。

益々国民が天皇に注目し、敬愛を深め、かえって伝統が強化されることになるだろう。

そうなるように皇室の意義を子孫に我々が伝えてゆかねばならない。

元々、天照大神《あまてらすおおみかみ》は女性神である。ならば日本の天皇は女系だったと考えることもできる!

陛下のお考えは確実に正しいが、わし個人としては迷うところがある。

今も一部の教育現場には、「反国家・反天皇」の左翼教師が、狂気のイデオロギー押しつけで、国旗・国歌を学校から排除しようと「強制」している現状がある。

これは子供たちに対する「イデオロギーの強制」であり、「悪意の強制」ではないのか?

この民の信頼と尊敬によって、天皇の権威は支えられている。

その権威によって、日本は安定した社会を築くことができるのである!

後に昭和天皇はこう回想しておられる。

当時私の決心は第一に、このまゝでは日本民族は亡びて終ふ、私は赤子を保護する事が出来ない。第二には国体護持の事で木戸も同意見であったが、
敵が伊勢湾附近に上陸すれば、伊勢熱田両神宮は直ちに敵の制圧下に入り、神器の移動の余裕はなく、その確保の見込が立たない、これでは国体護持は難しい、故にこの際、私の一身は犠牲にしても講和をせねばならぬと思った。

『昭和天皇独白録』


天皇陛下のご意向を無視し、生前退位に反対した保守派は、女系天皇も否定。小林氏は歴代女性天皇の功績を丹念に追い、その正当性を主張した

かつて、「アジアの巨人」と呼ばれた頭山満（1855～1944）という人物がいた。

わしの郷里である福岡を本拠に、明治から昭和の敗戦まで存在した政治結社「玄洋社」の中心人物で、戦前の日本では知らぬ者がない有名人だった。

ところが頭山の存在は戦後の日本ではタブー視され、完全に忘れ去られてしまった。

この人物に徹底的にスポットを当てることで、彼がどのような日本を目指し、アジアにどんな理想を描いていたかを浮かび上がらせ、戦後の日本が何を忘れてしまったのかを明らかにしようとした作品。

「論」からスタートして、次第に頭山を主人公とする壮大な群像劇の「物語」に発展したが、掲載誌の休刊で未完。

第一部『巨傑誕生篇』に続き、第二部『愛国志士、決起ス』（初版2015年12月）、第三部『明治日本を作った男達』（初版2017年7月）、第四部『朝鮮半島動乱す！』（2019年5月）が単行本化された。

現代日本が忘れたアジア主義とは

『新ゴーマニズム宣言SPECIAL
大東亜論 巨傑誕生篇』
初版2014年1月 小学館

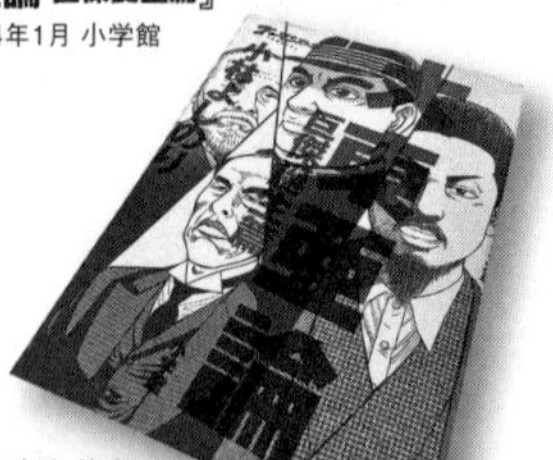

戦前の国家主義者の巨頭・頭山満の活躍を通して、アジアにおける日本の役割を探る

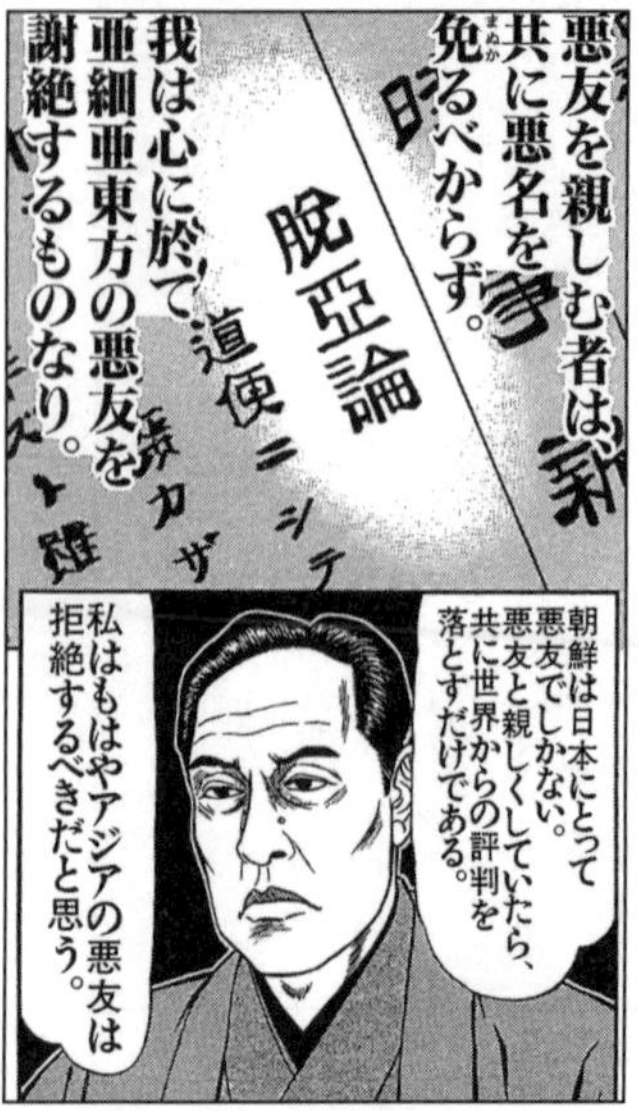
悪友を親しむ者は共に悪名を免《まぬか》るべからず。
脱亜論
我は心に於て亜細亜東方の悪友を謝絶するものなり。
朝鮮は日本にとって悪友でしかない。共に世界からの評判を落とすだけである。
私はもはやアジアの悪友は拒絶するべきだと思う。

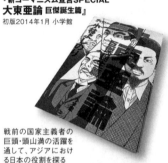

安倍（晋三）政権の「安保法制」に反対するデモで、若者たちが「民主主義とはなんだー！」「これだー！」と叫び、それを左翼知識人が褒め讃えていた。

わしはそんなお遊びのようなデモに参加して「これが民主主義だ」と思っている幼稚さにも、それを持ち上げる知識人にもうんざりした。そこで、本当の「民主主義とは何か」を解き明かそうとしたのがこの作品。

民主主義発祥の地・フランスの紀行漫画を交えつつ、民主主義の解説については、徹底して古今東西の重要な文献に基づいて描いた。

ここでわかったのは、日本の知識人は基本文献もマトモに読んでおらず、民主主義をまったくわかっていないということだった。

これも「権威主義」への挑戦である。

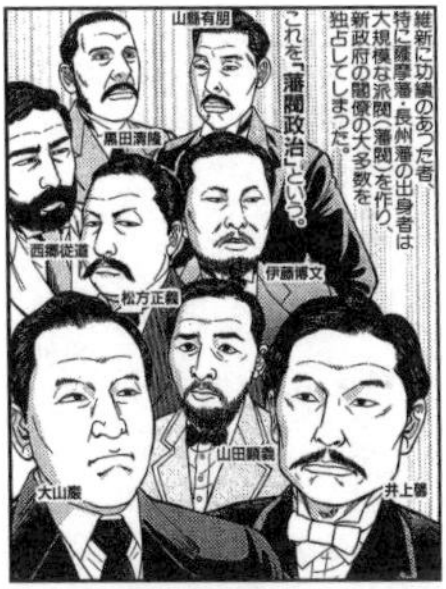
維新に功績のあった者、特に薩摩藩・長州藩の出身者は大規模な派閥（藩閥）を作り、新政府の閣僚の大多数を独占してしまった。
これを「藩閥政治」という。
山縣有朋
黒田清隆
伊藤博文
西郷従道
松方正義
山田顕義
井上馨
大山巌

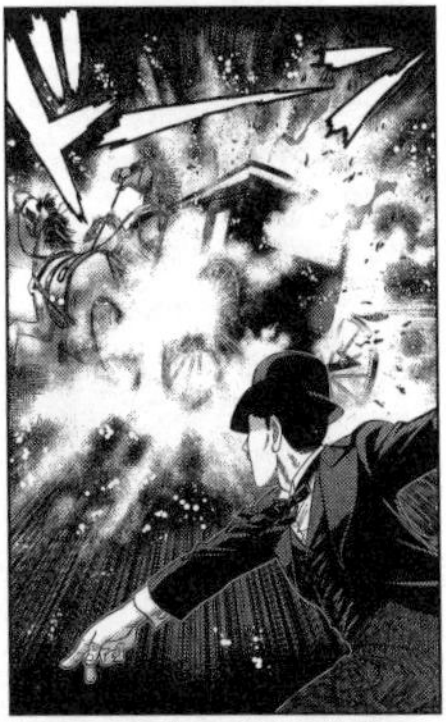

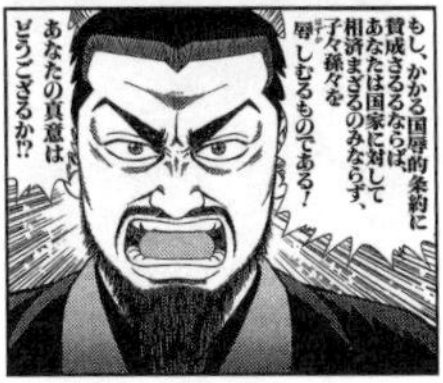
もし、かかる国辱的条約に賛成さるるならば、あなたは国家に対して相済まざるのみならず、子々孫々を辱しむるものである！
あなたの真意はどうござるか!?

明治の藩閥政府は欧化政策を推し進め、不平等条約の改正も実は「改悪」だった……。頭山満は、欧州の帝国主義から日本を守ろうと奔走した

民主主義礼賛論に痛烈な一撃！

『新ゴーマニズム宣言SPECIAL 民主主義という病い』

初版2016年5月 幻冬舎

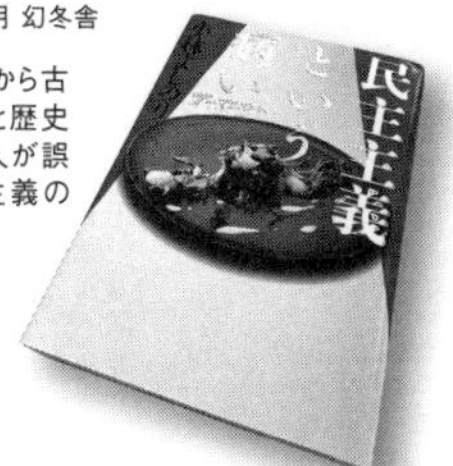
民主主義という病い

フランス革命から古代ギリシャへと歴史を遡り、日本人が誤読した民主主義の本質を正す

作家・坂口安吾（1906〜1955）が『堕落論』の中で唱えた「生きよ堕ちよ」という言葉は、以前から意識していた。

「正しく堕ちる道を堕ちきる」ことでしか、浮上の方法はないと坂口は結論づけたが、日本人はまだ堕落の底まで堕ち切っていないのだろうか？

政治・経済・文化・ナショナリズム等々、ありとあらゆるところに著しい劣化が見られ、ついには真実なんか見たくない、信じたいことならフェイクでもいいという人々まで発生してきた。

そんな堕落の数々を具体的に描写しつつ、それでも真実を希求する人がいて、浮上のときが訪れることを信じて描いた一冊。

まさかこの後、日本では「さざ波」程度にしか流行っていない、インフルエンザ以下のコロナウイルスに日本中が怯えまくってステイホームしてしまい、マスクを外せない状況が2年以上も続くようなとんでもない堕落が起こるとは思ってもみなかった。いま見ると、まだこの頃はマシだったというしかない。

こうして30年の戦いを振り返ってみると、現在『コロナ論』を描いているのも一種の必然という気もする。

これまでの作品で興味の湧いたものがあったら、一度手に取ってもらえれば幸いである。

堕ちきれない日本の未来像

『ゴーマニズム宣言SPECIAL 新・堕落論』

初版2018年1月 幻冬舎

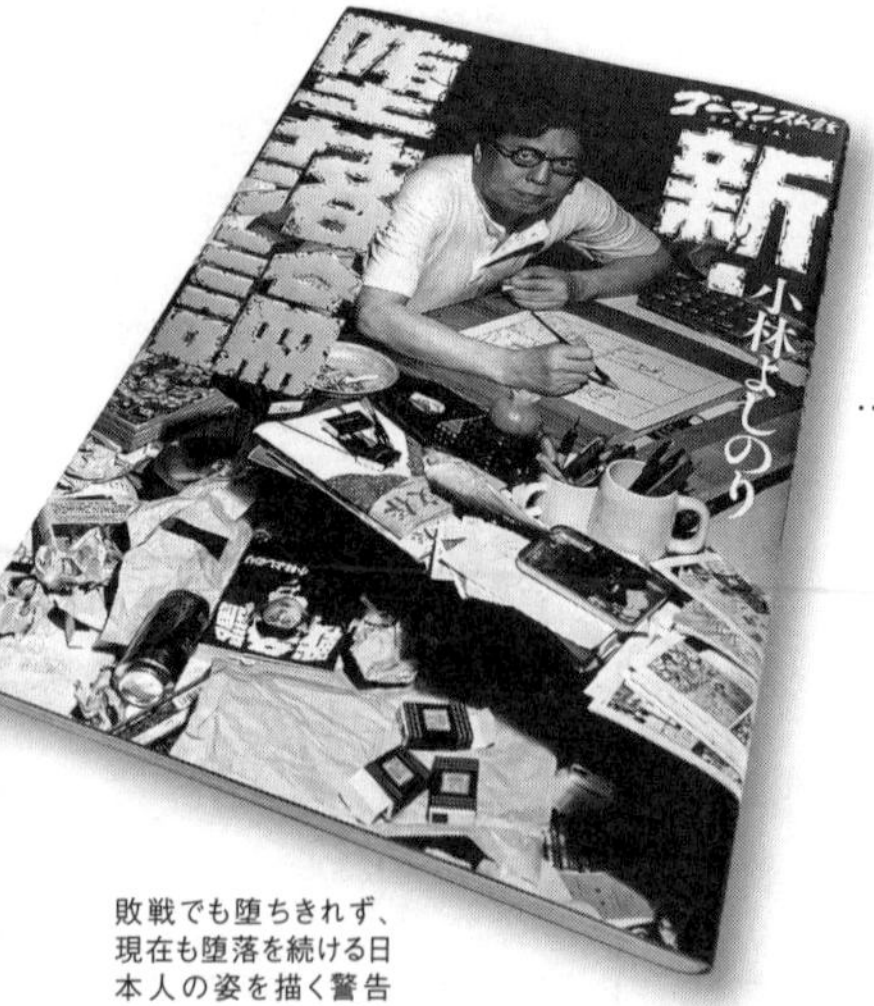

敗戦でも堕ちきれず、現在も堕落を続ける日本人の姿を描く警告の書であり日本人論

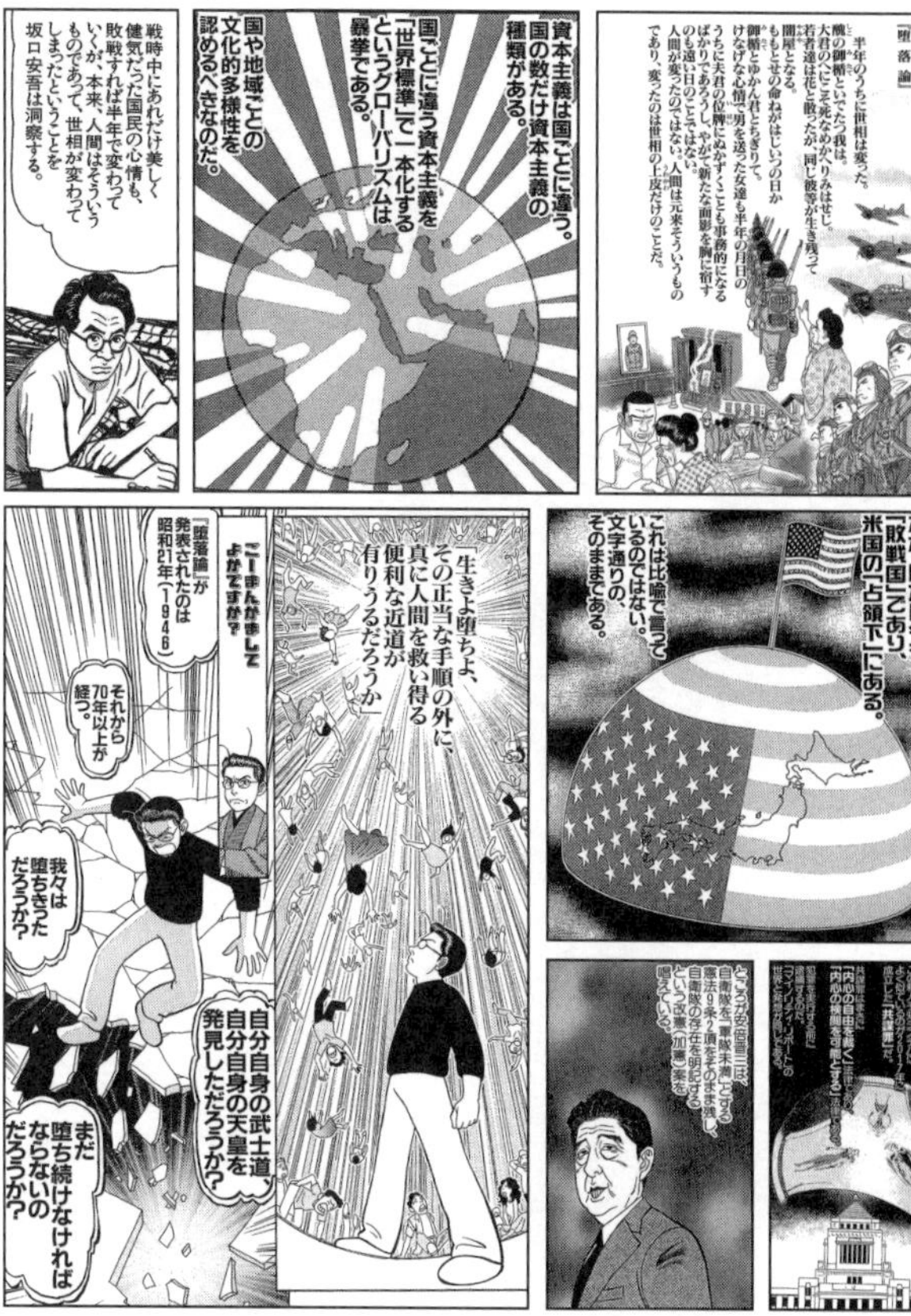
『堕落論』

半年のうちに世相は変った。醜《しこ》の御楯《みたて》といでたつ我は。大君のへにこそ死なめかへりみはせじ。若者達は花と散ったが、同じ彼等が生き残って闇屋《やみや》となる。ももとせの命ねがはじいつの日か御楯《みたて》とゆかん君とちぎりて。けなげな心情で男を送った女達も半年の月日のうちに夫君の位牌《いはい》にぬかずくことも事務的になるばかりであろうし、やがて新たな面影を胸に宿すのも遠い日のことではない。人間が変ったのではない。人間は元来そういうものであり、変ったのは世相の上皮《うわかわ》だけのことだ。

資本主義は国ごとに違う。国の数だけ資本主義の種類がある。

国ごとに違う資本主義を「世界標準」で一本化するというグローバリズムは暴挙である。

国や地域ごとの文化的多様性を認めるべきなのだ。

戦時中にあれだけ美しく健気だった国民の心情も、敗戦すれば半年で変わっていくが、本来、人間はそういうものであって、世相が変わってしまったということを坂口安吾は洞察する。

だが、日本は今も「敗戦国」であり、米国の「占領下」にある。

これは比喩で言っているのではない。文字通りの、そのままである。

ところが安倍晋三は、自衛隊を「軍隊未満」とする憲法9条2項をそのまま残し、自衛隊の存在を明記するという改憲(加憲)案を唱えている。

「生きよ堕ちよ、その正当な手順の外に、真に人間を救い得る便利な近道が有りうるだろうか」

ごーまんかまして よかですか?

『堕落論』が発表されたのは昭和21年(1946)

それから70年以上が経つ。

我々は堕ちきったろうか?

自分自身の武士道、自分自身の天皇を発見しただろうか?

まだ堕ち続けなければならないのだろうか?


日本人はスマホを四六時中手にして自ら思考することをやめ、今も堕落の一途を辿っている。一方、インターネットは国境や言語の壁を消し去り、世界が均質化した結果、グローバリズムが多くの国々を侵食する……。小林氏は、現代の帝国主義ともいえるグローバリズムに警鐘を鳴らした

あとがき

2022年1月24日、米国スタンフォード大学病理学教室が、「接種後60日でmRNAを検出」という論文を科学誌『Cell』に発表した。

ワクチンを全肯定していた政府や専門家やマスコミは、「mRNAは数日で分解される」と言っていたが、それがデマだったということを、いよいよ世界のメジャーな研究機関が明らかにし始めたのだ。

論文では「ワクチン接種後7、16、37日目に採取したワクチンmRNAが、60日目は低いが、まだ有意な特異シグナルが検出できた」と報告している。

「mRNAワクチンを接種した患者のリンパ節におけるスパイク抗原の免疫組織化学染色は、個人差があったが、2回目投与後16日目に豊富なスパイク蛋白を認め、2回目投与後60日目でもスパイク抗原が残存していた」という。コロナの自然感染ならこんなことは起きない。

そもそも2021年末から2022年にかけて感染が拡がっていったオミクロンに、既存のワクチンが効くかという議論の中で「抗原原罪」という現象が論じられていた。

人体は初めてのワクチンに出会うと、「免疫の刷り込み」が起こるので、現在のmRNAワクチンをオミクロン対策で打っても、すでに刷り込まれた武漢株への反応が起こってしまう。

ワクチン接種は、コロナの重症患者と同程度の高濃度でIgG抗体を生成させる。つまりこれが武漢株用のワクチンなのだが、軽症で済むオミクロン対策で、わざわざ高濃度な抗原を生成させ、60日間もmRNAとスパイク蛋白質を血流に循環させて、血栓をつくっていく必要があるのか？

厚労省は「ワクチンで注射するmRNAは、数分から数日といった時間の経過とともに分解されていきます」と説明しているが、圧倒的な「デマ」ではないか！

さらにスウェーデンの160万人を対象に行われた「ワクチン接種を受けたグループ」と「接種を受けてないグループ」の調査では、新型コロナに対する防衛力が時間と共に低下し、6か月までには「ワクチン接種を受けたグループ」のほうが、リスクが高くなることが判明した。

第一に、医師たちはワクチン接種を繰り返すことで起こる現象を「免疫侵食」または「後天性免疫不全」と呼んでいる。mRNAワクチンを注射すると、人体はスパイク蛋白質に対してのみ認識するように免疫系を「誤って訓練」する。これは下流の免疫系に有害な影響を及ぼすという。

第二に、ワクチンは、定期的な追加接種に依存する「ワクチン中毒」を生み出すことになる。3回目、4回目と、覚せい剤中毒のように、追加接種をしなければならなくなるのだ。

第三に、ワクチンは鼻と上気道の感染を予防せず、接種した人々は接種していない人々より、はるかに多いウイルス量を持ち、スーパースプレッダーになる。

実際、ワクチン接種の先進国フランスとイギリスは3回目、イスラエルは4回目の接種により、天井知らずの新規感染者が発生した。

残念なことに、感染対策をほとんどせず集団免疫でコロナを終息させていたはずのスウェーデンが、最後にワクチンで仕上げようとしたために、過去最多の感染者数を出してしまった。

これとは対照的に、インドやインドネシア、南アフリカなどの、ワクチン接種が遅れた国々のほうが感染者数を抑制したのである。

製薬会社が科学の最高権威ではない。今から証明される良心的な科学者たちの見解こそが、mRNAワクチンの真実を暴いていくだろう。

科学の上流から、非科学のマスコミへ、ポピュリズムの政治家へ、製薬会社の広告塔たるエセ専門家へと、真実は上流から下流へと流れ落ちるだけである。

2022年2月現在のワクチン接種狂騒曲は、人類史上最大の薬害事件に発展する予兆が見えてきた。日本だけで隠蔽しても海外で市民が告発し始める。そして日本でも訴訟が頻発して、政府は「科学的真理」の前に屈するしかない。

しかも膨大なワクチンの在庫が出るから、政権は必死で在庫処理をしたがる。マスコミもこの「在庫処理による大量殺傷」を応援しているから、日本の未来を背負う子供だけは犠牲にならないよう、我われは言論封殺の全体主義に負けずに、啓蒙していくしかない。

今後は、隠蔽されているワクチン後遺症の訴えも、「見える化」してくるだろう。震撼すべき事態がこれからやってくるのだ。すでに目覚めている市民はあらゆる手段でこの大薬害事件を訴えてくれ。日本の未来のために。

２０２２年２月12日　　小林よしのり

解説

全国紙・地方紙計2712万部に私が「意見広告」を連投した理由。

株式会社ゆうネット代表取締役
堤 猛

「未成年者のワクチン接種は慎重に」

安全性が十分に確認されていない新型コロナワクチンの子供への接種開始が3か月後に迫った2021年11月30日、九州地方のブロック紙・西日本新聞にこう訴える意見広告が、全面カラーで掲載された。

広告主は私。この意見広告を皮切りに、同様の広告を全国各地の新聞に掲載する活動を行ってきた。本書にも登場させて頂いているように、福岡で社員20名程度の小さな会社を経営している私は、小林よしのり先生（以降、小林氏と表記させていただく）からは「たけし社長」と呼ばれている。

ワクチン接種を熟慮し、踏みとどまらせる意見広告を全国の新聞に載せる――。この途方もない取り組みは、当初、私がたった一人で始めたものだった。ところが、活動を始めると、全国各地の1万2000人を超える人たちから3億円もの寄付が寄せられ、全国紙3紙をはじめ、ブロック紙、地方紙など合計60紙2712万部の新聞に意見広告を掲載できた。もはや「国民運動」とも呼べる規模にまで発展し、志を同じくする大勢の人たちとともに、「子どもの接種率を大幅に引き下げる」という目的を果たすことができたわけだが、動き始めた当初は、私個人の資金力などタカが知れているし、正直、ここまでの成果は期待していなかった。

　だが、そんな一個人である私の思いに共鳴してくれる人が一人、また一人と現われ、全国の同志が立ち上がり、いつの間にか運動は急拡大。一定の成果を挙げることができたのも事実だろう。そして、この取り組みを始めるきっかけとなったのが、本書『コロナ論』だった。実は、私は高校生の頃から現在に至るまで、30年にわたり『ゴーマニズム宣言』

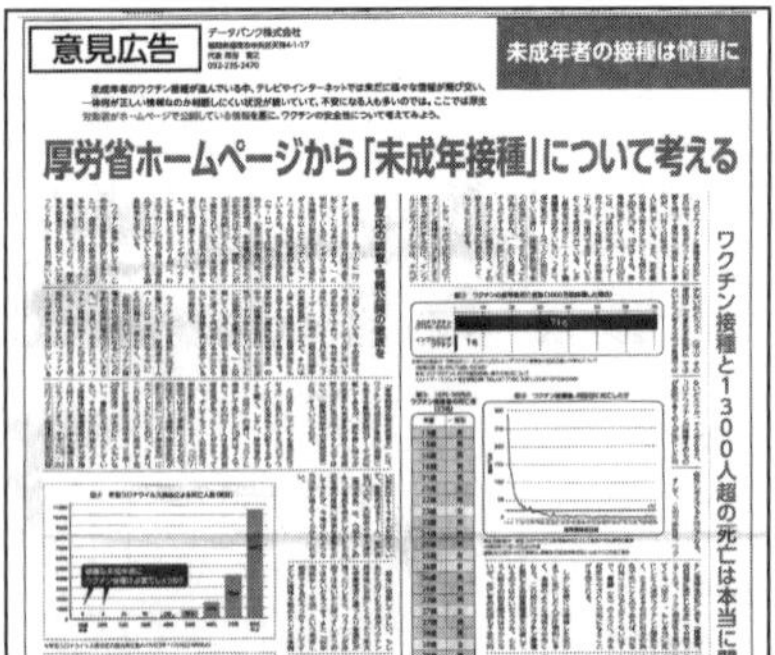

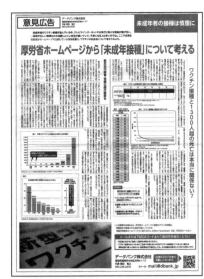

西日本新聞2021年11月30付に掲載された全面広告。見出しには「ワクチン接種と1300人超の死亡は本当に関係ない?」と書かれている

を愛読しており、著者の小林氏の影響を強く受けて生きてきた。その意味で、私の取り組みは『コロナ論』や小林氏を抜きにして語ることはできない。

マスコミが真実を報道しないなら、新聞に意見広告を出すしかない

昨今、ネットの普及・進化によって「オワコン」（終わったコンテンツ）などと揶揄されることも多いテレビと新聞だが、数百万の人に一度に情報を届けることができ、媒体の信頼度も高く、その力は今もって絶大だ。もちろん、ネットには膨大な量の情報が溢れているが、その内容は玉石混合で情報の信頼度が高いとはいえない。やはり事実も知見も、新聞やテレビが報じるからこそ国民に広く周知される。ところがコロナとワクチンについては、新聞やテレビは偏った報道に終始し、『コロナ論』に書かれているような科学的な事実や知見は黙殺され、そうでなければ「デマ」のレッテルを貼られた。

コロナが日本に上陸した2020年1月以降、この国には感染を異常に恐れる空気が蔓延していた。大多数の専門家とマスコミが「恐怖のウイルス」と来る日も来る日も騒ぎ立て、史上初となる緊急事態宣言が発出される1か月ほど前の2月28日には、安倍晋三首相（当時）が全国一斉休校を要請するに至る。

これに反応した小林氏は、早くも翌日にはブログを更新。「学級閉鎖は本来、学校ごとに決断すべき」と、国家権力が個人の生活に介入することを警戒し、一連の出来事をマスコミがパニックを煽って誘導した「どうしようもないバカ騒ぎ」と一蹴している（単行本『コロナ論』1巻14ページに収録）。今、改めて読み返してみてもまったく正しい論評だが、こうした正論が顧みられることはなかった。当時、新聞やテレビで一度でも「こうい

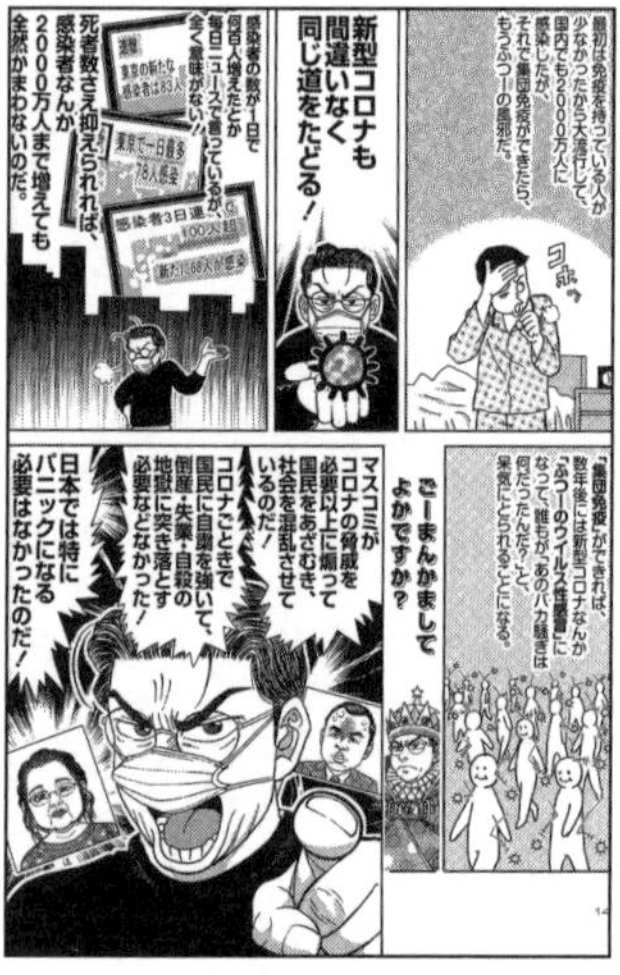
最初は免疫を持っている人が少なかったから大流行して、国内でも2000万人に感染したが、それで集団免疫ができたら、もうふつーの風邪だ。
コホッ
新型コロナも間違いなく同じ道をたどる！
感染者の数が1日で何百人増えたとか毎日ニュースで言っているが、全く意味がない!!
東京の新たな感染者は83人
東京で一日最多78人感染
感染者3日連続100人超
新たに68人が感染
死者数さえ抑えられれば、感染者なんか2000万人まで増えても全然かまわないのだ。
「集団免疫」ができれば、数年後には新型コロナなんか「ふつーのウイルス性風邪」になって、誰もが「あのバカ騒ぎは何だったんだ？」と、呆気にとられることになる。
ごーまんかましてよかですか？
マスコミがコロナの脅威を必要以上に煽って国民をあざむき、社会を混乱させているのだ！
コロナごときで国民に自粛を強いて、倒産・失業・自殺の地獄に突き落とす必要などなかった！
日本では特にパニックになる必要はなかったのだ！
『ゴーマニズム宣言SPPECIAL コロナ論』より

う意見もある」と報じられたり、議論が行われたりしていれば、その後の状況は変わっていたかもしれない。

コロナワクチンの接種が始まっても、マスコミは接種後の死亡や健康被害の「事実」を報じないばかりか、国や専門家が言う「ワクチンのメリットと安全性」ばかりを強調する報道を垂れ流し続けた。コロナワクチンを巡る当時の状況を振り返ると、政府は接種を推し進めるため、それまでも感染の恐怖を過剰に煽り立ててきた忽那賢志・国立国際医療研究センター国際感染症対策室医長（当時）を「広報官」に起用し、彼が登場する政府広報が連日、テレビで流され、「接種ありき」の空気が国中に充満していた。そんな政府の意向を汲んだのか、テレビや新聞などの大手メディアは「ワクチンこそが重症化を防ぐ待望の救世主」といった論調で足並みを揃え、「接種せよ！」の大合唱で国内は埋め尽くされていたのだ。

つまり、この時点でテレビや新聞は、つべこべ言わず、問答無用で接種すべしという「ワクチン全体主義」の主要な構成員となっていたわけだが、現実問題として一度に数百万人に情報を届けられるのは、結局のところテレビと新聞だけである。未成年者や若者のワクチン接種を少しでも思いとどまらせたい私にすれば、もはや選択の余地はなく、私費を注ぎ込んででも新聞に意見広告を載せるほかに術がなかったのだ。

これに対抗するには、たった一度でいいので、権威ある全国紙に意見広告が掲載されれば、メディアが伝えないワクチンの本当の情報を多くの国民に伝えることができる。そうすれば、これを突破口に国とマスコミと製薬会社がスクラムを組んだ「ワクチン全体主義」に風穴を開け、議論を巻き起こせると考えた。

前途ある若者が望まない接種で不遇の死を遂げた事例が相次ぐ

このようなことを思案しているとき、私の地元の病院で、26歳の女性看護師がワクチン接種後に突然死したとする報道があった。生前の彼女は基礎疾患もなく、健康そのもの。この頃には、特に若い女性に重い副反応が起こることが広く知られていたこともあり、不安になった彼女は本心では打ちたくなかったと周囲に話していた。にもかかわらず、国と世間と職場が生みだした同調圧力によって、半ば強制的にワクチンを打たされて命を落としたのだ。しかも、驚くことに「たまたま何かの病気で亡くなった」ことにされていたという。前途ある地元の若者がこのようなかたちで命を落とした理不尽と、国や病院のあまりに非情な対応に、激しい憤りを覚えた（この女性の死因については、２０２２年12月になってから、ようやく厚生労働省が「接種と死亡の因果関係は否定できない」と認め、死亡一時金の支払いが確定している）。

その後、政府が未成年者や若年層の接種を決めたというニュースを聞いて、私の怒りは焦りに変わる。そもそも、日本では欧米に比べて死者数がケタ違いに少ないうえ、若者や子供はコロナに感染しても重症化しないため、接種の必要性が低いことがわかっていた。

一方で、ワクチンの接種後死亡や健康被害の事例はすでに相当数が積み上がり、素人目にもワクチンの安全性に問題があるのは明らかだった。

それに加えて、コロナワクチンは、今回のパンデミックに対処するために急ごしらえで開発されたもので、治験が不十分であるばかりか、人類初の遺伝子ワクチンである。厚労省も公開資料の中で「長期にわたる十分な安全性のデータが得られていない」と認めている代物であり、人体への長期的な影響は誰にも予見できない。

一個人で戦うにはリスクが山積 私を立ち上がらせた『ゴー宣』

こうした事実がわかっていながら、政府は国策として子供と若者にワクチンを打ちまくろうとしている――。狂気の沙汰としか言いようがないが、当時はこのような事実をマスコミが一切報道していなかったため、一刻も早く多くの国民に本当のことを知らせなければいけないと思ったのだ。

そうは言っても、一民間人がわざわざ数千万円もの自腹を切って、異論の許されない空気のなか、自分の名前を公表して意見広告を掲載するなど常軌を逸している。今、振り返っても、それこそ狂気の沙汰で、なぜ私はこんな大それたことをやってしまったのか。

その問いの答えも、結局のところは30年間読み続けてきた『ゴー宣』に行き着く。今から遡ること二十数年前、私は小林氏の『戦争論』を読み、頭をカチ割られるほどの衝撃を受けた。それまでの日本人は戦後民主主義によって、一から十まですべて日本が悪いという自虐史観が刷り込まれていたが、『戦争論』は大東亜戦争の知られざる史実にスポットを当てた。母親や妻を守るために兵士として従軍したおじいさんたちは、本当に血も涙もない鬼畜だったのか。小林氏は大胆にも大東亜戦争肯定論を展開して戦後民主主義に挑んだのだ。価値観を根底から覆され、「個と公」という概念が私の心の中にストンと降りてきて根を張った瞬間だった。

『ゴー宣』には公のために奮闘するスケールの大きい男が何人も登場する。『台湾論』の李登輝・元台湾総統、『大東亜論』における右翼の大物で大アジア主義を唱えた頭山満などがそうだ。小林氏が作品で描いた故郷と祖国、大切な人を守るために敵艦に突撃していく若者たち。そして、1980年代に大規模な薬禍を引き起こした薬害エイズ事件の被害に遭った子供たちのために製薬会社や国と戦う小林氏……。彼らが直面した困難が、今自分の目の前で起きている苦難とピタリと重なった。公のために奮闘する歴史上の巨魁や小林氏が、もし今の私の立場だったら決して見て見ぬ振りはしないだろう。日本の子供と若者を守るため果敢に立ち上がるはずだ。私の覚悟は決まった。

こうした経緯から意見広告の制作に着手したが、ワクチン接種を踏みとどまらせるには厚労省が公開したデータをそのまま掲載するだけでは説得力に欠ける。接種後死亡事例を載せて、「接種後にこれだけの人が亡くなっている」と訴えたところで、「たまたまほかの病気で死んだだけ」と反論されれば、言い分を覆すことはできない。科学的根拠に基づく決定的な「証拠」がなければ、感情的に接種に異を唱える「反ワク（反ワクチン）広告」のレッテルを貼られて、意見広告は無駄打ちに終わってしまう。

突破口が見つからず困っていたとき、小林氏がネットの動画で「ワクチン接種後、何日目に何人が死亡しているか？」の分布グラフを紹介しているのを見て、直感的に「これだ！」と思った。このグラフは、接種後死亡が接種当日〜2日後までに集中しており、何かほかの病気で偶然死亡したのではなく、ワクチンの副反応で亡くなったことが一目瞭然だった。これを掲載すれば、接種後の死亡が決して「たまたま」ではないことを誰もが簡単に理解できる。このグラフを軸に据えて、『コロナ論』作中の小林氏の指摘と、作家・泉美木蘭氏のブロマガの記述を編集して、意見広告の原稿を完成させた。

全国紙5紙への掲載依頼は数か月「審議継続」のまま

早速、私は長年取引のある全国紙5紙に原稿の審査を申し込んだ。意見広告は、社会や制度など、公に対する「意見」を告知することができるので効果が絶大な一方、日本新聞協会や各新聞社が定める掲載基準をクリアしなければならない。基準は多岐にわたり、「非科学的」な意見は掲載できない。

私は意見広告の内容に自信を持っていたが、数か月の審議期間を経ても、新聞社からの回答は、全社示し合わせたかのように「継続審議」か「審議保留」だった。要は「お蔵入り」であり、「よその新聞社が出したら、ウチも考えよう」という各社の思惑が透けて見えた。原稿には厚労省の公開データに基づく事実しか書いていないし、新聞社が定める掲載基準もクリアしている。掲載できない理由などないはずなのに、どこも掲載してくれない。もはや立派な「言論封殺」である。

不信感を募らせながら悶々とする日々が数か月続いた。私が足踏みしているあいだにも、若年層へのワクチン接種はかなりのスピードで進み、これに伴いワクチンの副反応による重篤な健康被害も日に日に増え続けていった。ほどなく未成年者への2回目の接種も進んでしまい、そんな状況を指を咥えて見ることしかできなかった私の中には、悔しさと敗北感だけが残った。

だが、落胆している暇などない。翌年（2022年）3月に、5～11歳の子供へのワクチン接種を開始することを政府が決めたのだ。すでに12～19歳の若者の大半が接種したことを考えると、今回も親が何の疑いもなく子供に接種を勧めることは容易に想像できた。しかし、子供への接種が始まるまでの「数か月後」という時間の猶予が、心の余裕をもたらしてくれた。

私は一旦全国紙への意見広告の掲載に見切りをつけ、全国紙にも強い影響力を持ち、全国紙に次ぐ発行部数の3大ブロック紙に照準を合わせた。すべてのブロック紙に掲載することで、全国紙も掲載せざるを得ない状況に追い込む作戦である。

まずは第一の照準に定めた地元福岡のブロック紙・西日本新聞に原稿を持ち込んだ。西日本新聞社は、報道機関として言論の自由を守ることを最優先に考えてくれたらしく、原稿審査とファクトチェックは相当に厳しかったものの、何とか初掲載に漕ぎつけることができた。影響はすぐに現れ、この掲載に新聞業界は騒然となり、「ワクチン全体主義」を切り崩す足掛かりをつくることに成功したのだ。

意見広告が、世間にどのように受け止められるかはまったくの未知数だったが、反響は意外なものだった。抗議の電話が来たら逆に論破してやろうと手ぐすねを引いていたのに、私のもとに寄せられたのは称賛、激励の電話やメールばかり。電話対応をしていてわかったのは、私の想像以上に多くの人が子供のワクチン接種に強い危機感を抱いていることだった。そして、寄付がかなり集まる可能性に気がついた。実のところ、自己資金の5000万円で賄えるのは3大ブロック紙までが限界だったため、これでようやく全国紙掲載の可能性が見えてきたのである。

3億円超の寄付と地方紙掲載により全国紙に掲載!

西日本新聞への掲載という大きな実績によって、その後の新聞社との折衝は格段にやりやすくなり、続けざまに九州の地方紙2紙と、残り2つのブロック紙である中日新聞(東京新聞も含む)と北海道新聞への掲載が実現した。また、私と同世代で『戦争論』の愛読者でもある人気ユーチューバー・闇のダディ氏(現役製薬会社サラリーマン)が、私の取り組みを当初から大々的に紹介してくれていたおかげで、ツイッターやフェイスブックなどで大きな話題になり、寄付金も急増する。

ところが、全国紙は依然として重い腰を上げようとしない。そこで、ブロック紙に加えて、日本中のすべての地方紙に意見広告を掲載することによって、全国紙にさらなるプレッシャーを与える方策を、私の会社のホームページで発表した。すると、地元の新聞に掲載したいという同志からの要望が殺到し、そのための寄付も日本中から集まったのだ。

一人で広告費用の全額を拠出する人もいれば、孫のための定期預金を寄付してくれた人もいた。ママ友に1口1000円で寄付を呼びかけ、賛同者を300人以上も集めて地元紙掲載を実現した主婦もおり、こうして各地の地方紙に続々と意見広告の掲載が実現。さらに、『週刊SPA!』(扶桑社)から取材依頼が舞い込み、記事が実際に掲載されると、全国紙掲載のための寄付金の額もさらに跳ね上がった。

こうした一連の動きに潮目の変化を読み取ったのか、ついに全国紙の一つである日本経済新聞が「審議保留」から掲載に向けて動

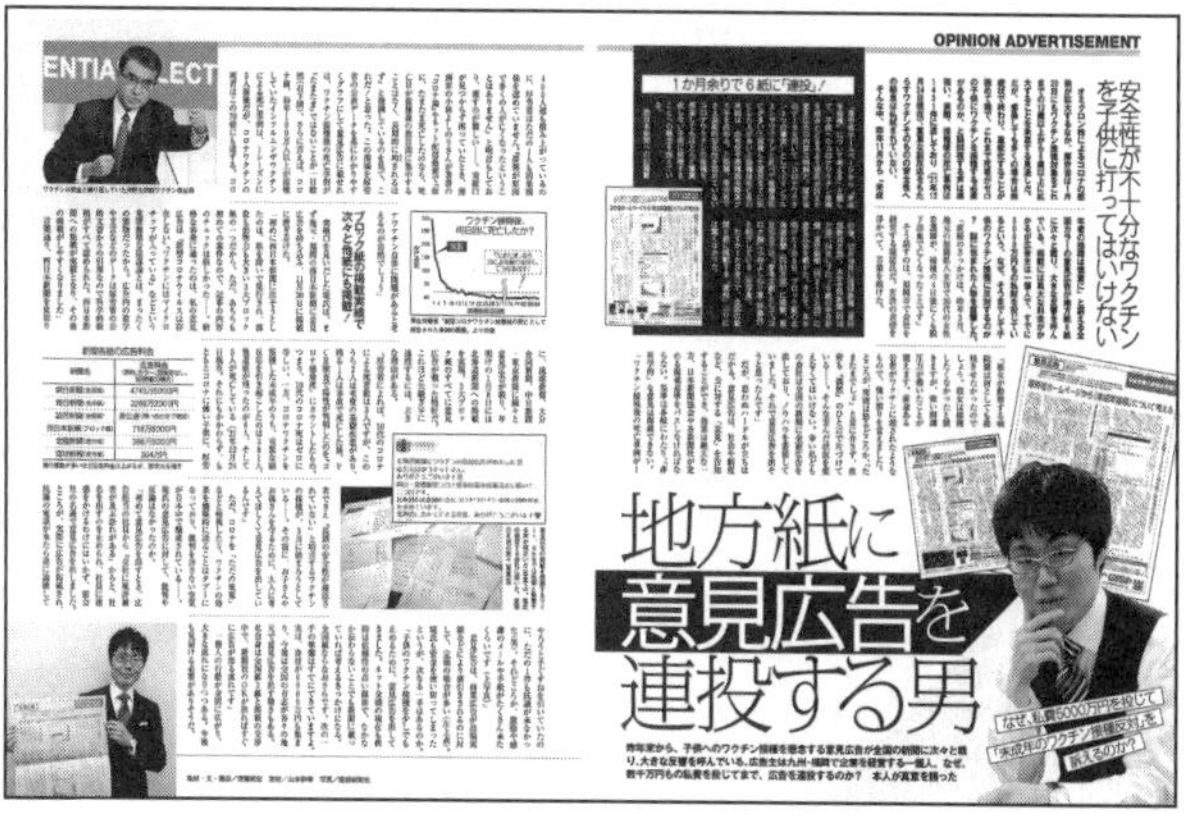

週刊SPA! 2022年1月25日号に掲載された特集「地方紙に『意見広告』を連投する男」

き出したのだ。しかし思い知らされたのは、全国紙初掲載という壁の想像以上の高さ。再び「審議保留」に戻されるかわからないようなせめぎ合いが新聞社内外でも続いたが、2022年2月23日、ついに意見広告が日本経済新聞に載ったのである。ただ、現物を見るまでにわかには信じられず、新聞を手に取りようやく安堵できたものの、「ワクチン全体主義」を切り崩した喜びを実感するまでには、少しばかり時間がかかった。

全国紙掲載の反響は絶大で、翌日にはデイリー新潮が記事を配信、これがヤフーニュースにもなり、ツイッターのトレンド入りも果たすほど。それまで掲載を見送っていた地方紙も続々と動き出し、日経以外の全国紙も掲載に向けて審議を再開する。そして、当初から取り組みの「公約」に掲げていた全国紙の複数掲載（毎日新聞と産経新聞）を果たし、同時に寄付金も使い切り、すべての取り組みにピリオドを打つことができた。

こうして振り返ってみると、意見広告の掲載が未成年者（12～19歳）のコロナワクチン接種開始に間に合わず、接種率（76％）をまったく引き下げられなかったことが残念でならない。もっと早く掲載できていればという思いは尽きないが、意見広告掲載後の2022年3月から始まった未成年者（5～11歳）の接種率が、現在も18％程度と低水準にとどまっていることは、せめてもの救いである（2022年9月5日現在）。

12歳以上の「接種：未接種＝8：2」の割合が、11歳以下では「接種：未接種＝2：8」と逆転した最大の理由は単純明快だ。それまで「過剰なまでの接種推進」だったマスコミの論調が、報道の基本姿勢である「両論併記」に修正されたからだ。ほとんど報じられなかった接種後の死亡事例やワクチンの副反応による健康被害が報道されるようになり、それまで「高齢者を守るために」接種を強く推奨していたのが「リスクとベネフィットについて家族で話し合うこと」を促すように一変した。子供の感染リスクについても、「重症化して死に至ることがある」という論調から、「重症化するケースは稀」に変わっていった。

マスコミが「接種推奨」から「両論併記」に変節した理由

私が知り得る複数の新聞社の後日談によると、メディアに変化をもたらした最大の要因は、意見広告そのものではなく、意見広告の掲載後に購読者から新聞社に届けられた、夥しい数のメッセージだったようだ。確かに、新聞記事のデータベースを調べると、それまで「未成年接種推進」一辺倒だった論調に変化が見られたのが2021年12月。その後、年明けの2022年1～2月には、「両論併記」が主流になっていった。意見広告の初掲載から全国紙への掲載までの期間と、ピタリと一致している。

ひとたび意見広告が掲載されると、その内容に賛同する意見や、報道の偏りを指摘する意見が新聞社に数百件も届き、全国紙の場合、その数は1000件を超えたという。メッセージの数やおおよその内容などの情報は、ほとんどの新聞社で全社員が共有する。もともと新聞社の内部にも未成年接種の妥当性に疑問を抱いていた記者は一定数存在しており、膨大な量のメッセージがこうした記者や編集部の報道方針に影響を及ぼしたケースは実際に少なくなかったという。新聞社の売り上げの約6割が購読料であり、「広告主受け」よりも「読者受け」を優先せざるを得ない事情を考慮すれば、新聞が偏り過ぎた報道を両論併記に徐々に軌道修正していったことは、ごくごく自然の流れだったのかもしれない。

これに対しテレビは、売り上げの大半が製薬会社を始めとした「広告主」からもたらされるため、本音では接種推進の報道を続けたかったはずだと私は見ている。しかし、テレビは記者の数など取材するマンパワーが新聞に遠く及ばないため、系列の新聞報道を元に報じることが大半だ。そのため新聞社が「両論併記」を始めたら、歩調を合わせざるを得ない一面があったと聞く。

意見広告の最大の効果は、子を持つ親や祖父母に訴えただけでなく、購読者が新聞社にメッセージを送ることで、巨大な情報発信力を持つ新聞の報道に軌道修正を促した点に尽きる。「ワクチン全体主義」を切り崩すには、それ相応の資金力が必要で、そのために3億円もの寄付金を惜しげもなく注ぎ込めたことは何よりも大きな力になった。一人ひとりが送ったメッセージが新聞報道を変え、新聞の論調の変化はテレビやネットにも波及したのだ。

この突破口をいち早く見出し、新聞社に意見を届けることを多くの人に呼びかけたのが、『ゴー宣』のファンが集い、親睦を深めるコミュニケーションの場であり、ときには熱く激論を交わす場でもある『世界のゴー宣ファンサイト』（管理人・カレーせんべい氏）だ。名も知らなければ、顔を合わせたこともない個々人が、『ゴー宣』ファンであることを信頼のベースとして、互いを鼓舞し合いながら、新聞社に意見を送り続けた。

小林氏が繰り返し訴え続けた「本の力を信じる」という言葉

また、前出のユーチューバー・闇のダディ氏がこの活動を大々的に紹介してくれたことで、新聞社に寄せられるメッセージ数はさらに増えていった。強固な「ワクチン全体主義」に風穴を開けるに至ったのは、こうした個人の行動の集約があったからにほかならない。

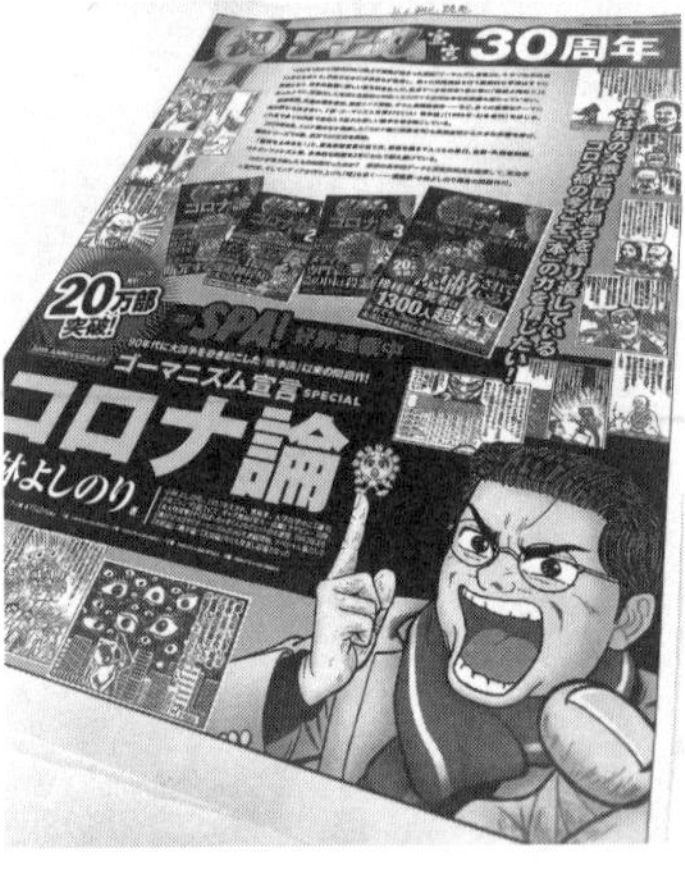

ゴー宣30周年を記念して出された読売新聞と朝日新聞の全15段広告（ともに2022年1月23日付）。ここにも、「コロナ禍の今こそ本の『力』を信じたい」という惹句が入っている

「本の力を信じる」——。

小林氏がよく口にする言葉だ。『コロナ論』は正論であり、ワクチンを推奨する側からすれば脅威となる厄介な本であるがゆえに、マスコミからは黙殺された。しかし、大多数の日本人が専門家任せにして、思考することを放棄しがちなテーマだからこそ、自らの頭で考え続けることの大切さを小林氏は説き、コロナ禍の本質を多くの国民に知らしめ考えさせた。

『コロナ論』読者の一人である私も意見広告という取り組みを始め、多くの『コロナ論』読者が新聞社にメッセージを届ける「運動」に参加する。多くの読者を行動に突き動かすことで「ワクチン全体主義」を切り崩し、子供の接種率を引き下げた。これも本の力であり、本書『コロナ論』が社会に与えた影響ではないだろうか。そして、こうした読者らの行動を記憶の片隅に残してくれる子供や若者がどこかにいてくれたのなら、それは小林氏が著書を通して私たちに教えてくれたように、同じ思いを抱いた次世代の違う姿の勇気として、いつかきっと花開くことだろう。私もそんな未来を彩る一人でありたい。

最後に、『コロナ論』の読者たちが繰り広げた運動を温かく見守り、また一読者に過ぎない私に寄稿の機会まで与えてくれた小林よしのり先生に、心から感謝申し上げます。

令和4年9月6日　堤　猛

【初出一覧】

コロナ君のわるものずかん（描き下ろし）
第1章　デマもある民主主義がいい（『週刊SPA!』2021年11月9・16日合併号）
コロナデマの大行進！01（2021年10月5日配信／「小林よしのりライジング」Vol.412）
第2章　糞口感染と空気感染（『週刊SPA!』2021年11月23・30日合併号）
第3章　ワクチン猛毒説はトンデモか？（『週刊SPA!』2021年12月7日号）
第4章　ワクチン接種に「選択の自由」はあるか？（『週刊SPA!』2021年12月14・21日合併号）
［討論席］日本人の集団主義と沈没船のエスニックジョーク（『週刊エコノミスト』2021年12月14日号）
第5章　副反応の苛烈な実態（『週刊SPA!』2021年12月28日・2022年1月4日合併号）
［特別対談］九州大学大学院教授　施 光恒×小林よしのり
同調圧力という「悪」と規範遵守という「善」—コロナ禍で見えた日本人の肖像（新規収録）
第6章　ワクチン安心安全説こそデマである！（『週刊SPA!』2022年1月11・18日合併号）
コロナデマの大行進！02（2021年10月12日配信／「小林よしのりライジング」Vol.438）
第7章　宮坂昌之、権威崩壊（『週刊SPA!』2022年1月25日号）

第8章　心筋症、人体実験の証明（『週刊SPA!』2022年2月1日号）

ワクチン薬害被害者の声と、ワクチン推進派の言説

泉美木蘭（2022年1月11日配信／「小林よしのりライジング」Vol.422「トンデモ見聞録」より加筆修正）

忽那賢志という卑屈な医者（2022年1月18日配信／「小林よしのりライジング」Vol.423）

第9章　ファクターXとオミクロン株（『週刊SPA!』2022年2月8日号）

第10章　子供の接種を止めろ！（『週刊SPA!』2022年2月15日号）

3人の米国医師からの声明～mRNAワクチンから子供たちの未来を守れ

泉美木蘭（2021年11月23日配信／「小林よしのりライジング」Vol.417「トンデモ見聞録」より加筆修正）

商売を利するから反論しない？（2021年12月7日配信／「小林よしのりライジング」Vol.418より）

第11章　製薬会社の闇1（『週刊SPA!』2022年2月22日・3月1日合併号）

第12章　製薬会社の闇2（『週刊SPA!』2022年3月8日号）

嘘・大げさ・まぎらわしい！　mRNAワクチンは誇大広告です

泉美木蘭（2022年1月25日配信／「小林よしのりライジング」Vol.424「トンデモ見聞録」より加筆修正）

最終章　なんてったってスマホ（描き下ろし）

【PROFILE】
小林よしのり（KOBAYASHI YOSHINORI）

1953年、福岡県生まれ。漫画家。大学在学中に『週刊少年ジャンプ』（集英社）にて『東大一直線』でデビュー。以降、『東大快進撃』（集英社）、『おぼっちゃまくん』（小学館）など数々のヒット作を世に送り出す。1992年、『週刊SPA!』（扶桑社）誌上で世界初の思想漫画『ゴーマニズム宣言』を連載開始。このスペシャル版として『差別論スペシャル』（解放出版社）、『戦争論』（幻冬舎）、『台湾論』『沖縄論』『天皇論』（いずれも小学館）などを次々と発表し大きな論争を巻き起こす。新しい試みとして、ブロマガ『小林よしのりライジング』（まぐまぐ大賞2022）を配信。身を修め、現場で戦う覚悟をつくる公論の場として「ゴー宣道場」も主催する。現在、『週刊SPA!』で『ゴーマニズム宣言』を、『FLASH』（光文社）にて『夫婦の絆』を連載中。コロナ禍を描いた『ゴーマニズム宣言SPECIAL コロナ論』（扶桑社）は、シリーズ累計25万部を突破するベストセラーとなった。新著に『ゴーマニズム宣言SPECIAL 愛子天皇論』（同）など

ゴーマニズム宣言 SPECIAL コロナ論05

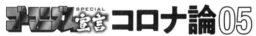

発 行 日　2023年9月30日　初版第1刷発行

著　　者　小林よしのり
発 行 者　小池英彦
発 行 所　株式会社 扶桑社
〒105-8070
東京都港区芝浦1-1-1　浜松町ビルディング
電話　03-6368-8875［編集］
03-6368-8891［郵便室］
http://www.fusosha.co.jp/
印刷・製本　大日本印刷株式会社

ISBN978-4-594-09329-7